Aus der psychiatrischen u. Nervenklinik der Universität Halle a. S.
(Direktor: Geheimrat Prof. Dr. G. Anton).

Die
Heredität der Psychosen.

Von

Dr. **Ph. Jolly,**
Assistenten der Klinik.

1913

Springer-Verlag Berlin Heidelberg GmbH

NW. Unter den Linden 68.

ISBN 978-3-662-24098-4   ISBN 978-3-662-26210-8 (eBook)
DOI 10.1007/978-3-662-26210-8

Sonder-Abdruck aus dem Archiv für Psychiatrie und Nervenkrankheiten.
Band 52.

Inhalts-Verzeichnis.

Einleitung.

Ererbt ist dasjenige, was die Nachkommen von den Vorfahren durch die Keimzellen erhalten haben (Orth). Während es im strengen Sinne des Wortes keine ererbten Krankheiten gibt, so kennen wir doch einerseits eine Reihe von erblich übertragbaren Anomalien und Missbildungen (Sechsfingrigkeit, Kolobom) und andrerseits nehmen wir in vielen Fällen eine Erblichkeit der Krankheits-Anlage an.

Diese ererbte Krankheitsanlage kann entweder derart sein, dass zur Entwicklung einer Krankheit zu der Anlage sich noch ein exogener Faktor gesellen muss (Enge der oberen Thoraxapertur, Tuberkelbazillus), oder dass die Krankheit selbst sich ohne exogenes Moment im Laufe des Lebens ausbildet (spastische Spinalparalyse).

Während es sich bei den genannten Erscheinungen um solche handelt, die bei den Vorfahren ebenso vorhanden waren wie sie dann bei den Nachkommen festgestellt werden, gibt es ausserdem noch Faktoren, die zwar auch schon in den Keimzellen vorhanden sind, die aber auf Veränderungen beruhen, welche das Keimplasma in dem Elter durch akute oder chronische äussere Schädigungen erlitten hat, z. B. durch Alkohol oder Syphilis. So wird durch derartige Keimschädigung nicht selten Schwachsinn erzeugt.

Im gewöhnlichen Sprachgebrauch pflegt man keine genauen Unterscheidungen zu machen und alle derartigen Krankheiten als ererbt und erblich zu bezeichnen. Dies hat wohl hauptsächlich seinen Grund darin, dass es oft schwer ist, hier genau zu unterscheiden und dass vielfach mehrere Momente zusammenwirken. Als erbliche Krankheiten werden besonders diejenigen bezeichnet, die sich aus ererbten Krankheitsanlagen im späteren Verlauf des Lebens ohne äussere Einwirkung ebenso entwickeln, wie sie bei Vorfahren vorhanden waren.

Hierher gehören auch die Geisteskrankheiten mit Ausnahme der meisten Fälle von Schwachsinn und Idiotie, die ja häufig auf Schädigung der Keimzellen oder Schädigungen des Fötus im Uterus beruhen. Natürlich kann es sich nur um einen mehr oder weniger grossen Teil der Geisteskrankheiten handeln, da besonders für die Paralyse und für die sogenannten symptomatischen Psychosen das exogene Moment evident ist.

Unter den Gründen, warum man nicht überhaupt für alle Geisteskrankheiten eine rein exogene Ursache annimmt, ist wohl zunächst das gehäufte Vorkommen von Geisteskrankheiten in manchen Familien anzuführen, das manchmal besonders auffällig wird, wenn man bei Ehegatten die beiderseitigen Familien verfolgt; man findet hier nicht selten in der einen Familie keinerlei Angaben über psychische Störungen. während mehrere Glieder der andern Familie in Irrenanstalteu waren, Ferner ist sehr auffällig, dass bei den Geisteskrankheiten vielfach greifbare äussere Momente völlig fehlen, die zur Erklärung des Ausbruchs der Krankheiten dienen könnten: auch sind die besonders von den Verwandten unserer Kranken angegebenen Ursachen wie Aerger, Erkältung usw. oft so nichtig, dass sie in Wirklichkeit zur Hervorrufung einer Geisteskrankheit nicht in Betracht kommen können. Ein endemisches oder epidemisches Auftreten von Geisteskrankheit ist auch, abgesehen von den durch psychische Infektion veranlassten oder bei Infektionskrankheiten oder Vergiftungen (Ergotismus) aufgetretenen geistigen Störungen, nicht beobachtet worden. Von manchen Autoren wird allerdings für die grosse Gruppe der der Katatonie und verwandten Formen zugerechneten Psychosen (Gruppe der Schizophrenien) die Möglichkeit eines exogenen Ursprungs angenommen, doch sind dies bis jetzt nur Hypothesen und es bleibt ausserdem noch eine grosse Anzahl von Psychosen und zwar besonders der Manie-Melancholiegruppe, deren endogener Charakter kaum bestritten werden dürfte. Wenn man also annehmen kann, dass ein grösserer oder kleinerer Teil der Geisteskrankheiten oder eigentlich besser ausgedrückt der Anlagen dazu erblich ist, so ist doch die Art der Vererbung und ferner was sich denn überhaupt vererbt, noch eine unentschiedene Frage.

Bei allem muss man natürlich auch nicht vergessen, dass auch wenn es vererbbare Anlagen für Psychosen gibt, es noch die Frage ist, ob nicht zum wirklichen Ausbruch der Krankheit ausserdem noch äussere Bedingungen notwendig sind, durch die vielleicht auch die Form der Geisteskrankheit modifiziert werden könnte, oder ob die Krankheit völlig von innen heraus entsteht.

Alle diese Fragen, welche Geisteskrankheiten sich vererben, ob bei den sich vererbenden ausser der Disposition noch äussere Einflüsse nötig sind, ob die Vererbung eine gleichartige oder eine ungleichartige ist, ferner ob es sich um eine von Generation zu Generation fortschreitende Verschlechterung der nervösen Gesundheit handelt usw., können natürlich weniger durch theoretische Ueberlegungen als vor allem durch das Studium unserer Kranken ihrer Lösung näher gebracht werden.

Methodik.

Ich habe versucht, mir durch eigene Untersuchungen eine Anschauung über die hereditären Verhältnisse bei Psychosen zu bilden. Zu diesem Zwecke habe ich mir aus allen über Geisteskranke geführten Krankengeschichten der Hallenser Psychiatrischen und Nervenklinik diejenigen herausgesucht, auf denen angegeben war, dass einer oder mehrere Blutsverwandte des betreffenden Patienten wegen einer Psychose in der Klinik gewesen war und dann auch die Krankheitsgeschichte dieser Kranken herausgesucht; mehrfach erwies sich allerdings die Angabe über die Behandlung von Verwandten in der Klinik als irrtümlich, so dass diese Fälle ausgeschieden werden mussten. In mehreren Fällen, wo ausreichende Angaben hierüber notiert waren, konnte ich dagegen auch solche Verwandte in den Kreis meiner Untersuchung ziehen, die nicht in der Klinik, sondern in einer andern Anstalt gewesen waren.

Das Auffinden derartiger verwandter Geisteskranker war mir für die letzten Jahre sehr erleichtert durch eine von dem jetzigen Chef der Klinik, Herrn Geheimrat Anton, getroffene Einrichtung, nämlich durch Anamnesenbogen, die auch bei der Familienanamnese sehr ins einzelne gehende Fragen stellen.

Im ganzen habe ich zirka hundert derartige Familien zusammengebracht. Es war natürlich mein Bestreben, ein möglichst grosses Material zusammenzustellen, schon um jede Einseitigkeit zu vermeiden Ich schied auch nicht, wie dies in einigen derartigen Arbeiten geschehen ist, die Paralyse und andere vorwiegend exogene Geistesstörungen aus sondern nahm alle psychischen Störungen ohne Ausnahmen mit. Leider handelt es sich bei meinem Material, wie ich hier gleich bemerken möchte, nur selten um alkoholische Geistesstörungen. Es rührt dies einerseits daher, dass dieselben in Halle nicht häufig sind, andrerseits sind die anamnestischen Angaben bei Alkoholikern oft sehr ungenügend, indem dieselben vielfach durch die Polizei ohne eingehende Vorgeschichte eingeliefert werden, auch wegen ihrer Neigung zu Misshandlungen der Angehörigen von diesen weniger besucht werden und schliesslich auch selbst nach Ablauf oder Besserung der Psychose über ihre Vorfahren nichts angeben wollen oder auch gar nicht mehr darüber befragt werden.

Um nun möglichst ausführliche Angaben über die Familienanamnese zu erhalten, und um gleichzeitig das weitere Schicksal der Patienten zu erfahren, wandte ich mich, nachdem ich mit Hilfe unserer Bureauakten die Adressen erfahren hatte und auch über die Familienmitglieder dadurch einigermassen informiert war, mit folgendem Fragebogen teils an die Gemeindevorsteher, teils an die Ehegatten, die Eltern, die Hausärzte oder an mehrere Stellen zugleich:

1. War . . . nach der Entlassung aus der Klinik ebenso wie früher oder irgendwie verändert?
2. Ist er seitdem wieder irgendwie auffällig gewesen (etwa besonders traurig, heiter, aufgeregt oder verwirrt)? Wann? Wo und von wem behandelt?
3. Hatte er sonst eine Krankheit, wann?
4. Ist er schon gestorben, wann und an welcher Krankeit?
5. Bei den folgenden Verwandten des Patienten wird, soweit möglich, um nähere Angaben über folgende Punkte gebeten: Vorname und Zuname, Alter jetzt oder zur Zeit des Todes, tödliche Krankheit. Ferner falls zutreffend sonstige Krankheiten (Lungenleiden, Krebs, Zuckerkrankheit, Krampfanfälle, Nervenleiden, Geistesstörung), ferner Selbstmord, Neigung zum Trinken, zu unsolidem Leben, zu Traurigkeit, Aufgeregtheit. Falls in Anstalt behandelt, wann und wo?

    Kinder des Patienten?
    Vater des Patienten?
    Mutter des Patienten?
    Geschwister des Patienten und deren Kinder?
    Brüder und Schwestern des Vaters und deren Kinder?
    Brüder und Schwestern der Mutter und deren Kinder?
    Vater des Vaters?
    Mutter des Vaters?
    Vater der Mutter?
    Mutter der Mutter?
    Sonstige Verwandte (Grossonkel, Urgrosseltern)?
    Bitte besonders auch die Gestorbenen anführen.

Leider konnte ich nur in wenigen Fällen die Patienten selbst nachuntersuchen oder von Verwandten mündlich genaue Angaben über das weitere Ergehen der Kranken erheben; dagegen habe ich einen nicht unbeträchtlichen Teil der Familienanamnesen persönlich erhoben. Ich hielt es für besonders wichtig, auch die gesunden Familienmitglieder möglichst festzustellen, ein Punkt, der nach den neueren Erblichkeitsforschungen sehr notwendig ist, während er früher völlig versäumt wurde.

Die Fragebogen wurden mir fast alle mehr oder weniger gut ausgefüllt zurückgesandt. Im allgemeinen übertraf die Brauchbarkeit meine Erwartungen. Vielfach erfuhr ich durch die Fragebogen, wenn auch manchmal erst nach mehrfachem Rückfragen, die Personalien von andern Verwandten, die auch in Anstaltsbehandlung sind oder waren und die Zeit der Behandlung.

Von allen irgendwie in Anstaltsbehandlung gewesenen Kranken und natürlich auch von den aus der Klinik in Anstalten überführten Patienten liess ich mir die Krankengeschichten kommen, die mir von den Direktionen der Anstalten bereitwilligst zur Verfügung gestellt wurden, wofür ich zu sehr grossem Dank verpflichtet bin. Ein Teil der Krankengeschichten war nicht zu erhalten, weil die Verwandten irrtümliche Angaben gemacht hatten und aus andern Gründen mehr, wodurch leider noch ein Teil der Fälle ausschied.

Man hat in den letzten Jahren viel darüber geschrieben, ob Stammbäume, Ahnentafeln, oder Sippschaftstafeln brauchbarer für Erblichkeitsforschungen seien. Für die Ahnentafeln sind Grober, Strohmayer, Kirchhoff, Hoche und andere eingetreten. Strohmayer spricht sich scharf gegen die Berücksichtigung der sogenannten Kollateralen, also Onkel, Tante, Grossonkel, Grosstante, Vetter und Base aus, da dieselben ihren Verwandten zwar Geld und sonstige materielle Güter aber nie und nimmer eine geistige oder körperliche Eigenschaft vererben könnten. Weinberg betont dem gegenüber meiner Ansicht nach mit vollem Recht, dass die Seitenverwandtschaft für die Frage der Vererbung keinesfalls gleichgültig sei, man erhalte dadurch Auskunft über Anlagen, die bei den Eltern latent bleiben. Auch Rüdin ist dieser Ansicht; er hält es ebenso wie Sommer für falsch, sich einseitig auf die Ahnentafel oder die Nachkommentafel zu beschränken, wenn auch jede für bestimmte Untersuchungen vielleicht besonders geeignet sei; am besten seien Kombinationen derselben, die sich nach dem vorliegenden Fall richten.

Crzellitzer entwarf ein Schema für Sippschaftstafeln, das dadurch, dass neben der direkten Aszendenz auch die Seitenverwandten in derselben aufgeführt werden, gegenüber dem Stammbaum und der Ahnentafel für viele Fälle von Wert ist.

Bei meinen Nachforschungen habe ich mich bemüht, ohne mich an ein bestimmtes Schema zu halten, über möglichst viele Verwandte der betreffenden Geisteskranken Angaben zu erhalten; der Kreis derselben ist natürlich ein beschränkter, da die jetzt Lebenden, wenn man die jüngste Generation, die meist aus unmündigen Kindern besteht, nicht mitrechnet, höchstens über drei Generationen Auskunft geben können, nämlich über ihre eigene, über die der Eltern und häufig auch über die der Grosseltern; auch über die Seitenverwandten reichen die Kenntnisse und zwar besonders bei der städtischen Bevölkerung nicht weit. Wie schon früher habe ich auch jetzt die Erfahrung gemacht, dass Lehrer und Geistliche sich durch genaue Kenntnisse ihrer Familiengeschichte auszeichnen; teilweise konnten dieselben mit Hilfe von Kirchenbüchern die Familien ziemlich weit zurückverfolgen. Freilich werden die Angaben, je weiter zurückgegangen wird, um so spärlicher und weniger verwertbar. Eine weitgehende Nachforschung nach einer so grossen Anzahl von Familien, etwa im Sinn der Individualstammbäume Strohmayer's oder der Sommer'schen Forschungen hätte ungeheure Zeit beansprucht und ist auch nur bei einzelnen Familien, wo die Verhältnisse besonders günstig liegen, also bei alteingesessenen Familien oder Fürstenhäusern möglich; ferner sind auch für die vorliegenden, klinischen Zwecke nur solche Fälle verwertbar, bei denen genaue Angaben über den Verlauf der Psychose vorliegen.

Ich habe mit Absicht nur solche Fälle verwendet, von denen ausführliche Krankengeschichten vorliegen. Nur so ist ein genaueres Eingehen auf klinische Fragen möglich. Freilich muss man dann bei der Prüfung von etwaigen Erblichkeitsregeln sich immer vor Augen halten, dass man auch diejenigen geistigen Abnormitäten nicht ausser Acht lassen darf, die nicht zur Anstaltsbehandlung führten. Durch möglichst genaue Angaben über alle einzelnen Familienmitglieder wurde versucht diesen Fehler zu vermeiden.

Natürlich haften dem Verfahren der schriftlichen Erkundigung grosse Mängel an, die gelegentlich katamnestischer Forschungen in den letzten Jahren öfter betont wurde. Es ist aber nicht jeder in der Lage, persönlich die Kranken, wie Schmidt, in ihrer Heimat oder, wie Reiss und andere, nach Bestellung in die Klinik nachzuuntersuchen. Von den von mir in die Klinik bestellten Kranken sind nur einige wenige zur Nachuntersuchung gekommen. Für die vorliegenden Zwecke war aber auch eine persönliche Untersuchung nicht so notwendig, da ein grosser Teil der Kranken noch in Anstalten ist und meist die Angaben der Fragebögen über den jetzigen Zustand genügten, indem es sich bei den jetzt zu Hause befindlichen Personen vielfach um mehr oder weniger verblödete handelte, auch ist ein Teil gestorben.

Nach einer kurzen Uebersicht über die klassifikatorischen Bestrebungen der letzten Jahre sollen nun zunächst die Auszüge aus den Krankengeschichten mit den Angaben über das fernere Ergehen der

Patienten gebracht werden und zwar unter Vorausstellung der Familien-anamnese, worauf jedesmal eine epikritische Besprechung der Familie folgt. Es war bei der Art des Materials natürlich nicht zu vermeiden, dass es sich meist um Auszüge aus fremden Krankengeschichten handelt meines Wissens ist noch keine derselben veröffentlicht. Die Krankengeschichten wurden, soweit tunlich, gekürzt, und es wurde gesucht, unnötige Wiederholungen zu vermeiden; dabei war es mein Bestreben, nur die Ausdrücke und Urteile der Krankengeschichten selbst und zwar wörtlich zu bringen, nicht etwa durch mein eigenes Urteil bei Zusammenfassungen oder sonstwie noch etwas Fremdes in dieselben hineinzutragen.

Bei der Bezeichnung der einzelnen Verwandten wurden, wie schon aus dem Fragebogen ersichtlich, keine chiffrierten oder dergleichen Benennungen gebraucht. Bei ausgedehnteren Forschungen wären natürlich besondere Bezeichnungen, wie z. B. für eine Ahnentafel die von Sommer vorgeschlagenen sehr empfehlenswert.

Die neueren klassifikatorischen Bestrebungen.

Vor Besprechung des eigenen Materials erscheint es angebracht, über die klassifikatorischen Bestrebungen der letzten Jahre ganz kurz eine Uebersicht zu geben, die aber nur einige Punkte hervorheben soll und keinerlei Anspruch auf Vollständigkeit macht. Auf Grund der mitgeteilten Fälle soll der Versuch gemacht werden, vielleicht zur Lösung einiger Fragen einen bescheidenen Beitrag zu liefern. Es handelt sich bei dem Material der Hauptsache nach gerade um die Psychosen, die seit längerer Zeit im Vordergrunde des Interesses stehen, nämlich diejenigen, die in der offiziellen Statistik unter dem Begriff der einfachen Seelenstörung zusammengefasst werden.

Nachdem auch die Melancholie des Rückbildungsalters, der im Gegensatz zu anderen psychiatrischen Schulen in Deutschland von Kraepelin noch eine selbständige Stellung zuerkannt war, nach der Arbeit von Thalbitzer und besonders der von Dreyfus im manisch-depressiven Irresein Kraepelin's aufgegangen war — auf die Begründung kann hier nicht eingegangen werden —, wurde bekanntlich auch die Paranoia, soweit nicht schon der grösste Teil dieses früher so umfassenden Krankheitsbildes zur Dementia praecox Kraepelin's geschlagen worden war, von Specht aus den Affekten abgeleitet und zum manisch-depressiven Irresein gerechnet. Gegen diese Bestrebungen erhoben sich sofort begründete Einwände, so besonders von Bumke und von Hoche, welcher unter anderem erklärte, dass man mit diesem Begriff eines mechanisch-depressiven Irreseins nichts anfangen könne, da

dasselbe keine Einheit mehr sei. Zu den Kritikern der Dreyfus'schen
Bestrebungen gehörte auch Urstein; dieser wandte sich ausserdem im
wesentlichen gegen die Ausdehnung des manisch-depressiven Irreseins
nach einer andern Seite hin, nämlich gegenüber der Katatonie oder,
wenn man die Bezeichnung vorzieht, der Dementia praecox. Diese Ausdehnung war durch Hinzunahme derjenigen Fälle der Dementia praecox
Kraepelin's entstanden, die zur Heilung kamen oder einen periodischen
Verlauf zeigten. Man half sich dann zur Erklärung der Zustandsbilder
mit der Annahme von manisch-depressiven Mischzuständen und kam
naturgemäss zu der Behauptung, dass auch bei dem manisch-depressiven
Irresein katatone Symptome etwas Häufiges seien. Derartige Anschauungen äusserten unter anderen Wilmanns, Zendig, Schmidt,
Mitchell und Stearns.

Diese Ansichten fanden natürlich nicht allgemeinen Beifall. Forster
kritisierte 1909 die ganze Lehre vom manisch-depressiven Irresein; in
der auf seinen Vortrag folgenden Diskussion, in der auch Dreyfus und
Urstein sprachen, erfolgte eine interessante Erörterung der gegensätzlichen Anschauungen. In demselben Jahr kam Berger, der seine Zusammenstellung der Melancholiefälle der Jenaer Klinik veröffentlichte,
auf Grund seines Materials zu dem Schluss, dass zwar an der klinischen
Zusammengehörigkeit der einfachen und der rezidivierenden Melancholie
und des zirkulären Irreseins nicht zu zweifeln sei, dass aber die prak-
tische Trennung dieser Gruppen durchaus gerechtfertigt sei. Ebenso
trat in einer Arbeit aus der Freiburger Klinik Mugdan, der auch die
Ansichten von Thalbitzer und Dreyfus, sowie die Lehre von den
Mischzuständen einer kritischen Besprechung unterzog, dafür ein, wieder
schärfere Unterscheidungen zu machen, und das echte zirkuläre Irresein
von einfacher und periodischer Manie und Melancholie und vom alter-
nierenden Irresein als selbständige Psychose zu trennen. Die neueste
Bearbeitung des manisch-depressiven Irreseins, nämlich die Monographie
von Stransky steht zwar auf dem Boden der Lehre Kraepelin's vom
manisch-depressiven Irresein, hält sich aber von einer allzu grossen
Ausdehnung dieser Krankheitsgruppe fern.

Der Unterschied der beiden oben erwähnten Psychosengruppen,
nämlich der Manie-Melancholiegruppe und der Katatoniegruppe wurde
gegenüber den vielfach vorhandenen Bestrebungen, die trennenden Unterschiede zu verwischen, mehrfach betont, so von Bumke und von Bornstein; die eine sei eine funktionelle degenerative Geistesstörung, die
andere eine organische Intoxikationspsychose.

Die besprochene grosse Ausdehnung des manisch-depressiven Irreseins war, wie man z. B. aus den Jahresberichten der Münchener Klinik

ersehen kann, auf eine Zeit gefolgt, in der der Begriff der Dementia praecox immer mehr erweitert worden war. Einige Autoren fassen aber auch jetzt noch den Begriff der Dementia praecox sehr weit, so in seiner neuesten Monographie über dieses Thema Bleuler, der die schon 1908 von ihm vorgeschlagene Bezeichnung „Schizophrenie" jetzt definitiv anwendet. Neben den sonderbaren und verschrobenen Charakteren werden von diesen Autoren, so von Gräter und Berze, auch die meisten Alkoholisten und ferner ein Teil der Psychosen des Rückbildungsalters zu der genannten Gruppe gerechnet.

Nicht uninteressant ist es, wenn man dem gegenüberhält, was Kraepelin in seinem Lehrbuch (Bd. 1, S. 537) geschrieben hatte: „Die Mehrzahl der Spätkatatonien hat mit der entsprechenden Erkrankung der früheren Jahre nur eine oberflächliche Uebereinstimmung aufzuweisen ... Ein grosser Teil der Spätkatatonien beruht auf andersartigen Krankheitsvorgängen".

Dass die Kraepelin'sche Einteilung der Dementia praecox in Hebephrenie, Katatonie und Dementia paranoides besonders bei Beobachtung des ganzen Lebenslaufs unserer Kranken sich oft nicht durchführen lässt, wurde mehrfach hervorgehoben. Kraepelin selbst versuchte bekanntlich durch Scheidung der Endzustände in eine Reihe von Gruppen zu besser verwertbaren Einteilungsprinzipien zu gelangen.

Cramer teilte das Jugendirresein, das ungefähr der Gruppe der Dementia praecox entspricht, in 5 Gruppen ein, die von Rizor mit einer Reihe von Krankengeschichten belegt wurden. Bei der ersten Gruppe handelt es sich um Stillstand der geistigen Entwicklung als vorzeitiger Abschluss der Pubertät ohne eigentliche psychotische Symptome, bei der zweiten um ausgesprochene Psychosen im Pubertätsalter unter Einschluss der Puerperalpsychosen, bei der dritten um Psychosen in mehreren Schüben, bei der vierten um Fälle mit absoluter Verblödung nach verhältnismässig kurzem Verlauf, bei der fünften um eine sich auf eine schon vorhandene Imbezillität aufpflanzende Pubertätspsychosen.

Raecke, der sich besonders mit der Prognose beschäftigte, unterschied folgende 5 Hauptverlaufstypen: 1. die depressive, 2. die erregt verwirrte, 3. die stuporöse, 4. die subakut paranoide Form, 5. die Katatonie in Schüben.

Auch Pfersdorf studierte eingehender die Verlaufsarten der Dementia praecox.

Wieg-Wickenthal teilte sie ein in solche Fälle, wo die Grundstörungen nämlich primäre Willensstörungen, ein gewisser Grad von Urteilsschwäche, thymopsychische Indolenz und Verödung von vornherein auftreten, also die reinen primären Hebephrenien, die reinen Katatonien

und die Fälle von Dementia simplex, und in eine zweite Gruppe, deren
Fälle unter dem Bild einer symptomatischen Psychose einsetzen, und
bei denen erst in der Folge die verdächtigen Symptome der Dementia
praecox sich zeigen. Die zweite Gruppe teilt er weiter ein in die
depressiv-paranoide Form, die mit einem akuten Verworrenheitszustand
einsetzende Form, die Psychosen mit hysteriformem Beginn, die eng ge-
fasste Dementia paranoides und schliesslich eine Form von inter-
mittierend verlaufender Dementia praecox, die entweder ein zirkuläres
Gepräge zeigt oder in Schüben als periodische Manie oder endlich als
in Schüben verlaufende Katatonie auftritt und schliesslich zu dem für
Dementia praecox charakteristischen Schwachsinn führt.

Bei Besprechung unseres Materials wird auf diese verschiedenen
Einteilungsversuche zurückzukommen sein.

Bei der oben erwähnten Abtrennung der geheilten Fälle Kraepelin-
scher Dementia praecox von dieser kam Schmidt, der diese Kranken
alle persönlich in ihrer Häuslichkeit nachuntersuchen konnte, zu dem
Ergebnis, dass es sich hierbei um die mit starker Verwirrtheit einher-
gegangenen Fälle mit manischen und depressiven Zügen gehandelt habe.
Diese quasi Wiederentdeckung der Amentia führte ihn aber nicht zur Anerkennung dieser Krankheitsform, sondern er rechnete diese Fälle, wie
erwähnt, zum manisch-depressiven Irresein. Seit der Bearbeitung durch
Strohmayer hatte man sich mit der Amentia, die ja bei Kraepelin
und seinen Schülern praktisch kaum mehr vorkommt, nicht mehr viel
beschäftigt. Im Gegensatz zu Jahrmärker war Stransky für ihre
Berechtigung eingetreten, auch Wieg-Wickenthal erkennt sie an und
bespricht ausführlich die Differentialdiagnose gegenüber der Dementia
praecox. Zuletzt war in einigen Arbeiten über Puerperalpsychosen und
zwar von Anton, E. Meyer, Runge, Ph. Jolly mehr oder weniger
ausführlich die Lehre von der Amentia gegenüber den gegensätzlichen
Bestrebungen aufrecht erhalten worden. Im Zusammenhang mit diesen
Fragen steht auch die Arbeit Bonhoeffer's über die symptomatischen
Psychosen; bei diesen handelt es sich nach seiner Ansicht um typische
psychische Reaktionsformen, um exogene psychische Reaktionstypen, die
sich von der speziellen Form der Noxe (Infektionskrankheiten, er-
schöpfende somatische Krankheiten, Autointoxikationen) verhältnismässig
unabhängig zeigen.

Was schliesslich die chronische Paranoia betrifft, die von ihrer
früheren grossen Ausdehnung bei einigen Autoren bis auf wenige seltene
Fälle zusammengeschmolzen und bei Specht überhaupt verschwunden
ist, so ist aus den letzten Jahren die Arbeit von Saiz zu erwähnen;

dieser fand, dass nur ein quantitativer Unterschied zwischen der chronischen halluzinatorischen Paranoia und Dementia praecox-Fällen mit von vornherein zerfahrenen Wahnideen und Halluzinationen ohne entsprechende Reaktion bestehe. Viele Psychiater stehen wohl auf dem Standpunkt von Wieg-Wickenthal, der die Dementia paranoides sehr eng fasst, indem er sie auf die unter Aeusserung massenhafter Wahnideen wirklich schnell verblödenden Kranken beschränkt und im übrigen eine davon verschiedene, nicht besonders seltene Krankheitsform, Paranoia, annimmt. Kürzlich hat Kraepelin seine jetzigen Ansichten in der Paranoiafrage, leider ohne Beigabe von Krankengeschichten, mitgeteilt. Als neue Formen unterscheidet er eine Paraphrenia' systematica, eine Paraphrenia expansiva und eine Paraphrenia phantastica.

Unter Mitteilung ausführlicher Krankengeschichten schilderte zuletzt Kleist das Bild der Involutionsparanoia, die auf Grund einer von ihm als hypoparanoisch bezeichneten Veranlagung etwa zwischen dem 40. und 52. Lebensjahr fast ausschliesslich bei Frauen auftrete, nicht zu Demenz führe und nach erreichtem Höhepunkt stationär bleibe.

Die Lehre von der akuten Paranoia hatte in Thomsen einen warmen Verteidiger gefunden; auch Verwirrtheitszustände und Psychosen ohne wirklich systematisierte Wahnideen wurden von ihm zur akuten Paranoia gerechnet. In seiner Kritik der Thomsen'schen Arbeit kommt Kleist zu dem Ergebnis, dass dieser eine Krankheitsart „akute Paranoia" nicht nachgewiesen habe, ausser als Zustandsbild bei Paralyse, seniler Gehirnerkrankung, Alkoholismus, Dementia praecox usw. würden akute paranoische Erkrankungen als Aeusserungen autochthon-labiler und reaktiv-labiler (Haft usw.) Konstitution beobachtet; auf die Begründung seiner, besonders auch den Begriff des manisch-depressiven Irreseins betreffenden Ausführungen kann hier nicht eingegangen werden.

Die eben erwähnten Haftpsychosen und andere Situationspsychosen fanden sich nicht, die sogenannten symptomatischen Psychosen, die ja auch noch unter den Begriff der einfachen Seelenstörung fallen würden, fanden sich nur spärlich unter unserem Material.

Um nicht zu ausführlich zu werden, musste diese kurze Uebersicht natürlich ziemlich lückenhaft bleiben und konnte deshalb auch nicht auf die von den einzelnen Autoren für ihre Ansichten gebrachten Gründe eingehen. Jedenfalls ist ersichtlich, dass es inbezug auf die Klassifikation der Psychosen besonders in Einzelheiten nur wenig allgemein anerkannte Tatsachen gibt und dass eine grosse Anzahl strittiger Punkte besteht.

Heredität der Psychosen im Allgemeinen·

Ausser mit allgemeinen statistischen Untersuchungen über die
Heredität der Psychosen, die bekanntlich je nach den Ansichten des
betreffenden Autors über das, was sich vererbt sowie nach dem ver-
arbeiteten Material sehr verschiedene Werte erzielten, beschäftigt man
sich auch schon seit langer Zeit mit spezielleren Studien über die
Formen unter denen sich die Geistestörungen vererben.

Jung betonte 1864 auf Grund statistischer Untersuchungen die
Neigung der Blutsverwandten, an denselben Formen der Geistesstörung
zu erkranken; die Form der Seelenstörung, an welcher Vater oder Mutter
litten, fand er in der Form der Seelenstörung des Sohnes und der
Tochter in mehr als der Hälfte der Fälle wieder. Er teilt allerdings
keine Krankheitsgeschichten mit, sodass eine kritische Nachprüfung
seiner Resultate nicht möglich ist; es ist im Vornherein sicher, dass
nach unseren heutigen diagnostischen Anschauungen die meisten Fälle
anders bezeichnet würden, womit natürlich nicht gesagt ist, dass seine
Resultate unzutreffend sind.

Morel hob die Aehnlichkeit der geistigen Störungen in ein und
derselben Generation hervor; bekanntlich stellte er ausserdem ein Ver-
erbungsgesetz der Progressivität der Erscheinungen auf, dass nämlich
im Verlauf von vier Generationen die Erscheinungen sich so ver-
schlimmern, dass in der vierten Generation Idiotie und Aussterben der
Familie auftritt.

Während diese Lehre bald Widerspruch erfuhr und in ihrer Gültigkeit sehr beschränkt wurde, gewann eine andere zuerst von französischen
Autoren geäusserte Anschauung, nämlich die von Polymorphismus der Vererbung bald allgemeine Verbreitung. Die Begründer dieser Anschauung
Esquirol, Moreau, Morel, Legrand du Saulle äusserten sich im
Wesentlichen übereinstimmend dahin, dass die Geisteskrankheiten und
die Nervenkrankheiten sich bei der Vererbung gegenseitig vertreten
könnten; sie dehnten dies noch weiter aus, indem sie ausser den
Geisteskranken, den Idioten, den Nervenkranken auch die Skrofulösen
und Rachitiker als Zweige desselben Stamms bezeichneten. Während
dabei von den genannten Autoren Esquirol noch anerkannte, dass
erbliche Geisteskrankheit sich zu derselben Lebenszeit beim Vater und
bei den Kindern entwickeln könne und dann denselben Charakter an-
nehme, und Morel sich auch ähnlich äusserte, wobei er allerdings
die progressive Vererbung für weit häufiger hielt, ging Legrande du
Saulle soweit zu behaupten, dass die meisten Fälle scheinbarer gleichartiger Vererbung auf Ansteckung zurückzuführen seien.

Die weite Ausdehnung des Begriffs der Heredität liess Déjérine die verschiedenen Geistesstörungen als verschiedene Stadien derselben Krankheit ansehen, die in den aufeinanderfolgenden Generationen zur Entwicklung kämen; er war der Ansicht, dass Geisteskrankheit immer eine hereditäre Affektion sei, unter welcher Form sie auch erscheine.

Am weitesten in der Annahme eines Polymorphismus in der Vererbung gingen Féré und Crocq. Nach ersterem ist für die normale Vererbung das Prinzip die Aehnlichkeit, für die pathologische Vererbung die Verschiedenheit. Die Tuberkulose, die arthritischen Krankheiten und die Neurosen seien mit den Psychosen, den Verbrechen, den Lastern und dem Genie verwandt und könnten sich in der Vererbung gegenseitig substituieren. Crocq erklärte diese „erbliche Diathese“ als einen durch die Störung der nutritiven Veränderung gekennzeichneten krankhaften Zustand. Geisteskrankheiten entwickeln sich nach ihm ausserordentlich häufig aus einer andern Form der Diathese der Aszendenz und können bei der Descendenz alle möglichen Formen der Diathese hervorrufen.

Noch ehe der Begriff der Heredität derartig erweitert worden war, dass ausser demjenigen, was wir heutzutage als hereditär und dem, was wir als durch Keimschädigung hervorgerufen ansehen, noch vieles andere dazu gerechnet wurde, waren die angeführten Ansichten lebhaft kritisiert worden. Besonders Meynert wandte sich sehr scharf dagegen und erklärte es für kritiklos, einen ganz mystischen, aller mechanischen Angriffspunkte entbehrenden Begriff der Erblichkeit in fast urteilsloser Weise zu verallgemeinern. Von vielen Autoren wurde aber und wird noch heute inbezug auf Heredität ein gewisser Polymorphismus im engeren Sinn angenommen, und zwar handelt es sich hierbei um gegenseitige erbliche Beziehungen zwischen den Nervenkrankheiten und den Geisteskrankheiten. So hob Möbius die Verwandtschaft aller Krankheiten des Nervensystems hervor, die Neurasthenie sei der Urschleim, aus dem die Formen der Hysterie, Hypochondrie, Manie usw. sich entwickeln. Auch Schüle und Krafft-Ebing betonten die nervös-psychische Transformation; Nerven-, Geistes- und Hirnkrankheiten ständen in der wechselseitigen Beziehung gegenseitigen Ersatzes und gegenseitiger Uebergangsfähigkeit in der Deszendentenreihe. Aehnlich nimmt Binswanger, der ebenso wie seine Schüler von jeher ein grosses Interesse für die Fragen der Erblichkeit an den Tag legte, an, dass aus der neuropathischen Prädisposition die verschiedenartigsten Nerven- und Geisteskrankheiten sich entwickeln könnten; die Nachkommen neuropathischer und neurasthenischer Individuen trügen den Keim für die mannigfachsten Nerven- und Geisteskrankheiten in sich.

Im Jahre 1885 veröffentlichte Sioli die erste klinische Studie, welche sich eingehender, d. h. auf Grund ausführlich mitgeteilter eigener Krankengeschichten mit der Frage beschäftigte, ob sich die Psychosen gleichartig oder ungleichartig vererben. Es handelt sich bei ihm um zwanzig Familien mit direkter Heredität. Er kam zu dem Schluss, dass die Seelenstörung der Aszendenz die Tendenz habe, sich als ähnlich oder identisch auf den Deszendenten fortzupflanzen, vorausgesetzt dass die Vererbung die Hauptursache der Seelenstörung sei und die Form der Seelenstörung des Aszendenten eine möglichst einfache und reine, den typischen bekannten Formen der Seelenstörung entsprechende sei. Je atypischer die Psychose des Aszendenten sei, desto atypischer und zum Teil auch ungleichartiger sei die Psychose des Deszendenten. Bei Vergleichung seiner Fälle fand er teilweise Aehnlichkeiten des Verlaufs bis ins Kleinste. Eine gewisse Transformation der Psychosen und zwar eine gewisse Neigung zur Verschlechterung bei den Nachkommen nimmt er an, wenn beim Aszendenten eine atypische oder besonders schwerverlaufende Geistesstörung vorgelegen hat. Auf Einzelheiten wird später zurückzukommen sein.

Eine Fortsetzung der Soli'schen Arbeit bildet die Dissertation von Harbolla, der weitere fünfzehn Familien mit dreiunddreissig Erkrankungsfällen nach denselben Prinzipien bearbeitete. Auch er fand das Bild der Psychose der Deszendenten in der allergrössten Mehrzahl der Fälle den bei den Aszendenten ähnlich.

Während die beiden eben erwähnten Arbeiten sich mit den Geistesstörungen bei Eltern und Kindern befassten, war das Thema verschiedener in den folgenden Jahren erschienener Veröffentlichungen die Psychosen bei Geschwistern, Euphrat teilte die Krankengeschichten von zwei auffallend ähnlich erkrankten Zwillingen mit und reiht einige ähnliche Beobachtungen aus der Literatur an. Wenn auch unsere Diagnosen meist anders lauten würden, so ist doch die Gleichartigkeit der Psychose bei den angeführten Fällen unverkennbar. Spätere Veröffentlichungen über Zwillingspsychosen stammen wie hier gleich erwähnt sei von Herfeld, Marandon de Montyel, Bormann, A. Cullere, A. W. Wilcox, Suckhanoff und Elmiger. In allen wird die Gleichartigkeit der Krankheitsfälle hervorgehoben.

Unter den von Daraskiewicz mitgeteilten Fällen von Hebephrenie finden sich zwei ähnliche Fälle, die bei Brüdern auftraten, deren Alter um zwei Jahre differierte. Eine grössere Anzahl von Fällen brachten Brunet und Vigouroux, aber ohne Krankengeschichten; unter 14 Fällen von Geschwistern und Brüdern, die in Anstaltsbehandlung kamen, war zwölf mal die Form der Geistesstörung auffallend gleich. Pain veröffentlichte 1894 neunzehn Fälle gleicher Psychose bei getrennt lebenden Geschwistern bei denen es sich also nicht um eine folie à deux handelte, und Fouques 1899 siebzehn Fälle von Geschwistern, bei denen die Psychose immer ungefähr im gleichen Alter ausbrach und denselben Verlauf nahm.

Dass sich ausser diesen mehr auf das Wesen der Sache eingehenden Untersuchungen viele Autoren mit statistischen Berechnungen über die Heredität bei Geisteskrankheiten beschäftigt hatten, ist bekannt. Auffallend ist, dass sich bis dahin noch niemand mit der wichtigen Frage, wie es sich denn eigentlich mit der Erblichkeit bei Geistesgesunden verhält, näher befasst hatte. Diese Lücke wurde zuerst durch eine auf Forel's Anregung von Jenny Koller 1895 verfasste Arbeit ausgefüllt. Es wurde die Heredität bei 1850 geisteskranken Aufnahmen mit der bei 370 Gesunden verglichen. Von ersteren waren 78,2 $^0/_0$ erblich belastet, von letzteren 50 $^0/_0$, dabei fand sich bei den Kranken wesentlich häufiger Geisteskrankheit als belastendes Moment wie bei den Gesunden, bei diesen mehr Apoplexien und Nervenkrankheiten. Wichtig ist ferner das Ergebnis, dass die Geisteskranken vorwiegend direkt belastet waren, die Gesunden dagegen direkt und indirekt gleich. Die Apoplexie, die Dementia senilis und ein grosser Teil der sogenannten Nervenkrankheiten erwies sich als völlig entbehrlich in der Belastungsfrage.

Aehnlich wie die erwähnten Arbeiten von Sioli und Harbolla brachte 1901 Vorster Krankengeschichten von zwei Generationen aus 23 Familien. Auch er fand gleichartige Vererbung in weitaus der Mehrzahl der Fälle; so war von 9 Fällen von manisch-depressivem Irresein dasselbe in sieben Fällen auch bei der Deszendenz vorhanden, in acht Fällen vererbte sich Dementia praecox, in sechs Gruppen lag bei der Aszendenz Dementia senilis vor, während bei der Deszendenz Dementia praecox auftrat; er ist der Ansicht, dass letzteres auf Beziehungen zwischen frühzeitigen und späten Verblödungsprozessen hinweist. Er erwähnt ausserdem noch kurz 29 Geschwistergruppen, wovon bei 26 gleichartige und bei 3 ungleichartige Vererbung vorlag, und zwar handelte es sich um 22 Familien mit Dementia praecox und 4 mit manisch-depressivem Irresein.

Noch mehrere Autoren berichteten in den folgenden Jahren mehr oder weniger ausführlich über ähnliche Untersuchungen. Wille fand bei einer Zusammenstellung der Fälle von Psychosen bei Eltern und Kindern, die in der Anstalt St. Pirminsberg beobachtet wurden, völlige Uebereinstimmung in den Krankheitsformen der Aszendenz und Deszendenz nach Kraepelin's scher Systematik, wie er ohne nähere Einzelheiten anzugeben mitteilt, in etwa der Hälfte der Fälle. Affektive und intellektuelle Störungen in derselben Familie will er häufig gefunden haben.

Einige interessante Familiengruppen bespricht F. Ries. Gleichartige Krankheitsformen konnte er in einer Familie sehr oft nachweisen.
Ausnahmen fand er ebenfalls häufig. Er ist der Ansicht, dass diese
auf das Zusammentreffen verschiedener Heredität in einer Familie und
ausserdem die Einwirkung äusserer Bedingungen, vielleicht auch des
Alkohols zurückzuführen sei.

Wenig gleichartige Vererbung hatte Kraus gefunden, wie er in
einem Vortrag mitteilt. Von den Geschwistern waren unter einem
Material 67 pCt. gleichartig erkrankt, die übrigen ungleichartig; fast genau
dasselbe Verhältnis konstatierte er bei Aszendenten und Deszendenten.
Er schliesst, dass eine Gesetzmässigkeit der Vererbung der Geisteskrankheiten nicht bestehe; auch Schwalbe, Rieger, Hoche und
Martius betonten, dass es zweifelhaft sei, ob wir berechtigt seien,
Vererbungsgesetze aufzustellen, letzterer stellte Vererbungsgesetze mit
Spielgesetzen in Monte Carlo auf eine Stufe.

Mehr Gleichartigkeit der Vererbung fand Geiser, der kurze
Krankheitsskizzen von 19 Geschwistergruppen und 12 Gruppen von
Eltern und Kindern mitteilt. Werden Geschwister geisteskrank, so
werden sie seiner Meinung nach wahrscheinlich an derselben Form von
Geisteskrankheit leiden. Für Geistesstörungen bei Eltern und Kindern
könne man seiner Meinung nach keine Regeln aufstellen, Dementia
senilis und besonders Dementia paralytica scheinen keinen wesentlichen
hereditären Einfluss auszuüben. Eine Familie von 5 Geschwistern, von
denen eines angeboren schwachsinnig war, zwei an akuten Verblödungsprozessen und ausserdem eines seit 18 Monaten an Melancholie erkrankt
war, teilte Bischoff mit, ferner eine Familie mit 10 Kindern, von
denen 2 an Dementia praecox schwerer, 2 leichter erkrankt waren.
Förster berichtete kurz über 31 Geschwistergruppen, unter denen er
bei 23 gleichartige Psychosen fand und zwar 15 mal Dementia praecox
und 5 mal manisch depressives Irresein; unter 25 aus Aszendenten und
Deszendenten bestehenden Gruppen waren 11 gleichartig und zwar
5 mit Dementia praecox und 4 mit manisch-depressivem Irresein;
Aschaffenburg hob in der Diskussion zu diesem Vortrag hervor, dass
es Ausnahmen von der unbedingt gleichartigen Vererbung gebe, er
kenne zwei Familien, in denen Dementia praecox neben manischdepressivem Irresein vorkomme.

Neben diesen Einzeluntersuchungen erschien in diesen Jahren auch
wieder eine ausführliche vergleichende statistische Arbeit und zwar die
von Diem. Seit der oben erwähnten ersten Bearbeitung dieses Themas

durch Koller hatte nur Näcke, aber anscheinend an wenig brauchbarem Vergleichsmaterial (Irrenpfleger, darunter 4 Trinker) einzelne derartige Zahlen gesammelt. Diem benützte die Anamnesen von 1193 Gesunden und 3515 Geisteskranken; seine Ergebnisse waren ähnlich wie die von Koller, nur die direkte Belastung erwies sich bei den Geisteskranken als wichtig, Geisteskrankheiten und Charakteranomalien fanden sich in der Verwandtschaft der Geisteskranken viel mehr wie in der der Gesunden. Diese Untersuchungen fanden warme Anerkennung durch Wagner von Jauregg, der die übliche Statistik ohne Vergleich mit dem Gesunden scharf kritisierte und ausserdem auf den grossen Fehler hinwies, der in der meist gemachten stillschweigenden Voraussetzung liegt, dass die Disposition zu den verschiedenen Geisteskrankheiten eine einheitliche sei; er verglich diese einheitliche psycho-neuropathische Disposition mit einer Disposition zu Hautkrankheiten (Scharlach, Favus, Herpes). Seine Anregung blieb nicht unbeachtet, indem Pilcz in einer ein grosses Material umfassenden Arbeit statistisch die Zusammenhänge der verschiedenen Psychosen erforschte; es wird hierauf später zurückzukommen sein.

Einen anderen Weg schlug bei seinen Erblichkeitsforschungen Strohmayer ein. Mit Binswanger trat er dafür ein, dass es am wichtigsten sei, Individualstammbäume zu studieren; bei seinem Studium von 56 schwerdurchseuchten Familien sah er sehr deutlichen Polymorphismus der Vererbung, doch fiel es ihm auf, dass affektive und intellektuelle Psychosen sich bei der Vererbung ausschliessen. In einer Reihe weiterer Arbeiten betonte er besonders den Wert der Ahnentafel und brachte einige sehr weit zurückverfolgte Familien, besonders aus Fürstenhäusern, an denen er vor Allem die Wirkung der Inzucht studieren konnte. Er vertritt die Ansicht, dass „gefestigte Eigenschaften aus ingezüchteten Erbmassen stammen, die auf Generationen hinaus richtung- und ausschlaggebend für das biologische Schicksal eines Geschlechts sein können".

Sehr weit zurück hatte R. Sommer eine bürgerliche Familie verfolgen können und hierbei die grossen praktischen Schwierigkeiten, die sich einer derartigen Forschung entgegenstellen, erfahren. Sommer hat seitdem den Vererbungsfragen dauernd Interesse entgegengebracht.

Eine Reihe von Beiträgen über die Vererbung beim Menschen lieferte Weinberg, der besonders auch für die hereditäre Erforschung der Geisteskrankheiten die Anlegung von offiziellen Familienregistern empfahl. Er kritisierte die Verwendung der preussischen Statistik der Irrenanstalten zu wissenschaftlichen Zwecken durch Mayet, indem er mit Recht darauf hinwies, dass in dieser Statistik die Anzahl der Fälle mit keinen oder unsicheren Angaben sehr gross ist.

Weitere ausgedehnte Studien über die Vererbung beim Menschen verdanken wir der englischen biometrischen Schule, die von Galton begründet, jetzt unter Karl Pearson und seinen Schülern in dem Laboratory for national eugenics ein Zentrum hat und auch, wie später zu erörtern sein wird, die Heredität der Geisteskrankheiten zu erforschen sucht. Pearson scheint auch einen Polymorphismus der Vererbung anzunehmen, indem er der Ansicht ist, dass es Menschenschläge gibt, die eine allgemeine Neigung zum Gebrechen zeigen, dessen einzelne Formen bei Eltern und Nachkommen verschieden sein könnten; aus Neurosen der Eltern würden Alkoholismus oder Geisteskrankheit der Nachkommen; geistige Defekte könnten mit Tuberkulose, Albinismus mit Schwachsinn in Beziehung stehen. Es handle sich vielleicht um eine Neigung der Keime zu allgemeinem Defekt.

Aus den letzten Jahren sind noch einige Arbeiten zu erwähnen, welche sich wieder auf Grund von Krankengeschichten mit der Erblichkeit der einzelnen Psychosenformen beschäftigen. So teilte Rosa Kreichgauer aus der Freiburger Klinik 65 Familiengruppen mit, sie fand Gleichartigkeit der Vererbung im weiteren Sinn in weitgehendem Masse; zwischen Dementia praecox und manisch-depressivem Irresein fanden sich keine hereditären Beziehungen. Wenn die Dementia praecox den andern endogenen Psychosen gegenüber gestellt wurde, so war die Vererbung in 100 pCt. gleichartig. In demselben Jahr stellte Schlub aus der Literatur die Geschwisterpsychosen zusammen und teilte einige eigene Fälle mit; im Ganzen führt er 65 Familien an. Er fand, dass Geschwister in der Mehrzahl der Fälle gleichartig erkrankten, nämlich in 75 pCt. Unter den ungleichartig erkrankten Gruppen kam manisch-depressives Irresein neben Dementia praecox vor. 7 Zwillingspaare erkrankten durchgängig gleichartig.

Berze veröffentlichte eine interessante Familie, in der die Mutter an zirkulärem Irresein litt, während von 10 Kindern 8 geisteskrank waren, und zwar litten 7 wahrscheinlich an manisch-depressivem Irresein, eine Schwester an Dementia praecox. In einer weiteren Arbeit untersuchte er eingehend die Heredität der Dementia praecox. Wie wir später sehen werden, dehnte er die Annahme einer Praecoxanlage sehr aus.

Sechs Fälle von Dementia praecox in einer Geschwistergruppe von 11 Kindern teilte Simon mit, leider ist die Aszendenz nicht näher bekannt. Bratz sprach in einem Vortrag die Ansicht aus, dass es ausser einem manisch-depressiven und einem Vererbungskreis der Dementia praecox einen epileptischen Vererbungskreis gebe; in der Diskussion zu diesem Vortrag bemerkte Liepmann, dass bei dem in der Dalldorfer Anstalt beobachteten Geschwistermaterial häufig Ausnahmen von der aufgestellten Regel beobachtet wurden.

An einem grösseren statistischen Material bestätigte Mott die mehr oder weniger grosse Neigung der verschiedenen Psychosenformen zu gleichartiger Vererbung.

Ferner ist noch die Arbeit von Frankhauser über Geschwisterpsychosen zu erwähnen, in der die ausführlichen Krankengeschichten von 40 Geschwistergruppen mitgeteilt werden, und zwar handelt es sich um 28 Gruppen bei denen die Diagnose Dementia praecox gestellt wurde, um 6 Gruppen, mit manisch-depressivem Irresein und ebenso viele mit Psychosen des Rückbildungsalters. Es bestand immer Gleichartigkeit der Geschwisterpsychosen, wenn auch die vom Verfasser nach eigenen Prinzipien gewählten Untergruppen öfter für einander eintraten; er ist der Ansicht, dass die erbliche Disposition zum manisch-depressivem Irresein die zu Dementia praecox ausschliesst und umgekehrt.

Albrecht teilte in einer Arbeit aus der Provinzialheilanstalt Treptow 95 Fälle aus 46 Familien mit, die Psychosen bei Eltern und Kindern oder bei Geschwistern betrafen. In 34 Familien mit 71 Fällen erkrankten die Einzelglieder an einer gleichartigen Psychose, und zwar 23mal an Dementia praecox, 7mal an manisch-depressivem Irresein, 1mal an Schwachsinn bei multipler Sklerose und 1mal an seniler Demenz. Wurden aber diejenigen Psychosen des Rückbildungsalters, bei denen eigentlich nur das Alter der Patienten gegen die Diagnose Dementia präcox sprach, zu dieser gerechnet, so fand er bei 85 von 95 Fällen also in zirka 90 pCt. gleichartige Vererbung. Albrecht kommt zu dem Schluss, dass die Vererbung der Geisteskrankheiten in der Regel eine gleichartige sei und ungleichartige Vererbung auf komplizierenden Einflüssen, vor allem auf gehäufter Belastung, atavistischen Rückschlägen und Keimschädigungen beruhe.

Im Gegensatz hierzu nimmt Schuppius, der 62 Familien auf Grund der Krankengeschichten untersuchte, an, dass in allen Generationen einer Familie sich alle nur denkbaren Formen geistiger Erkrankung finden können und dass allen Formen eine einheitliche und gemeinsame Disposition zugrunde liege. Er kam ferner zu dem Ergebnis, auch in den Familien, in denen sich die verschiedensten Formen von Geisteskrankheit fanden, das Mendel'sche Gesetz in irgend einer Variation Geltung zu haben schien. Auf diese Arbeit und einige andere, die sich mit der Anwendbarkeit der Mendel'schen Regeln auf die Vererbung der Psychosen beschäftigen, wird später ausführlicher eingegangen werden müssen,

Zum Schluss sei noch eine Arbeit von mir erwähnt, in der persönlich erhobene Familienanamnesen von 200 Geistesgesunden ebenso aufgenommenen Familienanamnesen von 200 Geisteskranken gegenübergestellt wurden. Die Anzahl der Belasteten unter ersteren war mit 46,5 pCt. nicht viel geringer wie die der letzteren (64,5 pCt.). Die grössere Belastung der Kranken verteilte sich auf alle Verwandtschaftsgrade, wobei besonders die Grosseltern und Geschwister bei den Kranken mehr belastend wirkten. Geisteskrankheit spielte unter Berücksichtigung aller Faktoren bei den Kranken eine beträchtlich grössere Rolle wie bei den Gesunden, bei diesen dagegen organische Nervenkrankheit und Apoplexie. Es war zu ersehen, dass eigentlich nur Geisteskrankheit, Charakteranomalien und die den letzteren nahestehende Trunksucht, ferner auch Selbstmord als Belastungsmoment für Geisteskranke in Betracht kommen, nicht dagegen die funktionellen und organischen Nervenkrankheiten inklusive Apoplexie.

Vererbung der Affektpsychosen.

Literatur.

Dass Depressionszustände und vor allem die Neigung zu Selbstmord häufig eine grosse Vererbungstendenz zeigen, ist seit langem anerkannt. Dass aber das ganze Gebiet der affektiven Psychosen eine Neigung zu gleichartiger Vererbung unter Ausschliessung der übrigen Psychosen zeigt, behauptete wohl zuerst Sioli, der wie erwähnt die Krankengeschichten von einer Reihe von Familiengruppen veröffentlichte. Er kam zu dem Schluss, dass aus einer beim Aszendenten beobachteten Verrücktheit nie eine einfache Manie oder Melancholie und umgekehrt beim Deszendenten hervorgehe, dass diese beiden Gruppen sich vielmehr völlig ausschlössen. Dagegen neigten Melancholie, Manie und Zyklothymie zum gegenseitigen Ersatz, während aus einer Verrücktheit. sobald sie rein war, mit Regelmässigkeit wieder eine Verrücktheit hervorgehe.

Kraepelin nahm in seinem Lehrbuch 1892 für das damalige mechanisch-depressive Irresein und die Psychosen des Rückbildungsalters eine Neigung zu gleichartiger Heredität an. Savage betonte das familiäre Vorkommen der Melancholie, und zwar meinte er, dass dieselbe oft auf körperlichen Störungen beruhe, die vererbt würden und Melanchofie hervorriefen. Clouston äusserte sich dahin, dass die Depressionszustände weit mehr erblich sind wie die meisten Erscheinungen geistiger Krankheit. Dagegen fand Fitschen und zwar für die periodischen Psychosen, dass bei denselben eine hereditäre Belastung nicht häufiger nachzuweisen sei, als bei Geisteskrankheiten im allgemeinen, dass jedoch die Belastung durch Geisteskrankheiten beim periodischen Irresein mehr vorwiege, als bei den andern Geisteskrankheiten. In seiner Monographie über die periodischen Geistesstörungen bestätigte Pilcz die Erfahrung, dass die Heredität häufig eine gleichartige sei und erwähnte zugleich, dass in Familien, in denen periodische Psychosen vorkommen auch z. B. eine Hebephrenie ein ganz regelmässiges Alternieren in ihren Symptomen zeige, oder eine nach einer greifbaren äusseren Schädlichkeit aufgetretene Amentia einen ausgesprochenen zirkulären Verlauf nehme. Er führt einige Beispiele an.

Wie schon erwähnt, fand Vorster unter 9 Familiengruppen mit manisch-depressivem Irresein in der Aszendenz in 7 Fällen dieselbe Psychosenform auch bei der Deszendenz.

Kalmus, der von 174 Geisteskranken Stammlisten anlegte, fand bei Melancholie und Alkoholismus Neigung zu gleichartiger Vererbung; in 10 Fällen konstatierte er eine auffallende Koinzidenz von typischer Migräne mit melancholischen Geistesstörungen; leider teilt er sein Material nicht ausführlicher mit.

Eine sonst nicht erwähnte Beobachtung machte Lippschütz, der ohne Berücksichtigung des zirkulären Irreseins die Aetiologie der Melancholiefälle der Berliuer Charité studierte; er hatte in 40 pCt. Belastung und zwar in 9 pCt. gleichartig gefunden; unter den so belasteten Frauen handelte es sich meist um klimakterische und postklimakterische Melancholien, während bei den Männern gerade die jüngeren Patienten gleichartige Heredität aufwiesen. Er erwähnt ferner, dass unter den Aszendenten nicht selten eigentümliche, zu Schwermut neigende pessimistische Naturen, ohne dass sich bei diesen eigentliche Psychosen entwickelt hatten, vorgekommen waren „fast könnte man sagen melancholische psychopathische Konstitutionen".

Diejenigen Arbeiten, welche sich ohne Beschränkung auf eine spezielle Gruppe von Psychosen mit dem Studium der bei Eltern und Kindern oder der bei Geschwistern beobachteten Geistesstörungen näher befassen, wurden oben bereits angeführt; wie wir sahen konstatierten die meisten Autoren — auf die gegenteiligen Ansichten von Schlub und Schuppius wurde oben hingewiesen — eine mehr oder weniger ausgesprochene Gleichartigkeit in der Vererbung auch der affektiven Psychosen. Es finden sich auch noch weitere dafür sprechende Einzelbeobachtungen in der Literatur, so von E. Meyer, von Berze und anderen. Auch die statistischen Untersuchungen von Pilcz bestätigten die Erfahrung einer meist gleichartigen Vererbung.

In einer mir leider nur im Referat zugänglichen Arbeit bespricht Bergamasco die Heredität des manisch-depressiven Irreseins, Unter

59 Familien, in denen ein oder mehrere Mitglieder daran erkrankten, erkrankten dieselben in 14 nur an diesem, bei 14 kam Pellagra, bei 12 Dementia praecox, bei 6 Dementia senilis, bei 4 Epilepsie, bei 3 progressive Paralyse und bei 2 Hysterie vor.

Bumke vertrat den Standpunkt, dass die Involutionsmelancholie für die ja auch meist geringere Hereditätsprozente ausgerechnet wären, nicht rein endogen sei, sie verhalte sich in hereditärer Beziehung wesentlich anders wie das eigentliche manisch-depressive Irresein. Letzteres, die echte Paranoia und die Hysterie würden fast nur bei nachweislich belasteten Menschen angetroffen, zwischen diesen bestünden wohl sicher innere hereditäre Beziehungen, die Dementia praecox verhalte sich in hereditärer Beziehung ganz verschieden hiervon.

Auf Grund seines grossen wohlstudierten Materials trat auch Reiss für gleichartige Vererbung der Affektpsychosen ein; er fand dabei im Einklang mit den klinischen Ergebnissen keine völlig getrennte Vererbung von zirkulärer und konstitutionell depressiver Veranlagung, sondern fliessende Uebergänge, doch handelte es sich meist nicht nur um eine Uebermittlung allgemeiner Disposition sondern auch speziellen Form.

In der neusten Monographie über unsere Psychosengruppe, der von Stransky, wird dieselbe eine aus der allgemeinen Degeneration allmählich herauswachsende Störung genannt. Die Belastung sei oft gleichartig, eine Spezifität gebe es natürlich nicht; was die Paranoia betreffe, so könne man in hereditärer Beziehung fast von einem Antagonismus der beiden grossen degenerativen Krankheitsgruppen sprechen.

Eigene Familien nur mit Erkrankungen der Manie-Melancholie-Gruppe.

I.

Familiengeschichte: Ueber Eltern und Geschwister des Vaters nichts bekannt. Der Vater brachte ein grosses Vermögen durch, war dann wegen Nervenleidens in einem Sanatorium und erhängte sich 1888 im Alter von 63 Jahren. Ueber Eltern und Geschwister der Mutter nichts bekannt. Die Mutter litt an einer melancholischen Geistesstörung und erhängte sich 1892 im Alter von 61 Jahren. Von den 3 Töchtern waren die beiden ältesten in der Klinik, die jüngste lebt jetzt noch und soll, wie auch ihre Kinder, immer gesund und normal gewesen sein. Die 5 Kinder der älteren Pat. (18—28 Jahre alt) sollen ebenso wie ihr Vater gesund sein.

1. Franziska A., geb. W., Gutsbesitzersfrau aus D., geb. 1856. War immer etwas still und neigte zu Schwermut. 5 normale Geburten. 1888 und 1892 hatte sie im Anschluss an den Tod ihrer Eltern mehrmonatige Depressionszustände, die aber ohne Anstaltsbehandlung vorübergingen. Nie auffallend heitere Zeiten. Seit Frühjahr 1900 war sie wieder deprimiert, still und wortkarg, nicht fähig ihre Wirtschaft zu besorgen, gehemmt und teilnahmslos. Machte sich Vorwürfe, sie habe ihre Kinder falsch erzogen und habe ihr Leben deshalb verfehlt. Suizidversuch durch Schnitt in den Oberarm.

26. 3. bis 23. 7. 1901 Klinik: Klar und orientiert, keine Halluzinationen, keine Angst. Mürrischer, gedrückter Gesichtsausdruck, mässig depressiver Affekt. Klagt vorwiegend über Teilnahmslosigkeit und Fehlen jeder Energie. Somatisch, ausser der Armnarbe ohne Besonderheiten.

2. 4. Sie habe sich immer Geld gewünscht, sie habe dann ihre Schwester beerbt, sie habe im letzten Jahre sich Vorwürfe gemacht, als ob sie den Tod der Schwester gewünscht habe. Seitdem sei sie gleichgiltig geworden, habe immer gefürchtet bei der Arbeit etwas falsch zu machen, ihre Kinder falsch zu erziehen. Den Suizidversuch bereue sie jetzt.

Einige Tage später durch den Tod eines nahen Verwandten mehrtägige Verstimmung; Mitte Juni ängstlicher, sie werde nicht für zurechnungsfähig gehalten. Hat dauernd sehr nach Hause gedrängt. Schliesslich wird sie völlig geheilt entlassen, nachdem sie Mitte Juli wieder einige Tage leicht verstimmt gewesen war.

Diagnose der Klinik: Melancholie.

Wie der Mann jetzt mitteilt, wurde sie dann innerhalb eines Jahres vollkommen gesund, war seitdem nicht wieder auffällig.

2. Anna W., Gutsbesitzerstochter aus D., geb. 1858. Schwester der Vorigen. War von klein auf „nervös". Als Kind hatte sie eigentümliche Zuckungen in den Fingern, war immer sehr eigensinnig, reizbar und schwer zu lenken. Mit 20 Jahren lernte sie in einem Hotel kochen, strengte sich dabei sehr an. Sie wurde damals sehr matt und niedergeschlagen, fürchtete geisteskrank zu werden, wurde ein Jahr lang in einem Sanatorium behandelt; sie war damals auch sehr bleichsüchtig. Auch nachher war sie immer sehr erregbar. Seit dem Tod der Mutter, Mai 1892 war sie verändert, machte sich Vorwürfe. 11. 6. 1892 versuchte sie sich zu ertränken.

11. 6. bis 15. 8. 1892 Klinik: Orientiert und klar, antwortet korrekt. Sie sei durch die Krankheit ihrer Mutter, welche immer alles so trübe aufgefasst und geglaubt habe, dass sie alle verhungern müssten, schon sehr mitgenommen gewesen. Dann habe sie sich schwere Vorwürfe gemacht, dass sie den Selbstmord der Mutter hätte verhindern können. Ferner habe ihr Schwager ihr Erbschleicherei vorgeworfen, da sie im Testament vorgezogen wurde. Auch dass sie wegen eines Unterleibsleidens nicht mehr so leistungsfähig sei, habe sie betrübt. Gibt zu, sehr weich zu sein, habe nie ein hartes Wort vertragen können.

Die depressive Stimmung bessert sich allmählich. Vor der Entlassung zeigt sie ein frisches und lebhaftes Benehmen, sieht mit Zuversicht in die Zukunft. Geheilt entlassen.

Diagnose der Klinik: Melancholie.

1899 hat sich Pat. nach Angabe des Schwagers aus Schwermut in der Saale ertränkt.

Ueber die Psychose des Vaters kann man nur Vermutungen äussern, der Schluss, dass bei ihm zirkuläres Irresein vorgelegen hat, ist nahe-liegend, doch wäre nicht ausgeschlossen, dass er z. B. an progressiver Paralyse gelitten hat. Leider ist auch nicht bekannt, ob die Mutter früher schon einmal krank war, jedenfalls ist anzunehmen, dass sie in der Zeit des Seniums an Melancholie litt. Die ältere Tochter, die eine depressive Konstitution besitzt, war zunächst mehrfach im Anschluss an affektvolle Erlebnisse und dann ohne äusseren Grund im Klimakterium an einer ebenfalls zur Melancholie zu rechnenden Psychose erkrankt. Die Krankheit der anderen Tochter, die von Kind an eigensinnig und reizbar war, gehörte derselben Krankheitsform an, ihr erstes Auftreten fiel in das 34. Lebensjahr und zwar war hier auch ein äusserer Anlass (Tod der Mutter) vorhanden; das spätere Suizid lässt auf ein Rezidiv der melancholischen Erkrankung schliessen. Die dritte Tochter war immer gesund. Wenn wir vom Vater absehen, dessen Erkrankung aber eventuell auch zur Manie-Melancholie-Gruppe gehörte, so haben wir hier in dem verschiedensten Alter aufgetretene melancholische Erkrankungen mit Neigung zu mehrfachem Auftreten bei derselben Pat. und zwar zu-nächst durch äusseren Anlass ausgelöst, dann anscheinend spontan auf-tretend. Etwa daraus, dass bei den Töchtern die Psychose rezidivierend auftrat und dass dieselben von Kindheit an von der Norm abwichen, wie ich das mehrfach gelesen habe, den Schluss zu ziehen, dass es sich um „degenerative" Erkrankung bei den Töchtern handle, möchte ich für voreilig halten, da wir, wie oft in diesen Fällen, über das frühere Verhalten der Mutter nichts wissen, bei ihr kann ja dasselbe der Fall gewesen sein. Hinzuweisen ist noch auf die Suizidneigung der Familie.

II.

Familiengeschichte: Ueber die Eltern und Geschwister des Vaters ist nichts Näheres bekannt. Der Vater starb in hohem Alter. Ueber die Eltern und Geschwister der Mutter ist nichts Näheres bekannt. Die Mutter war zeit-weise etwas geistesgestört, ängstlich. Von vier Kindern waren eine Schwester und ein Bruder in der Klinik, die andern sollen gesund sein.

1. Friederike H., geb. W., Bahnwärtersfrau aus S., geb. 1844. Früher nie krank. 7 normale Geburten, 4 Kinder starben klein. April 1890 Influenza, dann Magenstörungen. Juni Angst und Beklemmung, hatte keine Ruhe mehr.

26. 6. bis 26. 7, 1890 Klinik: Ektasie des Magens. Aengstlich, weinerlich, habe das Gefühl, als ob sie ein grosses Verbrechen begangen habe, obwohl sie zu Schlechtigkeit nie Zeit gehabt habe. Volle Krankheitseinsicht. Schliesslich ohne Angst, vergnügt und munter. Geheilt entlassen.

Diagnose der Klinik: Ectasia ventriculi. Depressive Psychose. Seitdem soll Pat. gesund geblieben sein.

2. Friedrich W., Vorarbeiter aus R., geb. 1853. Bruder der Vorigen. Gut gelernt. 1887 einige Wochen wegen Angst und Interesselosigkeit im Krankenhaus. 1896 einige Wochen ängstlich, arbeitete aber weiter. 1900 bekam er reissende Schmerzen im Arm, fürchtete, derselbe müsse abgenommen werden, er werde brotlos werden. Wurde ängstlich, fürchtete, dass er sich ein Leid antun werde.

27. 9. bis 30. 10. 1900 Klinik: Völlig orientiert, gibt ausführlich über seinen Zustand Auskunft. Schliesslich gebessert entlassen.

12. 9. bis 19. 10. 1907 Klinik: Hatte durch grossen Aerger Angstgefühle auf der Brust bekommen. — Besonders abends öfter ängstlich. Gebessert entlassen.

Diagnose der Klinik: Melancholie — Angstneurose.

Nach Auskunft des Gemeindevorstehers ist Pat. seitdem nicht wieder auffällig gewesen.

Bei der Tochter zeigte sich die traurige Verstimmung anscheinend nur einmal und zwar in den Wechseljahren im Anschluss an ein inneres Leiden. Der Sohn litt mehrfach an derselben Psychose und zwar zuerst mit 34 Jahren, meist war auch bei ihm ein auslösendes Moment vorhanden. Zu betonen ist, dass es sich bei beiden um weniger intensive Erkrankungen handelte, auch bei der Mutter scheinen derartige weniger tiefgehende Störungen häufiger aufgetreten zu sein.

III.

Familiengeschichte: Der Vater des Vaters starb an Selbstmord, sein Bruder war geisteskrank. Ueber die Mutter des Vaters ist nichts bekannt. Angeblich hatte der Vater keine Geschwister. Der Vater starb mit 68 Jahren an Rippenfellentzündung, war immer normal. Ueber die Eltern der Mutter ist nichts bekannt, ihre beiden Geschwister sollen gesund sein. Die Mutter war in einer Anstalt und in der Klinik. Von 6 Kindern sollen 5 gesund sein, eine Tochter war in der Klinik; ausserdem starben 3 Kinder klein.

1. Johanne J., Landwirtsfrau aus W., geb. 1839. War immer ernst, neigte leicht zu Traurigkeit. 1882—83 war sie deshalb in Anstaltsbehandlung. 1883 war die letzte ihrer 9 Geburten. 1899 wurde sie wieder sehr gedrückter Stimmung.

23. 5. bis 28. 7. 1899 Klinik: Gedrückte Stimmung, bekümmerter Gesichtsausdruck, gibt an traurig zu sein, keine Wahnideen. Später äussert sie, es komme ihr so vor, wie wenn sie voll lauter Sünde und Schande stecke, an allem schuld habe, in ihrem Leben nur Unrecht getan habe. Nie Sinnestäuschungen, nie Hemmung. Schliesslich geheilt entlassen.

Diagnose der Klinik: Melancholie.

Nach Auskunft des Gemeindevorstehers ist Pat. 1909 an Brustkrebs gestorben, war nicht mehr in Anstaltsbehandlung.

2. Bertha K., geb. J., Fahrsteigersfrau aus G., geb. 1866. Lernte gut. Früher immer gesund und normal. 5 Geburten, zuletzt 18. 5. 1898. Bei der Geburt und im Wochenbett viel Blutungen, stillte 3 Wochen, wurde dann auffällig teilnahmslos, weinte viel, klagte über Kopfschmerzen, ass wenig. Mit 5 Monaten starb das Kind: sie machte sich seitdem Vorwürfe, sie sei daran Schuld, die Sünde könne ihr nicht vergeben werden, sah ihr Kind, hörte es rufen.

24. 11. 1898 bis 23. 2. 1899 Klinik: Schlecht genährt. Deprimierter Gesichtsausdruck, leise tonlose Sprache. Angstgefühle und innere Unruhe in der Brust. Habe das Kind nicht richtig gepflegt, den Arzt nicht rechtzeitig genommen, dies sei schwere Sünde; habe zu nichts mehr Lust.

Bleibt immer orientiert. Oefter heftige Angstanfälle und Weinausbrüche. Hört schimpfende Stimmen, hört ihr Kind jammern, fürchtet ins Zuchthaus zu kommen, will verhaftet werden, sei nicht krank. Sitzt stundenlang in derselben Stellung, starrt vor sich hin. Manchmal sehr ängstlich bis zu unartikuliertem Brüllen. Ungeheilt abgeholt.

Diagnose der Klinik: Melancholie im Puerperium.

Nach Auskunft des Gemeindevorstehers war sie bei der Entlassung aus der Klinik kränker wie vorher, der Zustand besserte sich allmählich bis nach ungefähr 2 Jahren nichts mehr von dem Leiden bemerkbar war. Seitdem ist sie bis jetzt gesund geblieben, hat 1902 und 1906 ohne Zwischenfälle wieder geboren; seit 1909 sind die Menses ausgeblieben. Von ihren 6 Kindern ist eins klein gestorben, die anderen, zwischen 25 und 6 Jahren alt, leben und sind gesund.

Mutter und Tochter litten an Melancholie. Erstere erkrankte zuerst mit 43 Jahren und dann wieder mit 60 Jahren, blieb dann bis zu ihrem mit 70 Jahren erfolgten Tod gesund. Bei der Tochter scheint die Psychose keine Neigung zu wiederholtem Auftreten zu haben, da sie nach erstmaligem Auftreten im 5. Puerperium auch in den klimakterischen Jahren nicht wiedergekommen ist, weitere Geburten waren ja auch ohne psychische Alteration erfolgt. Bei der Mutter hatte die Psychose überhaupt gar keine Beziehung zu den Generationsvorgängen gezeigt. Der Verlauf der einzelnen Erkrankung scheint bei der Mutter viel leichter gewesen zu sein wie bei der Tochter, bei der es sich um eine viel schwerere Erkrankung handelte, wie besonders die grosse Angst und die Halluzinationen zeigen.

IV.

Familiengeschichte: Angeblich keine Familienanlage zu Geistes- oder Nervenkrankheiten. Mutter und Tochter waren geisteskrank, Vater an Schwindsucht, drei Kinder an unbekannter Krankheit gestorben, davon war ein Sohn sehr leichtsinnig.

1. Frau Auguste Z., geb. S., Polizeisergeantenwitwe aus H., geb. 18. 1. 1822. Normale Entwicklung, in der Schule gut gelernt. Hatte viel Nahrungssorgen, war sehr religiös. Vor vielen Jahren soll sie ebenso krank gewesen sein, seit einem Jahr an Melancholie leiden. Sie war ängstlich und unruhig, rang die Hände, stöhnte, sah Gestalten, fühlte ihr Ende nahe. Sie schlief und ass kaum.

30. 7. 1891 bis 26. 2. 1892 Klinik: Deprimiert, antwortet leise und langsam; sie habe ihre Tochter gesehen, die gemordet haben solle. Weiterhin ängstlich; vorübergehend einen Tag heiter, lacht, sie sei so munter, fühle sich so wohl, tanzt im Saal. Dann wieder dauernd ängstlich, hört ihre Tochter, jammert oft stundenlang vor sich hin. Allerhand hypochondrische Klagen, ihre Eingeweide brennen, alles bei ihr sei zu, sie könne keine Luft kriegen, müsse heute noch sterben. Sträubt sich sehr beim Essen, da der Leib voll sei; behauptet bald blind, bald taub zu sein. Obstipation.

26. 2. 1892 bis 14. 7. 1901 Anstalt A.: Ueber Zeit und Ort und Personalien gut orientiert. Stöhnt viel, behauptet, ihre Tochter sei dagewesen. Weiterhin hält sie sich für sich, ohne Interesse für die Umgebung; spricht kaum. Glaubt eine Strafe absitzen zu müssen, hört noch Stimmen: sie dürfe nicht essen, müsse im Keller schlafen usw. Dann freundlich, fleissig; sie kümmere sich wenig um die Stimmen.

14. 7. 1901 Tod an Darmkrebs.

Diagnose der Klinik: Hypochondrische Paranoia.

Diagnose der Anstalt A.: (Melancholie) Senile Geistesstörung.

2. Therese Z., Gemeindeschwester aus H., geb. 15. 2. 1859. Normale Entwicklung, gut gelernt, stets sehr peinlich und genau, leicht ängstlich. Seit dem 1. 10. 1910 klagte sie, sie habe betrogen. Ihr ganzes Leben sei Heuchelei, war ängstlich, es sei einer hinter ihr her.

13. 10. bis 10. 12. 1910 Klinik: Völlig orientiert. Wirft sich sexuelle Verfehlungen in Kindheit und Jugend vor. Traurige Stimmung, alles habe sie sich durch Hochmut und Selbstüberhebung verscherzt. Keine Halluzinationen. Dann freier, aber noch mutlos. Gebessert entlassen.

Seit 10. 12. 1910 Anstalt A.: Vorzeitig gealtert. Völlig orientiert. Sie leide an Angst und niedergeschlagener Stimmung. Insuffizienzgefühl, Selbstvorwürfe wegen Kleinigkeiten.

Spricht öfter die Befürchtung aus, ins Gefängnis gebracht oder hingerichtet zu werden. Spricht wenig, hält sich für sich, arbeitet sehr fleissig.

März 1912 meint sie, dass alle Leute in ihrer Umgebung informiert sind über ihr Vorleben, sie merke das aus Andeutungen. Lenksam, sehr fleissig. Still zurückhaltend.

Diagnose der Klinik: Melancholie.

Diagnose der Anstalt A.: eadem.

Nachdem die Mutter schon vor Jahren ebenso krank gewesen war, erkrankte sie mit 68 Jahren wieder an einer melancholischen Geistesstörung mit Ausgang in senile Geistesschwäche. Die Tochter zeigte eine depressive Konstitution, ihre Melancholie brach im Alter von 51 Jahren ohne besondere Veranlassung aus.

V.

Familiengeschichte: Die Eltern des Vaters sollen in jüngeren Jahren gestorben sein. Näheres ist nicht bekannt. Der Vater starb mit 68 Jahren an Alterschwäche; soll immer normal gewesen sein. Eine Schwester des Vaters soll an Rückenmarksschwindsucht gestorben sein, ihre 4 Kinder sind gesund. Die zweite Schwester des Vaters starb im Kindesalter. Die Eltern der Mutter starben in hohem Alter. Die Mutter starb in mittleren Jahren an Lungenentzündung, war immer geistig gesund. Die 3 Brüder der Mutter starben in höherem Alter, sollen immer normal gewesen, ebenso auch ihre Nachkommen. Von 4 Kindern sind die beiden ältesten, 2 Söhne, über 70 Jahre alt; sie waren nie auffällig und haben gesunde Nachkommen, nur starb eine Tochter des einen mit 15 Jahren an Zuckerkrankheit. Die beiden andern Kinder, zwei Töchter, waren in der Klinik.

1. Marie E., geb. B., Kaufmannswitwe aus W., geb. 14. 7. 1842. Gute Schulerfolge. Hatte alle Kinderkrankheiten. 5 normale Geburten, die Kinder sind gesund. Seit dem 49. Jahre Menopause. Pat. war nie krank, nur hatte sie öfter Magenschmerzen und nervöses Herzklopfen. Sie war immer leicht aufgeregt, klagte viel über Kopfschmerzen, bekam mehrfach Brom. 1900 gelegentlich eines Umzugs war sie sehr nervös, ängstlich, glaubte nicht fertig zu werden lief unruhig umher. Nach Beendigung des Umzugs gab sich dies bald wieder. Anfang März 1912 starb ihr Mann, mit dem sie in sehr glücklicher Ehe gelebt hatte, an chronischer Nierenentzündung. Sie war zunächst sehr stumpf, sprach wenig, hatte keine Tränen. Wie dann der Haushalt aufgelöst wurde und sie umziehen musste, wurde sie unruhig, lief die ganze Zeit im Zimmer auf und ab, sprach sehr viel, sie habe nicht genug Geld zum Leben, müsse verhungern, sie sei sehr krank, ihr könne keiner helfen. Sie wurde misstrauisch, fürchtete bestohlen zu werden. Sprach auch von Selbstmord, machte aber keinen Versuch. Keine Sinnestäuschungen.

6. bis 20. 5. 1912 Klinik: Sieht jünger aus als sie ist; etwas Arteriosklerose. Völlig orientiert. Kein wesentlicher Intelligenzdefekt. Sie habe gedacht Verschiedenes bei der Pflege des Mannes versäumt zu haben. Gibt Verarmungsideen zu. Sie habe Angstgefühl und Herzklopfen gehabt, der Umzug sei ihr durch den Kopf gegangen, es seien ihr alles Berge gewesen. Drängt sehr auf Entlassung, es sei hier zu laut, sie habe nicht einmal das Ticken einer Uhr vertragen können.

Andauernd etwas ängstlich, glaubt den Aufenthalt hier nicht bezahlen zu können. Fleht den Arzt an, aufstehen zu dürfen. Wenn sie aufgestanden ist, läuft sie unruhig und ratlos umher. Anscheinend keine Sinnestäuschungen. Gegen Abend meist freier. Isst gut. Vom Sohn gegen ärztlichen Rat abgeholt.

Diagnose der Klinik: Senile Depression.

2. Emilie M., geb. B., Tischlermeisterwitwe aus R., geb. 1849. Schwester der Vorigen. Drei normale Geburten. Nie wesentlich krank. Februar 1902 klagte

sie sich an, dass sie ihre Vermögensverhältnisse in Unordnung gebracht habe (dieselben standen wirklich nicht gut). Sie sei schuld an allem Unglück, das über ihr Haus komme, in dem mehrere Mieter ihr gekündigt hatten. Zeitweise sprach sie sehr wenig, zeitweise war sie ängstlich erregt.

7. bis 19. 4. 1902 Klinik: Ausser Dermographie und gesteigerten Sehnenreflexen somatisch ohne Besonderheiten. Aengstlich - gedrückter Stimmung. Jammert und klagt zeitweise, springt manchmal aus dem Bett, rennt nach der Tür oder dem Fenster, drängt hinaus. Antwortet nur zögernd oder garnicht auf Fragen, widerstrebt sehr bei der körperlichen Untersuchung. Orientiert. In ihrem Jammern äussert sie Selbstanklagen, sie habe schlecht gewirtschaftet und könne es nicht wieder gut machen, sie sei an dem Unglück ihres Hauses schuld.

Weiterhin ist sie zeitweise sehr änglich, klagt und jammert laut, namentlich wenn andere Pat. aufgeregt sind. Sie glaubt die Stimmen ihrer Angehörigen, die sie hergebracht haben, zu hören, verfolgt alles, was um sie vorgeht, mit einem gewissen Misstrauen. Angeblich keine Insuffizienzgefühle. Schläft nachts ruhig. Gegen ärztlichen Rat abgeholt.

Diagnose der Klinik: Depressive Psychose.

Nach Auskunft des Neffen ist die Pat. ebenso wie die Schwester nach einiger Zeit gesund geworden und gesund geblieben. Ihre Kinder, 2 Töchter und 1 Sohn sind gesund.

In beiden Fällen handelt es sich um eine reaktive Depression, von denen die der älteren Schwester im 69. Lebensjahr im Anschluss an den Tod des Mannes, die der jüngeren Schwester im Alter von 53 Jahren im Anschluss an pekuniäre Verluste aufgetreten waren. Die einzelnen Symptome boten bei beiden Kranken wenig Aehnlichkeit. Bei Beiden trat Heilung ein. Bemerkenswert ist, dass in der sonstigen Familie derartige geistige Störungen nicht beobachtet wurden.

VI.

Familiengeschichte: Ueber Vorfahren nichts Näheres bekannt. Schwester und Bruder waren geisteskrank.

1. Emilie M., Steuereinnehmerstochter aus H., geb. 22. 12. 1835. Ueber Vorleben nichts bekannt. Soll stets etwas nervös gewesen sein. Mit 60 Jahren Magen- und Darmleiden, klagte über Schwindel, sie sei nicht recht klar mit ihrem Verstand. Am 1. 4. 1897 wurde ihr die Wohnung, die sie seit 25 Jahren inne hatte, gekündigt. Sie war untröstlich, sie komme nicht mehr aus (die neue kostete nur 10 Mark mehr). Jammerte viel, versuchte sich die Pulsader aufzuschneiden.

16. 6. 1897 bis 2. 2. 1898 Klinik: Ausser etwas Arteriosklerose somatisch, ohne Besonderheiten. Klar, orientiert. Deprimiert, sie fürchte nicht mehr auszukommen. Weiterhin ist sie ängstlich, sie solle fortgebracht werden, packt Kammtasche, Brille und Zahnbürste zusammen, um sie gleich mitnehmen zu können. Sie müsse verhungern, weil das Geld zu knapp sei. Läuft umher.

Allmählich ruhig, keine Wahnideen mehr, mittlerer Stimmung. Geheilt entlassen. Macht vorher einen Anfall von Gelenkrheumatismus durch.

Seit Weihnacht 1900 wieder ängstlich erregt, findet nirgends Ruhe, glaubt das Geld reiche nicht, kaufte übermässig viel Wäsche usw. ein, da sie nicht genug davon habe.

27. 3. bis 6. 6. 1901 Klinik: Orientiert, keine Halluzinationen, das Denken gehe langsam, sei teilnahmslos. Zeitweise geringer depressiver Affekt.

Seit dem 1. 4. sehr ängstlich, stöhnt, sie solle überführt werden. Weiter läuft sie ängstlich im Hemd umher, fürchtet im Hemd überführt zu werden.

6. 8. 1901 bis 2. 1. 1907 Anstalt A.: Ruhelos, leidlich orientiert, das Geld reiche nicht, sie habe auch öfter gestohlen. Stöhnt und jammert. Weiter meist ängstlich, ratlos, im ganzen ziemlich stumpf, oft Schwindelanfälle. Zunehmender geistiger und körperlicher Verfall. Keine Halluzinationen.

2. 1. 1907 Exitus.

Diagnose der Klinik: Senile Melancholie, der Anstalt A.: Senium.

2. Ewald M., Rentier aus D., geb. 1833. Soll früher immer gesund gewesen sein. Hat drei gesunde Töchter. Im Frühjahr 1899 Influenza mit Wadenschmerzen, Appetitlosigkeit, Husten; bald darauf zunächst nachts Beängstigungen, dann auch am Tage trübe Gedanken. Im Anschluss an eine Kursverminderung von Wertpapieren klagte er, er reiche nicht mehr, sei verloren, habe sein Vermögen schlecht verwaltet, werde nachts auf die Strasse gesetzt; er könne auch nicht mehr denken.

5. 9. 1899 bis 2. 7. 1900 Klinik: Arteriosklerose, fühlt sich matt bis zum Tod. Er könne nicht mehr schlucken, weil im Hals alles vertrocknet sei. Er habe die Familie unglücklich gemacht; es werde der Konkurs verhängt. Sehr deprimierter Gesichtsausdruck.

Weiter sagt er, man solle ihn ausstossen, er infiziere durch seine Diarrhöen die ganze Anstalt. Aengstliche Halluzinationen und Missdeutungen von Vorgängen in der Umgebung. Hört, dass sein Haus in D. abgebrannt sei; seine Frau müsse auch umgekommen sein, sonst hätte sie es ihm mitgeteilt. Allmähliche Besserung, aber besonders abends noch ängstlich; fürchtet stereotyp ins Isolierhaus gebracht zu werden. Schliesslich erheblich gebessert entlassen.

Diagnose der Klinik: Senile Melancholie.

Bis 1909 war M. gesund, weiter ist über ihn nichts bekannt.

Schwester und Bruder erkrankten beide im Senium an Melancholie und zwar erstere das erste Mal im Anschluss an eine Aufregung, letzterer nach einer Influenza. Die Schwester erkrankte noch ein zweites Mal und jetzt ohne bekannte Ursache, während der Bruder gesund blieb.

VII.

Familiengeschichte: Der Vater des Vaters starb mit 74 Jahren an Schlaganfall. Die Mutter des Vaters starb mit 85 Jahren an Altersschwäche. Beide waren geistig gesund. Der Vater war immer gesund, starb an einem inneren Leiden. Von den 6 Geschwistern des Vaters war eine Schwester in der

Klinik und der Anstalt A., ein Bruder ist ertrunken, die andern sind gesund. Ueber die Familie der Mutter ist nichts Näheres bekannt, Nerven- oder Geisteskrankheiten sollen nicht vorgekommen sein. Die Mutter ist gesund. Von 3 Kindern starben ein Sohn und eine Tochter an Lungenleiden, eine Tochter war in der Klinik.

1. Mathilde W., geb. T., Landwirtsfrau aus G., geb. 2. 1. 1856. Lernte in der Schule gut. Zweimal Blinddarmentzündung. Eine gesunde Tochter. Januar 1911 überanstrengte sie sich angeblich bei der Pffege einer Verwandten, wurde ängstlich, aufgeregt, fürchtete sich vor der Arbeit, während sie früher gern gearbeitet hatte.

30. 3 bis 13. 5. 11 Klinik: Geordnet, zeitlich und örtlich orientiert, sie habe Angst gehabt, dass sie die Arbeit nicht fertig brächte oder falsch machte, habe die Angehörigen nicht mehr so gern gehabt. Intelligenz nicht gestört. In der Folge oft etwas ängstlich, fürchtet, sie könne die Wirtschaft zu Hause nicht führen.

Seit 9. 8. 11 Anstalt A.: Sie hatte zu Hause immer von ihrer Krankheit gesprochen, war traurig gewesen. — Völlig orientiert, weint leicht, sie sei so unglücklich, fürchtet, es gehe ihrer Familie schlecht, ihr Mann werde sein Vermögen verlieren. Der Zustand ändert sich wenig. Pat. beschäftigt sich etwas.

Diagnose der Klinik: Senile Psychose (Melancholie).

2. Elisabeth T., Landwirtstochter aus A., geb. 1885. Nichte der vorigen. War eine gute Schülerin. Seit einer Influenza Dezember 1907 wurde sie allmählich immer stiller, sass stundenlang auf einem Fleck. Februar meinte sie, sie sei die schlechteste Person auf der Welt, hörte Stimmen, sie solle ins Gefängnis, sie würden verhungern, die Eltern hätten nichts zu essen.

25. 5. bis 24. 8. 08 Klinik: Oertlich und zeitlich orientiert, antwortet zögernd, auch über die Stimmen gibt sie wenig Auskunft. Sie habe Angst gehabt, weint leicht, hält sich für gesund. Bleibt gehemmt, oft ängstlich deprimiert. Sie sei ein sündiges Geschöpf, habe ihre Eltern beleidigt. Hört Stimmen, sie müsse vors Gericht, die Sittenpolizei wolle sie holen, sie müsse sich schämen hier zu sein, wo sie doch nicht krank sei. Schliesslich verliert sich die Angst, Pat. wird geordnet, arbeitet, hört angeblich keine Stimmen mehr.

Diagnose der Klinik: Hebephrenie.

Nach Angabe des Onkels ist die Pat. nach der Entlassung nicht wieder krank geworden.

Bei Tante und Nichte liegt hier dieselbe Erkrankung vor, und zwar brach dieselbe bei ersterer im 55., bei letzterer im 22. Lebensjahr aus. Bei beiden wird eine äussere Veranlassung angegeben, bei ersterer Ueberanstrengung und bei letzterer Influenza. Bei beiden nahm die Krankheit keinen hohen Grad an. Bei der Nichte sind gar keine schizophrenen Symptome notiert, so dass die Diagnose Hebephrenie vielleicht nur als Zeitdiagnose gemeint war; es ist natürlich richtig, dass man sich bei Depressionen im jüngeren Alter besonders vorsehen muss, nicht ein melancholisches Vorstadium einer katatonen Psychose für eine Melancholie zu halten, doch ist hier durch die Erkrankung der Tante die rein affektive Art der Störung wohl sichergestellt.

VIII.

Familiengeschichte: Ueber die Familie des Vaters ist nichts Näheres bekannt. Der Vater soll an Hitzschlag gestorben sein. Ueber die Familie der Mutter ist auch nichts bekannt. Die Mutter wurde tot im Bett gefunden. Von den Kindern, deren Zahl nicht bekannt ist, waren 2 Töchter in der Klinik, eine Tochter hat sich vergiftet.

1. Minna T., geb. N., Tischlermeistersfrau aus G., geb. 1847. Früher immer gesund, aber etwas zart. 3 normale Geburten, zuletzt 1882. Keine klimakterischen Erscheinungen bis jetzt. Juli 1891 Angst am Herzen, die sich steigerte. Machte sich Vorwürfe, sie habe die Wirtschaft verludert, sei schuld, dass alles im Haus zugrunde gehe, versuchte deshalb mehrfach ins Wasser zu gehen.

4. 9. bis 8. 10. 91 Klinik: Sehr hinfällig, frequenter Puls, Arteriosklerose. Sehr ängstlich, fragt, ob sie ins Zuchthaus müsse, ihr Mann sei auch schon schuld, wer denn für sie bezahle, sie sei ganz gesund. Weiterhin körperliche und geistige Erholung. Weiss jetzt, wo sie sich befindet, meint aber im Zuchthaus gewesen zu sein. Halluzinationen werden nie zugegeben. Schliesslich, trotzdem sie noch keine rechte Krankheitseinsicht besitzt, vom Mann abgeholt.

Diagnose der Klinik: Halluzinatorisches Irresein.

Nach Auskunft des Gemeindevorstehers war Pat. seitdem völlig normal, starb 1908 an Altersschwäche.

2. Friederike T., geb. N., Kutschersfrau aus B., geb. 1848, Schwester der vorigen. Normale Entwickelung, eine Totgeburt, ein gesunder Sohn, mit dem Pat. immer viel Sorgen hatte. Januar 1909 Schlaganfall mit rechtsseitiger Lähmung, ging aber trotzdem am selben Tag zur Arbeit. In den nächsten Monaten fühlte sie sich sehr matt, seit Pfingsten redete sie viel, glaubte, die Familie müsse verhungern, das Essen reiche nicht, behauptete, nachts klopfe jemand ans Fenster. August hatte sie wieder einen leichten Schlaganfall. Aeusserte, die Leute lachten sie aus, sagten, sie sei faul.

19. 10. bis 16. 11. 09 Klinik; Keine somatischen Residuen der Schlaganfälle, Arterien nicht sonderlich verhärtet. Etwas ängstlich, aber geordnet und einsichtig. Sucht die geäusserten Wahnideen abzuschwächen. Bleibt ziemlich still, drängt nach Hause. Gegen ärztlichen Rat abgeholt.

Diagnose der Klinik: Depression im Senium.

Ueber das weitere Ergehen war nichts zu erfahren.

Bei der älteren Tochter entwickelte sich die Psychose, die wohl als Melancholie aufzufassen ist, im Klimakterium im 44. Lebensjahr; bei der jüngeren Tochter entstand dieselbe Psychose erst im Senium. Beide waren anscheinend früher nie krank, hatten auch keine manischen Perioden gezeigt. Es ist anzunehmen, dass auch die dritte Tochter, die sich vergiftet hat, an der melancholischen Veranlagung partizipiert hat.

IX.

Familiengeschichte: Ueber die Familie des Vaters ist nichts bekannt. Der Vater starb an Peritonitis, war geistig immer gesund. Der Vater der Mutter soll „nervös" gewesen sein. Die Mutter der Mutter soll geistig normal gewesen sein. Die Mutter war in der Anstalt U. und ist jetzt in A. Ein Bruder der Mutter starb, nachdem er lange Jahre geisteskrank gewesen war, mit 60 Jahren, ein anderer Bruder war auch geisteskrank, eine Schwester war nach einer Entbindung 4 Wochen lang geisteskrank. Die einzige Tochter war in der Klinik.

1. Elisabeth M., geb. K., geb. 19. 9. 36, Färbersfrau aus D. Früher stets gesund, nur zeitweise etwas nervös und aufgeregt. Mit 36 Jahren Heirat, eine normale Geburt. 1885—1887 zeigte sie grossen Stimmungswechsel mit vorherrschender Depression, Selbstmordgedanken und -Versuchen, dabei hatte sie auch Tobsuchtsanfälle, wurde aggressiv und zerstörte. Sie war damals etwa $^3/_4$ Jahr in der Anstalt Neuss. Nach einer Krankheitsdauer von 2 Jahren genas sie wieder vollständig. Frühjahr 1900 wurde sie wieder erregt, schlug ihre Angehörigen, zerschlug Fenster, sagte, sie habe so furchtbare Verbrechen begangen, dass sie dieselben nicht aushalten könne, dafür leide sie gerechte Strafe, indem sie von Schweinen, die sie für Teufel hält, gefressen werden solle. Fremde Personen schimpfte sie und griff sie an, da sie sie für Teufel ansah.

13. 11. 00 bis 12. 3. 01 Anstalt U.: Gibt ihre Personalien richtig an, ängstlich, antwortet einsilbig oder garnicht. Abends schimpft sie in hässlichen Redensarten. Weiterhin weint sie öfter, schlägt das Personal, sagt einmal, „sie haben alles weggeschossen, alle unsere Reichtümer". Es sei ein fürchterlicher Lärm vor ihren Ohren, ein Poltern und Rumoren. Bei einer Exploration Ende November ist sie örtlich und zeitlich orientiert; sie habe Angst und sei immer so traurig, sie müsse wohl etwas begangen haben. Intelligenz mässig. Springt manchmal plötzlich auf und schlägt auf die neben ihr liegende Kranke ein. Fragt, ob sie hier bleiben könne, sie komme doch nicht in den Kessel wegen ihrer Sünden. Ihr Mann sei hier eingesperrt, sie habe ihre Eltern lebendig begraben. In ihren Gesprächen manchmal sehr unanständige Redensarten. Beschäftigt sich kaum. Gebessert entlassen.

Seit 20. 7. 08 Anstalt A.: Inzwischen entmündigt, war wieder aufgeregt geworden, hatte nach Vorübergehenden geworfen, dazwischen stumpf und stumm. — Gibt gut über ihre Personalien und Vorgeschichte Auskunft, unter anderm, dass sie in der Schule schlecht gelernt habe. Jetzt habe sie sich sehr aufgeregt, weil sie dachte, dass die Tochter weggehen wolle, sie sei auch mehrfach im Hemd auf die Strasse gelaufen, um die Tochter zu suchen. Keine Sinnestäuschungen und Wahnideen. Gedächtnis für früher und die jüngste Vergangenheit gut. Gute Schulkenntniste. Stumpf, öfter ängstlich, hört einmal arme Sünderglocken, die ihrer Tochter gelten, sie selbst sei aber schuld. 1912 ist sie sehr still, antwortet aber auf Fragen korrekt, immer etwas ängstlich und gedrückt.

Diagnose der Anstalt U.: Depressive Psychose.

2. Helene M., geb. 16. 10. 1873, Stütze aus M., Tochter der Vorigen. Normale Entwicklung, 1900 war sie durch Sorge um die kranke Mutter und durch

Nahrungssorgen sehr aufgeregt, sollte in eine Anstalt kommen, wurde aber durch einen Aufenthalt bei Verwandten geheilt. Herbst 1909 wurde sie wieder aufgeregt, gab ihre Stellung auf, sprach von Selbstmord.

6. 10. bis 17. 10. 09 Klinik: Vollkommen geordnet, sie habe eine innere Unruhe gehabt. Drängt sehr auf Entlassung, gibt zu von Selbstmord gesprochen zu haben, dies sei aber wohl falsch aufgefasst worden, sie sei wohl für geisteskrank gehalten worden. Verhält sich dauernd geordnet, beschäftigt sich nur mit ihrer Entlassung. Gebessert entlassen.

Diagnose der Klinik: Hysterie.

Nach Angabe des Gemeindevorstehers war Pat. die. erste Zeit nach der Entlassung noch traurig, befindet sich jetzt gut.

Bei der Tochter lag eine Depression vor, bei der nicht bekannt ist, wieweit exogene oder endogene Momente mitspielten; bei der früheren Erkrankung hatten äussere Momente mitgesprochen. Leider ist über die Psychosen der 3 Geschwister der Mutter nichts bekannt, man könnte sonst vielleicht auch eher zu einer sicheren Auffassung über die Art der Geisteskrankheit der Mutter kommen, die so schwer zu beurteilen ist. Dieselbe zeigt zwar auch ausgesprochene depressive Stimmungslage, doch spricht besonders die Aggressivität und das Schimpfen gegen die Annahme einer reinen Affektpsychose, nach ihrer igenen Angabe hat sie in der Schule schlecht gelernt, so dass es sich wohl um einen angeborenen Schwachsinn handelt, zu dem sich die depressive Psychose noch hinzugesellt hat.

X.

Familiengeschichte: Ueber den Vater des Vaters ist nichts bekannt. Die Mutter des Vaters starb mit 89 Jahren an Altersschwäche. Der Vater starb mit 78 Jahren an Herzschwäche. Die einzige Schwester des Vaters hatte zwei Söhne, die beide an Zuckerkrankheit starben, der eine davon war in der Klinik. Der Vater der Mutter starb mit 80 Jahren an Altersschwäche. Die Mutter der Mutter starb mit 60 Jahren an Magenkrebs. Die Mutter starb mit 58 Jahren an Unterleibskrebs. Der einzige Bruder der Mutter starb an den schwarzen Pocken, sein Sohn an Lungenleiden. Von 3 Kindern war die älteste Tochter in der Klinik, ein Bruder und eine Schwester waren gesund, von den 4 Kindern der letzteren starb ein Sohn an Lungenschwindsucht, die anderen sind gesund.

1. Emma Sch. geb. S., Landwirtsfrau aus T., geb. 1866. Normale Entwicklung, gute Schulerfolge. Zwei normale Entbindungen. Früher gesund. Seit Frühjahr 1907 wurde sie angeblich nach Operation eines Sohnes ängstlich, weinte, sie komme ins Zuchthaus, äusserte Selbstmordgedanken.

10. 6. bis 16. 9. 1907 Klinik: Sehr ängstlich, man wolle sie erschlagen, sie komme ins Zuchthaus, das Denken falle ihr schwer. Zeitweise hochgradig ängstlich erregt, schreit laut, reibt die Beine und Hände, drängt sinnlos fort. Stereotyp dieselben Bewegungen und Aeusserungen, ängstliche Halluzinationen Gegen ärztlichen Rat abgeholt.

Diagnose der Klinik: Angstpsychose im Klimakterium. Nach Auskunft des Mannes hat sich der Zustand innerhalb eines Jahres gebessert, heute (April 1912) ist Pat. fast ganz normal.

2. Herrmann P., Landwirt aus N., geb. 1856. Vetter der Vorigen. War ein guter Schüler. Immer gesund. Hatte 5 gesunde Kinder, zuletzt Weihnachten 1905 bekam er ein Mädchen, worüber er traurig war, dass es kein Junge war. Dann machte er sich Sorgen, das Vieh werde verhungern, er habe kein Geld mehr, er werde geisteskrank, äusserte oft Selbstmordgedanken. Wurde gleichgültig gegen die Familie.

17. 9. 06 bis 12. 1. 07 Klinik: Im Urin Zucker. Aengstlich. Zu Hause sei Alles tot, sein Nachbar nehme ihm den Hof weg, er habe doch nichts getan, habe kein Geld mehr, müsse ins Gericht. Glaubt auf der Polizei zu sein, es sei bald aus mit ihm, sehr mutlos, schliesslich zuversichtlicher, gebessert entlassen.

Diagnose der Klinik: Angstpsychose. Diabetes.

Nach Auskunft des Gemeindevorstehers war Pat. geistig wieder gesund geworden, starb 1911 an Schwäche.

Vetter und Kusine erkrankten im Alter von 49 resp. 41 Jahren an einer mehr oder weniger mit Angst einhergehenden Melancholie und zwar beide im angeblichen Anschluss an Aufregungen. In den Einzelheiten weichen die beiden Erkrankungen ziemlich von einander ab. Interessant ist, dass Patient P. ausser der melancholischen Veranlagung auch eine solche zu Diabetes besass, wie aus seiner und seines Bruders Zuckerkrankheit zu sehen ist. Zu erwähnen ist noch, dass die Mutter und deren Mutter an Krebs starben.

XI.

Familiengeschichte: Ueber die Eltern des Vaters ist nichts bekannt. Der Vater starb 1888 an Gehirn- und Herzschlag, er hatte fünf Geschwister, von denen eine geisteskrank gewesen sein soll. Die Eltern der Mutter starben über 80 Jahre alt. Die Mutter lebt, ist gesund. Die 4 Geschwister der Mutter sollen gesund sein. Von 5 Kindern waren die ältesten beiden Schwestern in der Klinik und in Anstalten, die anderen Kinder sollen gesund sein.

1. Frieda L , später verehel. Fabrikarbeiter T. aus Z., geb. 1877. Früher nie krank. 1894 führte sie 6 Wochen irre Reden, verrichtete aber kleinere häusliche Arbeiten. Juni 1896 wurde sie aufgeregt, fuhr plötzlich nach Berlin, kniete an Strassenecken, wurde von der Polizei aufgegriffen. Im Krankenhause war sie zeitweise sehr erregt, sang laut mit erhobenen Händen, zitierte Bibelsprüche, lief umher, bedrohte und schlug, sprach zusammenhanglos. Ass öfter nicht, die Speisen seien vergiftet. Hielt sich für die Jungfrau Maria, dann für eine römische Kaiserin, beschuldigte eine Pat. der Hexerei und erklärte, sie wolle alle älteren Menschen von der Welt vertilgen, weil sie den jüngeren das Blut aussaugten.

22. 6. bis 23. 7. 1896 Klinik: Ueber Vorgeschichte, Ort und Zeit orientiert. Gehobener Stimmung, hält sich für vollkommen gesund, sie sei wider

rechtlich ins Irrenhaus eingesperrt. Sei gestern mit Kaiser Friedrich in einer Kutsche hierher gefahren, er habe ihr immer die Hand gedrückt (meint anscheinend den Transporteur). Die alten Leute nähmen jungen das Blut weg durch Zaubern, Lügen und Trügen. Im Krankenhause hätten die Alten immer so unter sich gelassen, das habe so übel gerochen und deshalb habe sie über dieselben geschimpft. Sie sei Herr auf Erden, sei eine Siegerin, sei Germania, sei die Perle Deutschlands, sei römische Kaiserin, werde als Bräutigam König Otto von Bayern nehmen. Sachsen habe von ihr das Geld, Bayern bekomme ihre Person. Nachts habe sie den lieben Gott gesehen und gehört. Spricht sehr viel, macht mit den Händen sehr viele Bewegungen, lacht häufig, zeigt dann wieder ein feierlich pathetisches Wesen. Weiterhin dasselbe Verhalten; schlägt eine andere Kranke öfter, weil sie zaubere und ihr das Herz wegnehme. Vermutet Gift im Essen, sieht einen Reiter ohne Kopf, Totenköpfe, Engel, Friedrich wolle die Engel schlachten. Verlangt ihre Krone, ihr Szepter, schimpft und schlägt oft.

23. 7. bis 5. 11. 1896 Anstalt N.: Oberflächlich orientiert. Abweisend, spricht wenig. Stundenlang starrt sie mit verzücktem Gesicht zur Decke oder lächelt in sich hinein. Vermutet im Essen Gift. Beeinträchtigungs- und Verfolgungsideen. Schmiert mit Kot. Manchmal spricht sie mehr, in singendem, pathetischem Ton. Ungeheilt entlassen.

1. 12. 1899 bis 22. 1. 1900 Klinik: Inzwischen geheiratet, sonst nichts bekannt. — Sie sei die Jungfrau Maria und schon 100 mal gestorben, die Wärterin sei gestern gestorben und von ihr wieder zum Leben erweckt worden. Glaubt sich verhext, schlägt Mitkranke. Sie sei die Kaiserin und habe alle Macht. Zuletzt vollkommen ruhig, liegt unbeweglich, nicht stuporös im Bett, antwortet nicht. Widerstrebt bei allen Manipulationen.

22. 1. bis 2. 6. 1900 Anstalt N.: Zunächst sehr lebhaft, hat Konflikte mit anderen Kranken. Stimmung sehr labil, dann ruhig, teilnahmslos. Schliesslich regsamer, arbeitet, gibt an, Stimmen gehört zu haben, will nichts Näheres von ihrem Aufregungszustand wissen.

21. 1. bis 4. 3. 02. Klinik: Soll zu Hause inzwischen psychisch gesund gewesen sein, ihre Wirtschaft gut besorgt haben. Seit 17. 1. plötzlich erregt, lachte, weinte, sang, redete verwirrt. — Vorübergehend klar und orientiert, sonst dauernd verwirrt, meist sehr erregt, schimpft auf die Wärterin. Hält sich für eine Königin, schmückt sich mit zerrissenem Bettzeug, geht gravitätisch in der Zelle auf und ab, behauptet 3 Regimenter Soldaten zu haben, bald vom König abgeholt zu werden usw. Schreibt in einem Brief zusammenhanglose Worte, dazwischen Schnörkel und phantastische Zeichnungen. Periodenweise völliges Schweigen mit Verweigern jeder Antwort. Schmiert. Nach N . .

Nach der Entlassung aus N. ging es zu Hause leidlich, sie besorgte ihren Haushalt, ging ausserdem in die Fabrik. Oktober 1904 wurde sie auffällig still, dann sehr erregt, sie sei mit dem Kaiser verwandt, ihr Vater sei ein grosser Mann, war meist gehobener Stimmung.

16. 10. bis 19. 12. 04 Klinik: Zuckt auf Fragen mit den Achseln und lacht blöde, schimpft „Wer sind Sie überhaupt? Wenn Du doktern willst, dann

doktere an Deinen Säuen. Was Du willst, weiss ich schon". Sehr reizbar, schimpft in unflätigen Ausdrücken. Affektiert, redet pathetisch, sie könne einen König nehmen, ein Prinz wolle sie heiraten, sie sei Germania, Kaiser Friedrich sei ihr Vater usw. wie früher. Läuft nackend umher, ruft „Zurück Totengerippe, Totenreiter! Lasst mich in meine Gruft! Drapiert sich mit dem Bett, hält pathetische ideenflüchtige Reden, agiert, wiederholt sich häufig, singt und reimt gelegentlich. Schriftlich völlig inkohärent. Dazwischen ruhig, antwortete kaum. Oft plötzlich schwerster zorniger Affekt. Unsauber. Nach N . .

19. 12. 04 bis 2. 5. 05 Anstalt N.: Hochgradig erregt, schreit, lacht, singt, springt umher, zerreisst, schmiert mit Kot. Später zeitweise ruhig, spricht und fragt aber noch sehr viel, erzählt sehr gemein, von früheren mit Leutnants verbrachten Abenden. Schliesslich ruhig und geordnet.

10. 9. 06 bis 14. 5. 07. Anstalt N.: In theatralischer Haltung mit aufgelöstem Haar verlangt sie ihre Freiheit, sie wolle ihr Leben nicht in einer Irrenanstalt verbringen. Spricht einmal von einem Schloss, in dem sie Königin sei. Scheint manchmal auf Stimmen zu antworten, oft unzusammenhängend; erotisch.

9. 12. 07 bis 7. 9. 08. Anstalt N.: Hochgradige Erregung, erotisch, aggressiv.

31. 12. 09 bis 16. 7. 1910. Anstalt N.: Ausserordentlich erregt, spricht theatralisch wirres Zeug durcheinander. Schliesslich Kopfschmerzen, wortkarg, dann Wohlbefinden, beschäftigt sich.

20. 12. 10 bis 3. 9. 11. Anstalt A.: Seit 3 Wochen Wechsel von Heiterkeit und Singen mit Weinen. Spricht von ihrem Lustschloss, sie sei mit dem Kaiser verwandt, sei Gräfin, verkennt die Personen ihrer Umgebung, hält den Arzt für ihren Mann. Zeitweise erotisch, dann wieder völlig abweisend. Schimpft viel. Zuletzt durchaus geordnet und dezent freundlich und ruhig, beschäftigt sich.

Nach der Entlassung aus A. soll sie noch zeitweise verändert sein, aber nur wenig.

Diagnose der Klinik: 1. Manie, 2. Dementia praecox, 3. Exazerbation einer Hebephrenie, 4. hebephrenische Verwirrtheit mit Affektentladungen.

Diagnose der Anstalt N.: 1., 2. und 3. Halluzinatorischer Wahnsinn, 4. hebephrene Form, 5., 6. und 7. periodische Manie.

Diagnose der Anstalt A.: Manisch-depressives Irresein.

2. Hedwig L., später verehel. Arbeiter Th. aus Z., geb. 1880. Schwester der Vorigen. Ueber Kindheit nichts bekannt. Pat. war Verkäuferin. Am 13. 3. 1898 zertrümmerte sie in Berlin Schaufenster, verlangte auf dem Polizeirevier, es solle sie doch einer ficken, der Teufel solle sie von hinten ficken, onanierte, wollte sich nackt ausziehen.

13. 3. bis 27. 5. 1898 Anstalt D.: Enorm erregt, brüllt, schreit, will durchaus heraus, rüttelt an den Türen, dazwischen etwas ruhiger, nennt ihren Namen. — Frische Lues.

Weiterhin sehr lebhaftes, gehobenes Wesen, zeitlich und örtlich orientiert ebenso über ihre Vorgeschichte. Lacht darüber, dass sie Scheiben eingeschlagen habe, sie sei die Nacht bei einem Herrn gewesen, der sie wohl angesteckt habe. Neigt zu obszönen Redensarten, erotisch. Eine Stimme habe Hedwig gerufen, sie auch zum Zertrümmern der Scheiben aufgefordert, in den letzten Tagen habe sie öfter Angstzustände gehabt. Kein Intelligenzdefekt. Pat. bleibt sehr heiter und lustig, ist vielfach kindlich in ihren Aeusserungen, tanzt und singt viel. Zuletzt Kopfschmerzen, abweisendes Benehmen, nässt ein. Ungeheilt abgeholt.

Inzwischen Heirat, drei normale Partus. Seit dem 12. 5. 1904, mit Eintritt der Menses, hatte Pat. Schmerzen im Leib, lief umher, wurde dann ganz verwirrt, wollte ihr zweijähriges Kind aus dem Fenster werfen.

15. 5. bis 2. 7. 04. Klinik: Motorisch und sprachlich sehr erregt, singt, reimt, deutlich ideenflüchtig, leicht ablenkbar, aber nicht zu fixieren. Theatralische Posen. Affektlage heiter.

Die Bewegungen haben vielfach den Charakter pseudospontaner Bewegungen. Zeitweise ist sie stumm, liegt dabei zusammengerollt im Bett, oder ist heftig motorisch erregt. Antwortet einmal, sie sei hier im Irrenhaus, es sei ihr Ende. Später spricht sie wieder sehr viel, dabei dem ausgelassenen heiteren, oder zornigen Affekt entsprechendes Mienenspiel, manchmal plötzlich ängstlich, spricht von Totenköpfen, die Kinder weinen, anscheinend halluzinierend. Oft sehr aggressiv. Glaubt ermordet zu werden, wenn zu fixieren, orientiert.

2. 7. 04 bis 29, 5. 06. Anstalt A.: Einmal ausgelassen heiter, im nächsten Augenblick weinerlich und zornig erregt, habe Angst, dass man sie töten wolle. Schimpft auf die Anwesenden und auf imaginäre Personen in gemeiner Weise. Orientiert. Ihr Vater habe sie ins Schlachthaus gebracht, ein Lehrer wolle sie totmachen, lasse sie nicht in Ruh'.

In der Folge antwortet sie nur selten korrekt, wird häufig plötzlich sinnlos erregt, schimpft, zerreisst. Dazwischen stumm mit gespanntem Gesichtsausdruck im Bett. 1905 zeigt sie mehrfach katatonische Stellungen, ist zeitweise erotisch, Erregungszustände unverändert.

29. 5. 06 bis 15. 1. 07. Anstalt N.: Abweisend, beantwortet Fragen meist nur mit blödem Lächeln, verkennt die Umgebung, redet den Arzt mit Julius an, gibt völlig verkehrte Antworten.

In der Folge ist sie zeitweise ängstlich erregt, antwortet aber nicht. Ende Juni ist sie heiter erregt, singt stundenlang Gassenhauer, kreischt, fordert den Arzt zum Beischlaf auf. Einmal weint sie plötzlich laut. Im Juli wird sie etwas ruhiger, zeigt ein läppisches, kindisches, häufig erotisches Gebahren. Der Zustand bleibt dann noch recht wechselnd, häufig liegt sie still unter der Decke, dann wieder wird sie plötzlich erregt, schreit, singt, schlägt, zieht den Arzt in erotischer Weise an sich, dabei macht sich ein läppischer kindischer Zug bemerkbar. Allmählich nimmt sie erhöhtes Interesse an ihrer Umgebung, fragt nach ihren Angehörigen, schreibt im Dezember in gewandtem Stil mehrere, bis auf einige Wortauslassungen völlig korrekte Briefe, in denen sie sich nach allem zu Hause erkundigt. Arbeitet fleissig, gebessert entlassen.

Diagnose der Anstalt D.: Manie. Diagnose der Klinik: Hyperkinetische Motilitätspsychose. Diagnose der Anstalt N.: Dementia praecox.

Ueber das weitere Schicksal war nur zu erfahren, dass die Familie 1908 nach Berlin verzogen ist.

Die Psychosen beider Schwestern zeigen ausser dem Ausbruch in demselben Alter und der Neigung zu periodischem Auftreten auch in den Symptomenbildern sehr viel Aehnlichkeit; es würde zu weit führen dies hier im einzelnen noch einmal anzuführen, aus den ausführlicher mitgeteilten Krankengeschichten geht dies zur Genüge hervor. Interessant ist, dass bei beiden die Diagnosen mehrfach zwischen Dementia praecox und Manie resp. manisch-depressivem Irresein schwankten. Besonders da trotz der häufigen Wiedererkankungen und der schweren Verwirrtheitszustände noch keine erhebliche Verblödung eingetreten ist, möchte ich mich der Meinung anschliessen, die die Psychosen beider Patientinnen zu den Affektpsychosen rechnet.

XII.

Familiengeschichte: Ueber die Eltern, die beide über 75 Jahre alt wurden, und deren Verwandten ist nichts Näheres bekannt, nur dass der jüngste Bruder der Mutter geisteskrank war. Von 13 Geschwistern sind 4 klein gestorben, 2 waren in der Klinik. Ueber die übrigen ist nichts Näheres bekannt, sie sollen gesund sein.

1. Adolf Sch., Schneider aus H., geb. 14. 6. 1845.

War schwächlich, in seinem Beruf faul und ohne Interesse, war von Jugend auf liederlich, wollte nicht arbeiten. Seit 1871 war er zeitweise reizbar, mürrisch, aufgeregt. Februar 94 wurde er besonders erregt.

20. 2. bis 17. 6. 94. Klinik: Orientiert. Schimpft auf die Leute im Krankenhaus, in dem er vorher war. Sie hätten nur gefressen und gesoffen, ihn belästigt und schlecht behandelt.

Nachts wird er oft laut, schimpft, läuft im Saal umher. Allmählich ruhiger und gleichmässiger. Er ist geistig schwach, ohne Interessen, lacht oft unmotiviert, besonders bei der Unterhaltung.

17. 6. 94 bis 7. 9. 96. Anstalt A.: Ueber Vorgeschichte, Ort und Zeit orientiert. Rühmt sich der Prügel, die er in der Klinik ausgeteilt habe. Einsichtslos. Er erzählt, er sei als 6jähriger Knabe die Treppe hinuntergefallen und habe bewusstlos dagelegen.

In der Folge ist er zeitweise freundlich und arbeitet einigermassen. Zeitweise ist er sehr reizbar, halluziniert lebhaft, antwortet auf Stimmen, die ihm vorwerfen er sei ein Räuber usw. Zuletzt ist er dauernd geordnet. Entlassen.

Inzwischen soll er gesund gewesen sein, arbeitete fleissig.

6. 11. bis 27. 11. 99. Klinik: Wegen eines Erregungszustandes aufgenommen. Völlig orientiert, hält sich für gesund, zeigt ein rechthaberisches und anmassendes Wesen, schneidet hinter dem Rücken des Arztes höhnische Grimassen.

Er treibt allerlei kindische Spielereien, ist oft unmotiviert heiter, oft sehr zornig, schimpft und widersetzt sich.

27. 11. 99 bis 6. 3. 00. Anstalt A.: Sehr geschwätzig und meist in gehobener Stimmung. Macht Witze, er müsse hier nun wohl auf 5 Jahre kapitulieren.

In der Folge bekommt er viel Konflikte. es ist unmöglich ihm etwas recht zu machen. Schimpft auf alles, aber in komischer Weise, spricht ideenflüchtig, reimt. Dauernd gehobener Stimmung. Allmählicher Nachlass der Erregung.

16. 5. bis 10. 10. 00. Anstalt A.: Heitere Erregung, macht Witze, er sei mit sechs Rohrstühlen schwanger. Vorlaut, ironisierend.

17. 3. bis 1. 9. 06. Anstalt A.: Bald heiter, zu Scherzen geneigt, bald verstimmt, reizbar, über Kleinigkeiten schimpfend. Die Erregung ist bedeutend geringer, wie bei den früheren Aufnahmen. In der letzten Zeit geordnet und bescheiden, nicht reizbar. Geheilt entlassen.

Diagnose der Klinik: Manie.

Diagnose der Anstalt A.: Periodische Manie.

Nach Auskunft der Schwägerin ist Patient seitdem bis jetzt (Februar 1912) gesund geblieben.

2. Hermann Sch., Invalide aus H., geb. 1868. Bruder des vorigen.

Normale Entwicklung. Früher nie auffällig. 1898 als Vizefeldwebel wegen Geisteskrankheit invalidisiert. Es handelte sich um eine lebhafte heitere und zornige Erregung mit Grössenideen.

19. 3. bis 28. 7. 98. Anstalt N.: Orientiert. Gibt an, dass er oft seinen Namen rufen hörte und dass viel Gift in seinem Körper war. Den Arzt spricht er häufig als Majestät an, bezeichnet bald sich selbst, bald den Arzt oder Wärter als seinen Vater. Ende März ist er ruhig, geordnet, seit Januar ist er wiederholt missmutig und deprimierter Stimmung gewesen. April wird er wieder heiter erregt, spricht viel, fühlt sich so wohl wie noch nie, zwischendurch weinerlich, die Erregung nimmt zu. Er kommandiert, schimpft, zerreisst, schmiert, verkennt. Schliesslich gleichmässig, geordnet.

Inzwischen normal. Am 19. 5. 06 wurde er plötzlich sehr unruhig, zerschlug das Fenster, war sehr heiter, sprach viel; dazwischen kurze Zornausbrüche. Hörte angeblich Stimmen.

20. 5. bis 8. 6. 06. Klinik: Inkohärenter Rededrang, ausgesprochene Hypermetamorphose, Pseudospontanbewegungen. Wo sind sie hier? „Scheuermann ist tot. Kaiser, König. Und wir gehen nimmer fort und wir bleiben an dem Ort." Reimt sehr viel.

Patient wird bald ruhiger, orientiert, bleibt euphorisch, beschwert sich über die Behandlung.

Im Juni wird er wieder erregt, schmiert mit Kot. Wenn man ihn schon eingesperrt halte, könne er sich ja auch wie ein Verrückter benehmen. Ueber seine Person, Ort und Zeit orientiert.

8. 6. bis 21. 9. 06. Anstalt N.: Orientiert, berichtet über seinen früheren Aufenthalt in der Anstalt, verbittet sich in barschem Ton Zwischenfragen, ist auf den Direktor der Anstalt schlecht zu sprechen, weil dieser das Ende seiner militärischen Laufbahn verschuldet habe. Weitschweifig, spricht manchmal affektiert, schneidet öfter Grimassen. Hochfahrendes Benehmen.

Weiterhin behauptet er in geheimen Diensten Seiner Majestät zu stehen, er sei in die Anstalt gekommen um einer Revolution vorzubeugen. Behauptet alle möglichen Sprachen sprechen zu können, er sei der Sohn des Kaisers, bezeichnet seine Umgebung, wie er zugibt aus Scherz, falsch.

27. 9. 06 bis 13. 2. 07. Anstalt N.: War zu Hause wieder lebhaft geworden. Hier motorische Unruhe, spricht viel, hat viele Wünsche. Schliesslich dauernd geordnet, entlassen.

14. 6. bis 12. 8. 07. Anstalt N.: Beginn mit Halsschmerzen, Flimmern vor den Augen. Hier lebhafte motorische Erregung, Ideenflucht. Zuletzt geordnet.

Diagnose der Klinik: Hyperkinetische Motilitätspsychose. Katatonie. Diagnose der Anstalt N.: Paranoia?, dann periodische Manie.

Nach Auskunft seiner Frau ist er seit seiner Entlassung aus der Anstalt völlig gesund und normal geblieben.

Dass es sich bei beiden Brüdern um periodisch auftretende manische Erkrankungen handelt, ist wohl nicht zu bestreiten, wenn auch die Psychose des jüngeren Bruders teilweise einen katatonen Eindruck machte. Auffallend ist eigentlich, dass die erste Erkrankung bei beiden ziemlich spät war, erst zu Ende des zweiten Jahrzehnts. Die gesunden Zwischenräume waren von verschiedener Dauer. Bei beiden fehlen längere oder ausgesprochenere depressive Zeiten, im übrigen zeigten die Symptome manche Verschiedenheiten. Leider ist von der übrigen Familie zu wenig bekannt.

XIII.

Familiengeschichte: Ueber die Eltern des Vaters ist nichts bekannt, ebenso über seine Geschwister und deren Kinder. Der Vater lebt noch mit 60 Jahren, er soll immer gesund gewesen sein. Der Vater der Mutter starb mit 36 Jahren an Nervenfieber. Die Mutter der Mutter starb mit 80 Jahren an Altersschwäche. Die Mutter starb in der Anstalt N. Von den 6 Geschwistern der Mutter leben noch zwei Brüder und zwei Schwestern zwischen 57 und 63 Jahren. Zwei Schwestern sind mit 26 resp. 27 Jahren an Kindbettfieber gestorben. Die Nachkommen sind gesund. Von zwei Kindern war die Tochter in der Klinik und der Anstalt A., der Sohn ist gesund, Militärbeamter.

1. Auguste Pauline B., später verehel. S., aus P., geb. 17. 12. 1847. Lernte gut, war immer etwas phlegmatisch, hielt sich von Vergnügungen zurück. Herbst 1867 tiefsinnig, schloss sich von den Menschen ab, weinte viel. Winter 68 und 69 derselbe Zustand. Frühjahr 1874 wurde sie im Anschluss an eine aufgelöste Verlobung reizbar und zornmütig, dann deprimiert, schliesslich laut, schimpfte und zerbrach.

6. 7. 74 bis 30. 4. 75 Anstalt N.: Schwatzt verwirrt, begleitet ihre Reden durch viele Gesten, macht auch längere Zeit dauernde rhythmische Bewegungen, schmiert mit Kot, entblösst sich. 20. 7. ist sie plötzlich ganz still, grimassiert. Dann wieder laut und verwirrt. Schliesslich klar, genesen, entlassen.

24. 5. 78 bis 5. 1. 79 Anstalt N.: Inzwischen Heirat, zwei Partus, der 25. 1. 78; stillte; bald wurde sie interesselos, dazwischen exaltiert. Anfangs

4

hier körperlich sehr elend, dann sehr mobil, pfeift, singt, schwatzt, gestikuliert, maniriert, steckt die Hände in den Mund, zupft sich an der Nase, schneidet Grimassen, spricht total verwirrt.

26. 4. 81 bis 25. 1. 83 Anstalt N.: Wegen Wutanfällen mit dazwischen liegendem Stumpfsinn eingeliefert. War auch mit Feuer unvorsichtig umgegangen und hatte sich erhängen wollen. — Dürftig ernährt, apathisch, schweigt auf alle Fragen.

Lässt unter sich, speichelt, spricht nicht, liegt fast regungslos zu Bett, reisst sich einen Büschel Haare aus, isst gut. Später nimmt sie eigenartige Stellungen an, grimassiert, wälzt sich nackt auf dem Boden umher, schwenkt ihr Essen aus. Vorübergehend sehr ängstlich, spricht nicht, nur manchmal ganz verwirrt. Auch weiterhin liegt sie entweder ganz regungslos da, oder begeht impulsive und verdrehte Handlungen, legt sich in fremde Betten, steigt wortlos auf einen Stuhl, schnaubt sich in die Schürze, spuckt hin, hebt sich die Röcke über den Kopf, schneidet Grimassen. Viel Durchfälle, Erysipel, Exitus.

Diagnose der Anstalt N. 1. Manie. 2. Manie mit melancholischem Vorstadium infolge von zwei Puerperien in kurzer Zeit. 3. Sekundäre Seelenstörung.

2. Hulda S., Dienstmädchen aus H., geb. 4. 12. 1876. Tochter der Vorigen. Normale Entwicklung. 1892 klagte sie über Angstgefühl, Schlaflosigkeit, Schmerzen in den Armen, sie sei behext. Im Sommer 93 hatte sie ähnliche Klagen, starrte oft vor sich hin. Frühjahr 94 wurde sie ganz still, sprach nicht oder unverständlich.

15. 4. bis 9. 6. 94 Klinik: Somatisch o. B. Klagt über Kopfschmerzen und Schmerzen im rechten Arm. Sehr gehemmt, bewegt sich kaum, Allem, was man mit ihr vornimmt, setzt sie passiven Widerstand entgegen. Gesichtsausdruck ängstlich-gespannt. Spricht kaum; annähernd orientiert. Pat. bleibt gehemmt, vorübergehend beschäftigt sie sich etwas.

9. 6. 94 bis 23. 1. 95 Anstalt A.: Antwortet zögernd und leise, örtlich und zeitlich leidlich orientiert. Macht ängstlichen Eindruck. Im Juli traten choreatische Zuckungen in den Extremitäten auf, sie schwatzte in abgebrochenen Sätzen wirres Zeug durcheinander, wurde sehr laut, lachte und weinte viel, schrie unablässig. Derartige Erregungszustände traten dann noch mehrfach im Wechsel mit ruhigeren Zeiten auf; schliesslich wurde Pat. geheilt entlassen. Inzwischen war sie als Dienstmädchen zu voller Zufriedenheit in Stellung. Ende Oktober wurde sie plötzlich erregt, weinte und lachte abwechselnd, antwortete auf Fragen nicht.

5. 11. 95 bis 6. 1. 96 Klinik: Verzieht oft das Gesicht, seufzt, schreit oft unartikuliert auf. Orientierung: Nervenanstalt, November. Pat. gibt zu, Stimmen zu hören, äussert sich aber nicht näher darüber. Sie habe immer Angst, sei so aufgeregt, wolle gern gesund werden. Dazwischen kommen ganz unverständliche Aeusserungen.

Einige Tage ist sie stuporös, wird dann steigend erregt. Am 15. 11. hat sie einen Anfall von schnellschlägigem Tremor in den Extremitäten, der in rhythmische Zuckungen übergeht, dabei verzieht sie das Gesicht bald zum Lachen, bald zum Weinen, nennt auf Fragen den Namen der Aerzte, gibt den

Grund ihres Verhaltens nicht an, schreit heulend, krähend. In der andauern-
den Erregung singt, schwätzt und schreit sie laut durcheinander, tanzt und
läuft umher, ist aber immer zu fixieren, nennt den Namen des Arztes.

6. 1. bis 28. 6. 96. Anstalt A.: Hier teilweise sehr erregt, laut, konfus,
schreit und grunzt, dann gehemmt, schliesslich genesen entlassen. Inzwischen
war sie angeblich normal. Seit Dezember 98 weinte sie, war ängstlich, sah
dann Feuer und Männer, sang und betete.

20. 12. 98 bis 11. 1. 99. Klinik: Antwortet zögernd, oft unverständlich.
Oertlich und zeitlich orientiert, macht besonders wenn man sich mit ihr beschäftigt eigentümliche Bewegungen (Rotations- und Schüttelbewegungen des
Kopfs, Zuckungen in den Armen zuweilen im ganzen Körper), die beabsichtigt
erscheinen und bei suggestiver Beeinflussung nachlassen. Ueber Halluzinationen,
Wahnideen nichts zu eruieren. Pat. liegt meist ruhig im Bett, wenn sie sich beobachtet glaubt, brüllt und grunzt sie oft wie ein Tier oder lacht laut auf. Läppisch

11. 1. 99 bis 28. 10. 06. Anstalt A.: Liegt zunächst unbeweglich zu
Bett, Flexibilitas cerea. Konvulsivische Zuckungen des Kopfs anfallsweise, wie
sie sich beobachtet sieht. Lacht den Arzt an, lispelt „Wer bist Du denn?"
sieht aufmerksam in eine leere Ecke „Ochse", lacht auf. Pat. wird steigend
unruhig, quiekt und lacht, schreit abrupt „Kaiserin", „Hexen", reckt die Arme,
streckt die Zunge heraus, reisst die Augen auf. Die Stimmung bleibt auch
weiterhin ausgelassen lustig, dabei ist Pat. Stunden- oder Tagelang ganz ruhig,
liegt vergnügt im Bett ohne zu sprechen oder zu antworten. Nicht negativistisch. Auch weiterhin wechseln kurze Zeiten der Ruhe, in denen Pat. sehr
gehemmt ist und leise, ganz kurz aber korrekt, oder garncht antwortet, manchmal deprimiert erscheint, mit langen Perioden heftiger, heiterer Erregung, in
denen sie dumme Streiche macht, manchmal aggressiv wird und schimpft. In
den ruhigen Zeiten verhält sie sich, besonders seit 1901 völlig geordnet, ist nicht
gehemmt, gibt über ihr früheres Leben gut Auskunft, sie sei jetzt kopfkrank
und zu übermütig gewesen. Schliesslich geheilt entlassen.

Diagnose der Klinik: Halluzinatorisches Irresein, bei der zweiten Auf-
nahme ausserdem Zustandsbild der Katatonie, bei der dritten hysterischer
Stupor auf degenerativer Basis? Diagnose der Anstalt A.: Manie, periodische
Form der einfachen Seelenstörung.

Nach Auskunft ihres Onkels vom Februar 1912 ist sie sei der Entlassung
völlig normal gewesen.

Die Psychosen von Mutter und Tochter gleichen sich in vielen
Punkten und zwar sowohl in dem Verlauf in einzelnen Anfällen mit
Ausgang in angebliche völlige Heilung als auch in den einzelnen
Symptomen. Beide zeigen zunächst depressive Phasen, später Erregungszustände mit heiterer Stimmung und Verwirrtheit, motorische
katatone Erscheinungen, sonderbare Handlungen, dazwischen Zeiten der
Depression und Hemmung. Bei der Tochter traten auch noch eigenartige hysteriforme Anfälle auf. Es ist schwer zu entscheiden ob man
die Psychosen zur Katatoniegruppe oder ob man sie zu der der affek-

tiven Psychosen rechnen will, ich möchte mich fast für letztere Auffassung entschliessen. Leider ist über die Familie nichts bekannt, was zu einer sicheren Auffassung verhelfen würde.

VIV.

Familiengeschichte: Der Vater des Vaters ist früh gestorben, er soll immer sehr gezankt haben, nach anderer Angabe geisteskrank gestorben sein. Die Mutter des Vaters starb, nachdem sie 2 Jahre durch einen Schlaganfall gelähmt war, sie war psychisch nicht auffällig. Der Vater war in der psychiatrischen Klinik in L. Die älteste Schwester des Vaters, die mit 82 Jahren starb und immer geistig normal gewesen war, hatte aus der Ehe mit einem geistig gesunden Vetter 7 Kinder, von denen 5 Töchter geistig gesund, 2 Söhne geisteskrank waren (der eine, Hermann J., war in der psychiatrischen Klinik in L.). Die beiden nächsten Geschwister des Vaters waren Zwillingsschwestern. Die ältere Zwillingsschwester, in deren Mannes Familie geistige Störungen nicht bekannt geworden sind, hatte 2 Töchter und 4 Söhne; von letzteren beging der eine in Geisteskrankheit Suizid, der andere war mehrfach wegen Geisteskrankheit in Anstaltsbehandlung, die anderen waren gesund. Die zweite Schwester heiratete auch in eine gesunde Familie und war selbst gesund; ihr einziger Sohn war oft schwermütig, kam aber nicht in eine Anstalt, er nahm sich das Leben, indem er Pulver in den Mund steckte und sich das anzündete; von den beiden Töchtern beging die eine Suizid, die andere ist gesund. Nach den Zwillingsschwestern kam ein Bruder, der mit 30 Jahren verunglückt ist, seine beiden Kinder starben klein. Dann kam ein mit 40 Jahren an Miliartuberkulose gestorbener unverheirateter Bruder, beide waren normal. Schliesslich kam eine mit 70 Jahren an Magenkrebs gestorbene unverheiratete Schwester, die immer etwas aufgeregt war, aber nie fortgebracht wurde. Der Vater der Mutter und dessen 2 Schwestern, wahrscheinlich auch sein Vater, starben an Schwindsucht. Einer seiner Brüder starb mit 90 Jahren, der andere ist verschollen. Die Mutter der Mutter und deren Eltern und 2 Geschwister starben an Altersschwäche, waren immer normal. Die Mutter lebt noch mit 75 Jahren, war immer gesund. Die 7 Geschwister der Mutter starben in hohem Alter, waren ebenso wie ihre Nachkommen, immer geistig gesund. Von 3 Kindern war die älteste Tochter, die jetzt 48jähr. Frau Hedwig G., in der psychiatrischen Klinik in L., die jetzt 46jähr. zweite Schwester nimmt alles schwer und ist manchmal sehr traurig, ohne dass sie heitere Zeiten dazwischen hätte; ihre 6 Kinder sind bis jetzt gesund. Die nächste Tochter war in der Klinik, ihre 3 Kinder sind gesund.

1. Wilhelm P., Gastwirt aus L., geb. 1830. Früher nie ernstlich krank. Seit zirka 1870 Erregungszustände, meist im Frühjahr und Herbst, die in den letzten Jahren heftiger und anhaltender wurden. Jetzt zeigte er sich seit Mai 1886 empfindlich, warf die Leute hinaus, sprach sehr viel, kam vom Hundersten ins Tausendste, erschien Fremden nur fidel und aufgeräumt, trank zeitweise stark.

27. 7. bis 24. 8. 1886 Klinik in L.: Somatisch o. B. Maniakalisch erregt. Bleibt erregt, singt, pfeift, tanzt umher, sehr heiter, deutliche Ideenflucht Schliesslich korrektes Verhalten, Krankheitseinsicht.

Diagnose der Klinik in L.: Periodisches Irresein (Manie). Nach mündlicher Angabe der Frau war Pat. auch seitdem noch immer im Frühjahr und Herbst erregt. 1891 hat er sich am Hochzeitstag der jüngsten Tochter erhängt.

2. Clementine B., geb. P., Fahrradhändlersfrau aus C., geb. 21. 5. 1868, Tochter des Vorigen. Als Kind Masern, gastrisches Fieber. Gute Schulerfolge. 3 normale Geburten, in den Jahren 1892—95; stillte die Kinder. Nach Angabe des Mannes hatte Patientin schon immer Zeiten, in denen sie mit allem unzufrieden war, dachte, dass die Anderen nicht genügend arbeiteten und nicht sparsam genug seien, selbst mit nichts fertig wurde, sehr knickerig war, alles schwer nahm und vom Sterben sprach. In den letzten 10—15 Jahren nahmen diese Perioden an Intensität zu. Sie kamen jährlich meist zweimal und dauerten 14 Tage bis 4 Wochen. Ein Umschlag ins Gegenteil fand nie statt. Am 21. 4. 12 klagte sie, sie fühle sich nicht wohl, die Arbeit fiel ihr in den nächsten Tagen schwer; in der Nacht des 24. versuchte sie, sich mit einem Rasiermesser die Pulsader aufzuschneiden, nahm dann Schiesspulver in den Mund und zündete es an, sie zog sich aber nur eine ziemliche Verbrennung der Mundschleimhaut zu. Menses in der letzten Zeit etwas unregelmässig.

25. 4. bis 20. 5. 12. Klinik: Orientiert. Gibt gut über ihre Vorgeschichte Auskunft. In den kranken Zeiten stehe sie morgens schwer auf, stürze sich auf die Arbeit, um eine innere Unruhe zu überwinden, bringe aber nichts fertig, halte sich für schlecht. Sie hetze dann ihren Mann und ihre Kinder zur Arbeit, habe die Sorge, dass das Geld nicht reiche, dass sie verhungern müssten, kaufe auch Notwendiges nicht, obwohl sie Geld im Kasten habe. Motiviert die Suizidversuche damit, dass sie ihrer Familie Ruhe vor ihren Zuständen verschaffen wollte, habe sich die Versuche den ganzen Tag überlegt. Auch das Denken falle ihr in den Zeiten schwer, von selbst lustig sein könne sie überhaupt nie, nur wenn sie dazu angeregt werde. Weiterhin fehlt noch die richtige Bewertung ihres Suizidversuchs, in den traurigen Zeiten habe sie alles Frohe und Schöne, was sie erlebt, vergessen. Der gegen ärztlichen Rat gemachte Versuch der Entlassung misslingt, da Patientin zuhause sich völlig leistungsunfähig fühlt und selbst nach der Klinik zurück wünscht. Schliesslich anscheinend geheilt entlassen.

Diagnose der Klinik: Periodische melancholische Zustände.

3. Hedwig G., geb. P., Rentiersfrau aus C., geb. 1864, Tochter des Vorigen. Normale Entwickelung und Schulerfolge.

30. 8. 1886 erste Geburt, die normal verlief.

6. 9. Plötzliche Erregung, Patientin begann unzusammenhängend zu sprechen, sang, hüpfte, schmückte sich, schlief nicht. Einige Tage nachher wurde sie reizbar, eigensinnig und streitsüchtig. Stillte das Kind.

9. 9. bis 30. 10. 1886. Klinik in L.: In stark maniakalischer Erregung, Ideenflucht, Inkohärenz. Einzelne Ideen und Worte kehren immer wieder: „Mutter, ich muss bimmeln" (mit den Zöpfen ahmt sie dies stets nach). Leicht erotisch. Sie bleibt laut, ideenflüchtig, reimt.

20. 9. Weint mitunter. Launenhaft und eigensinnig. Schläft besser.

22. 9. Ruhiger und klarer. Geheilt entlassen.

Diagnose der Klinik in L.: Puerperalpsychose.

Mai 1912 gab mir Patientin selbst an, an die Psychose nur eine unklare Erinnerung zu haben, dieselbe sei ihr aber nicht unangenehm. Sie sei völlig wirr im Kopf gewesen, wusste nicht, was mit ihr los war, wusste aber, wohin sie gekommen war, da sie die Räume von den Besuchen bei ihrem Vater kannte. Seitdem sind die Stimmungsschwankungen oder sonstige krankhafte Erscheinungen nicht mehr bei ihr aufgetreten. Sie hat noch 2 mal ohne Zwischenfall geboren.

4. Hermann J., Kaufmann aus C., geb. 1. 3. 1854. Vetter väterlicherseits des Vorigen. Früher nie krank. Seit 1882 ziehende Schmerzen in den Beinen Seit März 1886 teilnahmslos, lachte vor sich hin, kannte sich nicht mehr aus, wurde sehr vergesslich.

22. 3. 86 bis 28. 8. 87. Klinik in L.: Leichte Ptosis rechts, Patellarreflexe etwas abgeschwächt. Lues zugegeben. Sehr apathisch, fühlt sich sehr wohl. Später kommen unsinnige Grössenideen, will Diners mit 5000 Flaschen Rotwein geben. Uriniert ins Zimmer, halluziniert, seine Mutter habe ihm den Kopf abgeschnitten und ins Wasser geworfen, in seiner Matratze seien 5 Mann eingenäht. Ist Majestät der ganzen Welt. Exitus.

Diagnose der Klinik in L.: Dementia paralytica.

Diese Familiengruppe zeigt eine Reihe psychischer Störungen, die, wenn man von den nicht näher bekannten Erkrankungen und von dem einen Fall von Paralyse, und vielleicht auch von der noch zu besprechenden Puerperalpsychose absieht, sämtlich zu den Affektionspsychosen gehören. Beim Vater handelte es sich im wesentlichen um mehr oder weniger heftig auftretende manische Erkrankungen, doch fehlten auch depressive Elemente nicht, wie sein Suizid zeigt. Zwei seiner Neffen endeten auch durch Suizid, bei dem einen ist ausdrücklich bemerkt, dass er oft schwermütig war, auch eine Nichte beging Selbstmord. Auch unsere Patientin Frau Clementine B., die Tochter des eben genannten Vaters, versuchte sich das Leben zu nehmen, und zwar anscheinend in der Zeit des beginnenden Klimakteriums, nachdem sie schon immer Zeiten gehabt hatte, in denen ihre Psyche nach der depressiven Seite hin verändert war; diese Störungen waren allmählich immer auzgeprägter geworden. Bei ihrer 46 jährigen Schwester handelt es sich anscheinend um eine ähnlich geartete Persönlichkeit, ohne dass bis jetzt Anstaltsaufnahme notwendig geworden wäre. Die älteste Schwester dagegen, die Patientin Hedwig G., machte mit 22 Jahren im Anschluss an die erste Geburt eine Erkrankung durch, die sehr wohl als Manie gedeutet werden kann; bei der Entstehung im Anschluss an eine Geburt und der Art des Beginns, sowie bei der Inkohärenz und dem Verbigerieren könnte man auch an eine puerperale Amentia denken; die restlose Heilung ohne Wiedererkrankung spricht jedenfalls gegen eine Erkrankung der Katatoniegruppe, die im Puerperium nach meinen

Erfahrungen sehr ungünstig zu verlaufen pflegt. Es ist möglich, dass es sich auch bei dem Vater des Vaters und vielleicht auch bei der jüngsten unverheirateten Schwester des Vaters um manische Konstitutionen resp. Erkrankungen gehandelt hat. Nicht uninteressant ist, dass sich also nicht nur Abweichungen nach der einen Richtung hin, sondern sowohl manische, als melancholische Psychosen in dieser Familie fanden. Was den einen Fall von Paralyse betrifft, so lässt sich, besonders da die Psychose des Bruders nicht bekannt ist, über hereditäre Einflüsse nichts aussagen. In der Familie des mütterlichen Grossvaters unserer Patientin ist die Neigung zu Tuberkulose hervorzuheben, die sich aber nicht weiter fortgepflanzt hat.

XV.

Familiengeschichte: Der Grossvater des Vaters soll an Paralyse gestorben sein. Eine Tochter eines Bruders des Vaters ist in einer Anstalt. Der Vater endete 1894 durch Selbstmord, angeblich infolge unglücklicher äusserer Verhältnisse. Die Mutter machte einen sonderbaren Eindruck, soll in einer Anstalt gewesen sein, in ihrer Familie sollen Geisteskrankheiten nicht vorgekommen sein. Von 5 Kindern waren die 3 Söhne immer gesund, 2 Töchter waren in der Klinik.

1. Elise R., Gutsbesitzerstochter aus S., geb. 1870. Normale Entwickelung. Mit 14 Jahren Lungenblutung, die Lunge heilte vollständig aus. Januar 1890 war sie nach einer Erkältung psychisch verändert, sprach viel von Vergiftung, war sehr deprimiert. Nach etwa 14 Tagen war sie wieder normal. August 1890 wurde sie aufgeregt, sprach mehr und lebhafter wie sonst, schlief schlecht. Dann wurde sie sehr unruhig, sprach unzusammenhängend, deklamierte, hielt sich für die Klügste auf der Welt, duzte den Arzt, äusserte Vergiftungsideon.

5. 9. 90 bis 11. 2. 91 Klinik: Lacht und spricht unaufhörlich, stellt tausenderlei Fragen, schäkert mit dem Arzt. Singt viel, zieht sich aus. Behauptet, die Professoren im Ofenrohr sprechen zu hören, duzt die Umgebung. Sie sei mit Opium und mit Typhusgift vergiftet, habe dreimal Typhus gehabt. Bleibt dauernd gehobener Stimmung, deklamiert, predigt, sie habe Kraft für 10, brauche deshalb nicht zu essen. Fortwährend würden Experimente mit ihr angestellt, sie werde allgemein zum Studium benutzt, zu ihr führten Drähte, durch die sie elektrisiert würde. Sehr erotisch. Tunkt ihr Haar in den Urin. Behauptet, nächtliche Besuche vom Arzt zu bekommen, nennt sich Lotte von Orleans, nennt den Kaiser ihren Pseudogemahl. Im Dezember allmähliche Beruhigung. Krankheitseinsicht, sie habe viel Stimmen gehört, die ihr vom Kaiser usw. sprachen, ab und zu höre sie noch ihren Namen rufen. Nach völlig normalem Verhalten ist sie Mitte Januar eine Zeit lang etwas deprimiert, sie fühle sich ihren Angehörigen und ihrem Bräutigam gegenüber völlig fremd. Schliesslich geheilt entlassen.

Diagnose der Klinik: Manie.

Pat. ist seitdem völlig gesund geblieben, sie heiratete 1896, hat 4 gesunde Kinder.

2. Martha R., Gutsbesitzerstochter aus S., geb. 1873, Schwester der vorigen. Von Kindheit an zart, hatte bis zum 12. Lebensjahr nach Aufregungen eigenartige Zustände, bei denen sie ganz still und steif wurde, litt ausserdem an Rhachitis. 1891 wurde sie gelegentlich Behandlung ihrer rhachitischen Beine sehr erregt, sprach und schimpfte viel. Seit 1894 war sie auffallend still. machte eine unglückliche Liebe durch. März 1896 wurde sie erregt, sprach viel, redete viel durcheinander, äusserte auch, sie wolle sich das Leben nehmen.

19. 3. bis 24. 10. 96 Klinik: Völlig orientiert, lacht und weint abwechselnd. Infantiler Habitus. Wirft mit Geschirr, teilt Ohrfeigen aus, singt Liebeslieder, bestreut ihr Haar mit Silberpapier, sie sei ein Königskind. Rededrang teilweise inkohärent. Halluziniert viel, glaubt ihren Bräutigam zu sehen, sich im Zuchthaus zu befinden. Grössenideen, auf ihren Befehl gehe die Sonne unter. Spricht mit nicht vorhandenen Personen. Erotisch. Schmiert mit Kot. Singt viel. Fragt die Aerzte, wieviel Huren sie hätten, sie sei keine Hure, wird aggressiv. Zerreisst, spuckt und uriniert, weil es ihr Spass mache. Spricht unzusammenhängend, schneidet Gesichter. Seit September allmähliche Beruhigung, doch bleibt sie eigensinnig, sehr eitel und oberflächlich, erotisch, lässt sich von einem Monteur küssen. Schliesslich wesentlich gebessert entlassen.

Diagnose der Klinik: Manie.

Pat. wurde nie ganz gesund, litt nach ärztlicher Angabe an „Folie circulaire", starb durch einen Unglücksfall.

Die ältere Schwester machte, nachdem sie kurz vorher einen Depressionszustand gehabt hatte, mit 21 Jahren eine Manie durch und ist bis jetzt gesund geblieben. Bei der jüngeren Schwester wechselten anscheinend depressive Phasen mit manischen Zuständen ab. Die Angaben über die übrige Familie sind leider nicht ausführlich genug.

XVI.

Familiengeschichte: Die Mutter war in der Klinik und in der Anstalt A., eine Tochter in der Klinik.

1. Lina W., Gastwirtsfrau aus H., geb. 1858. Angeblich keine Heredität. Drei normale Geburten. Seit dem Tode des jüngsten Kindes am 10. 8. 90 weinte sie sehr viel, vernachlässigte ihre Arbeit, rannte umher, schlief nicht. Seit einigen Tagen war sie ganz starr, stumm.

9. 9. bis 18. 10. 90 Klinik. Starrer Gesichtsausdruck, die oberen Augenlider hochgezogen, spricht nicht, klagt nur einmal über Kopfschmerzen; somatisch o. B. Weiterhin weint sie viel, sie habe so ängstliche Beklemmungen, möchte immerzu weinen; weiss nicht, wie sie hergekommen ist, keine Sinnestäuschungen. Allmählich freier, weint weniger, beschäftigt sich, sieht wohler aus. Ueber ihre Krankheit weiss sie wenig, sie habe geglaubt, am Tode ihres Kindes Schuld zu sein. Wird schliesslich geheilt entlassen.

Nov. 90. Poliklinik: Sei manchmal etwas ängstlich, wehmütig, dann falle ihr die Arbeit schwer.

Diagnose der Klinik: Melancholischer Stupor.

2. **Martha W.** aus H., Tochter der vorigen, geb. 15. 6. 1886. Normale Entwickelung. Seit dem 12. Jahr Menses. Im Sommer 1902 machte Pat. einen etwa 8 Wochen dauernden Depressionszustand durch, sie war auffällig still, grüblerisch, nahm an Gewicht ab, schlief schlecht. Dann völlig gesund. Anfang Juni 1903, 5 Tage vor den Menses, setzte ein neuer Depressionszustand ein, sie sass einsilbig und teilnahmslos herum, klagte über völlige Leistungsunfähigkeit, ass wenig. Mit Beginn der Menses wesentliche Besserung. Sechs Tage vor den nächsten Menses rasch zunehmende körperliche und sprachliche Erregung mit heiterer Stimmung.

16. 7. bis 11. 9. 03. Klinik: Bei der Aufnahme orientiert, heiterer Stimmung, erotisch, reiht in ihrem Rededrang tausend heterogene Dinge aneinander, zeigt reichliche rasche Bewegungen. Somatisch o. B. Zunehmende Erregung, manchmal rascher anscheinend unmotivierter Wechsel zwischen Euphorie und lautem Heulen mit Angstaffekten. Singt viel, trommelt Märsche an den Fensterläden, zieht sich aus, zerreisst ihre Wäsche und schmückt sich damit. Vorübergehend ruhiger, zeigt gute Schulkenntnisse, war immer zeitlich und örtlich orientiert, gute Kritisierung ihrer Umgebung. Erheblicher Rededrang mit Ideenflucht, erotisch. Einmal unsauber.

11. 9. bis 4. 11. 03. Anstalt A. Ideenflucht, Neigung zu Klangassoziationen, Reimen, Scherzen. Kurz zu fixieren, antwortet dann sinngemäss, schweift aber sofort wieder ab, verarbeitet dabei alle Gegenstände und Vorgänge in ihrer Umgebung. Weiterhin halluziniert sie stark, hört Schimpfworte, sie solle fort, solle in ein Bordell, solle verlobt sein, ein Verhältnis haben. Dauernd heiter, nur manchmal kurz weinerlich. Allmählich Besserung, die Menses gehen ohne Einfluss vorüber. Schliesslich geordnet, ruhig, fleissig. Geheilt nach Hause entlassen.

Diagnose der Klinik: Menstruelle Manie. Diagnose der Anstalt A.: Manisch-depressives Irresein.

Nach schriftlicher Auskunft des Gastwirts W. sind Frau und Tochter seit obigen Erkrankungen völlig gesund geblieben.

Während es bei der Mutter bei der einmaligen melancholischen Erkrankung im 32. Lebensjahr im Anschluss an den Tod eines Kindes geblieben zu sein scheint, ohne dass sonst manische oder melancholische Erkrankungen auftraten, entwickelte sich bei der Tochter im 16. Lebensjahre ohne bekannte äussere Veranlassung eine Depression und im nächsten Jahre im Anschluss an eine erneute Depression eine ausgesprochene Manie, ohne dass angeblich seitdem eine Wiedererkrankung erfolgt wäre.

XVII.

Familiengeschichte: Die Eltern sollen gesund gewesen sein, sonst ist über die Familie nichts bekannt. Von 4 Geschwistern war 1 Bruder gesund, 1 Sohn und 1 Tochter in der Klinik, ausserdem angeblich noch 1 Tochter und 1 Kind derselben vorübergehend geisteskrank.

1. **Gottlieb B.**, Maurer aus L., geb. 2. 1. 1862. Pat. soll stets menschenscheu gewesen sein, lebte nur mit seiner Mutter zusammen, kümmerte sich nicht um seine

Schwestern. War Soldat. Am 26. 11. 89 starb seine Mutter. Pat. weinte 3 Tage und 3 Nächte lang. Sprach dann konfuses Zeug, meist von religiösen Dingen.

12. 12. 88 bis 17. 1. 89 Klinik: Orientiert, sehr gehobener Stimmung, hält sich für sehr gesund, spricht und singt sehr viel, singen sei seine Leidenschaft. Auch fernerhin ist er meist heiter, vorübergehend weinerlich, er habe Gott versucht und bekenne, dass er sündig sei. Hört die Stimme seiner Braut. Er trinkt Urin und wäscht sich die Hände damit. Zuletzt ist er vorwiegend deprimiert. Verlangt nachhause. Er kann aber leicht zum Lachen gebracht werden.

17. 1. 89 bis 19. 4. 90 Anstalt A.: Orientiert. Zunächst heiter, dann weint er viel.

30. 1. liegt er den ganzen Tag vollkommen gelähmt im Bett, ist zyanotisch, Puls klein, Pupillen eng und reaktionslos. Abends kommt er wieder zu sich. Temp. 39,7.

Er arbeitet dann. Wird geheilt entlassen.

1897 wegen eines ähnlichen Zustandes ein halbes Jahr lang in einer unbekannten Anstalt behandelt. Inzwischen gesund, aber etwas menschenscheu. Januar 1902 wurde er sehr heiter, sang und pfiff auch nachts, dann wurde er deprimiert, weinte.

2. 2. 02 bis 3. 3. 02 Klinik: Weinerlich, spricht spontan wenig. Hat Krankheitsgefühl. Orientiert. Keine Intelligenzschwäche.

Seit dem 5. 2. andauernde heitere Erregung, ohne Depressionen.

3. 3. bis 3. 8. 02 Anstalt A.: Steigende heitere Erregung, schliesslich mit grosser motorischer Unruhe, starker Ideenflucht, Neigung zum Zerstören. Singt viel, spricht oft davon, dass er seine Köchin heiraten will. Schliesslich geordnet, fleissig, kein depressives Endstadium.

4. 6. bis 21. 8. 08 Klinik: Stimmung meist heiter, lacht und singt viel. Rededrang oft inkohärent. Zeitweise weint er und ist traurig. Keine Krankheitseinsicht. Auch fernerhin ist er meist sehr heiter, macht Scherze, schreibt sehr viel lange Briefe, äussert Grössenideen, so bezeichnet er Prinzessin Luise als seine Frau. Die Prüfung der Intelligenz ergibt keine Abschwächung derselben.

21. 8. bis 28. 11. 08 Anstalt A.: Immer leicht gehobener Stimmung, allerhand Heiratspläne. Fleissig. Nach einer anderen Anstalt überführt, weiter nichts bekannt.

Diagnose der Klinik: Manierezidiv. Psychose mit manischen und depressiven Stadien. Diagnose der Anstalt A.: Manisch-depressives Irresein.

2. Auguste V. geb. B., Bahnwärtersfrau aus L., geb. 23. 1. 1886. Schwester des Vorigen. Normale Entwicklung. 1891 Heirat, 4 normale Geburten. Zwei Kinder starben klein an Krämpfen, das erste und das letzte leben. Letzte Geburt Mitte April 95. Nach 14 Tagen bekam sie schlimme Brüste, angeblich kein Fieber, setzte das Kind ab. Seit 4 Wochen nach der Entbindung wurde Pat. allmählich erregt, sie betete, sang, lachte viel, weinte manchmal, sprach verwirrt.

30. 5. 95 bis 20. 7. 95. Klinik: Stimmung leicht gehoben. Spricht ganz inkohärent, rythmisch, reimt, gestikuliert dabei wie wenn sie zu jemand spreche. Ruft manchmal laut einzelne Worte: Rechts — links — festhalten — mein Licht — wissen usw. Somatisch o. B.

Pat. wird in den nächsten Tagen ruhiger, nimmt eigentümliche Stellungen ein, macht sonderbare Bewegungen, ist nicht zu fixieren. Vorübergehend ist sie klarer, örtlich orientiert. Sie hört und sieht ihren Bruder und ihre Schwester, riecht Chloroform, hört Schimpfworte wie Hure usw. Ende Juni ist sie wieder erregter, spricht und singt viel. In ihren Antworten ist sie ablehnend, stellt oft Gegenfragen. Ruhigere und klarere Zeiten treten nur vorübergehend auf. Sie schimpft viel, die Pflegerin sei eine Hure, sei venerisch. Wird aggressiv.

20. 7. bis 10. 11. 95. Anstalt A: Bei der Untersuchung wird Pat. immer konfuser in ihren Aeusserungen, wirft alles durcheinander, wiederholt an sie gestellte Fragen 3—4 Mal, antwortet in Gegenfragen oder hält starr an die Decke sehend Selbstgespräche die aus unzusammenhängenden Worten bestehen. Orientierung mangelhaft.

Weiterhin ist sie meist sehr erregt, vielfach unzufrieden und ablehnend. Sie fragt den Arzt: Wie heisst mein jüngstes Kind? Sie wissen es nicht und wollen studiert haben? Studieren Sie weiter, ich habe nicht studiert und weiss alle Namen meiner Kinder. Schliesslich wird sie völlig klar und geordnet, nach kurzem Rückfall entlassen.

Inzwischen nicht auffällig. Noch 4 Geburten, 2 Kinder davon starben. Letzte Geburt 4. 8. 01, sie stillte das Kind. Anfang Oktober 01 fing sie an schlecht zu schlafen, ass wenig, redete konfus vor sich hin, sang, war streitsüchtig, hatte Angst.

6. 10. bis 30. 12. 01. Klinik: Starrer Gesichtsausdruck, lebhafte motorische Unruhe, wirft sich im Bett umher, klettert heraus, wird gegen die anderen Kranken aggressiv, singt dann wieder stundenlang in selbstgemachten sinnlosen Reimen vor sich hin. Schwer fixierbar. Ueber Zeit, Ort und Umgebung ist Pat. orientiert. Meist gibt sie konfsue Antworten. Ueber Halluzinationen ist nichts zu eruieren.

Unterbrochen von kurzen ruhigeren Zeiten zeigt Pat. dauernd starken Bewegungs- und Rededrang. Sie spricht spontan fortgesetzt, zum Teil an gehörte Worte anknüpfend, mit ähnlich lautenden dann fortspinnend, singt viel, zeigt sehr deutliche Ideenflucht. Verkennt Personen, ist zeitlich und örtlich während der Erregung desorientiert.

30. 11. bis 30. 12. 01. Anstalt A.: Zornig erregt, schlägt um sich und schimpft. Beantwortet Fragen nicht oder ganz sinnlos, mit obszönen Redensarten. Das Verhalten bleibt laut und abweisend. Allmählich wird Pat. ruhig, korrekt, fleissig, über die erregte Zeit will sie nicht Auskunft geben. Geheilt entlassen.

Diagnose der Klinik: Halluzinatorisches Irresein (Puerperalpsychose manischen Charakters): Laktationspsychose. Diagnose der Anstalt A.: Halluzinatorisches Irresein.

Nach Angabe des Gemeindevorstehers ist Pat. seitdem völlig gesund und unauffällig geblieben.

Die Psychose des Sohnes, der immer menschenscheu gewesen sein soll, ist eine ausgesprochene Affektpsychose mit sehr schneller Abwechslung von manischen und melancholischen Zuständen, die Intelligenz hat noch nicht gelitten. Es ist nicht leicht zu sagen, wie die Psychosen der Tochter aufzufassen sind. Die erste Erkrankung macht besonders im Beginn ganz den Eindruck einer puerperalen Amentia, neben reichlichen Halluzinationen, Stimmungswechsel, mangelhafter Orientierung finden sich katatone motorische Erscheinungen. Die zweite Erkrankung, die in der Laktation aufgetreten war, zeigte heitere und zornige Erregung, Ideenflucht, nur bei heftiger Erregung gestörte Orientierung, anscheinend Fehlen von deutlichen Halluzinationen. Hier könnte man eine Manie annehmen, auch die erste Erkrankung liesse sich schliesslich so auffassen, wenn man in Betracht zieht, dass in der Diagnose der Klinik der manische Charakter der Psychose betont ist; vielleicht ist in der Krankengeschichte der manische Charakter nicht so zum Ausdruck gekommen. Es lässt sich auch denken, dass bei der ersten Erkrankung durch die Mastitis eine Amentia veranlasst wurde, die die vorhandene Disposition zu affektiver Erkrankung auslöste, sodass wir Züge beider Psychosen vor uns hätten; schliesslich liesse sich auch an eine in Schüben verlaufende Katatonie denken.

XVIII.

Familiengeschichte: Ueber die Eltern des Vaters ist nichts bekannt. Der Vater starb an Altersschwäche, war immer normal. Ueber die Geschwister des Vaters ist nur bekannt, dass der Sohn eines Bruders in der Klinik war. Es sollen noch mehrfach Gemütsleiden in der Familie vorgekommen sein. Ueber die Familie der Mutter ist nichts bekannt. Die Mutter starb an Altersschwäche, war geistig nie auffallend. Von 3 Kindern war eine Tochter in der Klinik, über die andern ist nichts bekannt.

1. Louis K., Hüttenarbeiter aus T., geb. 1858.

Ueber Jugend nichts bekannt. War immer gleichmässiger Stimmung, nie besonders traurig oder heiter. Seit Februar 1911 machte er sich Selbstvorwürfe, er habe seine Vorgesetzten betrogen, werde vor Gericht kommen, habe es zu nichts gebracht.

26. 5. bis 24. 7. 11. Klinik: Völlig orientiert. Er habe sich in der Krankenkasse zu hoch versichert, sich in einer andern Fabrik Geschirr geholt, müsse in's Zuchthaus dafür. Insuffizienzgefühle angedeutet, traurige Stimmung, Angst. Intelligenz intakt. Im Sputum Tuberkelbazillen.

Allmählich tritt die Angst vor Strafe etwas zurück. Ungeheilt abgeholt.

Diagnose der Klinik: Melancholie.

Nach Angabe des Gemeindevorstehers ist K. sechs Wochen nach der Entlassung an seinem Lungenleiden gestorben, sein geistiger Zustand hatte sich nicht geändert.

2. Ernestine U., geb. K., Werkmeistersfrau aus T., geb. 1858. Cousine des Vorigen. Lernte in der Schule gut. Drei normale Geburten, die Kinder sind gesund. Seit zirka 1906 mit Eintritt der Menopause fühlte sie sich auffällig matt, war unruhig, schlief und ass schlecht. Seit Februar 1911 sprach sie sehr viel, alle Angehörigen sollten gekrönt werden, ein Krönungsfest sollte stattfinden, hatte überall etwas zu tadeln zu Hause.

28. 3. bis 12. 4. 1911. Klinik: Erzählt sehr weitschweifig von ganz unwichtigen Dingen, Grundstimmung heiter. Zeitlich und örtlich orientiert. Spricht viel von einer goldenen Hochzeit, zu der sie ganz Halle, Europa, Amerika einlädt. Neigt zu Witzen und Zitaten.

Weiterhin meist heiter, dazwischen zornig und reizbar. Ideenflucht, knüpft an Alles an was sie sieht und hört, singt. Dazwischen ganz kurze Depressionen.

Inzwischen Gallensteinoperation in der Chirurgischen Klinik.

13. 5. bis 1. 7. 1911. Klinik: Anfangs örtlich und zeitlich mangelhaft orientiert. Erhöhte Temperaturen, Stimmung sehr wechselnd, manchmal weint sie, sie sei sehr schlecht, ihr Mann wolle nichts mehr von ihr wissen, dann wieder schimpft sie, sie bekomme nichts zu essen, einige Tage heiter, singt vor sich hin, knüpft dabei an Alles in der Umgebung an. Das Fieber steigt immer höher, starker Decubitus. Exitus.

Diagnose der Klinik: Präseniler manisch-depressiver Zustand.

Interessant ist, dass bei beiden Patienten, Vetter und Cousine, eine zu derselben Gruppe gehörige Psychose in demselben vorgerückten Alter zum Ausbruch kam, nämlich bei beiden im 53. Lebensjahr. Bei dem Patienten K. handelte es sich um ein rein melancholisches, bei der Patientin U. um ein manisch-melancholisches Bild. Auch das berichtete Vorkommen noch mehrerer Gemütsleiden in der Familie wird besonders bei manischen und melancholischen Erkrankungen gefunden.

XIX.

Familiengeschichte: Die Eltern des Vaters starben in hohem Alter, von seinen 6 Geschwistern starb 1 Schwester an Krebs, Geisteskrankheiten sollen nicht vorgekommen sein. Der Vater lebt und ist gesund. Die Eltern und der einzige Bruder der Mutter starben in jungen Jahren. Näheres ist nicht bekannt. Die Mutter war in einer Anstalt. Von 7 Kindern war die älteste Tochter in einer Klinik.

1. Minna H., Lehrersfrau aus F., geb. 24. 9. 1866. Lernte sehr gut, war stets lebhaft und ziemlich empfindlich. März 91, nach dem Tod eines Sohnes, war sie oft erregt, dann wieder sehr gedrückt. Seit Juni 92 machte sie unnötige Einkäufe, wurde aufbrausend und zänkisch, sprach sehr viel, kam vom Hundertsten ins Tausendste. Bekam Wutanfälle.

18. 11. 92 bis 5. 4. 93 Anstalt H.: Völlig orientiert, sehr gehobener Stimmung, spricht fast dauernd, etwas erotisch, schiebt die Schuld für ihre Erregung zuhause auf ihre Verwandten. In der Folge stets gehobener Stimmung, oft unzufrieden und anspruchsvoll, erotisch, schimpft manchmal sehr. Allmählich Beruhigung, schliesslich genesen entlassen.

Diagnose der Anstalt H.: Manisch-depressives Irresein.

Ueber ihr weiteres Ergehen ist nur bekannt, dass sie mit 37 Jahren an Geistesstörung starb.

2. T h e k l a H., Lehrerstochter aus F., geb. 1888. Tochter der Vorigen. War die Erste in der Schule. Hatte angeblich ein sehr entwickeltes Gefühlsleben. Seit Anfang April 06 wurde sie sehr still, meinte einmal, ihr angebotenes Pfefferminz sei vergiftet.

14. 4. bis 11. 8. 06. Klinik: Sie habe keinen Lebensmut mehr, könne sich nicht freuen, die Arbeit wolle nicht mehr so recht glücken, sie sei auf Abwege geraten, habe ihrer Mutter nicht genug gehorcht. Keine Halluzinationen. In der Folge zeitweise mutazistisch, zeitweise äussert sie Selbstanklagen. Manchmal ist sie mitteilsam, zeigt Krankheitseinsicht, oft antwortet sie gar nicht. Zuweilen ist der Gesichtsausdruck heiter. In der letzten Zeit meist völlig mutazistisch, vereinzelt sagt sie, ich bin doch kein Gott, ich bin doch kein Arzt, ich bin doch kein Kaiser. Fleisch weist sie einmal als „Menschenfleisch" zurück. Sie dürfe nicht sprechen, es sei unrecht, wenn sie sich bewege. Ungeheilt abgeholt. Weiteres Schicksal nicht bekannt.

Diagnose der Klinik: Zunächst Symptomenkomplex einer Melancholie, dann Katatonie.

Leider war bei dieser Familie keine brauchbare Auskunft zu erhalten. Die Mutter hat ja anscheinend an einer Manie gelitten und ist wohl bei einer Wiedererkrankung gestorben; während bei ihr die Psychose zuerst mit 26 Jahren ausbrach, erkrankte die Tochter zuerst mit 18 Jahren mit einer depressiven Psychose, die doch wohl bei Berücksichtigung der Krankheitsart der Mutter als Melancholie anzusprechen ist, ohne dass man dies bei der Unkenntnis des weiteren Verlaufs mit Sicherheit sagen könnte.

XX.

Familiengeschichte: Die Eltern des Vaters starben alt. Der Vater soll ein sonderbarer Kauz gewesen sein, er starb an Schwindsucht. Ueber seine Geschwister ist nichts bekannt. Ueber die Familie der Mutter ist nur bekannt, dass von ihren 6 Geschwistern ein Bruder noch lebt und gesund ist, ferner dass ein Bruder ihres Vaters mit 23 Jahren geisteskrank wurde und in einer Anstalt starb, und eine Schwester derselben Spuren von Geistesstörung zeigte. Die Mutter starb in der Anstalt A. Das einzige Kind war in der Klinik.

1. C h r i s t i a n e K., später verehelichte Arbeiter H., dann verehelichte St., geb. 12. 10. 1849 in G. Nachdem Patientin schon früher auffällig gewesen war, wurde sie Februar 1869 nach einer ausserehelichen Geburt auffallend still, 6 Wochen später plötzlich erregt, schlug um sich; dann wurde sie wieder ruhiger. Februar 70 wurde sie wieder erregt, schrie, sang lachte, tanzte.

14. 6. bis 20. 9. 1870 Anstalt N.: Völlig orientiert, erzählt über ihr Vorleben sehr weitschweifig, wird später erregt, tanzt, ist ganz ausgelassen, singt, lacht.

6. 7. 72 bis 28. 1. 73 Anstalt N.: Hatte ihren Dienst verlassen, war aggressiv geworden; Wechsel von übermässiger Lustigkeit mit stillem, bedrücktem Verhalten. Gesund entlassen.

5. 12. 76 bis 8. 3. 82 Anstalt N.: Nach einer zweiten ausserehelichen Geburt und einer achttägigen Gefängnisstrafe wegen Beleidigung wieder sehr erregt, schwatzte und lachte unaufhörlich, führte sehr schamlose Reden, wurde bei jedem Widerstand sehr zornig. — Steigende Erregung, kreischt und schreit laut, verwirrt, vorübergehend einige Monate ruhiger, dann wieder sehr erregt, unverschämt, obszön. In der letzten Zeit ordentlich.

19. 10. 04 bis 10. 6. 08 Anstalt A.: War 1900 einige Wochen im Krankenhause wegen Geistesstörung gewesen. September 1904 wurde sie wieder unruhig, lief nackend auf der Strasse umher, zertrümmerte Möbel, sprang aus dem ersten Stock auf die Strasse. — Gehobener Stimmung, lacht viel, grimassiert, gibt keine verständige Antwort, schreit. Bleibt sehr laut, singt und schwatzt unsinniges Zeug durcheinander, entblösst sich. Hält oft in schrillem Predigerton unzusammenhängende Reden. Vorübergehend ist sie weniger laut und erregt. 1907 ist sie noch immer in heiterer Erregung, will stets Zähne rausgezogen haben, hat aber keinen einzigen Zahn mehr, kräht wie ein Hahn, tanzt im Bett und im Saal herum, hebt sich das Hemd hoch usw.

1908 ist sie dauernd in mässiger heiterer Erregung, schneidet scheussliche Gesichter, spricht verwirrt und ordinär, reisst sich viel Haare aus. Exitus an Herzschwäche bei Darmkatarrh.

Diagnose der Anstalt A.: Periodische Manie.

2. Selma H., Dienstmädchen aus C., geb. 9. 8. 90. Tochter der Vorigen. Mässige Schulleistungen, klagte als Schulkind über Kopfschmerz, war später bleichsüchtig. Seit Mitte August 1910 auffällig.

26. 8. bis 8. 11. 10 Klinik: Mangelhaft orientiert, bezeichnet den Arzt „Heinrich", erotisch, singt, neigt zur Wiederholung zweckloser Bewegungskombinationen. Weiterhin meist heiterer Rededrang, in dem oft ein Vetter vorkommt. Vorwiegend inkohärent. Lässt unter sich. Begleitet die unsinnigsten Texte mit feierlichen Melodien. Läppisch. Antwortet meist ganz sinnlos.

8. 11. bis 11. 12. 10 Anstalt N.: Wird ruhiger, steht und sitzt umher, teilnahmslos, beschäftigt sich nicht, wird ärgerlich, wenn sie daraufhin angeredet wird. Oft unsauber, muss gewaschen und gekämmt werden.

Diagnose der Klinik: Akute hebephrene Psychose (verworrene Manie mit Halluzinationen).

Weiteres nicht bekannt.

In drei Generationen kamen hier Geisteskrankheiten vor, und zwar bei einer Schwester und einem Bruder des mütterlichen Grossvaters, bei der Mutter selbst und bei einem Bruder von ihr, schliesslich bei der Tochter, dem einzigen Kinde mit einem Mann, der ein sonderbarer Kauz war. Leider ist nicht die Zahl der gesunden Familienmitglieder bekannt. Die Psychose der Mutter, die im 20. Lebensjahr zuerst und später noch mehrfach zu Anstaltsbehandlung führte, endete mit einem heiteren Erregungszustand von vierjähriger Dauer, in dessen Verlauf im 59. Lebensjahr der Exitus eintrat. Von der Geistesstörung der Tochter ist nur der Anfang bekannt, ob dieselbe derselben Krankheitsgruppe angehört, wie die Psychose der Mutter, ist nicht zu entscheiden; besonders die motorischen Erscheinungen lassen auch an eine katatone Erkrankung denken; etwas ganz Sicheres liesse sich erst nach Kenntnis des weiteren Verlaufs sagen; das Läppische des Benehmens ist wohl auf Rechnung eines mässigen angeborenen Schwachsinns zu setzen.

XXI.

Familiengeschichte: Ueber den Vater des Vaters und die Geschwister des Vaters ist nichts bekannt. Der Vater starb mit 72 Jahren an Altersschwäche, war immer normal. Ueber die Eltern der Mutter ist nichts bekannt. Die Mutter starb mit 76 Jahren, sie war nie krank. Eine Schwester der Mutter war in der Klinik, ein Bruder war in einer Irrenanstalt, ist dort gestorben. Ein Neffe hat sich erschossen, als er in eine Anstalt gebracht werden sollte. Von drei Kindern war ein Sohn in der Klinik, die beiden anderen sind gesund.

1. Emilie G., geb. W., Gutsbesitzersfrau aus L., geb. 1850. 1879 nach der Geburt ihrer Tochter war sie zuerst auffällig und seitdem jährlich im Herbst: Sie wird reizbar, reiselustig, macht unnütze Ausgaben, wird dann traurig, bittet alle Menschen um Verzeihung. Seit Oktober 1902 wurde sie vergnügungssüchtig, reizbar, verstellte die Möbel im Zimmer.

24. 11. 02 bis 29. 1. 03 Klinik: Völlig orientiert. Schulkenntnisse und Rechnen etwas dürftig. Sehr redselig, weitschweifend, verliert leicht den Faden. Sorgloser Stimmung. Weiterhin dauernd sehr gesprächig, singt, schreibt schwachsinnige Briefe, manchmal etwas rührselig. Gebessert entlassen.

Diagnose der Klinik: Zirkuläres Irresein.

Nach Auskunft einer Nichte hat sie sich Pfingsten 1911 erhängt.

2. Arthur M., Reisender aus W., geb. 1865. Neffe der Vorigen. Starker Potus, manchmal bis zu 30 Glas Bier am Tage. Seit Weihnachten 1902 gleichgültig, vergesslich, gedrückter Stimmung, ängstlich.

28. 1. bis 1. 3. 03 Klinik: Tremor manuum et linguae, lebhafte Sehnenreflexe. Deprimierter Stimmung, wortkarg, das Denken fällt schwer. Orientiert. Intelligenz ungestört. Depression und Angst nehmen zu, er sei ein Betrüger, tauge nichts, habe seine Familie ins Unglück gebracht, später hört er Stimmen, er ein Mörder, ein Verbrecher. Bleibt ängstlich gedrück, liegt fast regungslos im Bett, spricht kaum, hört öfter Stimmen im Sinne seiner Selbstvorwürfe.

Diagnose der Klinik: Aengstliche Depression, Alkoholismus.

Nach Auskunft der Frau wurde Pat. aus der Anstalt C., wohin er überführt worden war, nach 5 Monaten nach Hause entlassen und ist gesund geblieben. Die beiden Kinder, 20 und 21 Jahre alt, sind auch gesund.

Das zirkuläre Irresein von Frau G., das schliesslich mit Selbstmord endete, und der Selbstmord des einen Neffen weisen auf eine Disposition der Familie zu affektiven Erkrankungen hin; es erhebt sich nun die Frage, ob die psychische Erkrankung des anderen Neffen, unseres Patienten M., mit dieser Neigung etwas zu tun hat. Würde man nicht die Aetiologie und die näheren Symptome kennen, so würde man dies ohne weiteres an-

nehmen, da es sich ja auch um ausgesprochene depressive Stimmungslage handelt; obwohl gerade bei Alkoholmissbrauch derartige ängstliche Depressionen mit Halluzinationen vorkommen, möchte ich annehmen, dass die oben genannte Neigung zu affektiver Erkrankung bei diesem Patienten die Hauptrolle spielt. Die Ursache seines Alkoholismus ist freilich unbekannt, man könnte daran denken, sie als manisches Symptom aufzufassen.

Uebersicht.

Fassen wir die eben mitgeteilten Fälle zunächst tabellarisch zusammen. Auf den Tabellen sind zur besseren Uebersichtlichkeit nur die allerwichtigsten Punkte notiert, alles Uebrige ist aus den Krankengeschichten zu ersehen (s. Tabelle I).

Wir haben also 21 Familien, in denen es sich bei den uns näher bekannten geistigen Erkrankungen um Affektpsychosen gehandelt hat. In den einzelnen Familien ist eine gewisse Neigung zu gleichartiger Erkrankung unverkennbar, d. h. die eine Familie zeigte melancholische, die andere manische, eine dritte zirkuläre Psychosen, doch kamen auch nicht selten bei Verwandten verschiedene Psychosen vor. Häufig war der Lebensabschnitt, in dem die Erkrankung erfolgte, derselbe.

In den ersten 10 Familien lagen jedesmal bei den zwei uns bekannten Kranken mehr oder weniger ausgesprochene melancholische Psychosen vor, ferner wird über einige Suizide bei den nächsten Verwandten berichtet. Bei einigen Kranken hören wir von einer depressiv angelegten Konstitution, doch liess sich darin keine für einzelne Familien geltende Besonderheit erkennen; die Angaben hierüber sind aber nur in mit besonderer Ausführlichkeit geführten Krankengeschichten oder auf Grund persönlich erhobener Anamnesen als vollständig anzusehen. Eine auffallende Uebereinstimmung bestand darin, dass in einigen Familien (I, V, VI, VII) die Erkankung überhaupt oder das erste Mal in beiden Fällen nach bekanntem äusseren Anlass (gemütliche Erregung, körperliches Leiden, Ueberanstrengung) auftrat, während in den übrigen keine derartigen Ursachen angeschuldigt wurden. In einigen Familien zeigte sich eine Neigung zu wiederholtem Auftreten des Leidens (I, IX), in einigen trat dasselbe jedesmal nur einmal auf (V, VII, VIII, X), bei den übrigen verhielten sich darin die erkrankten Personen ein und derselben Familie verschieden; es besteht hierin also anscheinend keine Regel, würden wir grössere Familien und mehr kranke Mitglieder derselben kennen, so würde die Mannigfaltigkeit wohl noch grösser sein. Zu erwähnen ist noch, dass zweimal (II, III), bei dem einen Familienmitglied die Krankheit öfter, aber leichter, bei dem anderen schwerer, aber nur einmal auftrat.

No.	Eltern des Vaters.	Geschwister des Vaters und Kinder	Vater	Eltern der Mutter
I	—	—	Zirkulär? Suizid.	—
II	—	—	Alt †	—
III	Vater Suizid, sein Bruder geisteskrank.	Keine.	Normal.	—
IV	—	—	—	—
V	Jung †.	—	Normal.	Alt †
VI	—	—	—	—
VII	Vater Schlaganfall † Mutter ohne Besond.	Schwester 55 J. Mel.	Ohne Besond.	—
VIII	—	—	An Hitzschlag †	—
IX	—	—	—	Vater nervös.
X	Mutter 89 J. Altersschwäche †.	2 Söhne einer Schwester Diabetes, der eine mit 49 J. Angstpsychose.	Vater 78 J. Herzschw. †.	Mutter 60 J. Magenkrebs † Vater 80 J. †.
XI	—	5, davon 1 geisteskrank.	Ohne Besond.	—
XII	—	—	Ohne Besond.	—
XIII	—	—	Ohne Besond.	Ohne Besond.
XIV	Vater geisteskrank? Mutter Schlaganfall.	1 Schwester aufgeregt. Von den Kindern dreier Schwestern waren vier geisteskrank, ferner begingen 2 Suizid.	Mehrfach manisch, mit 40 Jahren zuerst Suizid.	Ohne Besond.
XV	—	—	Suizid.	—
XVI	—	Tochter eines Bruders geisteskrank.	—	—
XVII	—	—	Gesund.	—
XVIII	—	Bruderssohn 58 J. Mel.	Normal.	—
XIX	Ohne Besonderheiten.	Ohne Besonderheiten.	Gesund.	Jung †.
XX	Alt †.	—	Sonderbar.	—
XXI	—	—	Normal.	—

belle I.

Geschw. d. Mutter und Kinder	Mutter	Kinder
—	61 J. Mel., Suizid.	T. depr. Konst. Mehrf. Mel. (26 J. zuerst). T. nervös. Mehrf. Mel. (30 J. zuerst). Suizid. T. gesund.
—	Zeitweise ängstlich, geistesgestört.	T. Mel. 46 J. S. wiederholt Depression. 2 gesund.
2, gesund.	Depr. Konst., mit 43 u. 60 J. Mel.	5 gesund, 3 klein †. T. 33 J. puerp. Mel.
—	61 J. Mel., früher schon Mel.	T. 51 J. Mel. S. leichtsinnig, 3 unbek. Krankheiten.
3, normal.	Normal.	2 S. normal. T. 69 J., T. 53 J. Depression.
—	—	T. 63 u. 65 J. Mel. S. 66 J. Mel. nach Influenza.
—	Gesund.	T. 22 J. Mel. nach Influenza. 2 normal.
—	Tot im Bett gefunden.	T. 44 J. Mel. — T. 61 J. Mel. — T. Suizid.
3 geisteskrank.	Depressive Psychose bei ein. Imbezillen?	T. 27 u. 36 J. Depression.
Ohne Besonderh.	58 J. Unterleibs-krebs †.	T. 41 J. Mel. 2 gesund.
4, gesund.	Gesund.	T. 17 J., T. 18 J. zuerst period. Manie. 3 gesund.
Bruder geistes-krank.	Alt †.	S. 26 J., S. 30 J. zuerst. period. Manie. 7 gesund, 4 klein †.
6, gesund.	Mehrfach Mel. und Manie mit 20 J. zu-erst.	T. mehrfach manisch u. mel. erkrankt, mit 26 J. zuerst. S. gesund.
7, gesund.	Gesund.	T. 22 J. puerperale Manie. T. depr. Konstitution. T. zunehmende Depressionen.
—	Sonderbar, wahr-scheinlich geistes-krank.	3 gesund. T. 21 J. Depression, dann Manie. T. zirkulär, zuerst mit 18 J.
—	Mel. mit 32 J.	T. 16 J. Depression, 17 J. Depression dann Manie.
—	Gesund.	S. seit d. 27. J. manisch, und depressive Zustände wechselnd. T. 29 J. Manie? Laktation, Manie? T., Kind ders. vorübergeh. geisteskr. 1 gesund.
—	Normal.	T. 53 J. manisch-melanch. Psychose.
Jung †	Mit 25 J. Manie, mit 37 J. geisteskrank †.	T. 18 J. Mel. (Katatonie?).
6, davon 1 geistes-krank.	Period. Manie, zuerst mit 20 J.	T. verworrene Manie? Katatonie?, mit 20 J. zuerst.
Schwest. zirk. Sui-zid, Brud. geistes-krank, Neffe Suiz.	Gesund.	2 gesund. S. Potus, 38 J. ängstl. Depression.

5*

Die nächsten zwei Familien zeigen bei Geschwistern wiederholt aufgetretene manische Erkrankungen, und zwar ist hervorzuheben, dass in Familie XI die Erkrankungen der beiden Schwestern, die im 17. bzw. 18. Lebensjahr zuerst auftraten, einen in ihrer Wiederkehr und den einzelnen Anfällen auffallend ähnlichen Verlauf darboten.

In den folgenden 6 Familien kamen sowohl manische als auch melancholische Zustände vor und zwar teilweise so, dass in derselben Familie bei allen Kranken beides auftrat (XIII, XV) oder nur bei einem (XIV, XVI, XVIII), bei dem andern dagegen eine Melancholie. Bei den vorletzten beiden Familien erkrankte die Mutter mehrfach an Manie die Tochter das eine Mal an einer verworrenen Manie, das andere Mal an einer Melancholie, doch war die Diagnose bei den Töchtern unsicher, es kann sich auch um katatone Psychosen gehandelt haben. Schliesslich ist noch Familie XXI zu erwähnen, bei der die ängstliche Depression des Neffen durch starken Alkoholmissbrauch ansgelöst war während die Kranke zuerst nach der ersten Geburt psychisch erkrankte und seitdem noch mehrfach manisch oder melancholisch war, bis sie sich mit 61 Jahren erhängte.

In den eben besprochenen 11 Familien zeigte sich, mit Ausnahme der 3 ersten, in den einzelnen Familien keine Uebereinstimmung in der Neigung zu mehrfachem oder einmaligem Auftreten der Psychose; über krankhafte Konstitution wird nur selten berichtet; eine greifbare Ursache fand sich auch selten und regellos.

Familien mit manisch-melancholischen und anderen Psychosen.

XXII.

Familiengeschichte: Der Vater des Vaters war Trinker. Die Mutter des Vaters starb mit 60 Jahren, war normal. Der Vater starb an den Folgen eines Selbstmordversuchs. Sein älterer Bruder starb nachdem er mehrere Schlaganfälle gehabt hatte. Die Schwester des Vaters starb mit 65 Jahren, war nie auffällig, ebenso wie ihr Bruder hatte sie keine Kinder. Die Eltern der Mutter starben in den 50er Jahren, Näheres ist über dieselben nicht bekannt. Die Mutter lebt noch mit 76 Jahren, sie war immer schwächlich und eigentümlich, zuweilen nicht zurechnungsfähig. Von den 6 Geschwistern der Mutter, die alle etwas eigentümlich gewesen sein sollen, war die nächstfolgende Schwester von Geburt an blödsinnig. Der nächste Bruder starb mit 60 Jahren an Schwindsucht, er hatte keine Kinder. 3 Brüder sind im Ausland verschollen. Die jüngste Schwester war äusserst gutmütig, mit ihrem Mann, der manchmal etwas trank, hatte sie 5 Kinder, von denen 3 in Anstaltsbehandlung sein sollen. Von 3 Kindern ist der älteste Sohn, 52 Jahre alt, etwas sonderbar und eigenartig. Der nächste Sohn war in der Anstalt N., die Tochter war in der Klinik.

1. Heinrich W. W. aus H. geb. 30. 1. 1864. Mit 5 Jahren Fall auf den Kopf. Von Kindheit an soll er nicht ganz normal gewesen sein, er wurde

immer gehänselt. Während er früher fleissig arbeitete und willig war, sass er seit einigen Jahren still vor sich hin, sprang dann plötzlich auf, tobte, zerstörte was ihm in die Hände kam, machte einige Male Angriffe auf Mädchen, beschäftigte sich mit Selbstmordgedanken, drohte die Häuser anzustecken, gab phantastische Belehrungen wie gebaut werden müsse, zeigte ein selbstgefälliges Wesen.

14. 8. 93 bis 31. 12. 01 Anstalt N.: Orientiert über seine Person, abweisend. Nachts höre er Stimmen, sehe Tote, zuweilen sei ein Mädchen aus H. bei ihm im Bett. Arbeitet. Es sei ihm früher schon so gewesen als ob er selbst tot sei und in einem gläsernen Sarge liege.

1895 ist er stark gehemmt, sitzt stereotyp da, spricht fast gar nicht, ist nicht orientiert. lächelt zuweilen vor sich hin. Unsauber. 1898 ist er wieder eine Zeit lang sehr gehemmt, steht in eigentümlicher Körperhaltung mit krampfhaft geschlossenen Augen herum. Dazwischen ist er etwas regsamer, macht mechanische Arbeit. Nicht orientiert, rechnet einfache Rechenaufgaben. Oedem der Beine.

31. 2. 01 bis 10. 10. 04 Anstalt B.: Ganz verblödet. Name, Wohnung und Beruf kann er angeben. Stumpf und interesselos. Sehr unsauber. Manchmal läuft er umher, spricht vor sich hin. Exitus.

Diagnose der Anstalt N.: Imbezillität.

2. Anna W., Hausweberin aus H., geb. 16. 2. 1866. Schwester des Vorigen. Normale Entwicklung und Schulerfolge. Sie war immer etwas ängstlich, weichlich, mitleidig, heiratete nicht, weil sie etwas schwächlich war und weil ihr Bruder auch nicht heiratete. Februar 1911, als sie gerade Menses hatte, erschrak sie sehr über nächtliche Schüsse bei einer Rauferei im Nachbarhaus. Seitdem war sie besonders während der Menses ängstlich und unruhig, äusserte, sie habe Sünde getan, wolle mit sich ein Ende machen, dann höre die Qual auf. Nachts kämen Leute, sprächen mit ihr und gäben ihr Medizin. Sie arbeitete nicht mehr, nahm an der Familie keinen Anteil mehr.

1. 12. 11 bis 30. 1. 12. Klinik: Sehr ängstlich, schluchzt und jammert, sie habe auf keinem Platz Ruhe, wolle Hilfe haben, wolle die Angst los sein, die unter dem Herzen sitze. Sie decke sich immer die Decke über das Gesicht, wolle es dunkel haben, da sie denke, die Angst werde dann geringer. Wenn sie am Tage die Augen zumache, höre sie fremde Leute sprechen ohne dieselben zu verstehen, sehe sie auch. Bestreitet Wahnideen. Kenntnisse und Urteilskraft mässig. Somatisch o. B.

Weiterhin zeitweise weniger ängstlich, beschäftigt sich, dann wieder ängstlicher, hört ihren Bruder sprechen, weint, klagt über sehr starkes Heimweh.

Gegen ärztlichen Rat vom Bruder abgeholt. Freut sich unbändig wie der Bruder kommt.

Diagnose der Klinik: Melancholie.

Nach Auskunft des Bruders hat sich der Zustand zu Hause gleich wieder verschlechtert. Patientin wurde wieder sehr ängstlich, machte Selbstmordversuche, wurde in eine Anstalt gebracht.

Vom rassenhygienischen Standpunkt aus ist es sehr zu begrüssen, dass diese Familie ausstirbt; schon das äussere Milieu muss ein sehr sonderbares gewesen sein und noch sein. Der Selbstmord des Vaters

könnte darauf hinweisen, dass bei ihm eine ebensolche depressive Anlage vorhanden war wie bei der Tochter; interessant ist, dass bei dieser
die eigentliche Psychose durch einen Schreck während der Menses verursacht worden sein soll, eine Angabe, die man nicht so selten hört.
Der Schwachsinn des Bruders ist wohl zunächst auf das Trauma in der
Kindheit zurückzuführen; später wird es sich, wie aus dem ganzen Krankheitsverlauf hervorgeht, wahrscheinlich um eine progrediente Pubertäts-
erkrankung auf dem Boden des Schwachsinns gehandelt haben.

XXIII.

Familiengeschichte: Die Eltern des Vaters waren frei von nervösen
Erscheinungen, sind längst tot. Der Vater ist gesund, nur durch anstrengende
Tätigkeit zeitweise etwas nervös. Der einzige Bruder des Vaters starb mit
64 Jahren an Arterienverkalkung, ist ebenso wie seine drei Kinder immer gesund
und normal gewesen. Der Vater der Mutter soll immer sehr nervös und eigentümlich gewesen sein, seine Frau auch etwas, nach anderen Angaben waren dieselben
geisteskrank, ebenso der Vater des ersteren. Die Mutter war in der Klinik und
der Anstalt N. Die ältere Schwester ist gesund, ihre zwei Töchter ebenfalls.
Die jüngere Schwester der Mutter ist nervös, neigt zum Trinken. Ihre drei Kinder
sind gesund und nicht nervös. Von drei Geschwistern ist ein Sohn gesund, der
andere war in der Klinik, ist jetzt in der Anstalt A., einer ist klein gestorben.

1. Frau Emma W., geb. L., Landwirtsfrau aus F., geb. 1856. 1886 war sie
eine zeitlang ängstlich und traurig, wurde zu Hause behandelt. Im Sommer 1890
wurde sie ohne Veranlassung aufgeregt. Als ein Kind starb, wurde sie sehr
traurig, sie habe den Tod desselben verschuldet, habe durch ihre Sündhaftig-
keit und Schlechtigkeit alles Unglück verdient, hatte zeitweilig Angstanfälle,
wünschte sich den Tod. Sah einige Male nachts ihr totes Kind.

13. 4. bis 19. 9. 91 Klinik: Weint und jammert um ihr Kind, sie habe ihre
Familie unglücklich gemacht. Ringt die Hände, rauft das Haar, schreit: ich will fort,
gebt mir mein Kind, ich war so schlecht. Sehr ängstlich, kratzt an den Pulsadern.

In der nächsten Zeit bleibt sie sehr deprimiert, ihre Krankheit sei die
schlimmste, ihr könne niemand helfen. Eine Zeitlang dissimuliert sie. Allmählich wird sie freier, dann verschlechtert sich der Zustand wieder; sie bringt
immer wieder die Selbstanklagen betreffs des Todes ihres Kindes vor. Schimpft
auf die Vorsehung, auf die Klinik und auf ihren Mann. Drängt auf Entlassung.

11. 9. 91 bis 10. 12. 92 Anstalt N.: Berichtet ausführlich vom Tod des
Kindes, das durch ihre Schuld gestorben sei, seitdem sei ihr alles so tot und
leer gewesen, habe keine Ruhe mehr gehabt. Stimmen habe sie nie gehört.
Sie sei immer schon sehr ängstlich und nervös gewesen, besonders schlimm sei
es gewesen, als sie zirka 10 Jahre alt gewesen, dann mit 16 Jahren und Sommer
1890 schon vor dem Tod des Kindes sei sie unruhig und ängstlich gewesen.

Pat. bleibt ängstlich, ruhelos, beschäftigt sich nicht, macht ihrem Manne bei
Besuchen Vorwürfe, dass er an dem Tod schuld sei. Sie könne doch nicht wieder
glücklich werden. Schliesslich frei, Krankheitseinsicht. Genesen entlassen.

Diagnose der Klinik: Melancholie.

Diagnose der Anstalt N.: eadem.

Nach Auskunft des Mannes vom Februar 1912 ist Pat. noch etwas nerven-leidend, doch sind ihre Nerven seit dem Anstaltsaufenthalt bedeutend kräftiger wie früher.

2. Alfred W., Gymnasiast aus F., geb. 8. 6. 1881, Sohn der Vorigen. Normale Entwicklung, lernte in der Schule sehr gut, war stets menschen-scheu und trotzköpfig. Als Kind Masern und Scharlach. Beim Turnen fiel er einmal auf den Kopf und musste einige Tage zu Bett bleiben. Seitdem konnte er, wie der Vater jetzt angibt, nicht mehr ordentlich arbeiten, schlief schlecht. Er wurde immer stumpfer, sass umher, starrte vor sich hin, sprach fast gar-nicht. Dazwischen war er heiter, sang, sprach viel, verbigerierte. Manchmal sah er Schlangen und Lindwürmer.

25. 1. 03. Ohnmachtsanfall, keine Krämpfe.

16. 3. bis 22. 7. 1903 Klinik: Anscheinend desorientiert, spricht unzusammen-hängend vor sich hin, sagt Gedichte, Verse, Zitate auf, meint, er sei vergiftet, sagt, er sei ein schlechter Mensch, er müsse sterben, hört Stimmen, sein Vater wäre enthauptet, er habe die Cholera, verkennt Personen.

In der nächsten Zeit macht er allerlei Bewegungen mit den Armen und Beinen, nimmt Stellungen ein, knüpft oft an das an, was er in seiner Umgebung hört, ideenflüchtig. Grimmassiert, hört zeitweise Stimmen, ist dann ängstlich und reizbar, wird aggressiv. Verschroben in seinen Ausdrücken. Annähernd orientiert.

Seit 22. 7. 03 Anstalt A.: Schneidet die fürchterlichsten Grimasses, reisst Augen und Mund auf und stösst unartikulierte Laute aus.

Weiterhin in seinen Redensarten und Bewegungen sehr geziert und maniriert verschroben, flegelhaft. Vorübergehend spielt er Klavier und zwar korrekt, aber etwas mechanisch. Relativ freie Zeiten mit korrekten Antworten wechseln mit starker Hemmung oder läppischer Erregung, bei der er unzusammenhängend vor sich hin spricht, teilweise in sinnlosen Wortkonglomeraten, grimassiert und groteske Bewegungen macht. Zeitweise wird er sehr gewalttätig, zerreisst. Auch in der letzten Zeit spielt er noch manchmal Klavier, zeigt dabei einige Fertig-keit. Sein Verhalten ist stumpf, verschroben und abweisend.

Diagnose der Klinik: Dementia praecox (katatone Form.)

Diagnose der Anstalt A.: Katatonie.

Es ist sehr zu bedauern, dass über die Eltern der Mutter nichts Näheres bekannt ist und zwar da beide geisteskrank gewesen sein sollen. Die Mutter selbst stellt anscheinend eine depressive Konstitution dar mit Neigung zu häufiger mehr oder minder schwerer melancholischer Erkrankung, es ist interessant, dass schon im 10. Lebensjahr die erste ausgesprochene Verstimmuug aufgetreten sein soll; dieselbe zeigte sich anscheinend mit und ohne äussere Veranlassung. Die Psychose des Sohns gehört sicher einer anderen Krankheitsgruppe an, ist als Katatonie aufzufassen. Wären die weiteren Psychosen in der mütterlichen Familie näher bekannt, so würden dieselben vielleicht auch als den beiden verschiedenen Gruppen angehörig konstatiert werden können. Die Basis, auf der die Trunksucht der Schwester der Mutter beruht, ist auch unbekannt.

XXIV.

Familiengeschichte: Ueber die Verwandten des Vaters ist nur bekannt, dass ein Bruder desselben an Dementia paralytica in einer Anstalt starb. Der Vater lebt noch mit 68 Jahren, ist gesund. Von der Familie der Mutter ist nur bekannt, dass eine Schwester der Mutter geistesschwach ist, sie ist jetzt 52 Jahre alt. Die Mutter war in der Klinik und in einer Anstalt. Von 6 Kindern starben zwei klein, eine Tochter ist taubstumm, ein Sohn war in der Klinik und ist jetzt in der Anstalt A., die übrigen sollen gesund sein.

1. Wilhelmine Sch., geb. F., Händlersfrau aus B., geb. 1843. Früher stets gesund, sechs normale Geburten. Seit Anfang 99 war Pat., die ihren geisteskranken Sohn bis zur Wiederverbringung in die Anstalt gepflegt hatte, gedrückter Stimmung, wurde ängstlich, zerriss ihre Kleider, wollte aus dem Fenster.

20. 6. bis 15. 7. 99 Klinik: Völlig orientiert, zeitweise unruhig, jammert, spricht vor sich hin, verlangt nach ihren Kindern. Geringe allgemeine Kenntnisse, rechnet leidlich. Anfallsweise ist sie ängstlich aus Besorgnis um ihre Kinder, schreit dann laut, klagt über Beklemmung auf der Brust, bleibt dabei völlig orientiert, keine Halluzinationen eruierbar. Wirft sich einmal vor, sie habe beim Tod ihrer Schwester keine schwarzen Kleider getragen, sonst keine Selbstanklagen. Fleissig.

Diagnose der Klinik: Angstzustände bei beginnender seniler Demenz. Ueber das weitere Schicksal war nichts zu erfahren.

2. Ewald Sch., Kontorist aus B., geb. 11. 4. 1874. Sohn der Vorigen. Lernte gut. Dezember 95 als geisteskrank vom Militär entlassen. Zu Hause erst 14 Tage sehr gehemmt, dann erregt, sprach eine Zeit lang dauernd vor sich hin „Herz ist Schuld daran und du bist dispensiert". Tobsuchtsanfälle.

14. 8. bis 11. 9. 96 Klinik: Lächelt oft vor sich hin, antwortet erst auf mehrmalige Frage und zwar verkehrt. Gibt zu, Stimmen zu hören, über die er sich aber nicht ausspricht. Macht oft eigenartige Gesten. Hält den Pfleger für einen alten Bekannten, glaubt in B. zu sein, später örtlich orientiert. Steht umher, murmelt vor sich hin.

11. 9. 96 bis 2. 2. 97 Anstalt A.: Gibt über seine Stimmen nicht Auskunft, antwortet auf die meisten Fragen, ich weiss nicht. Macht einen zerfahrenen Eindruck. Weiterhin teilnahmslos, immer dieselbe Antwort, lächelt vor sich hin. Kurze Zeit erregt, verkennt die Umgebung, spricht verwirrt, albern. Ungeheilt entlassen.

9. 3. 97 bis 11. 10. 98 Anstalt A.: Spricht viel, lacht, macht alberne Witze, spuckt umher, zieht sich immer wieder aus, springt und tanzt manchmal.

Seit 6. 5. 99 Anstalt A.: Hatte beständig sinnlos vor sich hin geschwatzt. — Auch hier schwätzt er zeitweise vor sich hin. Läppisch, albern. Antwortet zunächst „weiss ich nicht" auf alle Fragen, bringt auch weiter in jeder Antwort eine Negation. Zerfahren. In der Folge ab und zu kurze Erregungszustände mit motorischer Erregung, inkohärentem Rededrang, motivlosem Auflachen, Salivation, dazwischen stumpf. Läppisch, albern, interesselos, schwachsinnig.

Diagnose der Klinik: Halluzinatorischer Verwirrungszustand.

Diagnose der Anstalt A.: Einfache Seelenstörung.

Die Psychose des Sohns, die mit 21 Jahren offenbar wurde, würden wir jetzt zu den jugendlichen Verblödungsprozessen rechnen, eine speziellere Form lässt sich bei der Kürze der Krankengeschichte nicht unterscheiden. Die Depression der Mutter hatte sich seit dem 56. Jahre allmählich entwickelt, sie ist wohl als eine Melancholie leichten Grades aufzufassen, wenn sich auch als Zeichen vorzeitigen Alterns schon eine gewisse geistige Schwäche bemerkbar machte. Vielleicht liegt bei der geistesschwachen Schwester der Mutter ein ähnlicher Prozess vor wie bei dem Sohn, doch kann man hier nur Vermutungen äussern.

XXV.

Familiengeschichte: Vater des Vaters an Krebs mit 66 Jahren gestorben. Mutter des Vaters an Altersschwäche mit 78 Jahren gestorben. Die 3 Geschwister des Vaters und deren Kinder sollen ebenso wie die Vorhergehenden geistig gesund gewesen sein. Der 49 jährige Vater, Berginvalide, leidet an Gicht und Rheuma. Der Vater der Mutter starb mit 39 Jahren an Lungenentzündung, seine Frau in hohem Alter, eine Schwester derselben starb geisteskrank in einer Anstalt, war dort vom 15.—26. Lebensjahr. Näheres war nicht zu erfahren. Die Mutter war in der Anstalt A. Von den 6 Geschwistern der Mutter und deren Kindern war niemand auffällig. Von 4 Kindern war der ältere Sohn in der Klinik.

1. Hulda G., Dienstmagd aus H., geb. 23. 8. 67. Normale Entwicklung und Schulerfolge. Seit 1880 soll Pat. melancholisch gewesen sein im Anschluss an den Tod des Vaters. Sie war trübsinnig, still, scheu, klagte, keine Gedanken mehr zu haben, wurde aus verschiedenen Stellungen weggeschickt, Juni 83 sprach sie viel, wurde gewalttätig gegen die Mutter, ass und schlief wenig.

23. 8. 83 bis 10. 2. 84 Anstalt A.: Körperlich gut entwickelt. Spricht viel, kommt vom Hundertsten ins Tausendste. Die Stimmung ist unmotiviert heiter, wird zornig wie sie erzählt, dass sie weggelaufen sei, als sie Prügel erhielt. Antwortet sinngemäss, Intelligenz nicht gestört. Weiterhin treibt sie allerhand Possen, neckt die Mitpatienten, zupft sie an den Kleidern, bedroht sie, lacht sie aus, schwatzt beständig, ist sehr heiter. Hält sich für sehr klug, nicht für krank. Tanzt und springt umher. Zeitweise ärgerlich, behauptet, sie werde misshandelt. Orientiert. Allmählich tritt Beruhigung ein, es bleibt aber eine Aversion gegen die Mutter, von der sie misshandelt worden sei.

Diagnose der Anstalt A. fehlt.

Pat. verheiratete sich, soll nicht mehr auffällig gewesen sein.

2. Paul H., Bergmann aus H., geb. 5. 11. 1886. Sohn der Vorigen. Normale Kindheit. April 03 wurde er scheu, seine Kameraden sprächen über ihn, brütete

still vor sich hin, lachte dann wieder unmotiviert. Dazwischen äusserte er, man möge ihm doch vergeben, er habe doch nicht gesündigt.

12. 5. bis 9. 6. 03 Klinik: Ueber seine Personalien, Ort und Zeit orientiert, antwortet sehr zögernd aber sinngemäss. Die andern Bergleute hätten immer über ihn gesprochen, er sei nicht mehr in seine Kammer gegangen aus Furcht, man werde nach ihm schiessen. Er habe geglaubt, es gäbe seinetwegen Krieg. Teilnahmslos zu Bett, äussert einige hypochondrische Ideen ohne Affekt, hört seinen Namen rufen, bezeichnet einen Pat. als den Teufel, einen als Dreyfuss.

9. 6. bis 20. 8. 03 Anstalt N.: Eigenartige Körperhaltung. Trägt den Kopf nach hinten gebeugt, den Rumpf ganz gerade, bewegt sich in dieser Haltung mit langsamen Schritten vorwärts, gleichsam wie ein Nachtwandler. Völlig orientiert. Rechnet Brüche, Zinsrechnungen mit grosser Geschwindigkeit richtig. Pat. liegt dann regungslos im Bett, zeigt fast unbewegliche ausdruckslose Mienen, spricht spontan nicht, alle Bewegungen erfolgen langsam. Ziemlich schnell wird er munterer und freier, arbeitet mit, hält sich aber für sich. Schliesslich gebessert entlassen.

Diagnose der Klinik: Hebephrenie.

Diagnose der Anstalt N.: eadem.

Nach Auskunft des Gemeindevorstehers ist Pat. seitdem nicht wieder auffällig gewesen, verhielt sich wie vor der Krankheit. Am 14. 1. 12 hat er geheiratet.

Die Mutter erkrankte zum ersten Mal mit 13 Jahren und zwar anscheinend an einer melancholischen Geistesstörung, mit 16 Jahren an Manie; an letzterer Diagnose besteht nach der Krankengeschichte kein Zweifel. Die Psychose des Sohns war völlig verschieden davon, sie trägt deutlich katatonen Charakter. Um etwas Entsprechendes wird es sich wohl bei der Schwester der mütterlichen Grossmutter gehandelt haben, die vom 15. bis 26. Lebensjahr in einer Anstalt gewesen sein soll, so dass sich also die eine Psychose einmal, die andere zweimal in der Familie finden würde.

XXVI.

Familiengeschichte: Ueber die Familie des Vaters ist nichts bekannt. Der Vater starb in hohem Alter, war immer gesund und normal. Ueber die Familie der Mutter ist nur bekannt, dass eine Schwester derselben hysterisch war, und zwei Vaterbruderssöhne geisteskrank waren. Die Mutter war häufig in Anstalten. Von einer Reihe von Kindern waren zwei Söhne in Anstaltsbehandlung.

1. Mathilde M., geb. Goldschmidt, Händlersfrau aus M., geb. 17. 7. 1843. Immer misstrauisch, geizig. 1871 nach Geburt des zweiten Kindes ein Jahr wegen Melancholie in einer Privatanstalt. 1873 nach der dritten Geburt $^1/_2$ Jahr, 1876 vor der 4. Entbindung $^1/_4$ Jahr krank. In den Zwischenräumen war sie frei von Wahnvorstellungen, aber stets aufgeregt, exzentrisch, jähzornig, schwatzsüchtig. Jetzt glaubte sie, das Geschäft ihres Mannes stehe schlecht,

sie habe nicht satt zu essen, die Dienstboten hätten gestohlen, versuchte sich zu erhängen.

17. 2. bis 22. 7. 77 Anstalt W.: Bei der Aufnahme sehr laut, nennt ihren Mann einen Lügner und Betrüger. Weinen wechselt mit Lachen oder Schimpfen. Ihr Mann sei ein Säufer, er vertue viel Geld und lasse die Frau arbeiten. Singt und tanzt, später nach dem Grund gefragt, sagt sie, soweit habe ihr Mann sie gebracht.

7. 3. normaler Partus. Pat. wird ruhiger, aber nach einigen Wochen wieder erregt, schimpft auf ihren Mann, ist eifersüchtig, schwätzt den ganzen Tag, hört ihre Kinder, zankt sich mit ihren Verwandten, wirft das Essen an die Wand. Ruhiger und verständiger, entlassen.

12. 4. bis 19. 7. 89 Anstalt A.: Inzwischen war Pat. noch mehrfach in Anstaltsbehandlung, in den luciden Intervallen war sie auch nie ganz normal. Sie bezichtete ihren Mann der Untreue, misshandelte ihre Kinder, brachte ihre Wirtschaft in Unordnung. — Will alles besser wissen, erzählt sehr weitschweifig, fragt neugierig, gibt zu, dass sie schon vierzehn mal in Anstaltsbehandlung war, orientiert.

In der Folge intrigiert sie viel, lärmt zeitweise, beschuldigt ihren Mann und das Personal, zerschlägt, wird aggressiv. Schliesslich korrekt, fleissig.

26. 6. bis 9. 7. 93 Anstalt A.: Dieses Mal und in den folgenden Jahren jährlich ein bis zwei Mal war Pat. wegen desselben Erregungszustandes mehrere Monate in der Anstalt. Sie sprach viel, ideenflüchtig, war fast immer heiter, oder zornig, selten kurze Momente depressiv. Nur 1902 war sie längere Zeit zirka anderthalb Monate gedrückt und gehemmt, sprach nur leise und langsam, war etwas ratlos und unschlüssig. Halluzinationen sind bei der Pat. selten vorgekommen. Keine Intelligenzstörung.

Zuletzt war sie vom 24. 12. 1909 bis 12. 5. 1910 und vom 10. 6. bis 30. 9. 1911 in der Anstalt A.: Heiter, geschwätzig, ideenflüchtig, macht Scherze, schimpft. Orientiert. Gebraucht gemeine Redensarten und behauptet, das Personal habe dieselben gegen sie gebraucht. Allmähliche Beruhigung.

Diagnose der Anstalt N.: Manie.

Diagnose der Anstalt A.: Manisch depressives-Irresein.

2. Selmar M., Handlungslehrling aus M., geb. 23. 10. 1875. Sohn der Vorigen. Besuchte die Schule bis Untersekunda, blieb sitzen, bekam das Einjährigen-Zeugnis nicht. Er wurde dann geisteskrank und kam nach einer Anstalt, dort starb er verblödet am 13. 9. 1896. Näheres war nicht zu erfahren.

3. Gustav M., Kaufmann aus M., geb. 7. 3. 1877 (in Anstalt N.) Bruder des Vorigen. Lernte gut. November 1907 klagte er über Kopfschmerzen, Schlaflosigkeit und trübe Stimmung. Er wurde apathisch, dann abweisend, glaubte sich beleidigt, man mache sich über ihn lustig.

27. 11. bis 15. 12. 1907 Klinik: Etwas ängstlich, hält den Wärter für einen Hofjäger, er solle hier vom Militär aus beobachtet werden, hält einen Pat. für einen Bekannten. Glaubt, als hypnotisches Medium benutzt worden zu sein.

Am nächsten Tage springt er bei Eintritt des Arztes aus dem Bett und bleibt in militärischer Haltung stehen „Herr Stabsarzt, ich habe meine ganze Familie unglücklich gemacht". Glaubt dann in M. in der Synagoge zu sein, er solle hingerichtet werden, weil er in seinem gestörten Bewusstseinzustand den Kriegsminister beleidigt habe. Alles solle ausgerottet werden und er sei schuld daran. Er habe Angst und Scham. Hört seinen Bruder. Stockt oft mitten im Satz, ruft manchmal plötzlich Klara. Er wisse nicht, was das alles bedeute, sei fortwährend im Traum, seine Gedanken würden ihm gemartert, es würde mit ihm Komödie gespielt, alles Mögliche werde ihm vorgeredet, wenn er selbst reden wolle, reden andere dazwischen. Man wolle ihn aus der Welt schaffen. Er werde wie ein Spion bewacht. Ratlos.

Seit dem 9. 12. ist er vollkommen orientiert, hält sich jetzt für völlig gesund, keine Beziehungsideen mehr. Merkfähigkeit noch sehr gering. Seine Nerven seien zerrüttet gewesen, er habe sich nicht mehr ordentlich unterhalten können, sei benommen gewesen. Verhält sich geordnet. Gebessert entlassen.

Diagnose der Klinik: Akute Paranoia.

Nach Auskunft des Bruders ist das jetzige Befinden des Pat. befriedigend.

Bei dem älteren Sohn lag eine Pubertätspsychose mit baldiger Verblödung vor, also wohl schizophrener Art. Der Bruder machte eine Erkrankung depressiv-paranoischer Art mit Halluzinationen durch; daraus, dass sein jetziges Befinden nur als befriedigend bezeichnet wird, ist wohl zu schliessen, dass der Krankheitsprozess weiter gegangen ist, wir es also mit einer ähnlichen Psychose wie bei dem Bruder zu tun haben. Die Geistesstörung der Mutter ist dagegen ganz anderer Art, ihr manisch-melancholischer Charakter ist nicht zu verkennen.

XXVII.

Familiengeschichte: Der Vater und dessen Familie sollen immer geistig normal gewesen sein, bis auf einen Bruder des Vaters, der sich erhängt hat. Ueber die Eltern der Mutter ist nichts bekannt. Die Mutter war in der Anstalt A. Eine Schwester der Mutter soll ebenso wie diese krank sein. Sie behauptet angeblich, sie werde von ihrem Sohn und dessen Frau bestohlen, Geld und Schlüssel kämen ihr weg, das müsse bei der Polizei angezeigt werden, sie sei noch nicht tot, aber die Verwandten wollten schon alles haben. Stundenlang soll sie auf eine Stelle sehen, dann laut lachen und 5 Minuten später wieder weinen. Diese Krankheit soll sich alle Jahre einstellen und 2 bis 3 Monate oder länger dauern. Von 4 Kindern waren 2 Brüder in der Klinik und in Anstalten, ein verheirateter Bruder hat sich 1899 aus unbekannter Ursache erhängt, sein 7jähriges Mädchen ist gesund, ein Bruder ist gesund.

1. Frau Fanny H. C., Trödlerswitwe aus H., geb. 19. 1. 1843. Ueber Jugend nichts bekannt. Die Krankheit trat angeblich zuerst 1883 auf und wiederholte sich 1887; sie dauerte jedesmal $^3/_4$—1 Jahr und bestand nach Angabe des Hausarztes in Melancholie mit Halluzinationen. In der Zwischenzeit war

Patientin nicht ganz normal. Herbst 1891 begann die Krankheit allmählich mit Kopfschmerzen, Schlaflosigkeit etc. Patientin stand nachts auf, unterhielt sich laut mit nicht anwesenden Personen, sang, schalt, zertrümmerte, verlangte anderes Essen. War heiter.

28. 10. bis 30. 11. 91 Anstalt A.: Schwatzt und singt, wirft mit dem Bettzeug, hüpft und quakt wie ein Frosch, bellt etc. Auf einfache Personal- und Zeitfragen antwortet sie: Sind Sie Christ oder Jude, ich bin ein Christ, ich will kein Geld, ich will nur der Wahrheit die Ehre, es war mir so, als ob jemand etwas vormachte, wenn ich am 19. Januar geboren bin, dann ist heute wohl der 19. Oktober etc. Gestikuliert grotesk, grimmassiert. Somatisch o. B. Weiterhin zeitweise zu fixieren, oft sehr laut und unruhig. Mitte November ist sie völlig klar, sie sei krank gewesen, habe Lärm und Stimmen gehört. Vor- übergehend wieder einen Tag leicht verwirrt; geheilt entlassen.

Seit Ende 1893 war sie sehr verstimmt, verliess öfter das Haus, um allein zu sein, schlief nicht, weinte und lachte oft ohne Veranlassung. Zuletzt war sie sehr erregt, zerstörte, ass nicht.

5. 1. bis 9. 3. 94 Anstalt A.: Ueber Zweck und Ziel ihrer Reise völlig klar, will den ärztlichen Anordnungen nachkommen. Reicht etwas albern osten- tativ die Hand, grimmassiert etwas. Weiterhin laut, singt, jodelt, schwätzt verwirrt, schmiert. Seit Februar klar und ruhig, drängt sehr auf Entlassung. Schliesslich geheilt entlassen.

Diagnose der Anstalt A.: Manie.

Nach schriftlicher Auskunft des gesunden Sohnes hat sie seitdem keinen Anfall von Geistesstörung mehr gehabt, war sehr gut geheilt. Sie starb 1908 an Magenkrebs, war bis zur letzten Stunde bei klarem Bewusstsein.

2. Julius H. C., Trödler aus H., geb. 14. 7. 1867, Sohn der Vorigen. 1881 wurde Pat. wegen Schielens operiert, sonst war er angeblich nie krank. Februar 89 hatte er einen 24 Stunden dauernden stuporösen Zustand, war dann wieder ganz wie ein gesunder Mensch und gab an, er habe so dagelegen, weil er glaubte, er sei tot und dürfe sich nicht rühren. Solche Tage wiederholten sich seitdem öfter.

22. 5. 89 Klinik: Liegt meist mit offenem Mund und starrem Blick da und reagiert auf nichts. In den ersten Tagen traten zeitweise plötzliche Tob- suchtsanfälle auf, in denen er wild um sich schlug und sich selbst verletzte. Später begann er mehrmals zu sprechen, war dann sehr redselig, sprach über seine Familienverhältnisse, und einen grossen Schreck, den er gehabt habe, als sein Vater zwei Knochen, die er gesammelt hatte, für Menschenknochen er- klärte. Sinnestäuschungen bestreitet er. Er fällt immer wieder in den stupo- rösen Zustand zurück, nimmt dabei eigentümliche Haltungen an, wirft sich hin, kniet hin etc. Manchmal versucht er, andere Patienten aus dem Bett zu werfen; ist mehrfach unsauber.

22. 5. 89 bis 23. 7. 04 Anstalt N.: Spricht nicht, versucht mehrfach, sich auf den Kopf zu stellen, hält die Augen fest zugekniffen. Nicht widerstrebend. Ist dann zunächst ganz stumm, dazwischen äussert er, er sei traurig, dass er in die Klinik und die Anstalt gebracht sei. Legt sich oft mit dem Bauch auf

den Fussboden, hält den Atem an bis er blau wird. Hört Schimpfworte und sieht manchmal Teufelsfratzen, die mit glühenden Augen und feurigen Schwänzen um ihn herumtanzen. Seine Geschwister hätten ihn um 30 Mark an einen Kaufmann auf dem Judenmarkt verkauft. In den folgenden Jahren arbeitet er fleissig, sitzt nachher auf der Abteilung still auf derselben Stelle in schlaffer, gebückter Haltung, mit ausdruckslosem Gesicht. Spricht spontan nichts, antwortet auf Fragen wenig, aber zutreffend. Wäscht sich öfter Kopf und Hals im eigenen Urin. Musiziert manchmal ganz gut. 1899 einige Tage erregt, verlangt Entlassung, schmiedet Pläne, was er beginnen will, wenn er nachhause kommt.

Juli 04 steht er meist untätig in gebeugter Haltung herum, die Hände sind etwas gedunsen. Spricht nicht, gibt aber zum Gruss die Hand, befolgt einfache Aufforderungen schnell.

28. 7. 04 bis 31. 3. 10 Privatanstalt B.: Weiss sein Geburtsdatum, nur gibt er als Jahr 76 an, Alter richtig, ebenso das laufende Jahr. Rechnet noch recht gut. (Haus hier?) „Von aussen hatte ich es nicht so hoch geschätzt, muss ein gewöhnliches Haus sein, es ist eine Villa." Gibt an, wegen „Egalität" in Nietleben vergiftet worden zu sein. Bleibt stumpf und apathisch. Flexibilitas cerea. Auffallende Zyanose der Hände, der Füsse und des Gesichts. Schlägt plötzlich einen Patienten, da er ihn angepustet habe. Gibt 08 sein Geburtsjahr richtig an, stereotype Körperhaltung und Gang.

Seit 31. 3. 10 Anstalt N.: Fleissig, selten erregt, schreit dann ärgerlich etwas hinaus, anscheinend unter dem Einfluss von Halluzinationen. Dement.

3. Richard H. C., Musiker aus H., geb. 21. 9. 1882, Bruder des Vorigen. Normale Entwickelung, gute Schulerfolge, im Beruf sehr talentiert. Immer etwas hitzig. 1901 erhielt er einen Schlag auf den Kopf, lag mehrere Tage krank, seitdem Kopfschmerzen. Februar 1902 wurde er plötzlich ängstlich, es sitze jemand unter dem Tisch, der ihm etwas tun wolle, leuchtete unters Bett, wurde sehr vorsichtig in allem, trat immer wieder auf ein Streichholz, wenn es auch aus war. Dann grüsste er aus Angst jeden Polizisten. Man spreche über ihn, verfolge ihn. Bedrohte und beschimpfte seine Angehörigen und stach mit einem Taschenmesser wild um sich.

2. 4. bis 2. 5. 02 Klinik: Teilweise ablehnend, ausweichend, bestreitet jede Erregung. Im Affekt aber sehr produktiv. Er habe schon lange gemerkt, dass alles gegen ihn sei, seine Kollegen hätten ihn kujoniert, alle angeblichen Patienten seien nur seinetwegen hier, die Wärter beleidigten ihn, er wisse, wie er dran sei; dazwischen stellt er ganz sinnlose Fragen; Fragen, wieviel Menschen schon gestorben seien etc. Vielfach geschrobene, ungebräuchliche Wortbildungen. Orientierung erhalten, Schulkenntnisse seiner Ausbildung entsprechend. Ueber Halluzinationen nichts zu eruieren. Ausser Struma somatisch o. B. Weiterhin jammert er viel, sein Augenlicht sei ihm gestohlen, die anderen Menschen könnten durch die Wand sehen und er nicht. Mit dem Einlauf habe man ihm die Kraft aus dem Rückenmark herausgeholt, mit dem Thermometer Gift eingeführt. Man rufe ihn Schweinehund, wilder Mann, Itzig etc. Weiter ist er einige Tage stuporös, zeigt leichte Flexibilitas. Wird dann freier, zeigt einen

weniger leeren und starren Gesichtsausdruck, beschäftigt sich ein wenig, aber nur vorübergehend.

2. 5. bis 2. 7. 02 Anstalt A.: Oertlich und zeitlich gut orientiert, behauptet, völlig gesund zu sein. Bestreitet, jemals seine Angehörigen bedroht oder gar angegriffen zu haben; vielmehr hätten die Leute ihn geärgert und zum besten gehalten, über ihn gesprochen und gelacht. Weiterhin spricht und lacht er viel vor sich hin, gibt an, Stimmen zu hören, die unter anderem sagten, dass der neben ihm liegende Kranke der Kaiser sei. Mitte Mai weint er, macht sich Vorwürfe, dass er seiner Mutter zur Last gelegen habe; es finde eine Gerichtsverhandlung gegen ihn statt. Fremde Gedanken werden ihm durchs Telephon beigebracht, er werde dadurch verdreht gemacht. Einen Kranken hält er für den König von Sachsen und steht vor ihm stramm. Meist läppisch albern. In H. hätten die Leute „Gläser" zu ihm gesagt, er schloss daraus, dass er durchsichtig sei. Ein gegenüber wohnender Mann habe ihm das Bild Kaiser Wilhelms und daneben zwei Kreuze in H. durch Elektrizität ins Auge gebannt, so dass er mehrere Tage nichts anderes sah. Schliesslich gebessert entlassen.

5. 1. bis 14. 1. 03 Klinik: Hatte friedliche Passanten auf der Strasse durch Messerstiche verletzt, selbst einen Säbelhieb bekommen, nach seiner Angabe nach einem Alkoholexzess; er sei immerfort belästigt und verfolgt worden, durch Schimpfworte, Spiegel und Telephon. Stimmung labil; Pat. weint leicht, hält sich für gesund. Kurze triebartige Erregungszustände in den folgenden Tagen.

Seit 14. 1. 03 Anstalt A.: Korrektes Benehmen. Seine Wahnideen und Sinnestäuschungen seien nur Einbildungen gewesen, die Stecherei eine Folge seiner Betrunkenheit. Zeitlich und örtlich sehr gut orientiert, rechnet gut, hat leidliche Schulkenntnisse. In der Folge ist er zeitweise äusserst aufgeregt, schlägt, tritt, kratzt, brüllt dabei, z. B.: Geht mir doch weg, ihr Jammergestalten, erschiesst mich lieber. Will nachher nichts von Unruhe wissen. Vorübergehend einige Tage regungslos, beisst beim Nähern von Nahrung die Zähne zusammen. Flexibilitas cerea, Echopraxie. Sonderbare Stellungen und Handlungen, giesst z. B. den Kaffee sich aussen an den Hals, läuft in gleichem Schritt hinter einem anderen Patienten her, so dass er ihm fast auf die Hacken tritt. Zerfahrener Rededrang: Ich bin Kolumbus und das Ei, ich bin unehelicher Sohn der Kaiserin von Amerika, der Chinakaiser ist mein Vater etc· Dann oft stereotype Bewegungen. Oft Rededrang mit zerfahrenen Grössenideen, allerhand verkehrte Handlungen, dazwischen ruhig, antwortet auf Fragen nicht. Anscheinend Sinnestäuschungen. Dement.

Diagnose der Klinik: Dementia praecox.

Diagnose der Anstalt A.: eadem.

Die Psychose der Mutter hat sich angeblich im 40sten Lebensjahr zum erstenmal gezeigt und ist seitdem zweimal nach je 4 Jahren, dann nach 2 Jahren und in den weiteren 14 Jahren ihres Lebens angeblich nicht mehr aufgetreten; besonders der Umstand, dass trotz so häufiger

Erkrankung anscheinend keine wesentliche Demenz eingetreten ist,
spricht für die Möglichkeit, dass wir es mit einer Erkrankung der
Manie-Melancholiegruppe zu tun haben, jedenfalls zeigt ein Vergleich
mit den Psychosen der beiden Söhne, dass diese ganz andere Sym-
ptomenkomplexe und vor allem einen anderen Verlauf darbieten. Bei
diesen handelt es sich um sichere Erkrankungen der Katatoniegruppe,
und zwar bei dem Aelteren, der mit 22 Jahren zuerst auffiel, um eine
reine Katatonie, bei dem Jüngeren, der mit 20 Jahren erkrankte, um
eine paranoide Form. Während also die Psychose der beiden Brüder
ein und derselben Krankheitsgruppe angehört, ist die der Mutter wohl
zu einer anderen Gruppe zu rechnen; wie die Krankheit ihrer Schwester
aufzufassen ist, ist bei den ungenügendeu Angaben schwer zu sagen,
derartige Beeinträchtigungsideen kommen ja besonders im Präsenium
und Senium häufig vor. Es seien noch der Selbstmord des Bruders des
Vaters und des einen Bruders erwähnt, die aber ohne Einzelheiten keine
Schlüsse zulassen.

XXVIII.

Familiengeschichte: Ueber die Familie des Vaters ist nur bekannt,
dass seine 3 Geschwister und seine Eltern in hohem Alter starben. Der
Vater lebt von seiner Frau geschieden, soll ein liederliches Leben führen; er
hat seine Frau 1884 verlassen. Die Eltern der Mutter sollen normal gewesen
sein, nur soll die Mutter zu Hypochondrie geneigt haben. Die Mutter war in
der Klinik, ist jetzt in der Anstalt A. Die zwei Schwestern und der Bruder
sind gesund, ebenso deren Kinder, bis auf den Sohn einer Schwester; dieser ist
jetzt noch in der Anstalt R. Sein Vater war jähzornig, sonst ist über diesen und
seine Familie nichts bekannt. Von ihren Kindern war ein Sohn in der Klinik.

1. Luise H. geb. D., geschiedene Glasermeistersfrau aus W., geb. 4. 5. 1855.
Normale Entwicklung. 1906 Fall auf den Kopf und Rücken, angeblich mit
leichter Gehirnerschütterung. Winter 1909 Aufregung über schwere Entbindung
der Tochter. Seit Weihnachten 1909 war Pat. verändert, sie wurde grüblerisch, hörte Stimmen, sah Gestalten, glaubte sich verfolgt, ihr stünden Hin-
richtung, Vergiftung, Zuchthaus bevor.

1. 5. bis 1. 8. 11 Klinik: Ueber Vorgeschichte, Ort und Zeit orientiert.
Hört Stimmen; sie habe ein Kind umgebracht, habe Jemanden vergiftet,
werde vom Gericht verfolgt, sei schwanger, ihr Sohn sei gestorben. Nicht
gehemmt.

Die Halluzinationen dauern an, ihr Gesichtsausdruck ist ängstlich, gegen
die Anschuldigungen wehrt sie sich. Spricht mit ihrem Bruder, der unten im
Keller eingesperrt sei. Ende Mai ist sie heiter, hat gehört, ihr Sohn sei wieder
gesund; erzählt lachend und geheimnisvoll, man wolle sie erschiessen. Dann
wieder weint sie, ihr solle der Hals abgeschnitten werden; Verhalten sonst
äusserlich geordnet, dabei andauernd lebhafte Halluzinationen.

Seit 1. 8. 11 Anstalt A.: Nicht örtlich orientiert, hält die Oberin für die Mutter der Aerzte. Sie sei früher als Aufwartefrau hier gewesen und solle jetzt mithelfen, meint, die Anderen (Kranken) arbeiteten hier auch mit in der Papierfabrik. Ueber Stimmen befragt, sagt sie nur, dass sie Bekannte gehört hätte.

Pat. hört oft ihren Sohn sprechen, er müsse wieder unter die Soldaten, er solle ins Zuchthaus und habe doch nichts verbrochen, weint. Sie bleibt dabei, dass sie hier in W. eine Aufwartung habe, spricht sich über die Stimmen nicht näher aus; ist fleissig. Ab und zu verunreinigt sie das Zimmer.

Diagnose der Klinik: Halluzinatorische Psychose mit nicht systemisierter Wahnbildung meist ängstlichen Charakters im Rückbildungsalter.

2. Hermann H., Schlosserlehrling aus W., geb. 1884. Sohn der Vorigen. Ueber Vorgeschichte nichts bekannt.

6. 6. bis 31. 12. 1900 Klinik: Oertlich orientiert. Pat. gibt auf Fragen zumeist absichtlich falsche Antworten, äfft die Mitkranken nach, pfeift und grunzt, greift jedes im Saal gesprochene Wort auf, um obszöne und höhnische Bemerkungen daran zu knüpfen, bemüht sich stets das Gegenteil von dem zu tun, wozu er aufgefordert wird. Unbeobachtet zerreisst er seine Wäsche, schmiert mit Kot. Ausser einigen Degenerationszeichen somatisch ohne Besonderheiten.

Mitte Juni rasche Beruhigung. Pat. wird durchaus geordnet, gibt an, einen unbezähmbaren Drang zum Zoten und Flegeln gehabt zu haben, dabei häufig ängstlich gewesen zu sein. Ende Juni ist Pat. wieder vier Tage heiter erregt, macht Dummheiten, lacht und singt, obszön. Hinterher gibt er an, unter dem Einfluss einer unbezwinglichen Heiterkeit gestanden zu haben, sei diesmal nicht ängstlich gewesen. Auch in der Folge wechseln freie Zeiten mit solchen mehr oder weniger heftiger, heiterer Erregung. Der freie Zwischenraum wird grösser und schliesslich wird Pat. geheilt entlassen. Depressive Phasen sind nicht aufgetreten.

Diagnose: Periodische Manie.

Seitdem ist Pat. nach eigener schriftlicher Angabe immer gesund gewesen, hat seinen Beruf versehen. Seine ausführliche Auskunft über die Familie ist völlig klar, Anzeichen einer auffallenden Stimmungslage fehlen.

3. Richard V., Mechaniker, aus A., geb. den 19. 7. 1878, Vetter des Vorigen. Normale Entwicklung. Zeigte auf der Schule keinen Trieb zum Lernen, auch später nicht, trotz angeblich guter Begabung, wechselte seinen Beruf. Auf dem Technikum las er viel Schopenhauer. Sommer 1903 wurde er auffällig, behauptete unter anderem, die Bücher in einer Buchhandlung seien aus seinen Gedanken herausgeschrieben worden, ging nachts nackt im Garten umher und begoss sich mit Wasser, stieg im Hemd über den Zaun und ging zu einer Kirche, wo er sein Hemd aufhing, sich nackt auf den Boden legte und den Mond betrachtete.

18. 9. bis 27. 12. 03 Psychiatrische Klinik T.: In jeder Hinsicht genau orientiert, seit 1901 hätten die Leute eigentümlich gesprochen, ihm zugenickt, es war ihm, als ob sich ihm das Gehirn seines Vaters in seinen Kopf legte, re konnte vorausahnen, was am Tage vorkommen sollte, sah sich schliesslich

unter lauter Feinden. Die Stimme in ihm habe ihm gesagt, es gebe acht verschiedene Wasserarten, die erste bedeute Vorsicht, die zweite Weisheit usw. Seine Eltern seien nur Pflegeeltern, er sei von einer Schauspielerin geboren. Zehn Gemeinschaften arbeiteten gegen ihn, der Kaiser sei sein Blutsbruder, er habe diesen und den Grossfürst Georg von Russland auch gesehen.

Erzählt weiterhin oft von den Quälereien seiner Feinde, zeigt dabei oft ein selbstbewusstes und überlegenes Wesen. Wird fortgesetzt von der Elektrizität, optischer Telegraphie, geheimen Gesellschaften und Feinden gequält. Er sei der Sohn von der Jungfrau von Orleans und eines Spaniers, er sei die geistige Mutter eines Kindes in Nürnberg, indem er diesem seinen Geist gegeben habe. Er habe über 100 Willenskinder. Isst das Band und einen Teil seines Hutes, um den Durst, den er ausgeschwitzt, sich wieder zuzuführen.

Später spricht er von Röntgenstrahlen, Hypnotisieren, schreibt geordnete Briefe. Gebessert entlassen.

Zu Hause beging er vielfach sonderbare Handlungen, sprach von Verfolgungen, wurde zeitweise aggressiv.

Seit 28. 3. 1910 Anstalt R.: Zeitlich und örtlich orientiert. Beantwortet Fragen zunächst ganz verständlich, produziert dann allerlei verworrene Ideen. Abweisend, er brauche sich nicht ausfragen zu lassen. Berichtet über Verfolgungsideen. Spricht von sich als weitgereistem und umsichtigem Geschäftsmann, spricht oft verworren ohne logischen Zusammenhang.

Weiterhin schimpft er viel, hält die Mitkranken für seine Kunden, er habe hohe Verbindungen mit dem Hof und Behörden. Anscheinend halluziniert er viel.

1912. Ist stumpfer geworden, fühlt sich stark beeinflusst durch die Zersetzung der Speisen im Körper.

Diagnose der Anstalt R.: Dementia paranoides.

Es ist nicht unmöglich, dass sich von der mütterlichen Grossmutter, die zur Hypochondrie geneigt haben soll, eine gewisse depressive Neigung auf ihre Tochter vererbt hat, doch ist die Psychose dieser letzteren keine gewöhnliche klimakterische Melancholie, sondern es handelt sich um eine eigenartige halluzinatorische Psychose des Klimakteriums mit vorwiegend ängstlicher Stimmungslage und mangelhafter Orientierung; die Rubrizierung dieser Psychosen ist bekanntlich sehr schwierig; vielleicht ist die manische Geistesstörung des Sohnes als Hinweis aufzufassen, dass die Erkrankung seiner Mutter doch in die Manie-Melancholiegruppe gehört. Die Psychose des Sohnes ist selbst ungewöhnlich, indem es sich um eine im 16. Lebensjahr aufgetretene Geisteskrankheit handelte, die nach der Krankengeschichte einen rein manischen, nicht hebephrenen Charakter trug, in mehreren Phasen mit immer grösser werdenden Intervallen verlief und seit 12 Jahren anscheinend geheilt ist. Ob die Liederlichkeit des Vaters auch etwa Symptom einer ausgesprochenen psychischen Abnormität ist, entzieht sich unserer Kenntnis. Bei dem letzten Kranken, dem Neffen der ersten Patientin, liegt eine im Alter von 25 Jahren deutlich gewordene paranoide Erkrankung der Katatoniegruppe vor; über seine väterliche Familie ist leider zu wenig bekannt, der Jähzorn des Vaters kann doch kaum in Betracht gezogen werden.

XXIX.

Familiengeschichte: Vater des Vaters mit 74 Jahren an Altersschwäche gestorben. Mutter des Vaters überlebte ihren Mann. Näheres nicht bekannt. Von den Geschwistern des Vaters sollen 2 Brüder und 2 Schwestern immer geistig gesund gewesen sein, eine der letzteren starb an den Folgen einer Entbindung. Eine Schwester war mehrmals in der Klinik und der Anstalt A. Der Vater ist gesund. Die Eltern der Mutter starben in den 40 er Jahren an unbekannter Krankheit. Ein Bruder der Mutter litt mit 37 Jahren 8 Monate an „Nervenlähmung", ist jetzt gesund, ebenso die 42 jährige Schwester. Die Mutter, 47 Jahre alt, ist gesund. Von den 5 Kindern war der älteste Sohn 1911 6 Wochen in der Anstalt A.; die dann folgende Tochter war 1911 in der Klinik. Die nächste Tochter, jetzt 17 Jahre alt, ist gesund. Der 15 jährige Sohn war 1910 im städtischen Krankenhaus E. wegen „Nervenzuckungen", angeblich Hysterie.

1. Emilie S., geb. F., Bahnbeamtenfrau aus H., geb. 1866. Angeblich normale Entwickelung. 4. 4. 91 schwere Geburt (Querlage). Sie stillte das Kind 6 Wochen, bekam in der 13. Woche ihre Menses. Schon 3 Wochen vor der Entbindung hatte sie bei geschlossenen Augen Gestalten gesehen; seit Beginn der Menses machte sie, besonders vor den Menses, vieles verkehrt, weinte häufig, sass für sich allein, starrte vor sich hin, ärgerte sich über Kleinigkeiten. Mit Aufhören der Menses Besserung. Die nächsten Menses verlaufen ähnlich.

23. 1. bis 26. 2. 92 Klinik: Wechselnder Stimmung, zeitweise sehr lebhaft, dann wieder niedergeschlagen. Allmählich steigende Erregung, spricht ideenflüchtig, schimpft, singt und schreit. Spricht von einem Geist mit einer elektrischen Maschine, der durch das Schlüsselloch gucke und ihren Körper quäle. Dabei völlig orientiert. Unzufrieden, querulierend. Schliesslich gegen ärztlichen Rat entlassen.

In der Zwischenzeit bald traurig, bald heiter erregt. 14. 7. 92 zweite, leichte Geburt. Stillte das Kind 9 Tage. 3 Tage später wurde sie ausgelassen heiter, sprach sehr viel, machte unnötige Einkäufe. Mitte August glaubte sie, die Cholera sei in ihrer Wohnung, kaufte Karbol, wusch sich fortwährend, setzte die Wohnung unter Wasser. Auf Vorhalt sagte sie, alle anderen seien krank, sie sei die einzig Vernünftige.

29. 8. bis 29. 12. 92 Klinik: Sehr laut, erzählt ganz wirr durcheinander mit grosser Zungenfertigkeit. Auch in der Folgezeit ist sie dauernd sehr lebhaft, schimpft, ist unzufrieden: Sie wolle ihre Rechte haben, sonst kratze sie allen die Augen aus. Häufig unmotivierter Stimmungswechsel. Nach einigen Tagen ruhiger gleichmässiger Stimmung wieder erregt. Die Stimmung wechselt häufig. Zeitweise singt, lacht und weint sie durcheinander. Sie hört Stimmen, sieht den Teufel, macht sich eine Menge Selbstvorwürfe. Versucht, sich mit

ihrem Hemd zu erdrosseln. Schliesslich ruhiger, aber immer noch reizbar. Gebessert entlassen. In den nächsten Jahren verrichtete sie leidlich ihre Wirtschaft, während der Menses leichte Erregungszustände. Seit Sommer 1898 hörte sie alle möglichen Leute sprechen, die Telephondrähte gingen ihr ins Ohr, sie sei elektrisch.

8. 12. 98 bis 12. 1. 99 Klinik: Wenig intelligenter Gesichtsausdruck. Stimmung meist euphorisch, zeitweise leicht ängstlich. Mässiger, nicht kontinuierlicher Bewegungsdrang. Neigung, in bestimmten Posen zu verharren: Kniet betend auf dem Boden usw. Oft völlig inkohärent. Dabei gut fixierbar, gibt Auskunft, ist orientiert. Berichtet die Halluzinationen der Anamnese, wird beschossen, elektrisiert, hat Koitusempfindungen. Nach vorübergehender Zeit geordneten Verhaltens wieder wie vorher. Oft starre und brüske Einnahme von Posen, manchmal unsauber. Nach Anstalt A.

12. 1. bis 26. 3. 99 Anstalt A.: Orientiert. Sie höre Stimmen durch Telephon und Telegraph, sie solle sich schämen, solle aufstehen, sich hinlegen, solle nicht essen und ähnliche. Euphorisch, in ihren Antworten teilweise sehr konfus. Sie müsse für die ganze Welt arbeiten, sie mache die Erfindungen, und andere kriegen die Patente. Ahmt Tierstimmen nach. Oft sehr laut.

Inzwischen leidliche Arbeitsfähigkeit, stets sehr reizbar. Wollte über ihre Mittel leben. Noch 2 Geburten. Zweimal kurze halluzinatorische Erregungszustände, jetzt seit Juni 1902.

16. 6. bis 21. 7. 02 Klinik: Völlig orientiert. Erotisch, heiter, schalkhaft, zeitweise ideenflüchtiger Rededrang. Sie könne nur noch auf einem Ohr und auch telephonisch hören, ihr Finger, den sie ins Ohr stecke, sei ihr Telephon, ihre Haare seien die Telegraphendrähte. Manchmal wird sie plötzlich erregt, zerreisst ihr Bettzeug, wirft mit Geschirr, schmiert mit Kot. Nachher darüber befragt, freut sie sich über ihre Taten, es sei sehr schön gewesen; ist euphorisch wie vorher. Dann Fortdauer der Erregung, dazwischen leidlich ruhig. Unverändert nach A.

21. 7. bis 18. 12. 02 Anstalt A.: Sehr gehobener Stimmung, starke motorische und sprachliche Erregung, reichliche Halluzinationen, Grössenideen, orientiert. Schliesslich korrekt, Krankheitseinsicht.

5. 9. 08 bis 19. 3. 09 Anstalt A.: Seit Februar halluziniert sie viel, telephonierte und telegraphierte, sehe die Wohnung brennen, sehe den Kaiser und die Königin Luise; zerriss ihr Bett, trank Urin, ass rohe Bohnen. Lebhafter Stimmungswechsel, wollte sich aufhängen. Schwätzt ideenflüchtig, an alles anknüpfend, heiter. Schliesslich geheilt entlassen.

Diagnose der Klinik: Periodische Manie.

Diagnose der Anstalt A.: Manisch-depressives Irresein.

Nach Auskunft des Gemeindevorstehers ist Pat. seitdem gesund geblieben.

2. Paul F., Kellner aus E., geb. 1889. Neffe der Vorigen. Normale Entwicklung. Lernte gut. Hat viel geraucht, getrunken und gespielt. November 1910 war er wegen Erregungszuständen im städtischen Krankenhaus. Schon seit Frühjahr hatte er konfuse Briefe geschrieben, wollte Hotels kaufen, ging in Geschäfte und kaufte alle möglichen Sachen ohne zu bezahlen. Januar 1911 wurde er wieder erregt.

21. 1. bis 26. 3. 1911 Anstalt A.: Ueber Person, Ort und Zeit und Vorgeschichte gut orientiert, besitzt aber keine Einsicht für seine Krankheit. Bestreitet, dass er habe Hotels kaufen wollen usw., benimmt sich geordnet, fühlt sich aber höherstehend als seine Stubengenossen, da er schon viel von der Welt gesehen hat. Ergeht sich in prahlerischen Reden. Schreibt viel, zeigt eine geschraubte, bombastische Ausdrucksweise, hilft schliesslich mit bei der Arbeit. Ungeheilt entlassen.

Diagnose der Anstalt A.: Dementia praecox.

Nach Auskunft der Verwandten ist Pat. jetzt als Kellner in einem Badeort in Thüringen.

3. Frida F., Dienstmädchen aus E., geb. 31. 3. 1892. Schwester des Vorigen. Hatte mit einem Jahr Nervenfieber, lernte in der Schule gut, war stets lustig. Seit dem 14. Jahre hat sie Menses, regelmässig. Am 17. 10. 1910 brach sie nachts mit der Matratze durchs Bett, konnte am Morgen nur schwer zum Aufstehen veranlasst werden: sie war verstört, machte ihre Arbeit verkehrt und wurde nach 3 Tagen aus dem Dienst entlassen. Seitdem ass sie schlecht, äusserte, sie sei zu nichts zu gebrauchen, da sie ihre Arbeit nicht machen könne, sei nichts wert, brauche deshalb nicht mehr zu leben; sie wollte deshalb aus dem Fenster springen, auch einmal sich erwürgen. Sie schimpfte die Mutter, die sie zum Essen anhielt.

7. 1. bis 17. 3. 11 Klinik: Gesund aussehend, am Hals eine Strangulationsmarke, sonst somatisch o. B. Leicht deprimiert, einigermassen orientiert, nennt das Essen Schweinefutter, die Pflegerinnen Hexen. Dann äussert sie, sie sei eine Verbrecherin, ein Teufel, sie sei schon gestorben, sie wolle sich umbringen; dabei lächelt sie meistens. Zur Pflegerin sagt sie, machen Sie das Beil scharf, da können Sie eine schöne Suppe von meinem Fleisch machen, das haben Sie ja schön gefüttert. Sitzt ohne Bettdecke im Bett, spricht spontan kaum, antwortet nur nach langem Zögern, meist lächelnd, sie sei schon lange tot, hier sei ein Palast, die Pflegerinnen seien Prinzessinnen, die Patienten Teufel und Hexen, sie selbst sei eine ganz hübsche Hexe. Isst nicht, sie müsse sterben. Neckt und schlägt andere Patienten, sie hätten einen Vogel, sie seien verrückt usw. Leerer Gesichtsausdruck. Finger oft im Mund, arbeitet sinnlos bei einer gegebenen Beschäftigung verharrend. Bezeichnet den Oberarzt als Kaiser Friedrich, einen Arzt als Jesus Christus, eine Pflegerin als Königin Luise. Intelligenzprüfung vor der Entlassung ergibt, dass noch beträchtliche Gedächtnis- und Urteilsleistungen möglich sind. Antwortet langsam, Gesichtsausdruck stets wenig bewegt, Bewegungen einförmig, verharrt oft längere Zeit in derselben Stellung.

17. 3. bis 1. 6. Anstalt A.: Sei hier im Schloss, der Arzt sei der Fürst, sie wolle hier als Dienstmädchen arbeiten. Zieht die Kleider aus, da sie für sie zu fein seien. Sie hört Stimmen, welche ihr vorwerfen, faul und schlecht zu sein. Nimmt anderen Pat. die Betten weg, sie sei nicht krank. Schliesslich wird sie freundlich und ruhig, sie habe ihre Umgebung verkannt, sei kopfkrank gewesen. Vorübergehend weinerlich, drängt nach Hause, zuletzt geordnet, arbeitet gut, wesentlich gebessert entlassen.

Diagnose der Klinik: Hebephrene Psychose mit Affektverarmung und Wahnideen.

Diagnose der Anstalt A.: Dementia praecox.

Nach Auskunft der Angehörigen war Pat. nach der Entlassung aus A. noch leicht erregbar, und besitzt seit einiger Zeit einen starken Eigensinn.

Die Krankengeschichte von Frau S., der Tante der beiden anderen Patienten ist hier deshalb etwas ausführlicher mitgeteilt worden, damit deutlich zu sehen ist, dass es sich dabei um eine andersartige Psychose handelt, wie bei den beiden Kindern ihres Bruders, und zwar anscheinend um eine affektive Psychose mit vorwiegend manischem Charakter und reichlichen Halluzinationen; ausser dem ganzen Symptomenkomplex würde schon das Ausbleiben einer deutlichen Demenz trotz mehrfacher Erkrankung gegen die Annahme einer schizophrenen Geistesstörung sprechen. Bei ihrer Nichte, Frieda F., ist dagegen die Diagnose einer derartigen Psychose wohl sicher. Bei ihrem Bruder hatte ich zunächst an die Möglichkeit der Annahme einer Manie gedacht, doch sprechen besonders die sehr schwülstigen, hebephrenen Briefe des Patienten dagegen.

XXX.

Familiengeschichte: Vater des Vaters mit 82 Jahren an Altersschwäche gestorben. Mutter des Vaters an Schwindsucht gestorben, war geistig gesund. Der Vater ist gesund. Eine Schwester des Vaters war in der Klinik. Der Vater der Mutter starb mit 73 Jahren an Herzbeutelwassersucht, die Mutter der Mutter mit 59 Jahren an Schlaganfall. Die Mutter ist gesund, sie hatte keine Geschwister. Von 7 Kindern war ein Sohn in der Klinik, eine Tochter in einer Anstalt, die andern sind gesund und normal.

1. Marie H., geb. K., Kaufmannsfrau aus W., geb. 1861. Normale Entwicklung. Pat. war immer leicht reizbar, geizig, misstrauisch. 1884 Heirat, 1885 erste Entbindung, hohes Wochenbettfieber 2 Tage nach der Entbindung. Pat. wurde ratlos und sehr unruhig, sprach fortwährend unzusammenhängendes und verkehrtes Zeug durcheinander, dabei lebhaft gestikulierend.

13. 8. 85 bis 23. 6. 86 Anstalt N.: Hochgradige motorische Unruhe, antwortet nicht oder zusammenhanglos, lächelt viel. Schlechter Ernährungszustand. Kein Fieber. Bleibt sehr verwirrt, halluziniert lebhaft, singt öfter, zeitweise ruhiger. November macht sie allerhand Streiche, versteckt die Wäsche anderer Kranker usw. Sie lacht viel und unmotiviert, behauptet in einem Waisenhaus zu sein, alle Leute hier seien gesund, sie selbst auch. Dezember gibt sie zu, noch die Stimme ihres Bruders zu hören, ist noch sehr verwirrt, wird vom Tode ihres Söhnchens fast nicht berührt, schreibt einen inkohärenten Brief nach Hause. Schliesslich klarer, gebessert entlassen.

Inzwischen 1887 und 1889 Entbindungen ohne jede Störung. Ende August 97 ass und schlief sie schlecht, glaubte, sie müsse verhungern, ihre Wirtschaft gehe zugrunde, wurde ängstlich, äusserte Suizidabsichten.

24. 9. bis 12. 11. 97 Klinik: ängstlich gespannt, sucht beständig aus dem Bett zu steigen, murmelt unverständlich vor sich hin, lässt sich nur mit Gewalt füttern. Pat. bleibt sehr ängstlich, wehrt sich sehr bei Untersuchungen, sagt dabei „Ich habe doch nichts getan". Allmählich wird sie gesprächiger, äussert mehrfach, ihr Mann habe sie in die Klinik gebracht, um sie los zu werden. Der Gesichtsausdruck bleibt noch etwas starr, dann und wann lächelt sie vor sich hin. Gebessert entlassen.

Inzwischen jährlich leichte manische Phasen. Seit Mitte Mai 07 verändert. Sie klagte über Nervenschmerzen am ganzen Körper, schlief wenig, sprach sehr viel.

3. 6. 07 bis 25. 4. 08 Klinik: Orientiert. Ideenflüchtiger Rededrang. Kein Intelligenzdefekt. Klagt über allerhand Schmerzen. Die Erregung steigert sich, Pat. singt und verbigeriert Worte und unverständliche Sätze, sinnlose Silben, ist nicht mehr zu fixieren. Weiterhin an Intensität wechselnde heitere Erregung mit vielen motorischen Erscheinungen. Nachts zuweilen ängstlich, hört Stimmen, man wolle sie zerhacken, sie totmachen. Besonders zuletzt sehr ablehnend, spricht sich nicht aus. Gebessert entlassen.

Diagnose der Anstalt N. fehlt.

Diagnose der Klinik: Halluzinatorisches Irresein. — Manie mit Steigerung zur verworrenen Manie.

Nach schriftlicher Auskunft eines Verwandten ist ihr jetziges Befinden gut.

2. Heinrich K., Brauerlehrling aus W., geb. 1. 5. 1885, Neffe der Vorigen. Lernte in der Schule leidlich, war psychisch nicht auffällig. August 01 ging er plötzlich einmal in einen Wald, zog sich aus und irrte umher. Im Dezember sprach und lachte er vor sich hin, schlug in einem Haus alle Fenster ein weil darin Schmuggler seien, die gepfiffen hätten.

14. 12. 01 bis 28. 1. 02 Klinik: Orientierung anscheinend völlig fehlend, Anfangs antwortet er leidlich sinngemäss auf Fragen, dann wird er unzugänglich, drängt triebartig aus dem Bett, spricht und lacht leise vor sich hin, zeigt starken Negativismus und die Neigung, eigenartige Stellungen einzunehmen. Gibt starke Angst zu, alles komme ihm so unheimlich vor, die Leute hätten ihn so bös angeguckt. Auch fernerhin gestikuliert er viel mit Händen und Beinen, nimmt eigenartige Stellungen ein, zeigt vorübergehend Flexibilitas cerea, grimassiert, spricht kaum. Allmählich wird er psychisch lebhafter, zeigt geordnetes Verhalten. Er weiss, dass er geisteskrank gewesen ist, hat aber angeblich völlige Amnesie für die Zeit. Geheilt entlassen.

Inzwischen in keiner Weise auffällig. Anfang Dezember 02 klagt er über Kopfschmerzen, wurde eigensinnig und rechthaberisch und schliesslich sehr unruhig, sprach von Geistern, Feuer usw., war sehr lustig.

8. 12. 02 bis 21. 1. 03 Klinik: Orientiert, er sei jetzt im Kopf krank. Schulkenntnisse und Urteilsfähigkeit sehr mässig, gibt an, in der Schule nicht vorwärts gekommen zu sein. Läppisches, albernes Wesen, lacht viel ohne Grund. In der Folge ablehnendes Verhalten, ideenflüchtiger inkohärenter Rededrang, hierbei kehren folgende Sätze oft wieder „ich will Christ bleiben, will Heide werden — Karl der Grosse hats getan — das sind die alten Deutschen usw."

Dabei einförmige Bewegungen der Hände, lebhaftes aber läppisches Mienenspiel. Mitte des Dezember wird er mehr und mehr ruhig, sein Benehmen abweisend, flegelhaft.

23. 1. bis 6. 4. 03 Anstalt N.: Läppisch heiter, schwätzt zusammenhanglos, ist aber zu fixieren. Beschäftigt sich schliesslich etwas. Entlassen.

Zu Hause stand er umher, beschäftigte sich kaum.

30. 9. bis 24. 12. 10 Anstalt A.: Ueber Vorleben, Ort und Zeit gut orientiert. Weiss noch die Namen einiger früherer Mitpatienten. Er sei wegen körperlicher Schwäche in der Klinik gewesen. Er habe inzwischen verschiedene Stellungen gehabt, es sei aber zu viel von ihm verlangt worden. Seine Eltern hätten ihn vernachlässigt. Schulkenntnisse nicht so schlecht. Sehr egoistisch und gemütsstumpf in Beurteilung seiner Lage. Allmählich fängt er an zu arbeiten, wird freundlicher. Gebessert entlassen.

Seit 3. 10. 1911 Anstalt A.: Man habe nachts Projektionsapparate auf ihn eingestellt und Lichter auf ihn geworfen, ihm so Kopfschmerzen verursacht; die Nachbarn, die das veranlasst, wollten ihn wohl ruinieren. Aergerlich. Allmählich freundlicher, fleissig.

Diagnose der Klinik: Akuter hebephrener Verwirrtheitszustand.

Diagnose der Anstalt A.: Dementia praecox.

In dieser Familie kennen wir die Psychose von Tante und Neffen, die Geistesstörung der Nichte ist nicht näher bekannt. Die Tante erkrankte zuerst im ersten Wochenbett mit 24 Jahren anscheinend unter dem Bilde einer Amentia, war dabei auffallend heiterer Stimmung; bei der zweiten Erkrankung, mit 36 Jahren, war sie deprimiert, äusserte Verfolgungsideen; die dritte Erkrankung, mit 46 Jahren, zeigte eine hochgradige heitere Erregung mit an Katatonie erinnernden motorischen Erscheinungen, ohne Intelligenzdefekt. Während die Zugehörigkeit dieser Psychosen zur Manie-Melancholie-Gruppe wohl sicher ist, gehört die Krankheit des Neffen, die im 16. Lebensjahr ausbrach, einer anderen Gruppe an, es handelt sich um eine in Schüben zu Demenz führende Pubertätspsychose.

XXXI.

Familiengeschichte: Der väterliche Grossvater des Vaters soll geizig gewesen sein. Der Vater des Vaters war mehrfach in Anstaltsbehandlung, nach einer Angabe auch ein Bruder und eine Schwester desselben; es waren im Ganzen 6 Geschwister. Die Mutter des Vaters soll gesund gewesen sein. Der Vater ist gesund, 70 Jahre alt, pensionierter Gymnasialprofessor. Die älteste Schwester des Vaters starb an Schwindsucht, der Bruder fiel im Krieg 1870/71, die jüngere Schwester lebt noch, ist gesund. Diese Generation war geistig gesund. Die Mutter und ihre Vorfahren sollen geistig nicht auffällig gewesen sein. Von 4 Geschwistern ist die älteste Tochter gesund, die anderen 3 Geschwister sind in einer Anstalt.

1. Adolf B., Pastor aus S., geb. 1. 2. 1808. Von Jugend auf Sonderling, hielt sich für sich. Januar bis März 1829 in der Irrenanstalt der Berliner Charité, weil er als armer Student für 100 Taler Bücher gekauft und ähnliche Mass-

losigkeiten begangen hatte. 1831, 1832, 1850, 1863/64 war er 7 mal in Anstalten, wurde 1867 entmündigt, seitdem noch 2 mal in Anstalten, zuletzt 1875. Die Anfälle bestanden in ruhelosem Umherschweifen und unsinniger Geldvergeudung. In den Zwischenräumen war er ruhig und nüchtern, arbeitete auch wissenschaftlich. Oktober 1879 zog er wieder von einem Wirtshaus ins andere, näherte sich jungen Mädchen, vernachlässigte seine Wohnung und sein Aeusseres, machte verschwenderische Geschenke und Einkäufe.

26. 11. 79 bis 28. 9. 84 Anstalt S: Völlig orientiert, Intelligenz und Gedächtnis anscheinend nicht herabgesetzt, kein Krankheitsbewusstsein. Stellt seine liederliche Lebensweise in den letzten Wochen in Abrede, es sei Lüge. Setzt alles sehr breit und ohne rechte Pointe auseinander. Hält sich immer sehr schmutzig, in seinem Anzug salopp. Macht sich ein Vergnügen daraus, andere Kranke zu foppen und aufzuregen, es kommt dadurch öfter zn Tätlichkeiten. Isst unmanierlich, kratzt die Sauce mit dem Finger aus dem Teller. Schimpft über die Behandlung, hält sein Benehmen nicht für krankhaft. Drängt auf Entlassung. Lacht laut bei sonderbaren Aeusserungen von Mitpatienten. Sammelt Papier, Sand usw. in seine Taschen. Schliesslich ordentlicher und verträglicher. Entwichen.

24. 4. 85 bis 4. 9. 91 Anstalt A.: In S. sei alles zu seinen Ungunsten ausgelegt worden, seine Wünsche seien nicht erfüllt worden. Bei einem Spaziergang uriniert er in Gegenwart von Damen. Unbeobachtet macht er alle möglichen Faxen, tanzt im Zimmer umher, verzerrt das Gesicht, reibt sich die Hände, in Gegenwart des Arztes fügsam und korrekt. Seine geistige Schwäche zeigt sich darin deutlich, dass er die krankhaften Symptome der Patienten nicht zu erkennen vermag. Auch weiss er oft nach einem Augenblick nicht mehr, wovon er kurz vorher gesprochen hat. Er ist unsauber in seinem Anzug, macht Schulden, sammelt Holzschnitzel, Papierschnitzel usw., sitzt stundenlang in einer Kneipe. Macht unzüchtige Handlungen mit Kindern. Einen Lebenslauf schreibt er sehr unübersichtlich, umständlich und äusserst weitschweifig. Bleibt mürrisch, verdrossen, oft sehr aufgebracht, wenn er in seinem Sammeltrieb gestört wird. Exitus.

2. Martin B., Holzschnitzer aus S., geb. 30. 1. 83. Enkelsohn des Vorigen. Kindheitsentwicklung normal. Lernte immer schwer, blieb in Untertertia sitzen. Gemütsart stillvergnügt, wenig gesellig. Das Lernen fiel ihm immer schwerer, er wurde stiller, sagte, er sei der schlechteste Mensch, habe seine Angehörigen betrogen, alle guckten ihn so an, äusserte Unglücksgefühl und Lebensüberdruss. Hörte eine Stimme, die ihm sagte, er sei ein schlechter Mensch. Druckgefühl im Kopf, Angst am Herzen.

12. 4. bis 4. 7. 01 Anstalt K.: Teilnahmslos, antwortet zögernd. Alles sei so anders geworden, es werde ihm etwas Schreckliches passieren, dabei eher stumpfsinnig als ängstlich! Zuweilen verlegenes Lächeln. Sagt öfter, er sei ein ganz schlechter Mensch, ein Teufel, habe schlechte Gedanken gehabt. Weint zeitweise viel, dazwischen ziemlich apathisch. Schliesslich freier in seinem Benehmen, keine Kopfschmerzen mehr. Entlassen.

2. 8. 04 bis 30. 4. 07 Anstalt E.: War immer menschenscheuer zu Hause geworden, er müsse als Teufel verdammt werden, weil er so viel gesündigt

habe. Stark gehemmt, Flexibilitas cerea. Leidlich orientiert. Er sei der Teufel, habe Angst vor dem jüngsten Gericht, er wisse nicht, ob er an die Wahrheit glauben solle oder nicht, habe Männer mit verzerrten Gesichtern gesehen. Meist gehemmt, zuweilen ängstliche Erregungszustände, manchmal theatralisch geschraubt, er trage die Hölle in seiner Brust. Schreibt einmal einen völlig geordneten Lebenslauf, wobei er aber auf die Krankheit nicht eingeht. Zeitweise freier, schliesslich gebessert entlassen.

Seit September 1910 traten wieder Erregungszustände auf, er zertrümmerte Türen und Fenster.

Seit 28. 12. 10 in Anstalt S.: Ueber seine Person, über Ort und Zeit orientiert. Berichtet über Onanie in der Jugend und den ersten Beginn seiner Erkrankung, es sei ihm da alles so schwer geworden, das Leben sei ihm ganz anders vorgekommen, es war so dunkle Nacht um ihn herum, er kam sich so verlassen vor, glaubte Stimmen zu hören, weiss aber nichts Näheres mehr. Nach den Anstaltsaufenthalten habe er versucht Elektrotechniker, dann Bildhauer zu werden, habe es aber nicht fertig bekommen. Er sei zu Hause jetzt so aufgeregt geworden, weil er den Teufel gesehen habe; habe sich mit seinem Vater nicht vertragen und ihn deshalb für den Teufel gehalten, sei auf ihn böse geworden. Jetzt sei er überzeugt, dass sein Vater im Recht war, jetzt sei er der Teufel und sein Vater der Gott. Er sei der Teufel, weil er hier immer so verwirrt sei. Alle reden über ihn. Wenn die anderen Patienten singen, höre er andere Worte, die auf ihn gingen. Er glaube, dass er alle gequält habe, weil er der Teufel sei; dafür solle er büssen. Viele Menschen quälten sich, die Leiden hätten; diese Leiden habe er ihnen gegeben, dafür müsse er sich wieder quällen. Antwortet zögernd, leise, sieht sich oft ratlos um, ängstlich. Auch weiterhin hört er Stimmen, er sei an allem Unglück schuld, sei verworfen. Im Februar ist er zeitweise läppisch heiter, dann wieder mürrisch, abweisend, grob gegen das Personal. Später äussert er einmal, es sei ein böser Geist mit Hörnern in ihm, welcher langsam abgeschlachtet werde. Seitdem beschäftigt er sich ab und zu mit Schnitzen usw., führt aber nichts zu Ende, schimpft öfter, in der Anstalt stecke alles unter einer Decke und bilde eine verschworene Gesellschaft. Musiziert, spielt Gesellschaftsspiele.

Diagnose der Anstalt K.: Affektive Melancholie.

Diagnose der Anstalt E.: Angstvolle halluzinatorische Verwirrtheit, angeborener Schwachsinn.

Diagnose der Anstalt S.: Dementia praecox.

3. Gertrud B., Lehrerin aus S., geb. 18. 8. 84, Schwester des vorigen. Normale Entwickelung. Lernte erst gut, dann schwer, machte aber trotzdem das Lehrerinnenexamen. Ostern 1906 wurde sie still, eigentümlich starr, hörte Stimmen, war manchmal ängstlich. Frühjahr 1907 war sie läppisch, heiter.

16. 9. 07 bis 24. 10. 08 Anstalt M.: Hatte eine Fensterscheibe eingeschlagen. Abweisend, gehemmt, lacht viel ohne Grund. Manchmal erregt, schimpft obszön, wiederholt dieselben Worte oft hintereinander. Schreibt an einen Bekannten: „Lieber Martin, ich habe Dich sehr gern, wir wollen zusammen ein Kind haben“.

Seit 28. 12. 08 Anstalt S.: Wegen eines Erregungszustandes mit Angriff auf den Vater eingeliefert. Ueber ihre Personalien, das Jahr und die Stadt orientiert. Sie sei in einem Sanatorium, um sich zu erholen, weil sie sich beim Examen überarbeitet habe. Sei früher deshalb schon in einem Sanatorium gewesen. Sei nicht erregt gewesen. Sie widerspricht sich oft in ihren Angaben, sagt einmal, sie habe Kopfschmerzen, bestreitet es im nächsten Augenblick. Gibt an, dass sie in S. sei, fragt dann, ob sie nicht bald nach S. fahren könne. Fragt immer wieder, ob sie nicht bald Mittag bekomme, ebenso fragt sie wiederholt, ob der Arzt Kinder habe, ob er auch für sie sorge usw. Sie macht einen kindlichen Eindruck, redet nach Art eines Kindes alles durcheinander. In den nächsten Tagen schneidet sie beim Essen mit dem Messer in den Tisch und in die Wäsche, schmiert mit Menstrualblut, fragt stereotyp nach dem Mittagessen. Auch in der Folge beschäftigt sie sich nicht, zeigt ein kindlich schwachsinniges Wesen, schimpft, wenn sie in Ordnung gehalten wird, ist auch gegen die Angehörigen unfreundlich, spuckt viel. Macht Stuhlgang ins Zimmer. Nur für Essen, besonders Süssigkeiten hat sie Interesse, wird sehr dick. Januar 1912 nimmt sie die Nachricht vom Tode ihrer Mutter sehr gelassen hin, auf die Frage, ob sie sie noch einmal sehen wolle, sagt sie: „Nein, ich habe keine Zeit dazu". Ob sie zum Begräbnis wolle: „Ich weiss nicht, ob ich will". Pat. muss gewaschen und gekämmt werden, auch öfter gefüttert werden, da sie mit dem Essen umherschmiert. Sich selbst überlassen, sitzt sie stumpf herum, zerpflückt ihre Schürze, Bluse und Spitzen am Kleid. Auf Fragen antwortet sie nur einsilbig, meist in sehr mürrischer, verdrossener Art.

Diagnose der Anstalt S.: Dementia praecox.

4. Gerhard B., Stud. jur. aus S., geb. 7. 1. 87, Bruder der vorigen. Normale Entwicklung, war aber stets schwächlich, lernte auf der Schule gut. War stets still, zurückhaltend, sonderte sich von anderen Kindern ab, wurde leicht gereizt und verstimmt. 1904 Blinddarmentzündung, sonst nie ernstlich krank. 1908 hatte er Sensationen in den Geschlechtsteilen und Geruchsempfindungen, die er auf hypnotische Einwirkungen zurückführte.

5. 2. bis 2. 10. 09 Anstalt C.: Hörte viel Stimmen. War fleissig im Garten Seit der Entlassung aus C. wirkte die Hypnose nach seiner Angabe so, dass er in seine Hosen Urin lassen musste. Er hörte sich angeredet und niemand war da, er hatte auch Geruchsempfindungen, hörte auch seine eigenen Gedanken.

22. 11. bis 21. 12. 09 Klinik: Somatisch o. B. 9. Semester. Hat kein Interesse für die Umgebung, ist anscheinend ganz von seinen Sensationen eingenommen, bewegt manchmal die Lippen hin und her, nimmt eine schiefe Körperhaltung ein; er erklärt dies für Wirkung der Hypnose. Manchmal beugt er sich nach vorn und geht mit ganz kleinen Schritten. Er lässt Urin in seine Hosen und Stuhlgang ins Bett. Schreibt einen völlig geordneten Brief nach Hause. Später gibt er bei einer Exploration an, das Studium sei ihm schwergefallen, er sei nach C. wegen Schlaflosigkeit gegangen, er fühlte sich auch geschlechtlich erregt und von Leuten beobachtet, in der geistigen Aufnahmefähigkeit durch schlechte Gerüche beeinträchtigt. Er hört Stimmen, die besonders von Hypnose sprechen. In die Klinik ist er wegen Urindrangs ge-

kommen, der durch Fernhypnose von C. aus hervorgerufen wird. Pat. ist orientiert, aber in der Unterredung krankhaft abgelenkt und zerstreut. Es wird ihm sichtlich schwer, seine Gedanken zu sammeln und selbst einfache Fragen richtig zu beantworten. Auf sein Drängen gegen ärztlichen Rat entlassen.

Zu Hause war der Zustand derselbe. Seit Ende August 1910 traten Erregungszustände auf, er wurde tätlich gegen seine Umgebung.

Seit 24. 9. 10 Anstalt S.: Bei der Untersuchung in dauernder leichter Unruhe, dreht den Kopf, als ob ihm der Kragen zu eng sei, saugt die Lippen ein, benetzt sie mit der Zunge, schluckt häufig, zupft sich am Bart, nestelt am Anzug usw. Ueber Zeit, Ort und Personalien orientiert. Gibt über seine Sinnestäuschungen nur wenig Auskunft; ablehnend und teilnahmslos. Vielfach wiederholt er immer wieder dasselbe Wort oder dieselbe Silbe, z. B. „immer, dididi, Ruhe, Ruhe . . .“. Zur Begründung gibt er an, er müsse das. Zuweilen wird er bei dem Vorsichhinsprechen sehr laut, dabei sind Arme und Gesichtsmuskulatur in ständiger Bewegung. Sein Verhalten ist sehr abweisend. Auf seinen Wunsch besuchte ihn sein Bruder öfter, er berichtete diesem, dass nach seiner Ansicht die Aerzte der Klinik und der Anstalt auf ihn und den Bruder durch Fernhypnotisieren schädlich einwirken, deshalb sei er so zurückhaltend; der Bruder berichtet dies in einem Brief. 1912 unverändert, bleibt in seinem Zimmer, oft tagelang im Bett. Auch die einfachsten Antworten sind erst durch eindringliche Fragen zu erhalten, er ist dann aber ganz freundlich. Zeitweise lautes Verbigerieren unter neigenden Kopfbewegungen.

Ueber Besuche vom Vater und der gesunden Schwester freut er sich immer. Bei der Nachricht vom Tode der Mutter, an der er immer sehr gehangen hatte, wird er sehr erregt, wirft einen Blumentopf an die Wand, heult laut auf, er bleibt noch einige Tage sehr mitgenommen, bis er allmählich wieder völlig abstumpft.

Diagnose der Klinik: Hebephrenie (Sensationen, Halluzinationen mit physikalischem Erklärungswahn und Beziehungsideen).

Diagnose der Anstalt S.: Dementia praecox.

In dieser Familie finden wir Geisteskrankheit beim Grossvater und bei 3 seiner 4 Enkelkinder; wahrscheinlich waren von den 5 Geschwistern des Grossvaters noch 2 Geschwister geisteskrank, doch war hierüber leider nichts Näheres zu erfahren. Die Psychose des Grossvaters, der immer schon Sonderling war, führte schon im Alter von 21 Jahren zu Anstaltsbehandlung. Die Art der Erkrankung lässt sich nach den vorhandenen Aufzeichnungen nicht sicher bestimmen. Man könnte nach dem ganzen Bild an eine in Schüben verlaufene Katatonie denken, seine auffallenden Handlungen als Sonderbarkeiten auffassen, andererseits liegt es doch nach der ganzen Krankengeschichte näher, eine wiederholt aufgetretene und schliesslich mit einem Zustand ethischer und intellektueller Verblödung geendete Manie zu diagnostizieren, besonders seine Kauflust und Erotik sprächen für letztere Annahme. Eindeutiger sind die Psychosen bei den Enkelkindern. Der älteste Enkel war anscheinend immer etwas schwachsinnig, dabei wenig gesellig; die

Psychose setzte im 18. Lebensjahr mit einem Depressionszustand und entsprechenden Halluzinationen ein; später traten Erregungszustände auf, ferner absonderliche hypochondrische Verfolgungsideen; es handelte sich also um eine depressiv-paranoische Erkrankung der Katatoniegruppe. Die Schwester war zunächst vollwertig, ihre zuerst im Alter von 22 Jahren aufgetretene Erkrankung gehört derselben Gruppe an, zeigt aber mehr das Bild einer Hebephrenie im engeren Sinn. Der folgende Bruder gehört auch in die Gruppe der Katatonie; er war immer still, dabei leicht gereizt, aber intellektuell anscheinend nicht minderwertig. Seine Erkrankung begann mit 21 Jahren und zwar unter dem Bild eines physikalischen Verfolgungswahns, aus dem sich eine Katatonie mit Verbigerationen, stereotypen Bewegungen usw. entwickelt hat. Das äussere Bild ist aber also bei den 3 Geschwistern ziemlich verschieden, während man doch mit Sicherheit den gleichen Krankheitsprozess bei allen 3 für vorliegend erachten kann. Die Krankheit des Grossvaters ist vielleicht gleichartig gewesen, vielleicht aber ist sie als manische Erkranknng zu denken.

XXXII.

Familiengeschichte: Vater des Vaters an Schwindsucht gestorben, Mutter des Vaters an bösartiger Geschwulst gestorben. Vater, 75 Jahre alt. war ebenso wie seine Eltern und Geschwister psychisch nie auffällig. Ein Bruder und eine Schwester des Vaters sind mit zirka 60 Jahren an Schwindsucht gestorben, ein anderer Bruder ebenso alt, nachdem er 2 Jahre durch einen Schlaganfall gelähmt war. Ueber die zahlreichen Kinder der väterlichen Geschwister Näheres unbekannt, angeblich niemand geisteskrank. Ueber Eltern und Geschwister der Mutter Näheres unbekannt, angeblich geistig gesund. Mutter lebt noch mit 66 Jahren, war nie auffällig. Von 13 Geschwistern starben eine Schwester und ein Bruder klein an Cholera, die nächste Schwester, eine jetzt zirka 45jährige Krankenschwester versieht ihren Beruf, gilt aber als auffällig und weitschweifig. Ein Bruder starb mit 8 Jahren an Meningitis nach Trauma. Der nächste Bruder holte sich eine Lues und starb an Paralyse (s. u.), von seinen 2 Kindern ist das älteste nervös. Eine unverheiratete Schwester soll gesund und normal sein. Der nächste Bruder war in der Klinik. Ein Bruder starb mit einem halben Jahr an Enteritis. Die folgende Schwester war in der Klinik. Dann folgten Zwillinge, von denen der Bruder, Bergbeamter, jetzt 30 Jahre und gesund sein soll; die Schwester starb mit 4 Jahren an Wassersucht. Die nächsten Zwillinge, auch Junge und Mädchen, starben im ersten Lebensjahr. — Zwillingsgeburten sind sonst in der Familie nicht bekannt.

1. Theodor D., Bergbeamter aus S., geb. 1869. Wann die luetische Infektion stattfand, ist nicht bekannt. Arbeitete sehr angestrengt. 1903 anscheinend gastrische Krisen. Frühjahr 1905 vorübergehend Grössenideen, grosse Erregung. Seit Mai 1906 starker Rededrang, zuweilen grosse Erregung. Grössenideen.

18. 6. bis 1. 8. 1906 Klinik: Pat. besitzt Millionen und Milliarden. Inkohärenter Rededrang, motorische Unruhe. Urteilsfähigkeit, Merkfähigkeit schlecht

Pupillen lichtstarr, starkes Silbenstolpern, Patellarreflexe aufgehoben, deutlicher Romberg, grosse Hinfälligkeit; unsauber. — In Anstalt N. nach einigen Wochen gestorben.

Diagnose der Klinik: Progressive Paralyse.

2. Willy D., Schüler aus T., geb. 15. 8. 1875, Bruder des Vorigen. Seit 1893 hatte D. Zeiten von Depression mit Selbstmordgedanken, die mit Perioden von gehobener Stimmung abwechselten, und zwar nach seinen etwas unsicheren Angaben zirka alle 10 Tage, ohne freie Intervalle.

20. 4. bis 17. 6. 1894 Klinik: Ziemlich frech und schlagfertig, macht Bemerkungen über seine Umgebung, hat unzählige Fragen und zahlreiche Wünsche, verlangt Bier, Zigarren usw.

Vom 24. bis 30. 4. Depression: Still und wortkarg, Kopfschmerzen, könne nicht denken und nichts tun. Seit dem 1. 5. ziemlich plötzlicher Umschwung, skandaliert, streitsüchtig, hat viel Wünsche, wird schliesslich handgreiflich. Auch weiterhin derartiger Wechsel depressiver und exaltierter Phasen, von verschiedener Dauer. Keine Sinnestäuschungen oder Wahnideen.

Ueber die Zwischenzeit nichts Genaues bekannt, nach Angabe des Vaters normal. Seit Januar 1895 machte er sich Sorgen um seine Zukunft, er sei zu den einfachsten Arbeiten nicht mehr imstande. Sei krank.

26. 1. bis 17. 4. 1895 Klinik: Angaben über die Zwischenzeit widersprechend. Das Denken habe ihn jetzt angestrengt, er habe sich Sorgen um die Zukunft gemacht, und geglaubt zu seinem zukünftigen Beruf nicht mehr imstande zu sein. Habe von Leichen und Hinrichtungen geträumt.

In den folgenden Tagen äusserte er, der Arzt misstraue ihm, der Oberwärter ziehe ihn auf. Besuche würden nicht zugelassen, Briefe nicht befördert. In der Folgezeit bald ruhig und deprimiert, bald erregt, aber immer reizbar.

17. 4. bis 21. 11. 1895 Anstalt A.: Spricht viel über seinen Aufenthalt in der Klinik und über die Aerzte in verwirrter Weise, alles durcheinander. Beklagt sich über Misshandlung, ist sehr unzufrieden.

Seit dem 15. 7. freundlich und bescheiden, fühlt sich wohl. Weiss, dass er unverständliches Zeug geschwatzt habe, ihm sei es aber stets klar vorgekommen, nur sei ihm alles Mögliche in schneller Aufeinanderfolge in den Sinn gekommen. Bleibt freundlich und zufrieden, nur im August kurz unzufrieden. Geheilt entlassen.

Seit Ende 1896 wieder Eingenommensein des Kopfes, Unlust zu Tätigkeit, Abneigung gegen Verkehr, Empfindlichkeit, Müdigkeit.

17. 4. bis 21. 11. 1895 Anstalt A.: Zunächst leicht deprimiert, dann wieder besserer Stimmung, zuletzt wieder gedrückter.

24. 8. 1898 bis 3. 6. 1900 Anstalt A.: Derselbe Wechsel wie früher. Vielfach querulierend und reizbar.

Nach Angabe der Schwester ist sein Zustand noch unverändert. Es wechseln Zeiten, wo er sich zum Arbeiten unfähig fühlt, mit solchen, wo er arbeiten kann, er kommt aber nicht weiter. Augenblicklich besucht er eine Handelshochschule, will aber einen andern Beruf ergreifen.

Diagnose der Klinik: Zirkuläres Irresein.

Diagnose der Anstalt A.: eadem.

3. Helene G., geb. D., Bahnassistentenfrau aus H., geb. 1877; Schwester des Vorigen. Normale Entwicklung, in der Schule gut gelernt, früher nie wesentlich krank. War fleissig, heiteren Temperaments. Erste Geburt 1. 12. 1901. Sie stillte das Kind bis Ende Mai 1902. Im April 1902 machte sie einen fieberhaften Gelenkrheumatismus durch. Anfangs Mai fing sie an, Versündigungsideen zu äussern, ihr Kind sei zu früh geboren, sie solle ins Gefängnis kommen, sie und ihr Mann müssten Gift nehmen, könnten nicht länger zusammen leben. Sie hatte keine Arbeitslust mehr, war still und gedrückt, weinte viel.

13. 6. bis 4. 8. 1902 Klinik: Ueber der rechten Spitze Rasseln und verschärftes Atmen, sonst somatisch ohne Besonderheiten. Ratlos-ängstlich, mangelhaft orientiert, die Kranken seien Geheimpolizisten, die sie beobachten sollten; wie eine Kranke verbunden wird, sagt sie „hier ist eine Schlachtbank". Sie sieht die Hölle mit Teufeln vor sich, sieht ihren Mann, ihr Kind, hört ihr Kind schreien, glaubt die Arznei sei Gift. Dass sie nach der Verheiratung schon so früh geboren habe, werde in die Zeitung kommen, einen grossen Klatsch geben. Spricht spontan nicht, auf Fragen nur spärlich aber adäquat.

Auch in den nächsten Tagen ist die Patientin ängstlich-ratlos, halluziniert sehr viel, antwortet nicht. Manchmal macht sie wiederholt hintereinander dieselben Bewegungen, z. B. Händereiben, eigenartige Beinbewegungen. Einmal erzählt sie, sie habe in der Nacht alles unter Wasser gesehen, die Welt gehe unter. Vom Mann abgeholt. Ungeheilt.

21. 10. 02 bis 18. 12. 03 Anstalt A.: Inzwischen nicht gebessert, hörte, sie solle in Klosettröhren gesteckt werden, es gebe Krieg, alle Leute würden durch Räuber umgebracht. Ruhig, freundlich, erschöpft. Orientiert, kann aber über die Geschichte ihrer Krankheit wenig angeben. Berichtet über ihre Stimmen. Weiterhin ängstlich, ratlos, halluziniert viel, sie habe die Kaiserin beleidigt, sei an allem schuld, habe einen Justizmord begangen, solle abgeschlachtet werden, sei ein Meuchelmörder ersten Ranges etc. Vorübergehend ist sie weniger ängstlich, etwas besserer Stimmung. Manchmal sagt sie, alles sei so anders, sei rumgedreht, abgestellt. Später zeigt sie ausgeprägte Katalepsie; kein Negativismus, halluziniert noch immer, zerzupft Kleidungsstücke und Bettzeug. Aengstlich, ratlos. Exitus an einer Gesichtsphlegmone.

Diagnose der Klinik: Laktationspsychose.

Das aufgeregte Wesen der ältesten, noch lebenden Schwester ist wohl als manische Konstitution zu deuten; in dieselbe Gruppe fällt der zirkuläre Bruder. Die Laktationspsychose der anderen Schwester ist dagegen ihrem Wesen nach davon verschieden; ausser der Laktation können der Gelenkrheumatismus und die Lungenaffektion eine Rolle gespielt haben; die Psychose wird man zur Amentia rechnen können. Auffallend ist, dass die Aszendenz frei von psychischen Störungen sein soll. Hervorzuheben ist noch die Paralyse des einen Bruders.

XXXIII.

Familiengeschichte: Die Eltern des Vaters sollen gesund gewesen sein, ein Onkel des Vaters war geisteskrank. Der Vater war in der Anstalt N.

Ueber seine Geschwister ist nichts bekannt. Ueber die Mutter und deren Familie ist nichts Näheres bekannt. Eine Tochter war in der Klinik, eine jüngere soll wegen Melancholie vorübergehend in Anstaltsbehandlung gewesen sein. Ueber weitere Kinder ist nichts bekannt..

1. Ludwig L., Tischlergeselle aus W., geb. 1839. Normale Entwickelung. 1864 machte er den Feldzug gegen Dänemark mit. Auf der Rückkehr beim Einzug in Berlin kam ihm alles gleichgiltig vor, er konnte sich über nichts freuen, glaubte dann, alle Leute seien ihm feind. Schliesslich wurde er sehr still, machte seine Arbeit verkehrt. Aeusserte, er sei der schlechteste Mensch von der Welt, sei verfolgt und müsse aus der Welt gehen. Versuchte, sich mit seinem Schnupftuch zu erhängen.

18. 5. bis 11. 11. 65 Anstalt N.: Deprimiert, er sei eine Schande vor Gott und den Menschen, habe seine Militärmedaille geschändet. Stimmen sagten ihm das. Alles komme ihm so fremd vor. Weiterhin hört er vielfach Stimmen die über ihn sprechen, klagt sich an, er habe soviel ausgesprochen, was er nicht verantworten könne, er sei ein trauriger, sündiger Mensch. „Wann werde ich denn erlöst?“ Schliesslich keine melancholischen Vorstellungen mehr. Berichtet über die Stimmen, die er gehört habe, dass ihm alles fremd war etc., es sei ihm alles wie ein Traum. Geheilt entlassen.

2. Emma D., geb. L., Maschinistenfrau aus W., geb. 1867. Mit 14 Jahren hatte Patientin oft Ohnmachtsanfälle, litt an Kopfschmerzen. Mit 21 Jahren war sie $\frac{1}{4}$ Jahr lang sehr missgestimmt und deprimiert, wurde menschenscheu, glaubte, sie müsse sterben, weinte viel, schlief wenig. Dieser Zustand besserte sich allmählich. Mit 22 Jahren Heirat. Erste Entbindung und Laktation o. B. 9. 2. 93 zweite Entbindung, leicht, normales Wochenbett. Stillte bis Anfang April 93; wurde dann missgestimmt, weinte über ihr Unglück, sprach viel vom Sterben, wurde erregt.

23. 4. bis 9. 6. 93 Klinik: Blutiger Ausfluss aus der Vagina, geringes Fieber. Fast regungslos, spricht unzusammenhängend, sie müsse sterben, ihre Leiche solle nach W. gebracht werden, der Kaiser rufe sie immer. Das Fieber hält an. Meist liegt sie mit geschlossenen Augen ganz still da, antwortet nicht, sträubt sich sehr bei der Untersuchung. Oft schreit sie eine Zeitlang einzelne Worte, wie „bitte“, „ach nein“. Manchmal geht sie an die Tür, der Kaiser habe sie gerufen.

4. 5. Spricht von Gift, gibt zu, Stimmen zu hören, elektrisiert zu werden. Behauptet, in W. zu sein. Schliesslich kein Fieber mehr, spricht kaum, verwirrter Gesichtsausdruck.

9. 6. 93 bis 29. 4. 95 Anstalt A.: Nicht orientiert, spricht kaum. Nur bei einem Besuch der Angehörigen sprach sie viel, redete viel wirres Zeug, man solle ihr den Kindermord nicht zur Last legen, das habe die Schwiegermutter getan, ihr werde allerhand zugerufen. Dann wieder ganz stumm, sitzt meist mit geschlossenen Augen da. Oefter unsauber.

Dezember 94. Vorübergehend nach Besuch des Mannes freundlich, antwortete korrekt, sie werde wohl bald wieder ganz gesund werden. Dann wieder aggressiv, gereizt, stumm. Bleibt unverändert, schwatzt manchmal zusammenhanglos vor sich hin.

5. 5. 95. Tod in Familienpflege, anscheinend an Lungentuberkulose.

Diagnose der Klinik: Akutes halluzinatorisches Irresein (Puerperalpsychose).

Mit 25 Jahren machte der Vater eine wohl als Melancholie aufzufassende Geistesstörung durch, man könnte aber auch an das melancholische Vorstadium einer Katatonie denken; leider ist über sein weiteres Ergehen nichts bekannt. Die Laktationspsychose der Tochter kann man als Amentia ansehen, weil Desorientierung und Halluzinationen im Vordergrund standen, manche Autoren würden sie wohl als Katatonie auffassen. Ob es sich bei ihrer Schwester wirklich um eine Melancholie gehandelt hat, wie die Anamnese angibt, ist natürlich sehr ungewiss, würde aber gut zu der Melancholie des Vaters passen, auch dass noch ein Onkel des Vaters geisteskrank war, würde dafür sprechen, da ja die Affektpsychosen meist gehäuft in den Familien vorkommen. Die Geistesstörung von Frau L. müsste dann als exogen entstandene Amentia oder als von der mütterlichen Seite stammende Katatonie — wenn diese Krankheit überhaupt auf Vererbung beruht — angesehen werden.

XXXIV.

Familiengeschichte: Der Vater des Vaters starb mit 40 Jahren an Nervenfieber, war normal. Der Vater lebt noch mit 70 Jahren, ist gesund. 3 Brüder des Vaters starben über 75 Jahre alt an Altersschwäche, einer mit 36 Jahren an Blutsturz, eine Schwester mit 58 Jahren an Magenkrebs, eine andere mit 28 Jahren an Lungenentzündung, eine mit 36 Jahren an vorzeitiger Geburt. Der Vater der Mutter starb mit 62 Jahren an Lungenbluten, war normal. Die Mutter der Mutter starb mit 77 Jahren an Altersschwäche, geistig gesund. Die Mutter war in der Anstalt U. Die Schwester der Mutter starb an einem Frauenleiden. Von 4 Kindern sind ein Sohn und eine Tochter und deren Nachkommen gesund, eine Tochter war in der Klinik, eine Tochter starb mit 2 Jahren an Diphtheritis.

1. Marie B., geb. R., Lehrersfrau aus E., geb. 24. 5. 1842. Früher gesund, Aus Gram über die Geisteskrankheit ihrer Tochter wurde Patientin schlaflos, besorgte ihren Haushalt nicht. Es komme nichts mehr aus dem Leib heraus. darum dürfe sie auch nichts mehr essen. Sass vor sich hinbrütend da, durch Zeichen andeutend, dass sie nicht schlucken könne.

57. 11. 05 bis 11. 4. 06 Anstalt U.: Ueber Zeit und Ort orientiert, ruhig, freundlich, macht etwas Schwierigkeiten beim Essen. Klagt über Mattigkeit und Schlaflosigkeit, leicht deprimiert, hat noch keinen Mut, nachhause zurückzukehren. Schliesslich möglichst gebessert entlassen.

Diagnose der Anstalt U.: Senile Demenz.

Nach Auskunft des Mannes leidet sie an Arterienverkalkung.

2. Minna B., Haustochter aus E., geb. 1877. Tochter der Vorigen. Früher gesund, seit August 05 schlaflos. Im September hatte sie einen Anfall, bei dem sie nicht wusste, wo sie war, steif und starr wurde, die Augen geschlossen,

7*

dabei zirka $^1/_4$ Stunde leichte Zuckungen. Von einem Spaziergang kam sie wieder und sagte, sie sei in einem solchen Dämmerzustand ins Wasser gesprungen. Sie sprang dann noch zweimal nachts in den Fluss. Sie meinte, der Hals sei eingeschnürt, der Kehlkopf nach unten gerutscht.

14. 10. 05 bis 10. 1. 06 Klinik: Orientiert. Habe sich das Leben nehmen wollen, um den Eltern keinen Kummer mehr zu machen. Meint, sie könne nicht mehr singen, singt, nachdem sie elektrisiert ist. Oefter Neigung zum Weinen, mit Neigung zu Versündigungsvorstellungen. Vorübergehend auffallend viel beschäftigt und unstät. Geheilt entlassen.

Inzwischen normal. Mitte April 1911 zog sich ihr Liebhaber von ihr zurück, sie weinte viel, war interesselos, klagte über starke Unruhe und Spannung im Kopf, hatte angeblich auch einen Krampfanfall. Sie glaubte, diesen Zustand durch Selbstbefriedigung herbeigeführt zu haben und machte sich deshalb heftige Vorwürfe. Mutlos, sehr ängstlich.

10. 5. bis 5. 7. 11 Klinik: Völlig klar und orientiert, Gesichtsausdruck leicht deprimiert. Bestätigt die Angaben der Anamnese; hatte das Gefühl, als wenn die Leute sie nicht gern hätten. Mehrfach hysterische Anfälle, schüttelt mit dem Kopf, zuckt mit den Augenlidern, keine Bewusstseinsstörungen, antwortet auf Fragen dabei, klagt über krampfartige Schmerzen. Vielfach Spannungsgefühl im Kopf, Schlaflosigkeit. Schliesslich Wohlbefinden, abgeholt.

Diagnose der Klinik: Hysterie. Hysterischer Depressionszustand.

Nach Angabe des Vaters hat sich die Patientin fünf Stunden nach der Rückkehr durch Oeffnen der Halsschlagader das Leben genommen.

Ob es sich bei der Tochter wirklich um eine Hysterie gehandelt hat, möchte ich fast bezweifeln, es zeigen ja nicht selten katatone Psychosen im Beginn ein ganz hysterisches Bild, und zwar auch mit hysterischen Anfällen. Die Geistesstörung der Mutter ist wohl als eine durch die Erkrankung der Tochter ausgelöste reaktive Depression im Senium aufzufassen.

XXXV.

Familiengeschichte: Die Eltern und die 4 Geschwister des Vaters starben zwischen 70 und 80 Jahre alt, ohne je anormal gewesen zu sein. Der Vater war geistig immer gesund, er starb mit 78 Jahren an Altersschwäche. Die Eltern und die einzige Schwester der Mutter starben in hohem Alter. Die Mutter starb mit 65 Jahren an Brustkrebs, sie soll ziemlich „nervös" gewesen sein; von ihren Verwandten soll eine Nichte vorübergehend geisteskrank gewesen sein. Von 6 Kindern ist ein Bruder in der Klinik und der Anstalt N., eine Schwester in der Anstalt A. gewesen. Ein Bruder starb mit 21 Jahren an Selbstmord. Ein Bruder und zwei Schwestern sind gesund.

1. Eduard Sch., Eisenbahnsekretär aus E., geb. 27. 7. 59. Pat. war als Kind gesund, lernte in der Schule schwer, besuchte die Realschule bis Obersekunda, bestand das Sekretärexamen erst beim zweiten Mal. War immer leicht reizbar, hatte wenig Verkehr. Seit 1902 glaubte er sich von seinen Kollegen beobachtet und verfolgt, 1906 wurde er pensioniert, weil er seinen Dienst nicht

mehr ordentlich versehen konnte. Er gab an, Geräusche und Stimmen zu hören, die das sprachen, woran er gerade dachte. Von seinen Geschwistern und den anderen Hausbewohnern fühlte er sich belauscht und beeinträchtigt, er bedrohte dieselben.

17. 12. 09 bis 16. 3. 10 Klinik: Somatisch o. B. Völlig geordnet, bestreitet Beeinträchtigungsideen. Allmählich geht er aus sich heraus. Er habe im Bureau Arbeiten für drei bekommen, damit er dienstuntauglich würde. Es habe ihn immer jemand durch die Türritze beobachtet. Hat die Polizei im Verdacht. Einmal hört er sagen, er mäste seinen Kadaver wie ein Schwein und wird sehr erregt darüber. Nachts werde er mit Pinzetten gestochen und es würden ihm Betäubungsmittel eingespritzt, daher fühlte er sich so elend. Bezieht belanglose Aeusserungen und Handlungen auf sich. Auf der Strasse seien ihm viele Leute, besonders Briefträger, absichtlich in den Weg gelaufen. Beim Lesen z. B. eines französischen Buches wurden ihm Erklärungen vorgesagt, die er gar nicht haben wollte. Pat. bleibt zeitlich und örtlich vollkommen orientiert, der frühere geistige Besitzstand ist nicht angegriffen.

Seit 16. 3. 10 Anstalt N.: Immer sehr unzufrieden, klagt über schlechte Bedienung, dass nicht alles an den richtigen Platz gestellt werde, zeichnet viel, behauptet, dass seine ausgezeichneten Bilder (die aber sehr schlecht sind) von Andern nachgemacht würden. Er habe in E. ein dem seinen ähnliches Taschenmesser gesehen, das sei auch nachgemacht worden. Vermutet hinter allem Tricks gegen sich, schimpft sehr, wenn beim Aufräumen schmutzige Lappen und altes Papier, die er sich aufhebt, entfernt werden. Produziert bei seinen Beeinträchtigungsideen eigenartige Wortbildungen. Geht nicht aus dem Zimmer, damit ihm nichts fortgenommen wird.

März 1912 zeigt er noch das gleiche Verhalten. Unter dem Einfluss von Halluzinationen wird er gelegentlich gereizt und laut, schimpft, dass seine Gedanken von den Mitkranken nachgesprochen werden, im übrigen verhält er sich ruhig und geordnet. Nach einem Brief kann er anscheinend beurteilen, welche Erscheinungen für krankhaft gehalten werden.

Diagnose der Klinik: Chronische halluzinatorische Paranoia.

Diagnose der Anstalt N.: Paranoia.

2. Anna Sch., ledig, aus E., geb. 12. 3. 1861. Schwester des Vorigen. Entwickelte sich als Kind körperlich normal, lernte aber auf der Schule nicht besonders. War nie auffällig. Seit 06 wurden die Menses unregelmässig, hörten seit Anfang 08 ganz auf. Seitdem war Patientin reizbar, klagte über Hitzewallungen, Kopfschmerzen, Herzklopfen machte sich Selbstvorwürfe, schnitt öfter Grimmassen und machte sonderbare Bewegungen, hörte oft ihren Namen rufen.

27. 5. bis 20. 7. 08 Klinik: Mitralfehler. Weinerlich, redet viel, wobei aber meist dieselben Gedanken und Ausdrücke wiederkehren. Gibt Angst zu, sie habe gedacht, nicht fertig zu werden, das Essen werde nicht gar. Die Orientierung bleibt dauernd erhalten. Patientin spricht viel, bezieht die Vorgänge in der Umgebung auf sich, spricht von Leichenhalle, wiederholt oft: „Ich muss sterben", „kann ich noch leben?" und ähnliche Sätze. Nimmt gern pathetische Stellungen ein und behält sie bei. Gebessert entlassen.

28. 10. 08 bis 20. 2. 09 Klinik: Jammert, sie habe niemand etwas getan, in ihrer Wohnung sei es immer rein gewesen, fragt den Arzt, ob er der Scharfrichter sei, sie habe doch nichts verbrochen. Zuhause sei alles so verändert gewesen, sie habe dort keine Luft und keinen Atem mehr gehabt, die Leute hätten sie so sonderbar angesehen. Bleibt ängstlich, weinerlich, springt manchmal plötzlich aus dem Bett, klammert sich an den Arzt, schreit: „Ich muss sterben!" Sehr eintönig in ihren Aeusserungen, lebhafte pathetische Geberden und Bewegungen.

20. 2. 09 bis 9. 6. 11 Anstalt A.: Aengstlich gespannter Gesichtsausdruck, jammert laut, sie wolle wieder zu ihren Geschwistern, wolle nicht sterben. Wie sie gesagt habe, sie wolle sterben, habe sie gelogen. Sie habe gesagt, sie wolle aufs Schaffot, wolle aber nicht hin. Wiederholt immer dasselbe. Ferner äussert sie, ihre Geschwister hätten unter ihrer Schlechtigkeit zu leiden, sie habe gelogen, wie eine falsche Katze; dann wieder, sie sei gar nicht so schlecht, das sei alles gelogen. Zeitweise ist sie gehemmter, dann wieder mehr agitiert. April 1910 hält sie einen durch die Abteilung gehenden Sergeanten für den Kronprinzen, andere Leute für Angehörige des Königlichen Hauses. Schliesslich ist sie weniger ängstlich, beschäftigt sich, wird versuchsweise gebessert entlassen.

Diagnose der Klinik: Klimakterische Angstpsychose.

Diagnose der Anstalt A.: eadem.

Ueber ihr weiteres Schicksal war nichts zu erfahren.

Die Psychosen von Bruder und Schwester haben ausser dem Auftreten ungefähr in demselben Alter, im 43. resp. 45. Lebensjahr, wenig gemeinsame Züge. Zu bemerken ist, dass beide Patienten auf der Schule nicht gut gelernt hatten. Bei dem Bruder entwickelte sich eine chronische Paranoia, bei der Schwester beherrschten der depressive Affekt mit ausgesprochener Angst und entsprechenden Wahnideen das Krankheitsbild, das man als Angstpsychose oder als Melancholie bezeichnen muss. Bei der vorübergehenden Geisteskrankheit einer Kusine unserer Patienten hat vielleicht auch eine Affektpsychose vorgelegen, leider ist hierüber nichts Näheres bekannt, die nächste Verwandtschaft scheint sonst von Psychosen freigeblieben zu sein.

XXXVI.

Familiengeschichte: Ueber die Familie des Vaters ist nichts bekannt. Der Vater soll gesund gewesen sein. Ueber den Vater der Mutter ist nichts bekannt. Die Mutter der Mutter war jahrelang geisteskrank, wurde zu Hause in einem verschlossenen Zimmer gehalten, weil sie sehr viel tobte. Die Mutter soll gesund gewesen sein. Die einzigen beiden Kinder waren in der Klinik.

1. Wally Sch., Privatiere aus D., geb. 1864. Soll immer etwas nervös gewesen sein, wollte Musik studieren, hatte aber keine Ausdauer. Lebte allein, reiste viel. Seit Frühjahr 1902 äusserte sie Verfolgungsideen.

4. 6. bis 9. 7. 03 Klinik: Orientiert. Aeussert allerhand Beeinträchtigungsideen, glaubt, sie solle pekuniär geschädigt werden, sie solle kompromittiert werden, fühlt sich unzufrieden, ruhelos, hat kein Vertrauen auf die Zukunft. Scheint nicht unintelligent. Sie sei eine schrullige querköpfige Person geworden, der es an fester Führung von Jugend auf gefehlt habe. Weiterhin spricht sie viel, produziert ihre Verfolgungsideen nur, wenn sie danach gefragt wird, und zwar erzählt sie dann eine Reihe von Klatschgeschichten über eine ihr angeblich feindliche Dame. Sie ist dauernd sehr lebhaft, eitel, interessiert für tausenderlei, aber mehr im altjungferlichen als manischen Sinn. Zur Zeit der Menses ist sie etwas verstimmt, hoffnungslos. Hält an der Realität ihrer Beobachtungen und Folgerungen fest.

2. 6. bis 18. 4. 04 Klinik: Kommt freiwillig. Sie leide an angstvollen Vorstellungen, die sich ihr vorübergehend aufdrängen, z. B., wenn sie auf einem Kirchenchor sei, der Gedanke, sie könne nicht wieder hinunter. An der Idee der Verfolgung durch die Dame hält sie fest. Wechselnder Stimmung, öfter heftige Angstanfälle, schildert ihr Schicksal in den schwärzesten Farben, weint leicht, ist für Zuspruch sehr zugänglich. Gebessert entlassen.

Einige Tage später endete Pat. durch Suizid.

Diagnose der Klinik: Paranoia, später erbliche psychopathische Konstitution.

2. Martha Sch., Fabrikantentochter aus D., geb. 1869, Schwester der vorigen. War immer empfindlich. Seit Frühjahr 1889 war sie schwermütig, glaubte, die Leute beleidigt zu haben und dafür den Tod zu verdienen. Einmal äusserte sie, man wolle sie vergiften. Suizidversuch mit Karbol.

17. 10. 89 bis 1. 7. 91 Klinik: Habe sterben wollen, weil sie sich versündigt habe. Später sagt sie, sie leide seit der Kindheit an Zwangsvorstellungen, habe öfter plötzlich lachen, unanständige Sachen sagen müssen, auch die Karbolsäure habe sie unter einem derartigen Zwang genommen. In letzter Zeit sehe sie öfter schreckhafte Gestalten. Weiterhin deprimiert, weint viel, hat keine Hoffnung besser zu werden. Wie im Stuhlgang Nägel, Uhrschlüssel usw. gefunden werden, gibt sie an, seit einigen Wochen habe sie alle möglichen Gegenstände verschlucken müssen, ohne die Vorstellung zu haben, sich einen Schaden dadurch zu tun. Zuletzt seien Selbstmordideen gekommen. Meist ist Pat. sehr verschlossen, manchmal äussert sie, sie sei schlecht, habe alle Menschen schlecht gemacht, habe gelogen usw., solle verurteilt, weggebracht werden. Hört beschimpfende Stimmen, hält den Arzt für den Staatsanwalt, sie sei gefangen. Zeitweise fleissig, zugänglicher, zeitweise sehr verschlossen oder ängstlich. April 1890 wird Pat. plötzlich manisch, redet den ganzen Tag, kennt alles, halluziniert, schimpft über schlechte Behandlung, verwirrt. Mitte Mai wird sie wieder deprimiert, seit August entwickelt sich eine lebhafte manische Erregung mit Halluzinationen und Verwirrtheit, die erst im Januar abklingt. Nur summarische Erinnerung. Schliesslich genesen entlassen.

Diagnose der Klinik: Zirkuläres Irresein.

Pat. soll, mit ihrer Familie zerfallen, einen Ausländer geheiratet haben.

Bei beiden Schwestern lagen allem Anschein nach rein endogene Störungen vor, als belastendes Moment ist uns nur die Geisteskrankheit der mütterlichen Grossmutter bekannt, im übrigen wissen wir nur wenig über die Familie. Während die psychischen Störungen der älteren Schwester nicht den Eindruck einer umschriebenen Geisteskrankheit machen, handelte es sich bei der jüngeren Schwester um ein ausgeprägtes zirkuläres Irresein, dessen einzelne Phasen sich ablösen. Es ist sehr schade, dass das weitere Ergehen nicht genauer bekannt ist.

<h3 style="text-align:center">XXXVII.</h3>

Familiengeschichte: Die Mutter ist mit 83 Jahren gesund. 2 Töchter waren in der Klinik und in Anstalten. Eine dritte Tochter war nie krank, lebt noch. Auch bei entfernten Verwandten sollen sonst keine Geisteskrankheiten vorgekommen sein.

1. Pauline K., geb. R., Tischlersfrau aus H., geb. 26. 2. 56. Normale Entwicklung. Erste Menses mit 18 Jahren, mit 49 Jahren Zessieren derselben. Pat. war nie schwanger. Ihr Mann misshandelte sie öfter, brachte ihr Geld durch. Seit Juni 1906 war sie aufgeregt, äusserte, sie müsse Hungers sterben, man wolle ihr die Beine abhacken, schicke sie nackt auf die Strasse, sie werde von Mäusen und Ratten aufgefressen, man wolle sie durch Pferde zerstampfen lassen. Dann wieder lachte und jauchzte sie: „ei, wie ist das Leben schön". Sie hörte die Leute schiessen und hinter ihr herrufen. Klagte über Angst, warf sich auf den Boden, wollte sich einen Strick um den Hals legen.

10. 8. bis 24. 9. 06 Klinik: Leukoplakie am Nacken. Gesichtsausdruck unglücklich, örtlich und zeitlich orientiert. Klagt über Schwäche im Kopf. Sehr gehemmt, antwortet kaum. In den nächsten Tagen sucht sie sich zuweilen rücklings aus dem Bett zu werfen. Allmählich spricht sie mehr, fragt, ob sie erschossen werde oder begnadigt werden könne; sie wird steigend ängstlich erregt, äussert phantastische Angstvorstellungen, man wolle sie foltern, 10 Klaftern tief in die Erde werfen usw. Spricht manchmal unzusammenhängend. In der letzten Zeit ängstlich gehemmt.

24. 9. 06 bis 1. 8. 07 Anstalt A.: Ueber ihre Vorgeschichte gut, zeitlich und örtlich mässig orientiert. Stimmen hätten gesagt, sie tauge nichts, habe ihren Haushalt nicht ordentlich besorgt, sei eine Hure, ihr solle der Hals abgeschnitten werden. Sie habe Angst in der Herzgegend. Weint und jammert. Auch in der Folgezeit hört sie Stimmen bedrohenden Inhalts, ist ängstlich. Sondenernährung. Exitus. Tuberkulose des rechten Oberlappens. Atheromatose der Hirngefässe und der Aorta. Myocarditis chronica. Sekundäre Syphilis.

Diagnose der Klinik: Angstpsychose mit motorischen Beimengungen (Paralyse?).

Diagnose der Anstalt A.: Melancholie.

2. Anna R., ledig, geb. 1854, Schwester der vorigen. Kam als Frühgeburt zur Welt. Die linke Körperhälfte blieb im Wachstum zurück. Lernte

in der Schule schlecht. Seit dem 17. Lebensjahr hatte sie Erregungszustände, benahm sich sehr auffällig, ass Gänsekot, Maikäfer und Glasstückchen.

1880 war sie deshalb in der Anstalt N. Anfangs war sie ängstlich, hatte Sinnestäuschungen, machte mehrere Selbstmordversuche. Später stellte sich eine starke Intelligenzschwäche heraus, sie war in jeder Beziehung nicht orientiert, antwortete unzusammenhängend. Hockte in Winkeln umher, musste wie ein kleines Kind gepflegt werden. Nach der Entlassung aus N. beging sie mehrfach verkehrte Handlungen. Sie lief oft weg, riss Kränze von Gräbern, schimpfte viel, bedrohte ihre Mutter mit einem Beil.

26. 7. bis 25. 9. 94 Klinik: Von der Polizei obdachslos aufgegriffen und als geisteskrank eingeliefert. Gehobener Stimmung, spricht sehr viel, redet von sich in der dritten Person: „die Anna ist ein gutes Mädchen". Schulkenntnisse nicht so schlecht, deklamiert nach Art eines kleinen Schulkindes Gedichte, dagegen ganzes Verhalten schwachsinnig, Urteilsvermögen gering. Sie bleibt dauernd gehobener Stimmung, lacht und redet viel, benimmt sich äusserst kindisch. Hat manchmal Konflikte mit andern Patientinnen.

25. 9. 94 bis 5. 11. 97 Anstalt N.: Zerfahren, lacht albern, orientiert. Schwatzt in einem fort verworren. Kenntnisse dem Stand entsprechend. Fernerhin ist sie im Aeussern höchst unordentlich, zerreisst öfter, sitzt entweder blöde und stumpf da oder läuft brüllend und gemein schimpfend umher. Oefter schwachsinnige hypochondrische Klagen, es würden ihr die Augäpfel eingedrückt, die Eingeweide verbrannt usw. Kauterisation eines Uteruskarzinoms. Schliesslich keine Erregungen mehr, gebessert entlassen.

Diagnose der Klinik: Akuter Erregungszustand auf dem Boden der Imbezillität. — Diagnose der Anstalt A.: Sekundärer Schwächezustand.

Pat. ist 1898 an Gebärmutterkrebs gestorben.

Während sonst die Familie frei von derartigen Krankheiten gewesen sein soll, entwickelte sich bei einer Tochter im 50. Jahr eine melancholische Geistesstörung, bei der andern bestand von Geburt an eine durch Geburtstrauma hervorgerufene Geistesschwäche, die besonders seit der Pubertätszeit auffällig wurde; man könnte bei ihr an eine sogenannte Pfropfhebephrenie denken, doch scheint mir die dann zu fordernde Progressivität der Erscheinungen zu fehlen.

XXXVIII.

Familiengeschichte: Der Vater des Vaters starb in der Anstalt N. Die Mutter des Vaters starb mit 65 Jahren an Brustkrebs, war immer normal. Der Vater ist mit 54 Jahren gesund. Von den Brüdern des Vaters hat einer Tabes, die anderen sind gesund. Der Vater der Mutter starb mit 81 Jahren, war ebenso wie seine Eltern und seine 2 Brüder gesund. Die Mutter der Mutter starb mit 63 Jahren an einem Schlaganfall, ihre 3 Schwestern waren geistig gesund, die Tochter der einen war in der Anstalt A.; in der väterlichen Familie dieser Kranken sollen Geistesstörungen nicht vorgekommen sein. Die Mutter, 49 Jahre alt, ist gesund. Die einzige Schwester der Mutter und die 3 Brüder sind gesund. Des einen Bruders Tochter hat seit dem 20. Lebensjahre Epilepsie. Von 6 Kindern war der 3. Sohn in der Klinik, 1 Sohn starb mit 20 Jahren an Herzfehler, die anderen 2 Söhne und 2 Töchter, zwischen 25 und 11 Jahre alt, sind gesund.

1. **Albert K.**, Klempnermeister aus H., geb. 1829. Pat. heiratete mit 24 Jahren, zeugte 4 gesunde Kinder. Seit 1866 klagte er über Kopfschmerzen, Schwindel, Angstanfälle und Unruhe. Seit Juni 1869 hielt er sich für sehr reich, für einen Kaiser, rechnete mit Millionen, verunreinigte sich, demolierte Möbel.

4. 8. 69 bis 25. 3. 70 Anstalt N.: Er und Jesus Christus sei egal, das Kaiserreich habe er für 3 Pf. bekommen. Pupillen different, geringe Reaktion. Exitus.

Diagnose der Anstalt N.: Dementia paralytica.

2. **Margarethe A.**, Stadtratstochter aus H., geb. 14. 5. 1878. Früher nie krank. April 1901 wurde sie verstimmt, lehnte dann einen Heiratsantrag ab, weil sie sich nicht für fähig hielt, jemand glücklich zu machen. Sie wurde völlig schlaflos, weinte viel, machte mehrfach etwas schwächliche Selbstmordversuche. Im Winter wurde sie allmählich erregt, sprach viel ideenflüchtig, sang, schrie.

28. 1. bis 14. 12. 1902 Anstalt A.: Dauernd vergnügt, lacht viel, singt, pfeift, klatscht in die Hände, macht Scherze. Mischt sich in alles, was gesprochen wird, mit burschikosen Redensarten ein. Weiterhin mehr oder weniger erregt, immer sehr vergnügt, ideenflüchtig. Im Mai ist sie einige Tage ruhiger, weint vorübergehend. Dann wieder heiter erregt, manchmal aggressiv, nässt einige Male ein. Eine Zeitlang auffallend läppisch, albern. Zuletzt geordnet, mittlerer Stimmung.

Seit 17. 3. 1908 Anstalt A.: Bis Herbst 1907 gesund, dann erregt, glaubte Stimmen und Gesang zu hören, lachte viel, machte Grimmassen. Schnippisch, antwortet nicht, bietet statt dessen einen Nasenstüber an. Stimmung dauernd gehoben, macht allerhand Witze, antwortet auf keine Frage sinngemäss. Von geringen Schwankungen und einzelnen abrupten Verkehrtheiten abgesehen, bleibt sie in einer leichten, etwa der Hypomanie ähnlichen Erregung. Mit Vorliebe macht sie gut beobachtete, etwas bissige Bemerkungen über die Kleidung des Arztes. Manchmal nässt sie ein, ohne sich irgendwie zu genieren. Wirft mitunter mit einem Teller oder dergleichen. 1909 meist heiter, erotisch, selten vorübergehend etwas Weinen. 1910 zeitweise einigermassen zugänglich, meist recht abweisend, nimmt häufig anderen Kranken das Essen weg. Albern. 1911 oft recht albern, läppisch, spricht völlig verworren, antwortet auf Fragen gar nicht oder offenbar absichtlich verkehrt. Für nichts Interesse, steht untätig herum, wenn sie ausser Bett ist.

Diagnose der Anstalt A.: Zirkuläres Irresein.

3. **Hermann E.**, Bierzapfer aus H., geb. 1890. Neffe 2. Grades der Vorigen. Lernte in der Schule sehr schwer. Schon mit 15 Jahren quälte er sich mit Selbstmordgedanken, schrieb an seine Eltern Abschiedsbriefe mit Trauerrand, lief von seiner Lehrstelle weg, wechselte sehr oft seine Stellen. Weihnachten 1911 lief er wieder weg, wurde auf dem Friedhof eines benachbarten Dorfes aufgegriffen und nach Hause geschickt. Wollte sich zuhause mit Gas vergiften, brachte sich eine leichte Schusswunde bei.

3. bis 21. 1. 1912 Klinik: Er habe sich das Leben nehmen wollen, weil
er seine letzte Stelle verloren hatte und ein Mädchen das Verhältnis mit ihm
abbrach. Lacht spontan bei Erzählung der Selbstmordversuche. Schulkenntnisse mässig, auch die körperliche Untersuchung kommt ihm lächerlich vor.
Keine Sinnestäuschungen. Lächelt manchmal vor sich hin, weil ihm etwas ein-
falle, das ihn zum Lachen reize. Gebessert entlassen.

Diagnose der Klinik: Hebephrenie.

Der paralytische Grossvater hatte unter seinen 4 Kindern einen
tabischen Sohn, die anderen scheinen von seiner Lues nicht betroffen
worden zu sein. Bei dem Enkel handelte es sich um einen erheblichen
angeborenen Schwachsinn, der allein schon zur Erklärung seiner labilen
Stimmung genügen würde; jedenfalls sind meiner Ansicht nach nicht
genügend psychotische Elemente vorhanden, um die Annahme einer
fortschreitenden Geistesstörung zu rechtfertigen, eher könnte man eine
gewisse ererbte Neigung zu depressivem Affekt vermuten. Die Psychose
seiner Tante wird als zirkuläres Irresein bezeichnet und könnte auch trotz
der langen Dauer des jetzigen Anfalls und der vielleicht eingetretenen
geistigen Abschwächung als zu den affektiven Psychosen gehörig angesehen werden.

Uebersicht über die Familien mit affektiven und anderen Psychosen.

Wenden wir uns zunächst zu den Familien, in denen neben Psychosen
der Manie-Melancholiegruppe solche aus der Katatoniegruppe
(Dementia praecox, Schizophrenie) zur Beobachtung kamen. Es sind
dies 10 Familien, die auf Tabelle II kurz dargestellt sind. In den ersten
beiden Familien (XXII, XXIII) handelte es sich einerseits um 2 Frauen
mit depressiver Konstitution, bei denen es ein- oder mehrmals zu ausgesprochener melancholischer Psychose kam, andererseits um Pubertätspsychosen, die zu mehr oder weniger ausgesprochener Verblödung
führten, und zwar das eine Mal auf dem Boden der Imbezillität, das
andere Mal bei einem stets menschenscheuen und trotzköpfigen Jüngling.
In den nächsten 4 Familien (XXIV, XXV, XXVI, XXVII) war die
Mutter einmal im Präsenium melancholisch, bei den übrigen mehrfach
im Leben manisch oder melancholisch erkrankt, während einer oder
zwei der Söhne an einer paranoiden oder rein katatonen Pubertätspsychose litten. In der folgenden Familie (XXVII) erkrankte die Mutter
in der Mitte des 5. Jahrzehnts an einer wohl als Melancholie zu deu-
tenden Psychose, der Sohn hatte mit 16 Jahren eine in kurzen Anfällen
verlaufene Manie durchgemacht und ist jetzt anscheinend gesund, ein
Neffe der Mutter leidet an einer paranoiden schizophrenen Psychose.

Tabelle II.

Nr.	Eltern des Vaters	Geschw. d. Vaters u. Kinder	Vater	Eltern der Mutter	Geschw. der Mutter u. Kinder	Mutter	Kinder.
XXII	Vater Trinker. Mutter normal.	Ohne Besond.	Suizid.	—	Schwest. Idiotin. Schwest.sehrgut-mütig, 3 K. der-selben in Anstalt.	Eigentümlich.	S. sonderbar. S. imbezill, im 37 J. katatone Ver-blödung. T. depr. Konst., 46 J. Mel.
XVIII	Normal.	Ohne Besond.	Normal.	Beide geistes-krank.	Schw. gesund. Schw. trinkt.	Depr.Konst.,öfter Exazerbationen.	S. gesund. S. menschenscheu, im 20. J. Ka-tatonie. S. klein †.
XXIV	—	Bruder Para-lyse.	Gesund.	—	Schwest. geistes-schwach.	56 J. Depression (n. Pflege des Sohnes).	T. taubstumm. S. 21 J. katatone Verblödung. 2 klein †, 2 gesund.
XXV	Ohne Besond.	Normal.	O. B.	Ohne Bes.	6, normal.	Mit 13 J. Mel., 16 J. Manie.	S. seit 27. J. Katatonie. 3 normal.
XXVI	—	—	Normal.	—	Schwest. „hyste-risch“.	Seit 28. J. öfter melancholisch oder manisch.	S. im 15. J. Katatonie. S. 30J. depr.-paranoide Katatonie. Mehrere gesund. .
XXVII	—	Bruder Suizid.	Normal.	—	Schwest. geistes-krank.	Mit 40, 44, 48 J. Manie, Melan-cholie?	S. 22 J. Katatonie. S. 20 J. paranoide Katatonie. S. Suizid. — S. u. T. gesund.
XXVIII	—	—	Lieder-lich.	Mutter hypochon-drisch.	3 gesund, Sohn e. Schw. 25J. paran. Katatonie.	44 J. wahrschein-lich Melanch.	S. mit 16 J. period. Manie.
XXIX	—	4 normal. Schw. m. 25 J. und seitdem häufig Manie.	Gesund.	—	Ohne Besond.	Gesund.	S. 24 J. Hebephrenie (Manie?) S. 18 J. Katatonie. T. gesund, S. „Hysterie“.
XXX	Ohne Besond.	Schw. 24 J. u. seitdem mehr-fach manisch, melanchol.	—	Ohne Bes.	—	Gesund.	S. 16 J. Katatonie. T. geisteskrank, Näheres? 5 gesund.
XXXI	Vater 21 J. Manie, seit-dem oft. Mutt. gesund.	—	—	Gesund.	Ohne Besond.	Gesund.	T. gesund. S. imbezill, 18 J. Katatonie. T. 22 J. Hebephrenie. S. 21 J. Katatonie.

Die Familien XXIX und XXX weisen eine anscheinend wiederholt manisch resp. manisch-melancholisch erkrankte Tante auf und in der jüngsten Generation 2 resp. 1 Pubertätspsychose. Besonders interessant ist die letzte Familie dieser Reihe (XXXI); bei dem Grossvater haben wir es mit einer zu geistiger Abschwächung führenden, sehr häufig aufgetretenen Psychose manischen Charakters und bei den Enkelkindern mit verschieden gefärbten schizophrenen Pubertätspsychosen zu tun; der älteste, von Geburt an etwas schwachsinnige Sohn erkrankte an einer depressiv-paranoischen, die Tochter an einer typisch hebephrenen und der jüngste Sohn an einer paranoisch-katatonen Form mit physikalischem Verfolgungswahn. Auch wenn man von den eben besprochenen Fällen diejenigen ausscheidet, bei denen es sich um etwas entferntere Verwandtschaftsgrade handelt und diejenigen, bei denen die Diagnose nicht ganz unangreifbar ist, so bleiben doch noch mehrere Familien übrig, bei denen sicher Erkrankungen beider Gruppen bei den nächsten Verwandten vorkamen, wodurch die Behauptung derjenigen Autoren widerlegt wird, die dieses Zusammentreffen bestritten haben.

Es folgen auf Tabelle III die Familien, in denen neben einer affektiven Psychose eine andere, nicht schizophrene Psychose beobachtet wurde. In den beiden ersten Familien (XXXII, XXXIII) trat im Verlauf der Laktation resp. ausserdem noch im Anschluss an Gelenkrheumatismus und Spitzenkatarrh eine Psychose vom Charakter der Amentia auf, der Bruder der einen Patientin ist sicher zirkulär, der Vater der anderen machte in jungen Jahren eine unter dem Bilde einer Melancholie verlaufende Erkrankung durch. Bei der nächsten Familie (XXXIV) litt die Tochter an schwerer Hysterie, die Mutter bekam aus Aufregung darüber im Senium eine Depression. Familie XXXV zeigt bei dem wohl von Geburt an leicht schwachsinnigen Sohn eine ausgesprochene chronische Paranoia, bei seiner Schwester dagegen, die auch immer etwas schwachsinnig war, eine melancholische Angstpsychose in der Mitte des 5. Jahrzehnts. Familie XXXVI hätte man auch den Familien mit affektiven Psychosen anreihen können, die eine Tochter war zirkulär, die andere zeigte weniger intensive Stimmungsschwankungen, verbunden mit Verfolgungsideen, endete durch Suizid. Familie XXXVII zeigt bei einer Tochter eine im Verlauf einer Tuberkulose in der Menopause aufgetretene Melancholie mit reichlichen ängstlichen Halluzinationen und bei der anderen eine durch ein Geburtstrauma hervorgerufene Imbezillität. Auch in der letzten Familie (XXXVIII) war der eine Patient imbezill, während seine Tante wohl als zirkuläres Irresein aufzufassen ist.

Tabelle III.

Nr.	Eltern des Vaters	Geschw. d. Vaters u. Kinder	Vater	Eltern der Mutter	Geschwister der Mutter und Kinder	Mutter	Kinder
XXXII	—	3, normal.	Normal.	—	—	Normal.	T. man. Konstitution. S. Paralyse. S. seit 18. J. zirkulär. T. 25 J. Amentia (Laktation, Gelenkrheumatismus, Tuberkul.). 2 normal, 7 klein †.
XXXIII	Gesund.	—	25 J. Mel.	—	—	—	T. 26 J. Amentia i. d. Laktation. T. vorübergehend melanchol.
XXXIV	Normal.	7, o. B.	Gesund.	Normal.	Ohne Besond.	64 J. Depress. d. Erkrank. der Tochter.	2 gesund, 1 klein †. T. 28 J. Hy(?), Suizid.
XXXV	Normal.	Normal.	Normal.	Alt †.	Alt †.	Ziemlich „nervös".	S. 43 J. chron. Paranoia (imbez.). T. 45 J. melanch. Angstpsychose (imbez.). S. 21 J. Suizid. 3 gesund.
XXXVI	—	—	Gesund.	Mutter geisteskrank.	—	Gesund.	T. Psychopathin, Suizid. T. zirkulär, 20 J. zuerst.
XXXVII	—	—	Gesund.	—	—	Gesund.	T. 50 J. Melancholie. T. imbezill d. Geburtstrauma. T. gesund.
XXXVIII	Vater Paralyse † Mutter normal.	1 Bruder Tabes, 2 gesund.	Gesund.	Vater ohne Besond. Mutter 53 J. Schlaganfall †. Eine Nichte mit 23 J. Depress., dann Manie, seit 30. J. Manie (?).	4, gesund. Bruderstochter Epilepsie.	Gesund.	6 ohne Besonderheiten. S. imbezill, Depressionszustände.

Zusammenfassung.
Heredität der Affektpsychosen.

Versuchen wir nun, uns einen Ueberblick über die Gesamtheit der affektiven Psychosen unter unseren Fällen zu verschaffen. Stellen wir zunächst die Fälle, in denen ein erhebliches ursächliches Moment, wie gemütliche Erregung, z. B. durch Tod eines Angehörigen, anhaltende Ueberanstrengung, körperliches Leiden, Puerperium oder dergleichen, nachgewiesen werden konnte, den Fällen gegenüber, in denen kein derartiger Faktor berichtet wird; es ist hierbei zu bemerken, dass bei dem Kausalitätsbedürfnis des Menschen in den Anamnesen eine solche Ursache wohl kaum verschwiegen wird, und dass andererseits ganz offensichtlich fälschlich angegebene Momente natürlich nicht berücksichtigt wurden. Eine bekannte Ursache lag in beiden Fällen der Familien I, V, VI, VII, XXI, in einem der Fälle der Familien III, XIV, XVI und XXIV vor, und zwar handelte es sich bis auf den Fall von puerperaler Manie in Familie XIV nur um melancholische Erkrankungen. Mit Ausnahme von Familie XXIV waren es Familien, die nur affektive Psychosen aufwiesen; in den Familien, in denen affektive neben anderen Psychosen vorkamen, traten also in der Regel die affektiven Psychosen ohne erkennbare Ursache auf, in den rein affektiven oder rein melancholischen Familien dagegen — wenn man sich so ausdrücken darf — war nicht selten ein Anlass zur Erkrankung nachweisbar.

Was das Alter zur Zeit der ersten affektiven Erkrankung betrifft, so stimmte dasselbe bei den Geschwistern auffallend überein, und zwar sowohl bei den Melancholien (I, II, V, VI, VIII), als auch bei den periodischen Manien (XI, XII) und den Zirkulären (XV, XVII); die erste Erkrankung fiel fast immer in denselben Lebensabschnitt, manchmal betrug der Altersunterschied nur ein bis zwei Jahre. Die wenigen Fälle, wo eines der Geschwister an einer Affektpsychose, das andere an einer anderen funktionellen Psychose erkrankt war, verhielten sich begreiflicherweise verschieden; in XXI verblödete der imbezille Sohn in der Pubertät, die Tochter wurde mit 46 Jahren melancholisch; in XXXII ist der eine Sohn seit dem 18. Lebensjahre zirkulär, die Tochter bekam mit 25 Jahren nach Gelenkrheumatismus in der Laktation eine Amentia; in XXXV ist der Sohn zirka seit dem 43. Jahre chronischer Paranoiker, die Tochter hatte im 45. Jahre eine melancholische Angstpsychose.

In den 9 Familien, in denen eines der Eltern und eines oder mehrere von den Kindern an affektiven Psychosen erkrankten, war teilweise die erste Erkrankung des Aszendenten nicht bekannt, teilweise trat die Psychose bei der Deszendenz früher auf wie bei den Eltern, und zwar bei Familie III mit 33 Jahren gegen 43 Jahre, bei Familie IX mit 27 Jahren gegen 49 Jahre, bei XIV mit 22 und 25 Jahren gegen 40 Jahre, bei XVI mit 16 Jahren gegen 32 Jahre, bei XIX mit 18 gegen 25 Jahre, bei XXVIII mit 16 gegen 44 Jahre. In einer Familie (XIII) erkrankte die Mutter zuerst mit 20 Jahren, die Tochter dagegen erst mit 26 Jahren, in Familie XX erfolgte der Ausbruch des Leidens bei Mutter und Tochter im Alter von 20 Jahren. Es wird durch unsere Feststellungen also für die Affektpsychosen die alte Erfahrungstatsache bestätigt, dass in der Regel die Kinder in früherem Alter psychisch erkranken wie die Eltern.

Bei den anderen Verwandtschaftsgraden, Vetter und Kusine (X, XVI und XVIII), erfolgte die erste Erkrankung ungefähr in demselben Alter (41 und 49, 53 und 53 Jahre); in Familie VII handelte es sich um Tante und Nichte, erstere erkrankte mit 53, letztere mit 22 Jahren, in Familie XXI um Tante und Neffe, das Alter war 29 und 38 Jahre.

Zu der Frage, ob etwa die klimakterischen Melancholien in hereditärer Beziehung eine Sonderstellung beanspruchen können, lässt sich nach dem vorliegenden kleinen Material nur sagen, dass wir unter unseren Familien, also unter Familien mit mehrfachen Psychosen, nicht selten auch klimakterische Melancholien fanden, und zwar sowohl mit anderen affektiven Psychosen, als auch mit andersartigen Psychosen in ein und derselben Familie; es fand sich hierin kein Unterschied gegenüber den sonstigen Melancholien.

Sehr deutlich war das Ueberwiegen des weiblichen Geschlechts. Rechnen wir alle Personen mit affektiven Psychosen, deren Krankheitsverlauf uns bekannt ist, zusammen, so sind es 49 weibliche und nur 9 männliche Kranke; auch wenn die Familien, in denen noch andere funktionelle Psychosen bekannt wurden, weggelassen und die 21 Familien mit nur affektiven Psychosen allein berücksichtigt werden, ist das Verhältnis ähnlich, nämlich 34 zu 8. Wenn man in den zuletzt genannten Familien alle Geisteskranken, d. h. auch diejenigen, über deren Psychosen nichts Näheres bekannt ist, und auch die Selbstmorde berücksichtigt, so sind die Zahlen für das weibliche Geschlecht 40, für das männliche 20. Bei letzterer Berechnung werden natürlich eine Reihe nichtaffektiver Psychosen mit in Anrechnung gebracht sein, es ist aber bemerkenswert, dass trotzdem die Frauen doch erheblich überwiegen.

Gemeinsame Besonderheiten der Familien mit affektiven Psychosen, bei denen männliche Erkrankungen klinisch bekannt wurden (II, VI, X, XII [2], XIV, XVII, XVIII), liessen sich nicht erkennen. Die Altersverhältnisse boten bei den Männern gegenüber dem anderen Geschlecht nichts Besonderes, eine Neigung zur Erkrankung in höherem Lebensalter als die Frauen konnte bei den freilich nur sehr wenigen Fällen nicht konstatiert werden.

Wie teilweise oben schon erwähnt wurde, bestand in einigen Familien bei beiden Kranken die Neigung zu mehrfachem Auftreten der manischen oder melancholischen Erkrankung (I, IX, XI, XII, XV, XVII), in einigen fand sich dieselbe nur bei einem Familienglied (II, III, IV, VI, XIV, XIX, XX, XXI), es besteht hierin also keine Regel, keine Familieneigentümlichkeit.

Schliesslich ist noch die Frage zu besprechen, ob etwa in den Familien, in denen manische oder melancholische Psychosen neben anderen funktionellen oder neben organischen Psychosen vorkamen, etwa diese Psychosen alle oder teilweise auffallende manische oder melancholische Symptome zeigten. Auch wenn man die betreffenden Krankengeschichten noch einmal genau zu diesem Zweck durchsieht, so wird man keine Zeichen eines derartigen Verhaltens finden, weder bei den katatonen oder hebephrenen (XXII—XXXI), noch bei den anderen Psychosen (XXXII—XXXVII); auch umgekehrt fanden sich unter den affektiven Erkrankungen dieser Familien keine fremden Züge; es passten ja vielleicht mehrere Fälle nicht so recht in die üblichen Schemen, doch ist das ja kein seltenes Vorkommnis.

Wenn wir nun unsere Ergebnisse mit den oben kurz angeführten Angaben der Literatur vergleichen, so konnte zunächst die grosse Neigung melancholischer Psychosen zu gleichartiger Vererbung bestätigt werden; nicht selten aber finden sich, wie ja besonders auch Reiss näher studiert hat, bei Blutsverwandten affektive Psychosen oder Konstitutionen verschiedener Form, also bei dem Einen eine Melancholie, bei dem Andern zirkuläres Irresein, bei dem Dritten eine Manie etc. Die Ansicht derjenigen Autoren, die ein Vorkommen anderer funktioneller Psychosen bei den Geschwistern oder Eltern resp. Kindern der an affektiver Psychose Erkrankten bestritten (Sioli, Vorster u. A.), musste auf Grund mehrerer einwandsfreier Fälle abgelehnt werden; es ergab sich vielmehr, ebenso wie bei Schlub, Schuppius u. A., dass auch in der nächsten Verwandtschaft der Kranken andersartige funktionelle Psychosen beobachtet wurden. Zu erwähnen ist schliesslich noch, dass sich eine Sonderstellung der klimakterischen Melancholie in hereditärer Beziehung, von der besonders Bumke gesprochen hatte, nicht erweisen liess; allerdings war das Material hierin klein.

Vererbung der Katatoniegruppe (Dementia praecox, Schizophreniegruppe).

Literatur.

Nach Kahlbaum ist bei Katatonie ebenso wie bei Paralyse Heredität bedeutungslos; Schüle dagegen äusserte die Ansicht, dass die-

selbe stets eine invalide Konstitution treffe, ähnlich war Arndt der
Ansicht, dass immer hochgradige erbliche Belastung vorliege. Kraepelin
berichtete, dass er mehrfach Geschwister an Hebephrenie erkranken sah
und einmal zwei an Dementia paranoides leidende Geschwister unabhängig
von einander mit ganz denselben unsinnigen Wahnbildungen beobachtete.

Sioli hatte bei seinen Fällen von Verrücktheit und den Fällen
mit atypischem Verlauf, die wohl zum grossen Teil hierher zu rechnen
sind, gleichartige Heredität bei Eltern und Kindern gefunden. Ebenso
erkrankten in den 8 Familien, bei denen in der Aszendenz Dementia
praecox vorlag, über die Vorster berichtet, die Kinder in sämtlichen
Familien ebenfalls an Dementia praecox, und zwar fanden sich innerhalb der einzelnen Familien insofern Verschiedenheiten, als hebephrene,
katatone oder paranoische Erscheinungen bald in der Aszendenz, bald
in der Deszendenz mehr in den Vordergrund traten; er schliesst daraus,
dass diese verschiedenen Formen nur Spielarten ein und desselben
Krankheitsvorgangs seien und nicht die Aufstellung besonderer ge-
trennter Krankheitsarten rechtfertigten. Bei den 6 Familien, deren
Aszendenten an seniler Demenz litten, bestand bei der Deszendenz in
einem Falle Idiotie, in den übrigen 5 Fällen Dementia praecox. Vorster
fasst dies als „ungleichartige Vererbung im degenerativen Sinn" auf.
Er betont, dass er, während unter den Aufnahmen etwa 40 pCt. Dementia
praecox und etwa 10 pCt. manisch-depressives Irresein seien, von letzterem 9 und von ersterer nur 8 Familien mit direkter Heredität gefunden habe; er erklärt dies dadurch, dass die Dementia praecox weniger
Heredität habe, indem er unter 1000 Aufnahmen, wenn er sich nach
den auf der offiziellen Zählkarte massgebenden Punkten richtete, in
36 pCt. bei Dementia praecox und in 65 pCt. bei manisch-depressivem
Irresein Heredität konstatierte. Dies Verhältnis kehrt sich aber um,
d. h. die Familien mit Dementia praecox überwiegen, wenn man auch
die mit indirekter Erblichkeit behafteten und speziell die Geschwister-
fälle berücksichtigt.

Ausnahmen von der Regel der gleichartigen Heredität wurden in
der Folge bei ähnlichen Zusammenstellungen, wie oben bereits angeführt, mehrfach veröffentlicht; so sind unter den Fällen von Geiser
2 Geschwisterpaare mit manisch-depressivem Irresein und Dementia
praecox, 2 mit Dementia praecox und apoplektischer Demenz, eines mit
Dementia paranoides und Dementia epileptica. Dementia praecox und
manisch-depressives Irresein bei Aszendenten und Deszendenten oder bei
Geschwistern erwähnten Aschaffenburg, Bischoff, Berze, Ries u. a.;
die meisten bis dahin mitgeteilten Fälle finden sich bei Schlub skizziert
und zusammengestellt. Liepmann teilte 2 Krankengeschichten mit, bei

denen sich um eine Mutter mit schwerer Hysterie und eine Tochter mit Katatonie handelte.

Eigenartig ist die Behauptung Lomer's, der aus seinen viel zu kleinen Zahlen schliesst, dass die Kombination von Geisteskrankheit mit Alkoholismus der Eltern mehr zu katatonen, eine solche von Geisteskrankheit mit Neurasthenie mehr zu hebephrenen Erkrankungen der Nachkommenschaft disponiere.

Kalmus konstatierte in dem überwiegenden Teil der Dementia praecox-Fälle doppelseitige Belastung. Eingehendere Zahlen über die Belastung bei Dementia praecox brachte Wolfsohn in einer Arbeit aus der Züricher Klinik, und zwar fand er bei 550 Fällen in 90 pCt. Heredität in weitestem Sinn. Unter den Geisteskrankheiten in der Aszendenz war 7mal manisch-depressives Irresein, 1mal Manie, 67mal Melancholie und 23mal Dementia praecox; es werden aber nur diese Zahlen ohne nähere Einzelheiten mitgeteilt. Pilcz, der noch ausgedehntere statistische Untersuchungen anstellte, fand in der Aszendenz der Hebephrenen häufig metaluetische Nerven- und Geisteskrankheiten. Ferner betont er, dass, während unter 27 Katatonikern 6, unter 51 sonstigen Dementia praecox-Kranken nur 3 mit Alkoholismus des Vaters oder der Mutter belastet waren. Die Rolle des Alkohols bespricht auch Rosa Kreichgauer, die annimmt, dass neben einer vererbten spezifischen Anlage eine Keimschädigung durch toxische Stoffe, vielleicht grossen Teils durch Alkohol ätiologisch in Betracht kommt. Unter ihren 65 Gruppen familiärer Geisteskrankheiten waren 12 mit Dementia praecox, und zwar fand sich Gleichartigkeit in bezug auf die Unterabteilung in 8 Familien, die übrigen 4 zeigten Kombinationen von Katatonie, Hebephrenie und Dementia paranoides. Wurde die Dementia praecox allen anderen endogenen Psychosen gegenübergestellt, so bestand Gleichartigkeit in 100 pCt. der Fälle.

Sandy erwähnt ein Geschwisterpaar, das aus einem Bruder mit sicherer Dementia praecox und einer Schwester mit sicherem manisch-depressiven Irresein bestand, auch fand er, dass in der Aszendenz der Dementia praecox-Kranken manisch-depressives Irresein vorkommen könne. Bei letzterem überwiegt nach seinen statistischen Feststellungen als belastendes Moment Geistesstörung, bei Dementia praecox findet man weit mehr absonderliche, auffallend exzentrische Persönlichkeiten in der Familie als Geisteskranke im eigentlichen Sinn. Bei Dementia praecox war nicht unbeträchtliche Belastung durch Alkoholismus, hierbei aber auffallend viel Geisteskrankheit bei den Grosseltern und deren Geschwistern.

Am eingehendsten und zwar unter ausführlicher Mitteilung von einer Reihe interessanter Krankengeschichten bespricht Berze die Here-

dität der vorliegenden Krankheitsgruppe. Er nimmt Gleichartigkeit der
Vererbung an, dehnt aber dabei den Begriff der Präcoxanlage sehr weit
aus, indem er ausser vielen Alkoholisten auch die präsenilen und die
senilen Psychosen in dieselben miteinbezieht; innerhalb dieser bestimmten
Anlage nimmt er einen gewissen Polymorphismus an. Ferner betont
er, dass der Nachweis dafür, dass ein Ausschliessungsverhältnis zwischen
manisch-depressivem Irresein und Dementia praecox nicht bestehe, keineswegs beweise, dass die Ansicht, nach der die manisch-depressive Disposition und die Disposition zu Dementia praecox von einander verschieden sind, unrichtig seien. Er ist ähnlich wie Ries der Ansicht,
dass beide Psychosengruppen in einer Familie zusammen nur beweisen
würden, dass beide Determinanten in einer Familie wirksam sein können.
Unter den Eltern und Geschwistern der Praecoxkranken fand er ausserordentlich häufig abnorme Charaktere; oft fand sich fortschreitende Degeneration der Familie, d. h. an Stelle des abnormen Charakters der Eltern
fand sich ausgesprochene Psychose bei einem oder mehreren Kindern.

Eine Tendenz zur Verschlimmerung der Psychose nach der katatonen
Seite hin fand Urstein; so sah er häufig folgenden Typus: die Grossmutter war nur psychopathisch oder erkrankte im späteren Alter an einer
chronischen Psychose ohne spezifische katatone Symptome, bei den Kindern
traten frühzeitig Psychosen mit zirkulärer, hebephrener bzw. katatoner
Färbung auf, die nicht selten zur Verblödung führten, während die Enkel
gleich nach der ersten Erkrankung einen charakteristischen Defekt oder
Endzustand zeigten. Mehrfach erkrankten Vorfahren und Nachkommen in
gleichem Alter, oder es wurde die Erkrankung durch dasselbe Moment
(Gravidität, Geburt) ausgelöst. Sehr entschieden spricht sich der Autor
in bezug auf manisch-depressives Irresein und Katatonie gegen eine
Heterogenität der Irreseinsform bei Aszendenten und Deszendenten aus.

Die Rolle der Keimschädigungen und zwar besonders durch Alkoholismus betont Mollweide, der unter 71 Fällen mit genaueren Angaben in 48,2 pCt. der Fälle Alkoholismus der Eltern, in weiteren
10 pCt. Alkoholismus eines der Grosseltern fand; freilich fehlt hier wie
in den meisten derartigen statistischen Angaben der Vergleich mit nach
denselben Grundsätzen untersuchten Geistesgesunden.

Bei meinem Vergleich zwischen Gesunden und Kranken fand ich
bei dieser Gruppe die Belastungszahlen für Geisteskrankheiten, Neurosen,
Trunksucht und Charakteranomalien höher wie bei den Gesunden;
gerade die entfernteren Verwandtschaftsgrade wirkten im Vergleich mit
den Eltern in mehr oder weniger höherem Grad durch Geisteskrankheit
belastend, woraus ich den Schluss auf einen mehr indirekten Vererbungstypus zog.

Familien nur mit Psychosen der Katatoniegruppe (Dementia praecox, Schizophrenie).

In den folgenden 14 Familien haben wir es nur mit hebephrenen oder katatonen Psychosen zu tun, also mit solchen, für die man als Sammelname entweder den Namen „Dementia praecox" (Kraepelin) oder die neuere Bezeichnung „Gruppe der Schizophrenien" (Bleuler) gebrauchen kann, die aber auch zusammen unter weiterer Fassung des Begriffs als Katatonie oder unter Betonung des häufigsten Alters zur Zeit ihres Auftretens — ohne damit eine engere Form zu bezeichnen — als Hebephrenie oder als Jugendirresein (Cramer) angesprochen werden. Ueber die Abgrenzung dieser Psychosengruppe herrschen, wie oben näher angeführt, noch sehr verschiedene Ansichten; einer der strittigsten Punkte ist die Zugehörigkeit der in höherem Alter auftretenden paranoischen Psychosen zu dieser Gruppe. Die Familien, in denen derartige Psychosen beobachtet wurden, sind daher in unserer Zusammenstellung zunächst besonders behandelt und werden erst im nächsten Abschnitt besprochen werden.

Neben der Abgrenzung hat auch die Einteilung der vorliegenden Psychosengruppe in Untergruppen schon immer grosse Schwierigkeiten gemacht. Auch bei unseren Fällen liess sich eine strikte Rubrizierung nach den von den Autoren angegebenen Unterabteilungen nicht durchführen; als recht brauchbar erwies sich aber wenigstens bei einem Teil der Fälle die von Wieg-Wickenthal angegebene oben angeführte Einteilung, die sich nach dem Beginn und anfänglichen Verlauf richtet, und zwar besonders auch wohl deshalb, weil wir über den ersten Krankheitsverlauf in unseren Fällen besser unterrichtet sind wie über die Endzustände, die persönliche eingehende Beschäftigung mit dem Kranken verlangen würden.

XXXIX.

Familiengeschichte: Der Vater des Vaters ist 1879 mit 63 Jahren an Abzehrung gestorben, er soll immer etwas ängstlich gewesen sein. Die Mutter des Vaters ist 1872 mit 56 Jahren gestorben; sie soll ungefähr 10 Jahre lang kränklich und dabei oft aufgeregt gewesen sein. Der Vater lebt noch, ist gesund. Geschwister des Vaters: eine Schwester ist 1870 mit 31 Jahren an Abzehrung gestorben, ihr einziges Kind (Sohn) mit 13 Jahren auch an Abzehrung. Eine Schwester ist 1874 mit 33 Jahren an Abzehrung gestorben. Der Bruder war nach auswärts verheiratet, er soll auch an Lungenleiden gestorben sein, über seine Nachkommen ist nichts bekannt. Der Vater der Mutter ist 1878 an Brustleiden mit 66 Jahren gestorben; er soll sehr dünkelhaft gewesen sein. Die Mutter der Mutter ist 1880 mit 66 Jahren an einer Schienbeinwunde und an Altersschwäche gestorben. Die Mutter starb 1889 mit

46 Jahren an Verblutung aus der Gebärmutter, sie war etwas „dünkelhaft", hatte ein etwas „närrisches, aufgeheitertes" Temperament. Die einzige Schwester der Mutter ist gestorben, Näheres hierüber und über ihre Nachkommen ist nicht bekannt.

Folgende zwei Brüder sind geisteskrank, weitere Geschwister waren nicht vorhanden:

1. **Reinhold B.**, Korbmacher, geb. 9. 1. 1866, in K.

Nach normaler Entwicklung zeigte P. 1898 zuerst bald vorübergehende Zeichen geistiger Erkrankung. Seit April 1902 führte er wirre Reden und beging sonderbare Handlungen. Bei der kreisärztlichen Untersuchung gab er an, allerhand ihn Beunruhigendes zu sehen und zu hören; der Teufel komme ins Zimmer und trete ihm auf die Füsse. Er gab zu, öfter in Wut zu geraten; er müsse das, um in den Himmel zu kommen. Auf die meisten Fragen antwortete er stereotyp: „Wie es gerade kommt."

22. 9. 1902 Aufnahme in die Anstalt A.: Oertlich und zeitlich, über seine Personalien orientiert, antwortet spärlich mit weinerlicher Stimme. Auf Fragen nach dem Teufel, nach der Zerstörung seines Arbeitszeugs, antwortet er: „Wie es passt" oder „Ich weiss es nicht". Körperlich bietet er ausser Asymmetrie des Schädels und hohem steilem Gaumen, ferner einer angeborenen linksseitigen Fazialisparese nichts Besonderes.

Weiterhin zeigt er ein stumpfes, ruhiges Verhalten, affektlos. Er bietet gute Schulkenntnisse. Kein Krankheitsgefühl. Fleissig, aber dauernd sehr stumpf, auch vom Besuch des Vaters kaum affiziert. Nachts kniet er oft vor seinem Bett.

August 1904 halluzinatorischer Erregungszustand mit Angst. Gott und der Teufel sprächen mit ihm; es sei ein ständiger Kampf. Es werde ihm verboten zu sprechen, dem Arzt etwas zu reichen usw. Er müsse sich und den andern Menschen den Himmel erkämpfen. Seit 1898 höre er die Stimmen, seit 2 Jahren seien sie schlimmer und nun sei es ganz schlimm. Im November äusserte er auch Gesichtstäuschungen, sah an der Decke eine Schlange.

Auch in der Folge hatte er noch öfter halluzinatorische Erregungszustände und wurde aggressiv, dazwischen war er stumpf und teilnahmslos. Fleiss wechselnd. Orientierung und Schulkenntnisse bleiben gut (12 × 16, Hauptstadt von Russland richtig), nur behauptete er nicht in A. zu sein, es sehe aber so aus. Schreibt mit verschnörkelter Schrift schwülstige fromme Briefe.

Februar 1912: Ueber seine Personalien und Vorgeschichte orientiert. Aeussert, die Anstalt sei nicht mehr die gleiche wie früher, in die er aufgenommen wurde, diese sei vom Erdboden verschwunden. Er hört Stimmen, die ihn so reffen, dass er Schmerzen im Leib bekommt. Verschroben. Macht Hausarbeit.

Diagnose des Kreisarztes: Akute Verwirrtheit.

2. **Oskar B.**, Korbmacher, geb. 9. 6. 1879 in K. Als Kind Typhus und mehrfach Bräune. Oft Blutandrang nach dem Kopf, redete dann verkehrtes Zeug. War einer der begabtesten und fleissigsten Schüler. Seit Weihnachten 1896 war er in sich gekehrt, sehr reizbar und aufsässig gegen den Vater, er arbeitete nicht mehr, sass stundenlang im Wirtshaus ohne ein Wort zu sprechen;

eines Tages war er plötzlich nach Abhebung seines Geldes von der Sparkasse nach Berlin gereist und hatte dort in $1^1/_2$ Tagen sein ganzes Geld durchgebracht. Bei der kreisärztlichen Untersuchung antwortete er in hochfahrendem Ton oder mit albernem Lachen, seine Aeusserungen liessen auf Sinnestäuschungen und Verfolgungsideen (Wachtmeister waren in Berlin hinter ihm her) schliessen.

11. 5. 1897 bis 27. 6. 1898 in Anstalt A.: Man habe ihm zu Hause einen Possen spielen wollen, durch das Telephon sei ihm manches gesagt worden, er habe Gott und den Teufel gesehen. Abweisendes Verhalten, drängt sehr nach Hause, der Kaiser sei dagewesen und habe befohlen ihn zu entlassen. Weiter schreibt er unzusammenhängende, sinnlose, geschraubte Briefe, einmal mit v. B. unterzeichnet. Allmählich weniger abweisend, geordneter, fleissig, gibt aber über die Gründe seines früheren Verhaltens keine genügende Auskunft. Abgeholt.

15. 12. 1898 bis 17. 10. 1899 in Anstalt A.: Er hatte seinen Vater mit dem Beil bedroht, Möbel ruiniert, junge Bäume abgeschnitten, bei einer Tanzerei durch sein hochmütiges Wesen eine Prügelei veranlasst. Er zeigt gute Schulkenntnisse, rechnet sehr prompt, gibt an, schon früher an Schwindel und Beklommenheit gelitten zu haben. Räumt ein, erregt gewesen zu sein, weitere Einsicht fehlt. Weiter ist er zeitweise ruhig und fleissig, dann wieder patzig, arrogant, antwortet auf Fragen mit Bibelsprüchen, spricht und lacht vor sich hin, beklagt sich über seine Einlieferung in die Anstalt, wird auch aggressiv. In einem Brief schreibt er: Dir das nochmals hiermit schreibend, dass die Hoffnung jetzt grösser ist, dass ich bald wieder zu den Meinigen nach Hause komme, da ich ga immer arbeiten thue was zur Zerstreuung und auch zu der Besserung der Krankheit wie wir Irrenkranke; es ga immer haben und auch mitthun.

16. 4. 1900 bis 8. 3. 1901 Anstalt A.: Hatte Türen und Möbel mit Petroleum angestrichen usw. Schimpft den Arzt: „Warten Sie nur, wenn sie sich auch als Regierungspräsident vorstellen, ich bringe Sie doch ins Zuchthaus. Alles muss mir hier gehorchen." Weiterhin wechselnd wie früher, immer sonderbares Benehmen und Ausdrucksweise.

22. 9. bis 19. 10. 1903. Klinik: War tätlich gegen Bekannte und seinen Vater. Ausser geringer Differenz der Pupillen somatisch ohne Besonderheiten. Will anfangs nicht dableiben, misstrauisch. Orientiert; freundlich, weicht Gesprächen über seine Krankheit aus, oder sucht Ausflüchte. Sonst gibt er adäquate Antworten, intellektuell geschwächt.

Seit 19. 10. 1903 in Anstalt A.: Gibt über Personalien und Vorgeschichte gut Auskunft, aber unwillig, blättert dabei in einem Buch und besieht Bilder; die verkehrten Handlungen bestreitet er, hält sich für gesund; in Nietleben habe er Sinnestäuschungen gehabt. Manchmal sonderbare Aeusserungen, er könne die Verantwortung für die Anstalt nicht übernehmen. Schreibt hochfahrende Briefe nach Hause und gibt dem Vater weise Lehren, drängt oft auf Entlassung. Oefter erregt, manchmal aggressiv, dazwischen freundlich, immer aber teilnahmslos, stumpf.

Diagnose des Kreisarztes: Paranoia, der Anstalt N.: Dementia paranoides, der Klinik: Hebephrenie, der Anstalt A.: Dementia praecox.

Bei den Aszendenten fällt hier zunächst die Häufigkeit der Erkrankung an Tuberkulose auf, und zwar in der Familie des Vaters, dessen Vater und drei Geschwister sowie ein Geschwisterkind daran gestorben sind, während der Vater anscheinend frei davon geblieben ist; eine Schädigung seiner Keimzellen durch Tuberkulose besteht also wohl nicht. Ob vielleicht eines der Eltern des Vaters — die Angaben stammen von ihm selbst — wirklich psychisch krank gewesen ist, lässt sich nach den Ausdrücken „ängstlich" und „aufgeregt" nicht entscheiden, ist aber nicht unmöglich, da es bekanntlich oft lang dauert, bis Geisteskranke in Anstaltsbehandlung gebracht werden. Sonst sind anscheinend in der näheren Verwandtschaft Psychosen nicht vorgekommen. Bei dem älteren Sohn, der mit 32 Jahren zuerst auffällig gewesen sein soll, handelt es sich um eine — nach der Diagnose des Kreisarztes zu schliessen — unter dem Bild einer akuten Verwirrtheit aufgetretenen Psychose der Katatoniegruppe, während es sich bei dem jüngeren Sohn, bei dem die Erkrankung mit 27 Jahren offenbar wurde, um eine paranoische Unterform derselben Gruppe handelt. Bemerkenswert ist noch, dass der Vater der Mutter und diese selbst dünkelhaft gewesen sein sollen; auf den zweiten Sohn trifft in seiner Erkrankung diese Bezeichnet auch zu, allerdings sind derartige Kranke oft sehr hochfahrend ohne es in gesunden Tagen je gewesen zu sein.

XL.

Familiengeschichte: Der Vater des Vaters und die Eltern und beiden Geschwister desselben starben hochbetagt, waren immer normal. Die Mutter des Vaters und ihre 2 Brüder starben in hohem Alter, ihre Schwester und eine Tochter von dieser starben an Schwindsucht. Der Vater und sein Bruder sind über 70 Jahre alt und gesund. Von den 3 Kindern dieses Bruders starb eine Tochter an Schwindsucht, die andern sind gesund. Eine Schwester des Vaters starb mit 42 Jahren an Perikarditis, war ebenso, wie ihre 3 Töchter, geistig gesund. Der Vater der Mutter starb mit 46 Jahren, er war in späteren Jahren Trinker; sein Vater, der Trinker war, und seine beiden Schwestern starben in hohem Alter, letztere waren normal. Die Mutter der Mutter starb mit 69 Jahren an Wassersucht, war normal. Die Mutter ist mit 67 Jahren gesund. Die einzige Schwester der Mutter starb mit 7 Jahren an Tuberkulose. Von den drei Kindern lebt die jetzt 43jährige Tochter zu Hause, sie ist schwächlich und deshalb unverheiratet, soll geistig normal sein. Die beiden Söhne sind in der Klinik.

1. Heinrich G., Landwirt aus A., geb. 1871. Als Kind schwächlich, wurde deshalb verzogen. Gute Schulerfolge. Diente 3 Jahre bei den Kürassieren. Seit 1898 im Charakter verändert, jähzornig, eigensinnig. Arbeitete nicht mehr, er brauche

es nicht. Beschimpfte die Eltern, zog sich abends nicht mehr aus, vernachlässigte seine Kleidung, starrte viel vor sich hin, lachte ohne Anlass, wurde zuletzt sehr aggressiv, würgte die Mutter.

3. 7. 1901 bis 8. 6. 1905 Anstalt U.: Apathisch, er sei nicht krank, antwortet nicht auf Fragen.

Manchmal ausser Bett, steht still auf einem Fleck, starrt aus dem Fenster. Kommt manchmal nackend in den Tagesraum, setzt sich hin und lacht. Auch den Eltern gegenüber abweisend, sie hätten zu Hause bleiben können. 1902 stereotype Bewegungen. 1903 fühlt er sich nachts von den Pflegern belästigt, spricht öfter vor sich hin. Hält sich dann in Familienpflege.

Seit 23. 2. 1909 Klinik: Widerstrebt sehr bei passiven Bewegungen, antwortet nicht, nur manchmal mit ja und nein. Läuft stundenlang in seinem Zimmer auf und ab.

Beschäftigt sich nicht. Ablehnend. Zeigt nur Interesse für Zigarren. Bleibt weiterhin unverändert.

Diagnose der Klinik: Hebephrene Demenz.

2. Wilhelm G., Landwirt aus A., geb. 1881. Bruder des Vorigen. Angeblich zunächst gute Schulerfolge. Im Anschluss an das Nichtbestehen des Einjährigen-Examens wurde er 1897 trübsinnig, gehemmt, musste zum Essen sehr genötigt werden. Ein halbes Jahr später Besserung. Bestand das Examen. Januar 1900 wurde er unruhig, dichtete, machte unnütze Geschenke, schimpfte, schlug das Klavier entzwei, um einen Blumentisch daraus zu machen.

14. 3. bis 12. 7. 1900 Klinik: Orientiert, schimpft auf die Eltern. Stellt seine Handlungsweise als ganz harmlos da, beschreibt Papier mit zusammenhanglosem Gekritzel. Erst heiter, dann indifferent. Reizbar. Schliesslich gebessert nach Hause.

25. 5. bis 25. 9. 1908 Klinik: Kommt aus einer Anstalt, wohin er nach seiner Angabe vor etwa 3 Jahren gebracht wurde, weil er einen Ofen und Möbel demoliert habe, er habe wohl Streit mit seinen Eltern gehabt. Er habe Stimmen gehört, die seinen Namen riefen und ihn zum Zerschlagen von Fensterscheiben usw. aufforderten. Schulkenntnisse nicht schlecht.

Später meint er, seine Eltern seien hier, er höre öfter ihre Stimmen. Zeitweise lacht und pfeift er viel. Keinerlei Krankheitseinsicht.

Seit 1. 3. 1912 Klinik: Hatte zu Hause $1^1/_2$ Jahre fleissig gearbeitet, mit seinen Bekannten verkehrt, gekegelt, sich gegen die Eltern gut benommen usw. Seit Weihnachten arbeitete er nicht mehr, ass wenig, lief öfter zwecklos von zu Hause fort. — Antwortet auf Fragen ablehnend, flegelhaft, lächelt überlegen, ironisch. Orientiert.

Gibt zu, Stimmen gehört und einen schwarzen Mann gesehen zu haben. Verhalten meist sehr abweisend, flegelhaft. Bestellt sich oft allerhand Kleinigkeiten, die er bemängelt oder zurückweist, wenn er sie bekommt.

Diagnose der Klinik: Hebephrenie.

Die Psychosen der beiden Brüder gehören derselben Gruppe an; beide erkrankten ungefähr zu derselben Zeit, waren aber im Alter ziemlich auseinander, der jüngere war damals 16, der andere 27 Jahre alt. Das Krankheitsbild ist bei beiden im wesentlichen ziemlich ähnlich, besonders das Ablehnende und Flegelhafte des Benehmens tritt bei beiden stark hervor, der ältere Bruder macht aber einen weit verblödeteren Eindruck wie der jüngere, trotzdem das Leiden ungefähr gleich lange besteht. Wesentliche erbliche Elemente in der Aszendenz finden sich nicht. Mögen auch der Alkoholismus des väterlichen Grossvaters und Urgrossvaters ein Zeichen psychischer Anomalität gewesen sein und vielleicht auf die Keime schädigend gewirkt haben, so können sie doch die Entstehung der Psychosen unserer Patienten nicht erklären.

XLI.

Familiengeschichte: Die Eltern des Vaters wurden im Alter zwischen 50 und 60 Jahren geistesschwach. Der Vater war Trinker, starb mit 49 Jahren. Ueber die Familie der Mutter ist nichts bekannt. Von 5 Kindern waren 2 Söhne in der Klinik.

1. Adolf G., Bierbrauer aus N., geb. 1875. Normale Entwicklung. Lernte zuerst genügend (Realschule), seit dem 13. Jahre ungenügend. Kam in die Lehre als Brauer, arbeitete fleissig, trank nicht. September 1911 fühlte er sich matt, äusserte, er habe alles verkehrt gemacht, sei ein schlechter Mensch, hatte Angstanfälle, vermutete später, es gingen Spione auf der Strasse hinter ihm her, die Leute guckten ihn an, das Haus seiner Mutter werde verkauft, die Verfolgungen gingen alle vom Wirt des Restaurants aus, der alle aufhetze.

5. 1. bis 13. 3. 12. Klinik: Er habe seine Pflicht nicht getan, sei sich wie ein Verbrecher vorgekommen, habe einmal seiner Mutter die Wahrheit nicht gesagt. Er habe grosse Angst, es sei keine Rettung für ihn möglich. Rechnet schlecht. Hört seine Mutter weinen. Deprimiert, isst nicht, weil er früher zu gut gelebt und zu wenig gearbeitet habe. Flexibilitas cerea. Steht in gezwungener Haltung vor seinem Bett, blickt starr zum Fussboden, er dürfe nicht überall hinsehen. Nachts kommt er häufig aus dem Bett, verlangt seine Kleider, Mutter und Bruder ständen draussen, er habe sie gehört. Schliesslich etwas weniger gezwungen. Gegen ärztlichen Rat abgeholt.

Diagnose der Klinik: Späthebephrenie.

2. Richard G., Kaufmann aus N., geb. 22. 8. 84. War immer geistig schwach. Lernte erst mit 1³/₄ Jahren laufen. Seit 1902 war er träge, vergesslich und unbrauchbar im Geschäft. Anfang Juli 04 wurde er zerstörungssüchtig, hörte Geräusche, machte unsinnige Einkäufe.

8. 7. bis 22. 8. 04 Klinik: Erst stumm und regungslos, dann erregt, spricht inkohärent, kommandiert pathetisch. Wälzt sich im Bett, balanziert mit dem Essgeschirr, belästigt die anderen Patienten, spricht von fremden Aerzten, äussert konfuse Grössenideen. Macht alberne Streiche, klettert viel, zerreisst.

22. 8. 04 bis 15. 2. 05 Anstalt U.: Gibt sein Geburtsdatum richtig an, zerfahren, albern. Er sei hier, um sich reine Bahn zu verschaffen, um seine Ansichten mitzuteilen. Später erregt, schmiert.Dann ruhiger. Lacht viel. Abgeholt.

15. 10. 06 bis 6. 6. 08 Anstalt U.: 6 Wochen hatte er fleissig im Kontor gearbeitet, war aber immer sehr still. Später lachte er viel vor sich hin, sagte einmal „hörst du, wie sie unten alles entzwei schlagen". Schliesslich Wutanfälle, Personenverkennung, sprach hundert Mal dieselben Worte. Antwortet kaum, lacht vor sich hin, pfeift und singt. Weiterhin schwatzt er öfter allerlei abgerissene Brocken durcheinander, onaniert viel, manchmal gibt er leidlich Auskunft. Ab und zu aggressiv. Nässt ein. Oefter forderten ihn Stimmen auf, wegzulaufen, macht Fluchtversuche. Eine Zeit lang ängstlich, fragt bei jeder Visite „wann soll das Enthaupten losgehen".

Diagnose der Klinik: Hebephrenische Psychose.

Diagnose der Anstalt U.: Jugendirresein.

Nach Auskunft der Eltern befindet sich Pat. verblödet zu Hause.

Während der jüngere Bruder mit 18 Jahren erkrankte, zeigte sich bei dem älteren Bruder die geistige Störung erst im 36. Lebensjahr, bei beiden handelt es sich aber um dieselbe Psychose; ein genauerer Vergleich ist leider nicht möglich, weil bei dem jüngeren Bruder über den Beginn des Leidens keine eingehenderen Beobachtungen vorliegen und bei dem älteren das Leiden erst kürzere Zeit besteht, so dass bei diesem nur das depressiv - paranoische Anfangsstadium bekannt ist. In der Aszendenz ist hier Alkoholismus des Vaters und im Alter eingetretene Geistesschwäche von dessen Eltern bekannt, über deren Einwirkung man natürlich nur Hypothesen äussern könnte.

XLII.

Familiengeschichte: Die Mutter stammt angeblich aus geistesgesunder Familie, ist gesund. Ihr erster Mann starb 1882 an Gehirnerweichung in einer Anstalt. Der Vater des zweiten Mannes hat sich erschossen, eine Schwester des zweiten Mannes ist seit 25 Jahren in einer Irrenanstalt, sonst sind in dieser Familie keine Geisteskrankheiten vorgekommen. Von den Kindern waren eine Tochter aus erster Ehe und ein Sohn aus zweiter Ehe in der Klinik und in Anstalten.

1. Margarete B., Haustochter aus H., geb. 20. 9. 1876. War von jeher sonderbar, eigentümlich, verschlossen. Am 13. 6. 96 ging sie vom Hause fort, predigte in den Ortschaften, sie werde die Seligkeit in die Welt bringen, redete von ihren Beziehungen zu Gott, trieb sich tagelang auf den Strassen herum.

18. 9. bis 24. 12. 96 Klinik: Heiter, zahlreiche Halluzinationen und Wahnideen, meist religiösen Inhalts, nicht fixiert. Bewusstsein stets mehr oder weniger klar, zuweilen ist Pat. erregt.

24. 12. 96 bis 29. 6. 04 Anstalt A.: Betet und sagt fromme Lieder auf, lässt sich dabei nicht stören. Sie sei berufen, das Evangelium zu verkünden, öfter erotisch. In der nächsten Zeit ist sie sehr abweisend und schroff, beschäftigt sich etwas. Ist an sich unordentlich. Einmal versucht sie sich mit

Glasscherben die Pulsader zu öffnen. In einem Brief an eine Tante bestellt sie sich einen Sarg und schreibt „hoffentlich liege ich bald drin und hat das elende Gesindel den Triumpf, Deutschlands edlen Reformator auf die raffinierteste Weise zu Tode gequält zu haben. — — Das „Wehe" des Herrn ist nicht von Pappe." In der Folge hat sie viele Wünsche, schreit, wenn dieselben nicht erfüllt werden, schlägt Scheiben ein, beisst sich die Haare ab usw. Sehr einsichtslos. Dazwischen ist sie freundlich, zugänglich. Anfang 98 liegt sie dauernd mit geschlossenen Augen zu Bett, ist sehr widerstrebend, isst nicht, macht einen Erhängungsversuch, nässt öfter ein. Widerstrebend. Seit dem Sommer steht sie wieder auf; beschäftigt sich wenig. Einmal vermutet sie Gift in dem Essen. Frühjahr 99 ist sie mehrere Wochen erregt, sie sei die deutsche Kaiserin, sie habe Kaiser Friedrich operiert und geheilt, sei Carmen, Bürgermeister der Universität Berlin. Bringt die abenteuerlichsten Sachen mit müdem albernem Lächeln vor. Zeitweise aggressiv, deklamiert pathetisch. Manchmal macht sie viele Stunden lang immer wieder dieselben eigenartigen rhythmischen Bewegungen des Oberkörpers und der Arme. In den letzten Jahren ist sie meist apathisch, schwachsinnig-albern, zwischendurch erregt, wiegt sich manchmal stundenlang im Bett hin und her, eintönig vor sich hinsingend. Ab und zu schwere Explosionen, in denen sie laut schreiend auf ihre Umgebung losprügelt oder mit Gegenständen wirft. Schreibt einen Brief nach Hause in lauter kurzen Sätzen, die meist ganz zusammenhanglos sind, dabei dieselben Redewendungen immer wieder bringend. Herbst 1910 ist sie einige Zeit lang ängstlich, hört angeblich Stimmen, über die sie sich aber nicht ausspricht. Exitus an Lungentuberkulose.

Diagnose der Anstalt A.: Dementia paranoides.

2. Willy M., Untersekundaner aus H., geb. 1890. Stiefbruder der Vorigen. War immer schwer zu erziehen, sehr reizbar, dabei intelligent. Wegen Kleinigkeiten erfolgten Wutausbrüche mit Stampfen und Umsichschlagen. 14. 10. 05 wurde er besonders erregt durch geringe Vorhaltungen der Mutter.

14. 10. bis 11. 11. 05 Klinik: Dem Alter entsprechend entwickelt, keine Degenerationszeichen. Ganz orientiert, er leide selbst darunter, dass er nicht die Kraft habe, seiner Reizbarkeit zu widerstehen. In seinen Wutanfällen komme ein in die Brust aufsteigendes ängstliches Gefühl zum Ausbruch. Zufrieden, hastige Bewegungen, sonst o. B.

18. 6. bis 25. 9. 06 Anstalt A.: Seit Januar 06 war er wieder streitsüchtig, hatte Wutanfälle, besonders, wenn er einen älteren Bruder sah oder hörte. Zerschlug Tische und Stühle, nahm die Mahlzeiten auf seinem Zimmer ein. — Orientiert. Verspricht sich zu bessern. Bei einem Besuch der Mutter sehr erregt, macht sich nachher Vorwürfe darüber. Arbeitet fleissig im Garten. Spricht sich nicht aus, steht manchmal längere Zeit an einem Fleck.

27. 3. bis 20. 4. 07 Klinik: In der letzten Zeit wieder tyrannisch zu Hause, heftige Erregungszustände, verlangt alle Rücksichten für sich, nimmt selber keine. — Geordnet und orientiert. Verschlossen.

7. 9. 07 bis 3. 3. 08 Klinik: Wurde in der letzten Zeit immer stiller, war zeitweise sehr ängstlich, weigerte sich zu essen. Liegt stumm und regungslos

da, antwortet nicht. Widerstrebend, behält gegebene Stellungen bei, vorübergehend ist er ängstlich, sagt leise, er habe grosse Sünden begangen. Später liegt er in eigenartiger Stellung im Bett, will sich häufig aus dem Bett stürzen. Nach einer Anstalt.

31. 8. bis 19. 12. 10 Klinik: Hatte zu Hause Fensterscheiben zerschlagen; örtlich und zeitlich orientiert, bestreitet, erregt gewesen zu sein. Umständlich, affektiert und verschroben in seiner Redeweise, braucht häufig stereotype Füllwörter. Hält sich nicht für krank. Zeigt noch recht gute Schulkenntnisse. Sehr reizbar, einsichtslos, häufig flegelhaftes Benehmen. Arbeitet, wenn es ihm passt, ganz gut. Wahnideen oder Halluzinationen sind bei ihm nicht aufgetreten. Nach einer Anstalt überführt.

Diagnose der Klinik: Zuerst: Krankhafte Affekte auf Grundlage einer psychopathischen Minderwertigkeit. Später Hebephrenie, Katatonie.

Falls die Angabe richtig ist, dass die Mutter aus geistesgesunder Familie stammt, muss man annehmen, dass sie beide Male einen Mann mit latenter Katatonieanlage geheiratet hat; bei dem zweiten Mann könnte ja auch die Geisteskrankheit der Schwester und vielleicht das Suizid des Vaters in diesem Sinn verwendet werden. Während bei unserem Material der hier in der ersten Ehe vorliegende Fall eines Paralytikers als Vater eines Katatonikers selten ist, war dies bei dem Pilcz'schen Material häufig.

XLIII.

Familiengeschichte: Der Vater des Vaters ist 72 Jahre alt, geht noch regelmässig auf Arbeit. Sein Bruder starb durch Selbstmord. Ueber die übrigen Verwandten ist nichts Näheres bekannt, Geistes- oder Nervenkrankheiten sollen nicht vorgekommen sein, der Vater trank früher, soll etwas geistesschwach sein. Die Mutter ist gesund. Von 4 Kindern waren die 2 ältesten in der Klinik, die 2 jüngeren Söhne sind gesund.

1. Karl G., Arbeiter aus G., geb. 25. 7. 87. Mässige Schulerfolge. Im Sommer 1906 wurde er reizbar, hielt sich abseits, stand manchmal eine Stunde lang still und tat nichts, dann arbeitete er wieder. Er hatte viel vom Krieg gelesen, sprach viel davon, wollte Soldat werden. Er war schon immer etwas verwöhnt, dickköpfig.

5. 10. bis 23. 11. 06 Klinik: Anscheinend im allgemeinen orientiert. Sehr abweisend. Er lacht viel und sieht auffällig zum Fenster hinaus. Nach dem Grund gefragt, sagt er, er könne sich doch freuen: er sehe auf die Lichter, die draussen seien. Mässige Schulkenntnisse. Am 8. 10. liegt er regungslos im Bett, Kopf und Augen nach rechts unten gerichtet. Auf Anrufe und Nadelstiche auch in der Augengegend reagiert er nicht mit Abwehrbewegungen; erhobene Gliedmassen fallen schlaff herab. Weiterhin ist er heiter, prügelt am 12. 10. einen Mitpatienten, wie er sagt, aus Spass durch. Oft ist er lümmelhaft, schliesslich gleichmässiger, geordnet.

23. 11. 06 bis 30. 3. 07 Anstalt N.: Er sei in die Klinik gebracht worden, weil er duselig im Kopf war. Gibt an, nie Sinnestäuschungen gehabt zu haben. In der Folge prügelt er einmal einen Mitpatienten, schimpft bei einem Besuch des Vaters auf den Papst und das Pfaffengesindel. Zu den Schwarzkitteln gehe er nicht mehr in die Kirche, er werde sich einen Revolver kaufen, alle Minister und höheren Beamten totschiessen, die ja nur die armen Leute bedrückten. Auch den Arzt in G. wolle er sich kaufen, weil er ihn mit Arznei vergiftet habe. Später gibt er zu, Stimmen zu hören, denen er gehorchen müsse. Schliesslich wird er gebessert entlassen, obwohl er noch Stimmen hört. In der Zwischenzeit war er rauflustig und jähzornig. 3 Jahre lang arbeitete er als Bahnarbeiter, wurde aber entlassen, weil er einen Arbeiter mit der Schippe über den Kopf schlug. Dann war er sehr gewalttätig gegen seine Angehörigen, blieb bis Mittag im Bett, kaufte sich täglich Süssigkeiten, rauchte und trank viel Bier. Er wollte „es sich gemütlich machen".

Seit 6. 11. 11 Anstalt N.: Oertlich und zeitlich orientiert, er habe zuletzt bei seinen Eltern von seinen Ersparnissen gelebt. Schildert den Angriff auf den Mitarbeiter so, dass er habe demselben zuvorkommen müssen. Stumpfsinnig, dement. Bis März zeigte er dasselbe apathische Verhalten, sass untätig umher, antwortete spärlich und ausweichend. Aeusserte keine Wünsche.

Diagnose der Klinik: Hebephrenie.

Diagnose der Anstalt N.: Dementia praecox.

2. Anna G., Schneiderin aus G., geb. 17. 8. 90, Schwester des vorigen. Lernte gut. Erste Menses mit 16 Jahren. Am 30. 6. 10 fing sie plötzlich nachts an zu schreien, klagte über Schmerzen und Stechen im Unterleib, sprach dann ganz zusammenhangslos von Krieg, Spiegel, Sterben usw. Auch in der Folge sprach sie oft ohne Zusammenhang, war ängstlich, schreckhaft.

22. 8. bis 5. 11. 10 Klinik: Orientiert, läppisches Wesen, Vorbeireden. (Leben die Eltern noch?) „Die sind tot." (Wann gestorben?) „Vorgestern." Grimmassiert, macht sonderbare Bewegungen mit den Fingern und Armen. Ihr Benehmen bleibt läppisch, maniriert. Keine Sinnestäuschungen angegeben. Sie macht geschickt für sich Handarbeiten, arbeitet für die Klinik schlecht und fehlerhaft. Ungeheilt entlassen.

Diagnose der Klinik: Hebephrenie.

Nach Auskunft des Gemeindevorstehers vom März 1912 ist sie noch nicht gesund, kann nichts arbeiten.

Bei unseren Patienten, den beiden Geschwistern, ist die Zugehörigkeit zu unserer Krankheitsgruppe nicht zu bestreiten; ausser dem Ausbruch in ungefähr demselben Alter, d. h. mit 19 bzw. 20 Jahren zeigten auch die Symptome Gemeinsames; bei dem Bruder traten mehr die Erregungszustände, bei der Schwester die Albernheit des Verhaltens in den Vordergrund. Es ist nicht unmöglich, dass bei dem Vater derselbe Krankheitsprozess vorgelegen hat; es ist aber auch nicht ausgeschlossen, dass sich bei ihm eine alkoholische Demenz entwickelt hatte. Das Suizid seines Onkels ist ohne nähere Details nicht zu verwerten.

XLIV.

Familiengeschichte: Ueber die Eltern des Vaters ist nichts bekannt. Der Vater starb mit 59 Jahren an Blutvergiftung, sonst war er gesund. Ueber die 2 Schwestern des Vaters ist nichts Näheres bekannt. Ueber die Eltern und Geschwister der Mutter ist nichts bekannt. Die Mutter starb mit 69 Jahren an Altersschwäche, sie war nach einer früheren Angabe einmal geisteskrank, doch wird das von den Verwandten jetzt bestritten. Von 9 Kindern war eine Tochter in der Anstalt A., ein Sohn in der Klinik.

1. Anna M., ledige Arbeiterin aus W., geb. 4. 7. 69. Seit 1889 arbeitete sie nicht mehr, lief umher, lachte plötzlich ohne Grund, dann wurde sie ruhiger, sprach fast kein Wort, sass umher.

3. 8. 93 bis 12. 4. 94 Anstalt A.: Antwortet auf Orientierungsfragen ungenügend. Rechnet schlecht, sie sei seit 4 Jahren nervenkrank, habe Kopfschmerzen gehabt, jetzt habe sie die Leberkrankheit, die Leber komme ihr immer zum Mund heraus, sie sei inwendig so geschwollen, sie merke das an dem bitteren Geschmack. Hält an dem Hinaustreten der Leber fest, sie habe Magenkrebs, drängt schwachsinnig nach Hause. Fleissig.

4. 8. bis 19. 11. 94 Anstalt A.: Hatte zu Hause getobt und geschlagen; alle möglichen körperlichen Klagen, sie sei noch nie gesund gewesen. Schliesslich geheilt entlassen.

20. 4. bis 6. 6. 97 Anstalt A.: Lag inzwischen meist zu Bett. Wurde erregt, hörte Schimpfreden, erzählte von ihren grossen Reisen, wollte Schauspielerin werden, das ganze Gut gehöre ihr; ging auf die Schwester mit dem Messer los. Orientiert, bestreitet alle anamnestischen Angaben, bleibt korrekt, fleissig.

Diagnose der Anstalt A.: Schwachsinn.

Nach Auskunft einer Schwester ist sie seitdem nicht mehr erregt gewesen.

2. Karl M., Streckenarbeiter aus W., geb. 1874, Bruder der vorigen. Lernte nicht gut, war immer sehr fromm. 1898 Heirat, 2 gesunde Kinder. Juli 1906 heftige Kopfschmerzen. Plötzlich wurde er sehr ängstlich, sah Wasserschlangen, hielt alle Leute für Teufel und warf nach ihnen mit allem Möglichen. Kniete nieder und betete. Potus negiert.

25. 3. bis 3. 5. 06 Klinik: Orientiert, Intelligenz gering, er habe zwei Feinde, die ihn für zu dumm für den Bahnwärterdienst erklärt hätten. Springt plötzlich auf, schlägt ein Fenster ein, bezeichnet sich als elektrisch, spricht pathetisch, wiederholt oft den Ausdruck „liebe Engelein", singt Deutschland über alles. Aeussert später ängstliche Vorstellungen, bittet, man möge ihm doch nichts tun. Bleibt dauernd ängstlich, auch Kleinheitswahn.

Diagnose der Klinik: Angstpsychose.

Der weitere Verlauf ist nicht bekannt.

Bei der älteren Tochter wurde die psychische Erkrankung im 20. Lebensjahr offensichtlich, es lag bei ihr anscheinend eine rasch zu Demenz führende Pubertätspsychose vor, auch die Geisteskrankheit des Sohnes, die aber erst im 32. Lebensjahr deutlich wurde, dürfte auf demselben Krankheitsprozess beruhen. Ueber die übrige Familie ist leider nur sehr wenig bekannt.

XLV.

Familiengeschichte: Die Eltern des Vaters sollen gesund gewesen sein. Eine Grossmutter und ein Onkel des Vaters sollen geisteskrank geworden sein. Der Vater, seine Geschwister und deren Kinder sollen gesund sein. Die Eltern der Mutter sollen gesund gewesen sein. Die Mutter der Patienten soll mehrfach an „Melancholie" gelitten haben. Die Geschwister der Mutter sind gestorben, eine Schwester soll geisteskrank gewesen sein und zwar angeboren schwachsinnig, Näheres nicht bekannt; deren Kinder sollen gesund sein. Es waren 5 Kinder, von denen 3 geisteskrank wurden, ein verheirateter Sohn und eine verheiratete Tochter gesund sind.

1. Otto E., Schumacher aus B., geb. 1872. Ueber Entwicklung nichts bekannt. 1896 wurde er mehrfach im städtischen Krankenhaus in B. wegen Geisteskrankheit behandelt. Er war still, murmelte vor sich hin, gab keine oder verkehrte Antworten. Das letzte Mal war er 8 Tage planlos umhergeirrt und wurde im Krankenhaus sehr erregt und aggressiv, stopfte das Bettzeug ins Klosett und beschmutzte sein Geschirr mit Kot.

2.—28. 7. 96 Klinik: Lacht viel vor sich hin, er sei hier auf einer Vergnügungsreise, sei nicht krank; vielfach antwortet er nicht, auf Intelligenzfragen zeigt er ein blödes Lächeln. Verprügelt einmal plötzlich einen Mitpatienten, auf Fragen nach dem Grund antwortet er nur blöde.

Nach einer Anstalt überführt, Näheres nicht bekannt.

Nach der Entlassung war er unauffällig, arbeitete fleissig, 2 Jahre später heiratete er. Anfang Juni 1903 wurde er gedrückter Stimmung, sehr still, sagte höchstens ja oder nein; arbeitete nicht mehr.

18. 6. bis 27. 7. 03 Klinik: Zeitlich und örtlich orientiert, Schulkenntnisse und Rechenfähigkeit seinem Bildungsgrad entsprechend. Geordnet. Fühlt sich schon seit einigen Wochen krank, das Denken gehe langsamer, manchmal glaubte er, es solle ihm etwas passieren. Gibt zu, Stimmen gehört und Figuren gesehen zu haben, spricht sich aber hierüber und über seinen früheren Aufenthalt in der Klinik nicht aus. Später wird er konfuser, spricht allerhand verwirrtes Zeug, hat eine ganz verschrobene Ausdrucksweise, glaubt der Kaiser zu sein, verkennt die Personen seiner Umgebung, grimassiert und gestikuliert. In den letzten Tagen ruhig, beurteilt seine Umgebung richtig, zeigt aber ein gespreiztes und maniriertes Wesen.

Ein Jahr später kam er wieder in eine Anstalt, in der er sich noch befindet.

2. Marie E., Bahnwärterstochter aus N., geb. 1877. Schwester des vorigen. Angeblich normale Entwicklung. In ihren Stellungen war sie tüchtig. Herbst 1893 sass oder stand sie starr umher, antwortete nicht, wurde gereizt, wenn man sie nötigte. Wollte einmal aus dem Fenster springen.

12. 12. 93 bis 10. 11. 94 Anstalt N.: Anämisch. Zunächst abweisend und unzugänglich, dann leicht gereizt. Ende Dezember wurde sie erregt, gestikulierte, grimassierte, schimpfte, es sei Gift im Essen. Januar war sie ängstlich, bat um Verzeihung, hörte Stimmen, die ihr Vorwürfe machten. Rief um Hilfe

gegen drohende Gestalten. Aggressives und erregtes Verhalten, wechselte dann mit ruhigeren Zeiten. Im August wurde sie geordnet, berichtete über Gestalten und Stimmen, die ihr schlechte Sachen vorgeworfen hatten. Zuweilen noch gedrückt, schliesslich geheilt entlassen.

12. 5. bis 11. 7. 98 Klinik: Seit wenigen Tagen wieder auffällig, sehr erotisch. Ist gehobener Stimmung, leicht ideenflüchtig, erotisch, zeigt Bewegungsdrang, ist zu Witzen geneigt. Orientierung gut, Gedächtnis und Intelligenz ungestört. Sie hört sich schimpfen, sieht Gestalten, schmeckt Gift im Essen. Tageweise ist sie sehr reizbar, aggressiv gegen das Personal, schimpft mit unanständigen Redensarten, drapiert sich. Oefter horcht sie unter das Bett, hört Stimmen aus dem Keller, lacht vor sich hin. Zu anderen Zeiten ist sie ruhiger, hilft auf der Abteilung, hält sich aber gern gesondert, moquiert sich über Arzt und Mitkranke. Stets erotisch. Die Exazerbationen fallen wiederholt mit Eintritt der Menses zusammen.

11. 7. 98 bis 5. 12. 00 Anstalt N.: Pat. liegt meist ruhig zu Bett, lächelt oft vor sich hin, spricht spontan nicht, antwortet kaum. Ueber Ort und Zeit ist sie orientiert. Manchmal springt sie plötzlich auf und will andere Kranke schlagen. Auf Vorhalt sagt sie: „ich bin das doch nicht gewesen". Zeitweise lässt sie unter sich. Anfang 1899 verkennt sie Personen, hält einige Kranke für Männer, wird zeitweise rücksichtslos gewalttätig. Sie steht oft mit gespanntem Gesichtsausdruck umher.

5. 12. 00 bis 27. 6. 04 Privatanstalt L.: Bald freundlich, zugänglich, geordnet, bald abweisend, erregt, gewalttätig. Nach einer Notiz vom Oktober 1901 ist sie richtig zirkulär; manisch, normal, melancholisch, jede Tour etwa 8 Tage dauernd. November 1902: Hat einen ganz netten Brief an ihren Vater geschrieben mit der Bitte, sie hier doch abzuholen. Sie ist aber immer noch einige Tage sehr erregt, ausgelassen heiter, tanzt, lacht und lärmt. Dann wieder mehr in sich versunken, abweisend. 1903 kennt sie den Namen des Arztes nicht, rechnet $3 . 9 = 27$, $4 . 12 = 40$, sagt die 10 Gebote auf. 1904 Exitus an Lungentuberkulose.

Diagnose der Anstalt N.: Halluzinatorischer Wahnsinn.

Diagnose der Klinik: Halluzinatorisches Irresein.

3. Gustav E., Fabrikarbeiter aus N., geb. 1884, Bruder der vorigen. Normale Entwicklung. Erkrankte zuerst 1902, indem er ängstlich wurde, umherlief und verwirrt redete. Durch scharfes Ansehen von Personen, die einen festen Willen haben, wollte er diesen auf sich übertragen. Er warf sein Geld weg, da er keine Bedürfnisse auf der Welt habe. In der Anstalt Fr. war seine Stimmung teilweise gleichgiltig, teilweise sehr gehoben, mit lautem sinnlosen Predigen und Singen, dabei schmierte er mit Kot und Urin. Zeitweise Katalepsie und Echopraxie.

4. 3. bis 23. 4. 03 Anstalt A.: Benimmt sich bis auf grundloses Lachen geordnet, über Vorleben, Zeit und Ort gut orientiert. Gemütsstumpf, erzählt gleichgiltig von seiner und seiner Verwandten Krankheit. Nicht er habe mit Kot geschmiert, sondern sein Nachbar. Schulkenntnisse und Rechnen gut. Er sei etwas kopfschwach, manchmal betrübt, manchmal vergnügt. Er ist dann ziemlich stumpf, interesselos, arbeitet wenig brauchbar.

22. 4. bis 24. 6. 07 Klinik: War wegen Melancholie im Krankenhaus B. Liegt regungslos mit abgehobenem Kopf zu Bett, vollkommen mutacistisch. Kieferspannung, Sondenernährung.

Seit 24. 6. 07 Anstalt A.: Ueber Vorgeschichte, Ort und Zeit orientiert. Gibt zu, Stimmen gehört zu haben, antwortet nur sehr zögernd, starre Haltung· Weiterhin stumpf und apathisch, leicht gedrückter Stimmung, gibt an, von Stimmen geschimpft und bedroht zu werden und zeitweise ängstlich zu sein. Manchmal vorübergehend erregt, schwätzt dann in verworrener Weise vor sich hin, schreit gellend, grimassiert. Läppisch, erheblich verblödet.

Leider ist uns hier nur die eine Generation genauer bekannt, auch in der Aszendenz sind ja psychische Erkrankungen vorgekommen, doch sind die Angaben darüber zu dürftig. Ob man z. B. die angebliche Melancholie der Mutter, an der sie mehrfach gelitten haben soll, wirklich als solche anzusehen hat, ist ganz unsicher. Von den 5 Kindern waren 3 krank. Die Psychose des älteren Bruders, die zuerst im 24. Lebensjahr auftrat, stellt eine in Schüben verlaufene — er heiratete in einem Intervall — schizophrene Psychose dar. Auch die Geisteskrankheit des jüngeren Sohns, die im Alter von 18 Jahren sich zuerst zeigte, gehört zu derselben Krankheitsgruppe. Das Leiden der Schwester, das mit 16 Jahren ausbrach, hat einen etwas anderen Charakter, so dass ich trotz der besonders anfangs häufigen Sinnestäuschungen zunächst zur Annahme eines zirkulären Irreseins neigte; bei weiterer Ueberlegung sprachen doch sowohl der Beginn als die lange Dauer und der Ausgang in Schwachsinn für die Zugehörigkeit zu derselben Gruppe wie die Krankheit der Brüder. Bei allen 3 Geschwistern bestand im Anfang eine gewisse Neigung zu vorübergehender Heilung, also zu einem Verlauf in Schüben.

XLVI.

Familiengeschichte: Die Eltern und die 3 Geschwister des Vaters sollen gesund gewesen sein. Der Vater, 82 Jahre alt, ist gesund. Ueber die Verwandtschaft der Mutter ist nichts bekannt. Die Mutter starb mit 52 Jahren an Blutverlusten, war geistig normal. Von den Kindern war 1 Sohn und 1 Tochter in der Klinik.

1. Emma St., Haustochter aus Qu., geb. 1865. Normale körperliche und geistige Entwicklung. Mit 23 Jahren wurde sie, als sie wegen schlechten Hörvermögens nicht heiraten durfte, sehr reizbar und ärgerlich gegen die Eltern, wurde stiller, zog sich von allem Verkehr zurück, weinte viel, arbeitete aber stets gut. Seit Weihnachten 07 wurde sie erregter, schimpfte und weinte viel. April wollte sie sich erhängen, wurde abgeschnitten. Schlug später ihren alten Vater, Gott habe es ihr gesagt. Seit 1906 wurden die Menses unregelmässig.

2. 6. bis 17. 7. 08 Klinik: Zeitlich und örtlich ganz gut orientiert. Sie habe ihren Vater geschlagen, weil sie gestern in einer andern Welt gewesen sei, die ganze Nacht kämen Stimmen von oben runter, die ihr zuriefen, dass sie schlecht sei, schlimmer wie ein Vieh, sie solle ans Kreuz geschlagen werden. Zeitweise besteht ein lebhafter, meist inkohärenter Rededrang, deutliche geistige Schwäche. Die Stimmung wechselt, die Aufmerksamkeit ist schwer zu fixieren, sie macht öfter pathetische Bewegungen, deren Sinn nicht erkennbar ist. Erotisch. Der Kaiser habe ihr ein seidenes Kleid angeboten, er wolle sie zur Kaiserin über drei Reiche machen, aber ihre Reinheit gehe ihr darüber, ihr könne niemand etwas vorwerfen. Spricht oft von sexuellen Verfolgungen, denen sie Nachts ausgesetzt sei. Behauptet in „unsichtbarem" Gespräch mit Bekannten aus Qu. zu stehen. Dauernd orientiert. Vom Vater gegen ärztlichen Rat abgeholt.

Diagnose der Klinik: Halluzinatorische Psychose im Klimakterium. Nach Auskunft des Gemeindevorstehers ist Pat. noch verwirrt.

2. Karl St., Arbeiter aus Qu., geb. 15. 10 1878. Angeblich normale Entwicklung. Kam selbst in die Poliklinik, um sich vor den Verfolgungen zu retten.

30. 7. bis 25. 8. 03 Klinik: Oertlich, zeitlich und über Personalien orientiert. Sein Vater habe ihn beständig geärgert und gereizt. Seine Papiere seien ihm gefälscht worden. Sein Vater werde zu seinem Verhalten ihm gegenüber von Leuten beeinflusst, die ihn elektrisierten und beobachteten. Seit vielen Jahren seien ihm giftige Stoffe ins Bier getan worden, dadurch sei er nervös. Pat. liegt meist regungslos und teilnahmslos zu Bett, antwortet nur zögernd.

25. 8. 03 bis 1. 8. 04 Anstalt N.: Er werde von einer ganzen Schar Feinde verfolgt und belästigt. Eine Elektrisiermaschine habe vom gegenüberliegenden Haus aus auf ihn eingewirkt. Auch in der Kaserne sei er belästigt worden. Bei einem Besuch des Vaters schimpft er auf ihn, wird tätlich. Unter dem Einfluss von beschimpfenden Gehörstäuschungen bleibt er reizbar. Er werde auch hier elektrisiert, der Oberpfleger sei bestochen, um ihn zu peinigen. Einmal gibt er an, schon seit dem 14. Lebensjahr unter den Verfolgungen zu leiden. Berichtet ausführlich über seine Beziehungs- und Verfolgungsideen. Ueberall, zu Hause, bei Bekannten, in Gasthöfen, habe man Gift ins Essen gemischt, durch das Gift habe sein Körper ein ganz verändertes Aussehen erhalten, das Gesicht sei gedunsen geworden; als er vor $2\frac{1}{2}$ Jahren hinter diese Schliche gekommen sei, sei er auf der Hut gewesen und man habe von ihm abgelassen; sofort habe sich seine normale Körperbeschaffenheit wiederhergestellt, er bekam ein Gefühl von Kraft und Leistungsfähigkeit. Schon vor $2\frac{1}{2}$ Jahren habe man von der Anstalt N. aus den Versuch gemacht, ihn nach dort zu bringen, wie ihm jetzt klar geworden sei. Warum er so angefeindet wird, gibt er nicht an, lächelt auf die Frage danach verschmitzt. Er gab noch an, Alles, was er denke, werde sofort laut von anderen ausgeplaudert. Gegen ärztlichen Rat vom Vater abgeholt.

Diagnose der Klinik: Hebephrenie.
Diagnose der Anstalt N.: Paranoia hallucinatoria.
Pat. soll jetzt noch verwirrt, aber nicht gemeingefährlich sein.

Beide Psychosen gehören wohl derselben Krankheitsgruppe an, und zwar ist es bei dem Bruder eine zunächst unter einem paranoischen

Zustandsbild **verlaufende** Pubertätspsychose, bei der Schwester scheint die Erkrankung sehr schleichend verlaufen zu sein, bis erst im 42. Lebensjahre ein akuter heftiger Ausbruch erfolgte.

XLVII.

Familiengeschichte: Der Vater des Vaters starb mit 60 Jahren an Herzschlag. Die Mutter des Vaters starb mit 78 Jahren an Altersschwäche, beide sollen immer normal gewesen sein. Der Vater lebt noch mit 78 Jahren, ist gesund. Von den 4 Geschwistern des Vaters starben 3 in hohem Alter, 1 mit 19 Jahren durch einen Unglückfall. Geisteskrankheiten kamen bei ihnen und ihren Kindern nicht vor. Die Eltern der Mutter starben alt, waren immer normal. Die Mutter starb mit 56 Jahren an Typhus, war nie auffällig. Die einzige Schwester der Mutter ist seit der Geburt nicht richtig im Kopf, war viel kränklich, lebt noch mit 40 Jahren, unverheiratet. Von den 4 Kindern starben 2 ganz klein, 1 Tochter starb in einer Anstalt, die andere Tochter war in der Klinik. Die 3 Kinder der ersteren, 17 bis 12 Jahre alt, sind gesund, nicht auffällig.

1. **Wilhelmine D.**, geb. H., Bahnarbeitersfrau aus J., geb. 24. 7. 1867. Drei normale Geburten. 1897 Typhus, seitdem soll Pat. geistig etwas schwach sein, während sie vordem normal war. 1900 schlug sie ihre Kinder ohne Grund, wurde allmählich traurig und ängstlich, sprach wenig, langsam. Sie glaubte ein Verbrechen begangen zu haben, erwartete mit Angst eine Gerichtsverhandlung. Fürchtete sich, den Nachttopfdeckel zu öffnen, weil jemand drinstecken und dann entschlüpfen könnte. Machte sich Gedanken darüber, dass sie früheren Liebhabern abgeschrieben hatte, was Unrecht gewesen sei.

17. 12. 03 bis 15. 1. 10 Anstalt B.: Hochgradig abgemagert. Sehr widerstrebend, ängstlich. Kommt oft aus dem Bett, klammert sich überall an. Spricht kaum, nur sagt sie einmal, sie dürfe nicht essen. Erst Sondenfütterung, dann isst sie einige Zeit übermässig. Gibt **an**, Stimmen ängstigten sie so. Bewegt auf Fragen nur leise murmelnd die Lippen, drängt öfter sinnlos zur Tür, sitzt in gezwungener Haltung im Bett, lacht vor sich hin. Herbst 1904 macht sie rhythmische Bewegungen mit den Händen. Schnauzkrampf. Mai 1905 schüttelt sie einige Tage lang fast unaufhörlich mit dem Kopf, ebenso im Herbst. Auch späterhin macht sie vielfach stereotype Bewegungen, spricht nie. Sobald sie merkt, dass die Essenszeit herankommt, fängt sie an, in unartikulierten Lauten laut zu singen oder zu summen. Augen fast immer geschlossen. März 1905 schwatzt sie viel durcheinander, schimpft auch; sie brauche die Augen nicht aufzumachen. Oktober verläuft der Versuch, durch Faradisation ihre rhythmischen Bewegungen zu unterdrücken, erfolglos, sie sagt aber zu den Aerzten, nun sei es genug, sie sollten machen, dass sie wegkämen. 1906 hält sie die Hände krampfhaft geschlossen, speichelt. Geht in fremde Betten, nimmt Alles weg. 1909 laut und recht läppisch, schwatzt Unsinn. Exitus an Lungentuberkulose.

Diagnose der Anstalt B.: Katatonie.

2. Anna H., Zimmermannstochter aus J., geb. 2. 10. 1881. Schwester der Vorigen. Normale Entwicklung und Schulerfolge. Mit 22 Jahren erste Menses. Pat. hat viel angestrengt arbeiten müssen. Januar 1912 schlief sie sehr schlecht, stand nachts öfter auf. Aeusserte, ein Mann habe sie gerufen, an den müsse sie denken. Sie sass zu Hause untätig umher, lief einmal plötzlich aus dem Hause fort, anscheinend aus Angst.

6. 3. bis 11. 5. 12 Klinik: Etwas Dämpfung über der rechten Lungenspitze, sonst somatisch o. B. Oertlich richtig, zeitlich ungenau orientiert. Beantwortet Fragen prompt, spricht sonst spontan nicht. Sie habe sich Weihnachten in einen Fabrikbesitzerssohn verliebt, habe aber nie mit ihm gesprochen, habe immer an ihn denken müssen. Sie habe eine Liebessprache am Herzen gehabt, es seien aber keine richtigen Stimmen gewesen. Dadurch sei sie sehr verschlossen worden, sie habe das Drehen in den Augen, das komme vom Lieben. Sie habe noch so viele andere Herren im Kopf, fast die ganze Stadt. Es schlage ein Regulator, dann müsse sie aufhorchen, es gehe durch andere Dinge. Gegen Abend wird sie unruhig, kommt aus dem Bett, legt sich in fremde Betten. Auf Fragen antwortet sie weiterhin nur sehr wenig. Gibt einmal an, Stimmen zu hören, sie müsse zum Gericht. Gehemmt, leerer Gesichtsausdruck, widerstrebend, öfter Flexibilitas cerea. Später kriecht sie auf dem Boden umher, isst andern Patientinnen das Essen weg, auf die Frage nach dem Grund sagt sie, sie habe Hunger. Warum sie nicht ihr eigenes Essen isst, beantwortet sie nicht. Einige Tage weint sie viel, will sich mit einem Taschentuch aufhängen, bittet den Arzt, ihr etwas zu geben, damit sie sterben könne. Schliesslich ungeheilt nach B. überführt.

Diagnose der Klinik: Katatonie.

In der Aszendenz ist nur eine wohl imbezille Schwester der Mutter bekannt, sonst sind die beiden vorhergehenden Generationen anscheinend frei von psychischen Störungen gewesen. Beide Töchter erkranken ungefähr in demselben Alter — die ältere mit 33, die jüngere mit 31 Jahren — an derselben Psychose, einer ausgesprochenen Katatonie, und zwar liegt der Ausbruch der Erkrankung bei beiden ungefähr 12 Jahre auseinander.

XLVIII.

Familiengeschichte: Die Eltern des Vaters sollen immer geistig normal gewesen sein. Eine Schwester des Vaters ist nach ärztlicher Angabe immer exaltiert, redselig gewesen, die anderen Geschwister und deren Kinder sind gesund. Der Vater war in der Anstalt A. Ueber die Familie der Mutter ist nichts Näheres bekannt, Geisteskrankheiten sollen nicht vorgekommen sein. Die Mutter war nie auffällig oder wesentlich krank. Von 5 Kindern, 3 Söhnen und 2 Töchtern, war eine Tochter in der Klinik und der Anstalt N.

1. Friedrich H., Maurer aus G., geb. 16. 10. 1842. Lernte schwer, war stets exaltiert, Hitzkopf, aber gutartig. Er trank nie. 1865 wurde er vom Militär als geisteskrank entlassen, wurde in einer Anstalt geheilt. Er litt an

„Abulie“[1]). Seitdem war er absonderlich, überspannt, erhielt den Spitznamen „Lieutenant“. Er war stets fleissig und sorgte für seine Familie. Am 17. 6. 87 erlitt er einen Kopfunfall mit längerer Besinnungslosigkeit. Er bekam Kopfschmerzen, Schwindel und Angst, dass er unheilbar sei, dass seine Familie Not leiden müsse. Im Mai wurde er tobsüchtig, schlug und zerstörte.

25. 5. bis 17. 6. 87 Klinik: Läuft umher, wirtschaftet mit den Armen in der Luft herum, sieht Männer und schwarze Gestalten, die auf ihn eindringen, Mäuse und Flöhe. „Da, jetzt ist es weiss. Da ist lauter Blut. Da machen sie lauter Figuren wie mein Name. Das sind lauter Hühner, ja rote und weisse Hühner. Wer bin ich? Mein Bruder Fritz aus G.“ Später sieht er Waschfrauen und in der Ofenvergitterung sein Bild, das er wegschieben will. Nimmt die sonderbarsten Stellungen ein. Unsauber. Schwer zu fixieren, in dauernder Bewegung, schreit oft „Huhn, Hahn“, sehr oft hintereinander. Isst nicht, körperlich sehr hinfällig. Bei der klinischen Vorstellung etwas klarer. Sieht Hummeln, die ihn verrückt machen.

17. 6. bis 16. 7. 87 Anstalt A.: Ausserordentlich abgemagert. Wälzt sich fortwährend im Bett hin und her, schaut bald nach der einen, bald nach der anderen Seite, unterhält sich mit halblauten, meist unverständlichen Worten mit Personen, die er dort erblickt. Auf laute Fragen antwortet er, er sei Leutnant von Hirschberg, die Feuerwehr sei im Zimmer, er wolle mit fort zum Feuer, seine Familie sei in Berlin, er habe 20 und noch mehr Kinder, die seien meterstark, er habe für die ganze Welt gearbeitet. Er weiss nicht, wo er ist. Die Nahrungsaufnahme ist dauernd sehr gering, die Temperatur teilweise normal. Pat. bleibt total verwirrt, schreit, pfeift, schnalzt mit der Zunge macht abwehrende Bewegungen mit den Händen, zupft an der Bettdecke, wälzt sich auf der Matratze umher, rollt sich auf den Boden, ist dann wieder stundenlang ruhig. Zunehmender Marasmus, schliesslich Exitus.

Bei der gerichtlichen Sektion wird wegen hochgradiger Verwesung nichts Besonderes konstatiert.

Diagnose der Klinik: Halluzinatorische Verwirrtheit.

Diagnose der Anstalt A.: Halluzinatorisches Irresein.

2. Auguste P., geb. H., Arbeitersfrau aus G., geb. 8. 1. 1872. Tochter des Vorigen. Früher immer gesund; intelligent. Seit Jahren Exophthalmus und Kropf. 4 gesunde Kinder, beim ersten Kind Wochenbettfieber. Seit langem offene Füsse. Seit Anfang Februar 08 Herzklopfen, seit dem 13. 2. sehr erregt, sprach dauernd.

---

1) Nach dem militärärztlichen Attest und der Anstaltskrankengeschichte war er seit dem 18. Lebensjahre immer still und in Gedanken versunken gewesen, war beim Militär $\frac{1}{2}$ Jahr lang auffällig gewesen, dann teilnahmslos, sprach nicht mehr, blieb stehen, wo er hingestellt wurde. In der Anstalt (25. 1. bis 25. 9. 1865) liess er unter sich, speichelte, sprach höchstens einmal ein Schimpfwort, verharrte in jeder Stellung, trat einmal plötzlich einen Mitpatienten. Allmählich wurde er lebendiger, wurde mit gutem Krankheitsbewusstsein entlassen.

16. 2. bis 30. 3. 08 Klinik: Leichte Struma, Exophthalmus, Puls 72, im Urin etwas Eiweiss. Spricht unaufhörlich in zornigem Tonfall, in kurzen Sätzen, manchmal Ausrufen, Schimpfworten; es handelt sich um Vorwürfe gegen den Mann, Nachbarn, früheren Liebhaber. Ausserordentliche Ablenkung durch optisch-akustische Eindrücke, die sinnlos im Rededrang verwendet werden. Durch Fragen nicht zu fixieren. Gegen Abend wälzt sie sich, schlägt.

Vielfach liegt Patientin dann ganz regungslos da, verharrt manchmal etwas in Stellungen. Dazwischen inkohärenter Rededrang, nie sinngemässe Antworten, bezeichnet aber zwischendurch den Arzt richtig. Stimmung heiter. Macht sonderbare rhythmische Bewegungen.

30. 3. bis 11. 9. 08 Anstalt N.: Dauernd sehr unruhig, nicht zu fixieren, schimpft, schlägt um sich, ist erotisch. Weiterhin liegt sie teilweise still zu Bett, ohne sich um ihre Umgebung zu kümmern, teilweise ist sie erregt, schlägt, schimpft, wirft das Essen in den Saal, kündigt Unsauberkeit mit Stuhlgang und Urin vorher an. Sie halluziniert lebhaft, spricht mit ihren Angehörigen und anderen Personen, sagt einmal, sie telephoniere.

11. 9. 08 bis 27. 7. 11 Anstalt L.: Zeitweise ruhig, sitzt stumpf umher, lächelt blöde, dazwischen heftige Erregungszustände. Singt manchmal stundenlang im Bänkelsängerton. Exitus an Enteritis.

Diagnose der Klinik: Amentia (Morbus Basedowii).

Diagnose der Anstalt N.: Psychose im Zusammenhang mit Morbus Basedowii.

Die Psychose des Vaters stellt offenbar eine im Jünglingsalter zuerst aufgetretene Katatonie dar, deren erster Schub wesentlich gebessert wurde, so dass Pat. sozial möglich war und heiraten konnte. Die zweite Exazerbation trat erst im 45. Lebensjahr angeblich nach einem Kopftrauma unter dem Bilde einer akuten halluzinatorischen Verwirrtheit auf, also nach einem Intervall von 22 Jahren. Die Psychose der Tochter gehört wohl in dieselbe Krankheitsgruppe; sie war im 36. Lebensjahre aufgetreten und führte ziemlich schnell zu Demenz. Zu betonen ist noch, dass von den 5 Kindern, die H. nach nur unvollkommener Genesung von der ersten Erkrankung zeugte, doch nur eines, nämlich unsere eben besprochene Patientin, bis jetzt psychisch erkrankt ist.

XLIX.

Familiengeschichte: Der Vater des Vaters lebt noch mit 81 Jahren, er war nie auffällig. Ebensowenig die Mutter des Vaters, die an Altersschwäche gestorben ist. Der Vater starb in der Anstalt N. Ein Seitenverwandter desselben soll melancholisch gewesen sein, ertränkte sich vor Aufnahme in eine Anstalt. Ein Bruder des Vaters lebt noch und ist, ebenso wie seine Nachkommen, gesund. Die Eltern der Mutter starben an Altersschwäche. Die Mutter lebt noch und ist gesund. Eine 52jährige Schwester der Mutter ist gesund, ebenso ihre Nachkommen. Von 3 Kindern war eine Tochter in der Klinik und in der Anstalt A., 2 unverheiratete Brüder sind gesund.

1. Wilhelm Sch., Ackerbauer aus W., geb. 17. 3. 1859. War 1882 acht Wochen geistesgestört, klagte über die Beine, behauptete, auf den Knöcheln zu gehen. 1883 erkrankte er ebenso, blieb zu Bett. Juni 89 klagte er wieder, er gehe auf den Knöcheln, die Rücken- und Armmuskeln seien wie mürbe; ferner sagte er, durch seine Heirat habe er sich gegen seine Schwiegereltern versündigt, sei ein Mensch ohne Seele, betete, sah Teufel und Heiland, hatte Angst. Wollte ins Wasser, in den Backofen gehen.

30. 9. bis 22. 11. 89 Klinik: Fürchtet Jude zu werden, da er nach jüdischem Ritus geschlachtetes Fleisch gegessen habe. Ob er Mensch sei oder was sonst, wisse er nicht. Er habe geglaubt, dies sei die Klinik, es sei aber doch ganz anders. Alles komme ihm so verändert vor. Er habe viel Erscheinungen gehabt und Stimmen gehört. Auch in der Folge kann er nicht begreifen, „wie und wo" er ist. Er glaube, er sei schlecht gegen seine Frau. Sieht sich oft verwundert um. Antwortet auf schimpfende Stimmen. Gehemmt. Vorübergehend klarer.

23. 11. 89 bis 21. 7. 90 Anstalt N.: Fragt erstaunt, wo er eigentlich sei, er habe seinen Vater hier weinen gehört. Er sei an allem schuld, habe eine grosse Sünde begangen. Einmal sagt er, er könne nicht essen, es sei inwendig alles anders. Immer leicht gedrückt, gehemmt, hört Schimpfworte, wie Schafskopf, Esel. Aengstlich. Schliesslich geordnet, fleissig. Gebessert entlassen.

26. 5. 91 bis 31. 8. 92 Anstalt N.: Seit drei Wochen hörte er wieder Stimmen, sprach dann durcheinander. Brüllt und tobt bei der Aufnahme, dann ruhig, antwortet zögernd, spricht von sich in der dritten Person. (Wieviel Kinder?) „Drei habe ich mal gesehen." (Frage wiederholt.) „Soll ich die Wahrheit sagen? 130." (Wie kommen Sie darauf?) „Durch Einbildung .
das älteste Kind ist kein Mensch, es ist ein grosses Tier; scheinbar ist es ein Mädchen, aber es lebt ja nicht richtig" . . . Der Sohn des Kantors könne nicht Pastor werden, wenn Pat. nicht gesund werde. Lacht zuweilen während seiner Reden, die Ideen wechseln schnell. Weiterhin will er mit Wolfshund angeredet sein, redet zuweilen ganz konfuses Zeug durcheinander. Nässt ein. Seit Oktober hochgradig gehemmt, spricht nicht, Flexibilitas cerea. Exitus an Darmkatarrh und Inanition.

Diagnose der Klinik: Halluzinatorisches Irresein mit melancholisch-hypochondrischer Färbung.

Diagnose der Anstalt N.: Hypochondrisches Irresein mit beginnendem sekundären Schwächezustand. Später: Paranoia.

2. Flora Sch., Landwirtstochter aus W., geb. 24. 2. 1884. Normale Schulerfolge. Seit April 08 war Pat. verändert. Sie klagte über Beklemmung und Herzklopfen, war mit nichts mehr zufrieden, löste ihre Verlobung auf, weil ihr Bräutigam sie zwei Tage nicht besucht hatte. Sie arbeitete nichts mehr, äusserte, die Leute sprächen über sie, sähen sie komisch an, ihr Bräutigam sei an allem schuld. Ende Mai wurde sie sehr erregt, schimpfte viel, sprach ununterbrochen. Menses seit 1906 unregelmässig.

31. 5. bis 24. 7. 08 Klinik: Somatisch o. B. Spricht sehr viel, schwer zu fixieren. Name und Herkunft gibt sie richtig an. Sie verkennt den Arzt.

Starker Bewegungsdrang. Auch in den folgenden Tagen spricht sie sehr viel, oft ohne erkennbaren Zusammenhang der Sätze, dieselben Sätze oft wiederholend. Die Stimmung wechselt häufig. Später wird sie ruhiger, grimmassiert viel, ist leicht negativistisch, häufig monotones Schreien.

24. 7. 08 bis 1. 6. 11 Anstalt A.: Spricht fortwährend mit leiser Stimme, meist unverständlich, vor sich hin; auf Anrede reagiert sie in keiner Weise. wälzt sich im Bett umher, kommt oft aus demselben, kriecht unter dasselbe, taucht im Dauerbad unter. Zunächst bleibt sie erregt, lacht, weint, schimpft, schreit; zerreisst Wäsche. Mit ihrem Bruder, der sie besucht, unterhält sie sich teilweise ganz verständig. Allmählich wird sie ruhiger, dabei aber läppisch und albern. Zeitweise wird sie wieder sehr erregt, singt laut, verbigeriert; legt sich in fremde Betten, zerreisst. Auf Fragen antwortet sie selten sinngemäss. 1910 wechseln erregte Phasen mit Zeiten völlig stumpfen und teilnahmslosen Verhaltens. Seit Mai 1911 ist sie fleissig und freundlich, geistig klar; sie fühlt sich jetzt wohl und sieht ein, dass sie kopfkrank war. Auf Fragen antwortet sie sinngemäss. Sie macht einen etwas stumpfen und schüchternen Eindruck, bietet aber sonst keine deutlichen Krankheitszeichen mehr. Geheilt entlassen.

Diagnose der Klinik: Katatonie.

Diagnose der Anstalt A.: Manie.

Nach Auskunft des Gemeindevorstehers von Februar 1912 beträgt sich Patientin jetzt ganz normal. Sie arbeitet tüchtig in der elterlichen Wirtschaft, ist inzwischen nicht krank gewesen.

Die Psychosen von Vater und Tochter gehören wohl derselben Gruppe an, bei beiden liegt wohl eine in Schüben verlaufende Katatonie vor, die bei dem Vater sich zuerst mit 23, bei der Tochter mit 24 Jahren zeigte, die Symptomenbilder waren im übrigen ziemlich verschieden. Die nähere Verwandtschaft scheint von psychischen Störungen frei gewesen zu sein. Zu erwähnen ist vielleicht noch, dass die Geburt der Tochter nach dem Auftreten der ersten geistigen Störungen bei dem Vater erfolgte.

L.

Familiengeschichte: Ueber die Verwandten des Vater ist nichts Näheres bekannt, er hatte 6 Geschwister, von denen 2 jung gestorben sind, 4 gesund sein sollen. Psychosen sind bei seinen Verwandten nicht bekannt. Der Vater war in der Anstalt N. Die Mutter, deren 6 Geschwister und ihre Eltern waren geistig gesund. Von den 2 Kindern war der eine Sohn in der Klinik und ist jetzt in der Anstalt A., der andere Sohn ist gesund.

1. Heinrich B., Landwirt aus J., geb. 22. 10. 1846. War immer munter, aber nicht ausschweifend, sehr fleissig. Nach Rückkehr aus dem Krieg war er verändert, meinte, sein Vater solle sich andere Arbeitsleute holen, wollte nicht recht arbeiten. Februar 72 wurde er sehr erregt, schrie, schwatzte viel in grosser Ideenflucht, besonders von seinen Kriegserlebnissen, zerschlug und zerriss.

1. 5. bis 28. 9. 72 Anstalt N.: Spricht von selbst fast gar nicht, macht eine gleichgültige Miene, setzt sich bald hier bald da hin, nimmt dabei die

abenteuerlichsten Stellungen ein, krümmt sich bald zur einen bald zur anderen
Seite, schlägt die Arme und Beine übereinander usw. Befragt sagt er, er sei
gesund, sei hier im Zuchthaus; seine Personalien gibt er richtig an, auch seine
Erlebnisse im Krieg, von seiner Krankheit will er nichts wissen. Körperlich o. B.

6. 5. Lacht wiederholt lange krampfhaft wie ein hysterisches Frauen-
zimmer, wobei er sich fast auf dem Boden wälzt. Dann vorübergehend ruhig,
sucht seine Krankheitserscheinungen durch Phrasen zu erklären. Wird wieder
unruhig, singt, grimassiert, nimmt sonderbare Stellungen ein, spuckt viel vor
sich hin. Mehrfach wird er, nachdem er vorher gesprungen und geheult hatte,
plötzlich schlapp, ist benommen, in Schweiss gebadet.

11. 7. sagt er, das Vergangene sei ihm wie ein Traum, dessen er sich nicht mehr
deutlich erinnern könne, bittet wegen des Lärmens um Entschuldigung, ist orientiert.
Vorübergehend wird er dann wieder laut, grimassiert. Schliesslich psychisch ganz
frei, weiss von seiner Kopfkrankheit nur noch, dass er habe viel spucken müssen.

Diagnose der Anstalt N.: Manie.

Nach einem Vermerk auf der Krankengeschichte des Sohns machte der
Vater einen schwachsinnigen Eindruck.

2. Leonhardt B., Landwirt aus J., geb. 18. 7. 1878, Sohn des Vorigen.
Zangengeburt. Als Junge viel Kopfschmerzen. Gut gelernt, aufgeweckt. August 96
klagte er über Kopfschmerzen, wurde vergesslich, ferner heftig und gewalttätig.

5. 8. 96 bis 1. 9. 96 Klinik: Glaubt sich von einem Mann besucht, den er
für seinen Grossvater hält und der ihm Vorschriften über sein Benehmen gibt.
Intelligenz leidlich erhalten.

1. 9. 96 bis 2. 9. 98 Anstalt A.: Ueber Ort, Zeit und Person gut orientiert.
Er habe nachts einen Feuerschein und Männer gesehen, die ihn riefen. Einmal
sei ihm Feuer über den ganzen Leib gekommen, habe ein Geräusch gehört,
als ob eine Taschenuhr ginge; in Wirklichkeit war aber nichts da, es waren
wohl seine Gedanken. Einmal sei ihm gewesen, als ob er sich an einem andern
Ort befand, sei aber in Wirklichkeit nicht dort gewesen.

Pat. bleibt einsilbig und zurückhaltend, ist vom Krankhaften seiner früheren
Halluzinationen nicht zu überzeugen.

In der Zwischenzeit war er nie ganz gesund, es wechselten erregte Zeiten
mit solchen sehr grosser Ruhe.

Seit 10. 2. 08 Anstalt A.: Ueber Ort und Person orientiert, zeitlich unsicher. Sehr gleichgültig, geringe Aufmerksamkeit, mässige Schulkenntnisse.
Gemütsstumpf. Pat. bleibt sehr stumpf, arbeitet nur, wenn er fortwährend angeregt wird. Zeitweise hält er sich in seiner Kleidung besonders unordentlich,
zieht sich aus, lacht viel, antwortet nicht sinngemäss, dann ist er wieder lenk-
samer, arbeitet etwas.

Die Krankheit des Vaters trat im Alter von 25 Jahren auf, der
Schilderung nach gehört sie zur Katatoniegruppe, ohne dass sich eine
genauere Unterform unterscheiden lässt; sie endete mit Schwachsinn.
Der Sohn erkrankte mit 18 Jahren an einer zu derselben Gruppe ge-
hörigen, vielleicht in Schüben verlaufenen Psychose.

LI.

Familiengeschichte: Ueber die Familie des Vaters ist nichts bekannt. Der Vater war in der Anstalt U. Ueber die Familie der Mutter ist nichts bekannt. Die Mutter ist nach Angabe des Sohnes an Geisteskrankheit gestorben, nach Angabe des Ortsschulzen nicht in einer Anstalt gewesen. Von den zwei Kindern war der eine Sohn in der Klinik, der andere reist jetzt angeblich mit ihm herum.

1. Herrmann W., Zimmermann aus H., geb. 13. 2. 56. War begabt und fleissig. Aus erster Ehe hatte er zwei Kinder (s. o.), aus zweiter Ehe fünf gesunde Kinder. April 98 glaubte er, alle möglichen Menschen wollten ihm schaden, er wurde kopfhängerisch und träge, hatte Kopfschmerzen, versuchte sich zu erhängen. Konsultierte verschiedene Aerzte. Im Winter äusserte er Grössenideen, er sei mehr als ein König, bekomme viel Geld, wolle Pastor werden, läutete einmal die Kirchenglocken.

24. 3. bis 9. 6. 99 Anstalt U.: Ueber Personalien, Ort und Zeit gibt er richtig Auskunft, ist gedrückter Stimmung, er müsse soviel grübeln, habe sich zu Hause gut vertragen. Später gibt er an, er habe früher häufig Stimmen gehört, die geschimpft hätten, einmal, wie er sehr traurig war, habe er einen hellen Lichtschein gesehen und nun gewusst, dass es eine Vorsehung gebe. Es sei ihm so vorgekommen, als ob es eine neue Religion geben würde und er zu ihrer Verbreitung ausersehen sei. Er habe sich die Kirchenschlüssel geben lassen und vor dem Altar gebetet. Manchmal habe er plötzlich nicht mehr arbeiten können, er sei dann herumgegangen und habe die Leute bekehrt. Einmal sagt er, seine Frau jammere jetzt zu Hause, wisse in der Wirtschaft nicht Bescheid. Auf die Frage, woher er das wisse, sagt er, Gott lasse ihm diese Gedanken zu. Schliesslich Krankheitseinsicht, beurlaubt.

23. 6. bis 15. 12. 1900 Anstalt U.: Inzwischen normales Verhalten, aber doch nicht so wie vor der Erkrankung. Seit drei Wochen Grössenideen, putzte sich, behauptete, das ganze Dorf gehöre ihm. — Orientiert. Antwortet ausweichend, er habe den Leuten sagen müssen, dass es einen Gott gebe. Gesichtsmuskulatur schlaff, Sprache nachlässig, Pupillen gleich weit, ziemlich eng, Reaktion bei Lichtwechsel nicht sehr ausgiebig, Temporalarterien mässig geschlängelt. In seinen Bewegungen schwerfällig. Auf Fragen antwortet er meist „ich weiss ja nicht", ist auffällig wunschlos und zufrieden, etwas gedrückt. Schliesslich freier und heiterer, geordnet, arbeitet fleissig. Ueber seine früheren Wahnideen spricht er sich ungern aus, geheilt entlassen.

Diagnose der Anstalt U.: Paranoia (Anfangs vorläufig Paralyse?).

Nach Angabe des Ortsschulzen hat er sich bald darauf in geistiger Umnachtung erhängt.

2. Adolf W., Knecht aus H., geb. 1. 6. 1885. Sohn des Vorigen. Konnte wegen Kurzsichtigkeit kein Handwerk erlernen. Wegen beiderseitiger Netzhautablösung in der Universitätsaugenklinik in Halle behandelt, wurde er die letzten Nächte sehr unruhig, zog sich nackt aus und wusch sich.

26. 4. bis 22. 5. 03 Klinik: Leicht euphorisch, antwortet auf Fragen entsprechend, schweift gern ab, umständlich. Zeitlich und örtlich orientiert.

Schulkenntnisse dürftig, Merkfähigkeit gut. Er habe sich immer gekühlt, da aus dem Kopf Hitze und aus dem Körper allerlei Gifte herauskommen. In der letzten Nacht habe er Stimmen gehört, die meist Kirchenlieder sangen, und habe farbige Kugeln und Tapeten sich bewegen sehen. Im Uebrigen geordnet. Nachts delirantes Verhalten, kramt mit der Bettdecke, glaubt drei Tage hier zu sein, konfabuliert, seine Eltern, der Kaiser usw. hätten ihn besucht. In den folgenden Tagen meist nur mit einer Decke bekleidet nackt umherlaufend, belästigt er andere Pat., spricht seine Umgebung kommentierend, an gehörte Worte anknüpfend, singt auch, sagt Gedichte her, alles mit monotoner Stimme, ohne ersichtlichen Affekt. Einige Tage ist er dann völlig mutazistisch, macht gestikulierende, grimassierende Bewegungen, zierlich graziös.

22. 5. bis 12. 9. 03 Anstalt N.: Grimassiert sehr stark, macht zwecklose Bewegungen mit dem Kopf und den Händen, nimmt sonderbare Haltungen ein, singt Gassenhauser. Seit Juli ist er klarer und besonnener, schreibt einen Bericht über seine Krankheit, in dem er etwas verworren über seine Halluzinationen in der Klinik berichtet und um Behandlung der Augen in der Augenklinik bittet. Schliesslich ruhig und geordnet, fleissig. Geheilt entlassen.

Diagnose der Klinik: Halluzinatorisches Irresein, Hebephrenie?

Diagnose der Anstalt N.: Halluzinatorischer Wahnsinn.

Nach Auskunft des Ortsschulzen reist er mit seinem Bruder halb erblindet herum.

Der Vater hatte anscheinend schon längere Zeit beschimpfende Stimmen gehört; nach einem depressiven Stadium entstand dann im 42. Lebensjahr bei ihm ohne bekannte Aetiologie eine besonders durch Grössenideen charakterisierte paranoische Psychose, die Stimmung ist schliesslich wieder etwas gedrückt, dann freier, bald darauf endet der Patient durch Selbstmord. Man könnte hier auch an die Annahme einer Affektpsychose denken, doch wird teilweise gerade über ein auffallend affektloses Verhalten sowie über schlaffen Gesichtsausdruck berichtet, so dass die Annahme einer schizophrenen Störung näher liegt. Die Psychose des Sohns macht, auch wenn derselbe zunächst als „geheilt" entlassen wurde, ganz den Eindruck einer zu Demenz führenden Pubertätspsychose. Leider ist die Familie weiter nicht bekannt.

LII.

Familiengeschichte: Ueber die Eltern des Vaters ist nichts Näheres bekannt, sie sollen geistig gesund gewesen sein. Die einzige Schwester des Vaters war gesund. Der Vater lebt noch, ist gesund, hat aber früher viel getrunken. Ueber die Eltern der Mutter ist nur bekannt, dass sie nicht geisteskrank waren. Die Mutter starb in der Anstalt N. Das einzige Kind war in der Klinik, starb in der Anstalt L.

1. Wilhelmine J. geb. L., Maurersfrau aus G., geb. 7. 4. 1843. Besuchte die Dorfschule mit gutem Erfolg. 1870 Heirat, fünf normale Geburten.

Im ersten Wochenbett trat im Januar 1871 eine Wochenbettpsychose auf, welche trotz ärztlicher Behandlung bis zu der Mitte der zweiten Schwangerschaft, bis Sommer 1873 bestand und dann dauernd verschwand. Die späteren Geburten verliefen ohne jede geistige Störung. Sommer 1886 zessierten die Menses. Seit Anfang 1886 war Pat. unruhig, tobte manchmal, in der Folgezeit wurde sie missmutig, verzweifelt, oft zornig und gereizt, hatte öfter Erregungszustände, in denen sie auch aggressiv wurde.

29. 2. 87—29. 1. 93 Anstalt N.: Sehr verwahrlost, sieht elend aus. Halluziniert lebhaft, hört besonders die Stimmen ihrer Kinder und verlangt stürmisch nach ihnen. Sehr verwirrt, oft ziemlich ängstlich.

In der nächsten Zeit halluziniert sie anscheinend dauernd, glaubt sich von bösen Geistern verfolgt, vermutet Gift im Essen, verkennt ihre Umgebung, ist nicht orientiert, äussert allerlei hypochondrische Vorstellungen, wird manchmal sehr erregt, zerreisst und schlägt dann, zieht sich aus, ist unsauber. Die hypochondrischen Vorstellungen haben folgenden Inhalt: Der Kehlkopf sei zu weit herunter, die Gebärmutter sei zu Schande gekommen, die Adern seien zu weit rausgetreten, sie habe zu viel Blut genommen, „das wird wohl vergraben sein".

5. 4. 89 zugänglicher. (Haus hier?) „Dies Haus ist vom Kaiser eingerichtet." (Kaiser hier gesehen?) „Sie werden wohl sein Sohn sein." (Welchen Kaiser meinen sie?) „Das steht im Konfirmandenschein."

1. 7. 90. Verkennt ihre Umgebung dauernd, hält die Wärterinnen für Männer. „Der Elefant spricht immer zu mir, er hat mich doch geboren, ich habe 10 000 Kinder geboren. Das hier ist ein Beichthaus. Ich habe meinen Mastdarm verloren, die Mutter ist ruiniert". Oft gewalttätig, schmiert. Exitus an Cholera.

Diagnose der Anstalt: Sekundäre Demenz.

2. Hermine J., Dienstmagd aus G., geb. 1876. Tochter der Vorigen. War immer etwas schwerfällig von Begriff und zeigte ein auffallendes Wesen. Am 11. 10. 97 warf sie sich bei der Arbeit plötzlich auf die Erde, kratzte den Boden mit den Fingern, lag bald auf dem Rücken, bald auf dem Bauch, dies dauerte eine halbe Stunde.

15. 10. 97—27. 1. 98 Klinik: Lacht oft unmotiviert vor sich hin. Sie habe nicht mehr gearbeitet, da sie mit dem Vieh nicht mehr fertig werden konnte. Auch habe sie Kopfschmerzen gehabt. Apathisch. Sitzt meist untätig herum, isst öfter die Reste von fremden Tellern, zieht sich unmotiviert aus und an, läuft mangelhaft bekleidet umher, legt sich oft auf den Boden, lacht blöde beim Versuch der Exploration, sagt, es gehe ihr gut. Später äussert sie ohne Affekt, sie werde verfolgt, wird heiter erregt, tanzt und singt oft ohne jeden Zusammenhang, lacht viel.

Diagnose der Klinik: Halluzinatorisches Irresein.

Pat. wurde nach einer Anstalt überführt, wo sie gestorben ist. Näheres ist nicht bekannt.

Als ursächliches Moment für die Psychose der Mutter ist nur das beginnende Klimakterium bekannt, die frühere Erkrankung war im ersten Wochenbett aufgetreten. Ob man diese erste Erkrankung als den Beginn einer chronischen Psychose und die zweite nur als eine Exazerbation zu betrachten hat, ist schwer zu sagen ohne genaue Kenntnis des psychischen Zustandes vor letzterer, ist aber nicht unwahrscheinlich, da dieselbe schon als sekundäre Demenz bezeichnet wurde. Es würde sich dann wohl um eine Erkrankung der Katatoniegruppe gehandelt haben, wozu wohl auch die Psychose der Tochter zu rechnen ist. Vielleicht liesse sich bei dieser der angeborene Schwachsinn auf den Alkoholismus des Vaters beziehen.

LIII.

Familiengeschichte: Der Vater des Vaters starb mit 71 Jahren an Speiseröhrenkrebs; die Eltern und Geschwister desselben starben in hohem Alter, ohne auffällig gewesen zu sein. Die Mutter des Vaters starb in hohem Alter, soll immer etwas „penibel" gewesen sein. Der Vater lebt noch mit 54 Jahren, ist gesund. Von den zwei Brüdern und zwei Schwestern des Vaters ist der jüngste Bruder, bei dessen Geburt sein Vater schon 50 Jahre alt war, in der Anstalt A., die anderen und ihre Nachkommen sind gesund. Die Eltern der Mutter und ihre Geschwister starben in hohem Alter, waren normal. Die Mutter lebt mit 53 Jahren, ist gesund. Der Bruder der Mutter starb mit 31 Jahren an halbseitiger Lähmung, die Schwester ist mit 55 Jahren gesund. Von 7 Kindern, zwischen 29 und 14 Jahren alt, war das 4. Kind, eine Tochter, in der Klinik; die folgende Tochter ist schwindsüchtig, die anderen Kinder sind gesund.

1. Johannes H., Barbier aus D., geb. 28. 4. 1870. War immer verschlossen, eigentümlich, zurückgezogen. Lernte in der Schule mässig. November 1894 wurde er erregt, schimpfte auf Arzt, Pastor und Bürgermeister; seitdem war er misstrauisch, wurde aggressiv. Er wollte ein Mädchen heiraten, das er nicht näher kannte. Kunden, die ihm nicht passten, warf er hinaus. Bezeichnete das Essen als vergiftet.

21. 2.—23. 4. 95 Klinik: Still und verschlossen, gibt zu, Sinnestäuschungen gehabt zu haben (Schatten und Heilige gesehen und einen Mann rufen gehört). Aeussert, die Luft sei unrein, man rede über sein langes Schlafen, er sei nicht Herr H., er wolle ins Kloster. Auf Fragen über diese Dinge weicht er aus. Manchmal anscheinend sinnlose Aeusserungen. Zeitweise sehr erregt, verlangt seine Entlassung.

Seit 23. 4. 95 Anstalt A.: Spricht kaum. Er heisse v. H., sei Leibchirurg des Kaisers von Russland. Er möchte lieber sterben. Er möchte heiraten, habe eine Frau. Einen Fluchtversuch begründet er damit, er habe nach Leipzig gewollt, um einen Freund zu besuchen. Oktober 1895 äussert er abgerissen einzelne paranoische Ideen: Die Kruzifixe seien Schreckensbilder, die vielen Kirchen und das Geläute verblödeten die Menschen, das sei vom Franzmann herübergekommen. Er müsse sich kastrieren lassen, das sei gesund. Sein Onkel, der Geheimrat in Halle, solle ihm einen Anzug schicken. Er kenne das

Herz, Kreis und Kreislauf. Auch weiterhin äussert er ähnliche Ideen, zeigt ein selbstbewusstes Wesen, ist dabei fleissig.

1905 ist er örtlich und zeitlich orientiert, Kenntnisse etwa seinem Stand entsprechend. Hält sich für vollkommen gesund, drängt nie nach Hause.

1912 ist er dauernd ruhig, für sich lebend, regelmässig beschäftigt.

Diagnose der Klinik: Paranoia.

Diagnose der Anstalt A.: Sekundäre Verwirrtheit nach Paranoia.

2. Barbara H., Barbierstochter aus D., geb. 3. 8. 1891. Normale Entwicklung, lernte in der Schule sehr gut. Sie war immer etwas ernst, ging nicht gern in Gesellschaft, hatte keine näheren Freundinnen. März 1912 erzählte sie eines Morgens, nachts seien Soldaten durch den Ort gezogen, es sei Krieg. Später sagte sie, die Nachbarn seien Spitzbuben und wollten sie und ihren Vater umbringen. Nachts war sie öfter ängstlich, schrie laut. In der letzten Zeit äusserte sie, ihr Vater sei nicht ihr Vater, ihr wirklicher Vater sei der Kaiser am Rhein, sie sei reich, brauche nicht zu arbeiten. Seitdem arbeitete sie wenig, wurde wählerisch im Essen, antwortete oft barsch, stand viel untätig umher. Mehrfach klagte sie über Schmerzen in Armen und Beinen.

20. 5.—3. 7. 12 Klinik: Völlig orientiert. Bestreitet die anamnestischen Aeusserungen teilweise, teilweise antwortet sie ausweichend. Wenn man etwas über ihre Personalien wissen wolle, solle man sich an den Bischof wenden. Scheint zurückzuhalten. Geziertes Wesen. Spricht wenig. Allgemeines Wissen und Urteilsfähigkeit mässig. Gesicht auffällig asymmetrisch, sonst somatisch ohne Besonderheiten. Weiterhin hat sie eine Reihe körperlicher Klagen, über kalte Füsse, Schmerzen in den Armen und Beinen, Halsschmerzen, Ohrenschmerzen usw., ohne dass objektiv etwas festzustellen ist. Sie ist still, beschäftigt sich nicht. Schliesslich fängt sie an, sich etwas zu beschäftigen. Ueber die sonderbaren Aeusserungen befragt, sagt sie, sie habe dieselben wohl in ihrer Krankheit getan. Hier hat sie nichts Derartiges geäussert. Gebessert entlassen.

Diagnose der Klinik: Hebephrene Psychose mit paranoischem Beginn.

Hier liegt bei Onkel und Nichte eine zur Katatoniegruppe gehörige Psychose vor; ersterer erkrankte im Alter von 24 Jahren, letztere mit 21 Jahren, und zwar standen bei beiden zunächst paranoische Züge im Vordergrund der Erkrankung, beide zeigten von jeher ein zurückgezogenes Wesen; im Gegensatz zum Onkel soll die Nichte in der Schule sehr gut gelernt haben. In der übrigen Familie ist von in Betracht kommenden Krankheiten nichts bekannt.

<h3 style="text-align:center">LIV.</h3>

Familiengeschichte: Der Vater des Vaters starb mit 49 Jahren an unbekannter Krankheit, er war, ebenso wie seine 3 Geschwister, immer gesund. Der Vater lebt noch mit 61 Jahren, ist, ebenso wie seine 63 jähr. Schwester und deren Nachkommen, gesund. Ein Bruder starb jünger an Nierenleiden. Der Vater der Mutter starb mit 72 Jahren an Magenkrebs, die Mutter der Mutter mit 81 Jahren an Altersschwäche, auch die Geschwister dieser starben hochbetagt, ohne je anormal gewesen zu sein. Die Mutter lebt noch mit 54 Jahren, ist gesund. Die 5 Geschwister der Mutter leben noch und sind, ebenso wie ihre Nachkommen, gesund, nur die älteste Schwester der Mutter starb mit 62 Jahren an Herzschlag; der Mann derselben, dessen väterlicher Grossvater geisteskrank gewesen sein soll, war in der Klinik, ebenda war auch eine der 3 Töchter dieses Ehepaars. Die einzigen Kinder sind Zwillinge, von denen das eine Mädchen in der Klinik war, die andere Tochter sieht ihrer Schwester sehr ähnlich, ist gesund und seit einem Jahr verheiratet, hat ein gesundes Kind.

1. August R., Kriegsinvalide aus L., geb. 1841. 1866 bei Königgrätz Schussverletzung, seitdem Invalide. Seit Jahren Potator (ist Bote beim Gastwirtsverein). Wurde unverträglich, ging auf seine Umgebung los, bezog Aeusserungen von Vorübergehenden auf sich und geriet dadurch in Streitigkeiten.

10. bis 30. 11. 03 Klinik: Tremor manuum et linguae, völlig einsichtslos, schiebt die Schuld für die Streitigkeiten etc. auf andere Leute. Man habe ihn absichtlich angeführt. Leicht beleidigt. Kenntnisse, Rechnen, Merkfähigkeit vermindert. Nach einer Anstalt überführt, von wo er nach 4 Wochen entlassen wurde.

Diagnose der Klinik: Alcoholismus chron. mit Affektschwankungen, Intelligenzdefekt, paranoischen Vorstellungen.

Ueber sein weiteres Schicksal war nichts zu erfahren.

2. Clara S., geb. R., Pfefferküchlersfrau aus H., geb. 25. 12. 1869. Tochter des Vorigen. Normale Entwickelung, lernte sehr gut. Mit 15 und mit 18 Jahren war sie einige Wochen sonderbar und teilnahmslos, mit 20 Jahren soll sie einen maniakalischen Erregungszustand gehabt haben. 1891 war sie in den ersten Tagen nach ihrer ersten Entbindung niedergeschlagen, äusserte Versündigungsideen, lief einmal plötzlich in den Fluss; nach weiteren 14 Tagen wurde sie wieder klar. Nach der zweiten, normalen Entbindung klagte sie über Schwindel. Einmal hatte sie einen heftigen Schwindelanfall mit Uebelkeit und Erbrechen hinterher. Hatte nie in ihrem Leben Krämpfe. Am 2. 1. 94 wurde das Kind tot auf dem Hof gefunden, Patientin war wie regungslos, hatte einen starren Blick, sprach kaum mehr.

8. 1. bis 1. 9. 94 Klinik: Gehemmt, teilnahmslos, anscheinend nicht orientiert, nennt aber Namen und Alter richtig. Mehrfach schwindlig, taumelt. Allmähliche Klärung, berichtet, dass sie in der letzten Zeit mehrfach Schwindelanfälle mit Kopfschmerzen und Uebelkeit gehabt habe, weiss nichts vom Tod des Kindes. Dann wird sie wieder konfuser, wechselnder Stimmung, sehr empfindlich, manchmal antwortet sie tagelang nicht, kümmert sich nicht um ihre Umgebung, lächelt vor sich hin. Gesichtsausdruck verwirrt. Später wieder zugänglicher, gibt an, manchmal nachts schwarze Gestalten gesehen zu haben. Dann wieder verwirrt, singt, liegt verkehrt im Bett. Aeussert, Bretter können wir doch nicht essen — soll ich denn hier in der Klinik sein. Schimpft in den letzten Wochen in den gemeinsten Ausdrücken auf ihre Umgebung, wird aggressiv, behauptet oft, es sei Gift im Essen. Nach einer Anstalt überführt.

Diagnose der Klinik: Halluzinatorischer Erregungszustand (bei Epilepsie?).

Ueber ihr weiteres Schicksal war nur zu erfahren, dass sie sich noch in einer Anstalt befindet.

2. A n n a Th., landwirtschaftliche Arbeiterin aus L., geb. 15. 1. 1886. Kusine der Vorigen. Lernte sehr gut. Erste Menses mit 15 Jahren. 2. 11. 11 wurde sie morgens plötzlich sehr erregt und verwirrt, sprach viel, schrie.

3. 11. bis 27. 3. 12 Klinik: Schreit zunächst unaufhörlich gellend, bezeichnet den Arzt als den Henker, der sie töten wolle, spricht öfter von einem Alten, der den Knochenfrass bekomme. Scheint die Stimme ihrer Mutter zu hören, macht bisweilen rhythmische Bewegungen mit den Armen. Auch in den folgenden Tagen halluziniert sie viel, spricht zu einer Gestalt, die sie am Boden liegen sieht, erwähnt oft den Henker, anscheinend nicht orientiert, schmiert mit Kot und Urin. Ihr Rededrang wird später völlig inkohärent, die Stimmung ist vorübergehend heiter. Dann anscheinend wieder massenhafte Halluzinationen und Sensationen. Zwischendurch ist sie über sich und ihre Umgebung orientiert. Dann wieder völlig inkohärent, zeitweise sehr ablehnend, aber immer durch äussere Reize sehr ablenkbar. Die Affekte passen vielfach gar nicht zu dem Gesprochenen. Im Januar ist sie wieder zunehmend erregt, halluziniert viel. Allmählich wird sie wieder ruhiger, lächelt aber viel vor sich hin, zeigt ein albernes Wesen mit läppischem Vorbeireden. Anscheinend orientiert. Sehr häufig unrein. Nach einer Anstalt überführt.

Diagnose der Klinik: Amentia.

Es ist wohl möglich, dass der chronische Alkoholismus des Patienten R. durch seinen Beruf und seine Invalidität hervorgerufen wurde, ohne dass irgendeine pathologische Veranlagung vorlag. Die Psychose seiner Tochter wird wohl als zur Verblödung führende Pubertätspsychose aufzufassen sein, zur Annahme einer Epilepsie liegen doch zu wenig Anhaltspunkte vor. Auch die Psychose der Kusine, die zunächst ein amentes Zustandsbild bot, dürfte zu derselben Gruppe gehören. Interessant ist, dass es sich hier um Zwillinge handelte, die äusserlich sich sehr gleichen, und dass der andere Zwilling bis jetzt völlig gesund geblieben ist.

Uebersicht über die Familien nur mit Psychosen der Katatoniegruppe (Dementia praecox, Schizophrenie).

In den ersten 9 unserer Familien (Tabelle IV) betraf das Leiden zwei oder drei Geschwister. Die ersten drei Geschwisterpaare waren männlichen Geschlechts, in den 5 nächsten Familien waren Söhne und Töchter betroffen, in der folgenden Familie zwei Töchter. In einer Familie (XXXIX) waren die beiden Erkrankten die einzigen Kinder, in den anderen wurde über noch mehr gesunde oder nicht näher bekannte resp. gestorbene Kinder berichtet.

Nr.	Eltern des Vaters	Geschwister des Vaters und Kinder	Vater	Eltern der Mutter
XXXIX	Vater ängstlich. Mutter oft aufgeregt.	Viel Tuberkulose.	Gesund.	Vater dünkelhaft. Mutter o. B.
XL	Ohne Besonderh.	Ohne Besonderh.	Normal.	Vater, Grossvater Potator. Mutter o. B.
XLI	Beide im Präsenium geisteskrank.	—	Trinker.	—
XLII	Vater des Vaters 2. Ehe Suizid.	Schwester des Vaters 2. Ehe geisteskrank.	1. Ehe Paralyse.	—
XLIII	Vater ohne Bes., Bruder Suizid.	—	Trinker, geistesschwach.	—
XLIV	—	—	Ohne Besonderh.	—
XLV	Gesund, Grossmutter u. Onkel geisteskrank.	Gesund.	Gesund.	Gesund.
XLVI	Gesund.	Gesund.	Gesund.	—
XLVII	Ohne Besonderh.	Ohne Besonderh.	Gesund.	Ohne Besond.
XLVIII	Normal.	Schwester immer exaltiert.	Immer exaltiert, 23, 45 J. Katatonie.	Ohne Besond.
XLIX	—	—	Katatonie in Schüben, 23 J. zuerst.	Ohne Besond.
L	—	Ohne Besonderh.	25 J. Katatonie, Demenz.	Ohne Besond.
LI	—	—	32 J. paranoische schizophrene Psychose.	—
LII	Gesund.	Gesund.	Früher Trinker.	Gesund.
LIII	Vater ohne Bes. Mutter „penibel"	3 o. B., Brud. imbez., 24 J. paranoischer Beginn, Demenz.	Gesund.	Ohne Besond.
LIV	Ohne Besonderh.	Ohne Besonderh.	Gesund.	Ohne Besond.

belle IV.

Geschwister der Mutter und Kinder	Mutter	Kinder
—	Dünkelhaft.	S. 32 J. amenter Beginn, schizophrener Endzustand. S. 27 J. paranoischer Beginn, schizophrene Verblödung.
Ohne Besonderheiten.	Gesund.	T. schwächlich. S. 16 J. Hebephrenie, Demenz. S. 27 J. Hebephrenie, Intelligenz ziemlich erhalten.
—	—	3 ohne Besonderheiten. S. imbezill, 18 J. Hebephrenie, Verblöd. S. 36 J. depress.-paran. Beginn.
--	Gesund.	T. 1. Ehe immer eigenartig, 20 J. paranoider Beginn, Demenz. S. 2. Ehe immer reizbar, 15 J. Katatonie. 2 gesund.
—	—	S. imbezill, 19 J. Hebephrenie. T. 20 J. Hebephrenie. 2 gesund.
—	Früher geisteskrank?	T. 20 J. hypoch. Beginn, Demenz. S. imbezill, 32 j. depr.-paran. Beginn. 7 ohne Besonderheiten.
Schwester imbezill.	Mehrfach „melancholisch".	S. 24 J. Katatonie in Schüben. T. 16 J. Zirkulärer Verlauf. S. 18 J. Katatonie in Schüben. 2 gesund.
—	Ohne Besonderh.	T. 23 J. schleichender Verlauf. S. 25 J. paranoischer Beginn.
Schwester imbezill.	Normal.	T. 30 J. nach Typhus Kataton., Demenz. T. 31 J. Katatonie. 2 klein †.
—	Ohne Besonderh.	4 gesund. T. Basedow, 36 J. Katatonie mit amentem Beginn, Verblödung.
—	Gesund.	T. 24 J. Katatonie in Schüben. 2 gesund.
Ohne Besonderheiten.	—	S. 18 J. Katatonie, Demenz. 1 gesund.
—	—	S. imbezill, 18 J. Katatonie. S. ohne Besonderheiten.
—	Mit 18 und 43 J. schizophren erkrankt?	T. imbezill, 21 J. Hebephrenie.
Ohne Besonderheiten.	Gesund.	6 ohne Besonderheiten. T. immer für sich, 21 J. paranoischer Beginn.
Mann e. Schwester Klinik: Potator, Tochter 15 J. Katatonie in Schüben (Epilepsie?).	—	T. 25 J. amenter Beginn, Hebephrenie. T. gesund.

Was die Formen betrifft, unter denen das Leiden bei unseren Kranken auftrat, so begann es in der ersten Familie (XXXIX) bei dem älteren Bruder anscheinend unter dem Bilde einer akuten halluzinatorischen Verwirrtheit, um dann in einen bleibenden Zustand mit zerfahrenen Wahnideen und Halluzinationen, Affektlosigkeit und verschrobenem Wesen bei erhaltener Orientierung und Ausbleiben grober Abschwächung der Intelligenz überzugehen; der jüngere Bruder bot von Anfang an ein paranoisches Bild, in dem neben Halluzinationen besonders Grössenideen eine Rolle spielten; die Sonderbarkeit und Verschrobenheit war auch bei ihm deutlich, er wird als orientiert, aber intellektuell geschwächt bezeichnet. Beide sind seit langen Jahren in Anstaltsbehandlung. Der ältere von den nächsten Brüdern (XL) ist als rasch eingetretene hebephrene Demenz aufzufassen, bei dem jüngeren traten nach einem vorübergehenden Hemmungszustand sonderbare Handlungen, sinnlose Erregungszustände, hochfahrendes, flegelhaftes Benehmen in den Vordergrund, die Intelligenz ist im Gegensatz zum Bruder nicht wesentlich herabgesetzt. In Familie XLI zeigte die Erkrankung des älteren, von Geburt an schwachsinnigen Sohnes eine bis zur Berufsfähigkeit gehende kurze Remission, das Charakteristische des Leidens bestand in Sonderbarkeiten, zerfahrenen Wahnideen, Sinnestäuschungen und ausgesprochener Verblödung; von der Psychose des des jüngeren Sohnes ist nur der depressiv-paranoische Beginn bekannt. Die schon immer eigenartige Tochter der folgenden Familie (XLII) erkrankte unter religiösen Wahnideen, die Wahnideen wurden bald zerfahren, es trat Demenz ein; ihr von jeher reizbarer Bruder zeigte sinnlose Wutanfälle, Flegelhaftigkeit, Verschrobenheit, später Flexibilitas cerea, Stereotypien, dabei keine wesentlichen Wahnideen oder Sinnestäuschungen, keine intellektuelle Demenz. In Familie XLIII war der Sohn wohl von Geburt an etwas schwachsinnig, nach einem Stuporzustand, Halluzinationen und Verfolgungsideen hatte er eine 3 Jahre andauernde Remission, in der er als Bahnarbeiter arbeitete, worauf Erregungszustände auftraten und die Demenz immer deutlicher wurde; seine bis dahin vollwertige Schwester erkrankte mit einem akuten halluzinatorischen Erregungszustand, läppischem, maniriertem Wesen mit Grimassieren und sonderbaren Bewegungen. Auch in der nächsten Familie (XLIV) verlief die Erkrankung verschieden, indem die Psychose der Tochter unter einem hypochondrischen Bilde begann, manchmal traten Grössenideen und Halluzinationen auf, Patientin wurde dement; der nie ganz vollwertige Sohn erkrankte unter einem ausgesprochenen depressiv-paranoischen Bilde, der weitere Verlauf ist bei ihm nicht bekannt. In Familie XLV ist insofern eine gewisse Uebereinstimmung festzustellen, als bei allen drei Geschwistern das Leiden in einzelnen Schüben verlief. Bei dem ältesten Sohn ging die Remission sogar so weit, dass er inzwischen sich verheiratete; seine Erkrankung war, soweit bekannt, durch sonderbare Handlungen, vorübergehende Hemmung, maniriertes Wesen, vorübergehende Wahnideen und Sinnestäuschungen gekennzeichnet. Aehnlich verlief das Leiden bei seinem Bruder, nur waren die spezifisch katatonen Symptome, wie Katalepsie, Echopraxie, Mutismus, Negativismus, ausgesprochener, bei beiden war die Intelligenz zunächst nicht beeinträchtigt, später trat bei dem einen sicher, bei dem anderen wahrscheinlich Verblödung ein. Die Krankheit der Schwester, die auch in Schüben verlief, begann mit einer Periode der Hemmung, auf die ein halluzinatorischer Erregungszustand mit Verfolgungsideen und Angst folgte, während bei der zweiten Erkrankung zunächst heitere Stimmung, und zwar mit zahlreichen Sinnestäuschungen bestand, später wird über regelmässigen Wechsel von kurzen heiteren und depressiven Perioden berichtet, schliesslich scheint Schwachsinn eingetreten zu sein; leider sind die Notizen teilweise nur sehr kurz, doch ist nach dem ganzen Bild die Zugehörigkeit zu unserer Gruppe wahrscheinlich, aber zu einer anderen Unterform, wie die Psychose der Brüder. Das Leiden der Tochter in Familie XLVI begann im 23. Lebensjahre, doch ist nichts Genaueres darüber bekannt; der Verlauf war schleichend, im Klimakterium trat bei der verblödeten Kranken eine Exazerbation mit inkohärenten Wahnideen und Halluzinationen auf; der Bruder zeigte ein ausgebildetes paranoisches Bild mit physikalischem Verfolgungswahn, der jetzige Zustand ist leider nicht genauer bekannt. Die ältere Tochter der Familie XLVII erkrankte unter einem ängstlichen Depressionszustand mit Halluzinationen, um später ansgesprochene katatone Symptome, wie Stereotypien, Mutismus etc., zu zeigen, sie wurde dement; von ihrer Schwester ist nur der erste Beginn mit zerfahrenen Wahnideen und Halluzinationen und der nächste Verlauf mit Sonderbarkeiten, Flexibilitas cerea und Hemmung bekannt.

Uebersieht man noch einmal die eben kurz skizzierten Fälle und nimmt die Geschwisterpsychosen in den Familien XXVI, XXVII, XXIX und XXXI hinzu und ferner in den erst später zu besprechenden Familien LVIII, LIX und LXI, so gewinnt man deutlich den Eindruck, dass zwar bei einigen Geschwisterpaaren entweder die ganze Krankheitsform oder nur der Beginn oder der Modus des Verlaufs in Schüben sehr ähnlich war, dass aber doch meist das Krankheitsbild sich mehr oder weniger verschieden gestaltete und dass auch der Grad der erreichten Demenz und überhaupt der Endzustand, soweit ein solcher schon eingetreten ist, bei den Geschwistern häufig verschieden war.

Was das Alter zur Zeit des Auftretens der Psychose betrifft, so stand ein Teil der Geschwister im gleichen Alter (XXVII 22 und 20 Jahre, XXIX 21 und 18 Jahre, XXXI 18, 22 und 21 Jahre, XLIII 19 und 20 Jahre, XLVI 23 und 25 Jahre, XLVII 30 und 31 Jahre, LVIII 26 und 21 Jahre), die andern zeigten geringere (XXXIX 32 und 27 Jahre, XLII 20 und 15 Jahre, XLV 24, 16 und 18 Jahre) oder grössere (XXVI 15 und 30 Jahre, XL 16 und 27 Jahre, XLI 18 und 36 Jahre, XLIV 20 und 32 Jahre, LIX 27 und 21 Jahre, LXI 23 und 37 Jahre) Unterschiede. Wenn natürlich auch die Angaben über den Beginn des Leidens von verschiedener Zuverlässigkeit sind, so scheint doch so viel sicher zu sein, dass ein regelmässiges Verhalten, etwa so, dass Geschwister immer genau in demselben Alter erkranken würden, nicht besteht. Dass keine höheren Altersstufen vertreten sind, ist darauf zurückzuführen, dass die paranoischen Erkrankungen des späteren Alters, wie schon erwähnt, weiter unten besonders besprochen werden sollen.

Ueber eigenartige Anlage wird nur bei wenigen der Kranken berichtet: so wird über mehr oder weniger ausgesprochenen angeborenen Schwachsinn bei je einem Fall der Familie XLI, XLII und XLIV berichtet; in Familie XLIII ist angegeben, dass die Kranke von jeher eigentümlich war. Eine Regel, dass etwa erkrankte Geschwister entweder immer oder überhaupt nicht vor der Erkrankung schwachsinnig oder eigenartig waren, scheint also nicht zu bestehen.

In den nächsten Familien handelte es sich bei den uns bekannten Kranken um eines der Eltern und eines der Kinder. Der schon immer exaltierte Vater in XLVIII war nach einem im Alter von 23 Jahren durchgemachten Stuporzustand absonderlich und erkrankte mit 45 Jahren nach einem Kopfunfall an einem hochgradigen halluzinatorischen Verwirrtheitszustand, während die Tochter, die an Basedow litt, erst im 36. Lebensjahr psychotisch wurde und im wesentlichen inkohärenten Rededrang, rhythmische Bewegungen und stupuröse Zeiten zeigte und bald verblödete. Die Krankheit des Vaters in Familie XLIX bot einen deutlichen Verlauf in einzelnen Schüben, dabei sonderbare Wahnideen und Halluzinationen, meist depressive Stimmung, ferner Stuporzustände und Flexibilitas cerea. Bei der Tochter wurde bis jetzt ein 3 Jahre lang dauernder Anfall beobachtet mit inkohärentem Rededrang, Grimassieren, Verbigerieren, Wechsel von stuporösen und erregten Zeiten, nachdem sie jetzt anscheinend wesentlich gebessert seit $^3/_4$ Jahren zu Hause ist. In L zeigte der Vater deutliche katatone Symptome, besonders eigenartige motorische Erscheinungen, ferner Ausgang in Schwachsinn; die Krankheit des Sohnes wird durch zerfahrene Wahnideen, Affektlosigkeit und ebenfalls Ausgang in Demenz charakterisiert. Die Psychose des

Vaters in Familie LI begann im 32. Jahre mit Beeinträchtigungsideen und Depression, worauf sonderbare Grössenideen und Visionen auftraten, die sich immer mehr steigerten, bis er schliesslich Suizid beging; die Beurteilung des Falles ist schwierig, der Verdacht auf Paralyse hatte sich nicht bestätigt, eigentliche katatone Symptome fehlten, es deuten aber das teilweise gleichgültige Verhalten und die schlaffen Gesichtszüge darauf hin, dass es sich doch wohl um eine schizophrene Psychose paranoiden Charakters gehandelt hat. Der mit 18 Jahren erkrankte Sohn zeigte sonderbare Halluzinationen und Sensationen, später motorische Symptome, die auf die Diagnose Katatonie hinweisen; wahrscheinlich war er imbezill. In LII war die Mutter zunächst im ersten Wochenbette erkrankt und kam im Klimakterium wegen eines halluzinatorischen Verwirrtheitszustandes mit hypochondrischen Ideen und Demenz in Anstaltsbehandlung, während die imbezille Tochter zerfahrene Ideen und Sinnestäuschungen vorbrachte und anscheinend erheblich verblödete. In der nächsten Familie (LIII) lag bei dem Bruder des Vaters, der nur mässig gelernt hatte und immer verschlossen war, eine Psychose vor, die mit zerfahrenen Wahnideen begonnen hatte und anscheinend wohl zu Demenz führte; auch von der Nichte wurden zunächst sonderbare Wahnideen geäussert, später kamen mehr hypochondrische Züge, die Beobachtungszeit ist noch zu kurz; zu bemerken ist noch, dass sie sich auch immer gern für sich gehalten hatte. Bei der einen Patientin der Familie LIV trat zuerst im 15. Lebensjahre und seitdem mehrfach eine in Schüben verlaufene Psychose mit Ausgang in Demenz auf (vielleicht aber handelte es sich bei ihr um eine Epilepsie), während die Psychose der Kusine unter dem Bilde einer Amentia begann, worauf der hebephrene Charakter deutlich wurde,

Das Alter zur Zeit des ersten Auftretens der Psychose war bei den eben besprochenen Fällen bei Eltern und Kindern mehr oder weniger verschieden (XLVIII 23 und 36 Jahre, XLIX 23 und 24 Jahre, L 25 und 18 Jahre, LI 32 und 18 Jahre, LII 18 und 21 Jahre); eine Neigung der Kinder zu früherer Erkrankung wie die Eltern liess sich also im Gegensatz zu den affektiven Psychosen nicht feststellen. Bei den beiden anderen Familien (LIII und LIV) war das Alter 24 und 21 Jahre, resp. 15 und 25 Jahre.

Ueber auslösende Ursachen wird dreimal berichtet und zwar wird einmal Basedow (LVIII) und einmal Wochenbett (LII), einmal Netzhautablösung (LI) als solche angegeben. Bei dem einen Kranken von Familie XLVIII ist notiert, dass er immer exaltiert war, in LIII war der anscheinend von Geburt schwachsinnige Onkel ebenso wie seine Nichte immer etwas verschlossen gewesen.

Psychosen der Katatoniegruppe (Dementia praecox, Schizophrenie) mit paranoischen Psychosen des höheren Lebensalters in einer Familie.

LV.

Familiengeschichte: Der Vater des Vaters starb 1832 mit 75 Jahren an Miserere oder Darmgicht. Die Mutter des Vaters starb 1838 mit 72 Jahren an Entkräftung. Der Vater starb 1837 mit 41 Jahren an Luftröhrenschwindsucht. Der eine Bruder des Vaters starb 1820 mit 29 Jahren an Schwindsucht, der andere 1866 mit 72 Jahren an Verzehrung, die Schwester 1846 mit 57 Jahren an Verzehrung. Ueber die Eltern und Geschwister der Mutter ist nichts bekannt. Die Mutter starb 1865 mit 70 Jahren an Brustkrankheit. Von den sieben Kindern starb die älteste Tochter 1853 an den Folgen zu früher Entbindung. (Von ihren drei Söhnen ist der älteste verschollen, der zweite erhängte sich mit 50 Jahren infolge geistiger Umnachtung, der dritte starb mit 1 Jahr an Krämpfen.) Die zweite Tochter starb mit 18 Jahren an Nervenfieber, die dritte und vierte mit 1 Jahr an Krämpfen. Ein 1828 geborener Sohn, der mit „perbene" konfirmiert wurde, lebt noch (von seinen 8 Kindern bekam ein Sohn die Note „nicht befriedigend", er erhängte sich mit 33 Jahren, der jüngste Sohn war in der Anstalt A., die übrigen Kinder bieten nichts Besonderes). Der nächste Sohn lebt noch mit 79 Jahren. Die nächste Tochter war in der Klinik, ist jetzt in einer Anstalt (ihre zwei Kinder starben klein an Krämpfen, ihr Mann an einem Schlaganfall).

1. **Henriette L.**, geb. N., Arbeitersfrau aus Hch., geb. 11. 4. 36. Normale Entwicklung. Seit 91 Kopfschmerzen, seit Anfang 92 wurde sie ängstlich, wollte sich aufhängen, lief umher, zerriss Kleider.

29. 5. bis 26. 7. 92 Klinik: Aengstlich, wiegt sich hin und her, kniet rhythmisch von einem Knie aufs andere, stösst dabei unartikulierte Laute aus, wiederholt öfter Amen, gibt zu Stimmen zu hören. Sie drängt später einsichtslos fort, ist noch sehr labiler Stimmung, fleissig. Abgeholt.

20. 2. bis 26. 4. 93 Klinik: Seit einigen Wochen wieder sehr aufgeregt, tobte, griff den Mann an. — Spricht sehr viel, sie sei ganz gesund, jammert, drängt fort. Weiterhin macht sie ein sehr ängstliches Gesicht, wenn sie sich unbeobachtet glaubt, drängt immer fort, sie sei ganz gesund und auch gesund gewesen. Entlassen.

30. 9. 99 bis 26. 5. 00 Anstalt N.: Abweisend, unzugänglich. Mehrfach ängstliche Erregungszustände mit unverständlichem Vorsichhinsprechen, Fortdrängen. Gibt nachher zu, Stimmen gehört zu haben. Die Leute zu Hause gönnten ihr den Verdienst nicht, behandelten sie schlecht,

4. 9. bis 7. 10. 01 Klinik: Patientin schimpfte seitdem vor sich hin, schlug auf Vorübergehende, arbeitete nicht; hält sich für gesund, sieht ängstlich aus, bestreitet Angst. Völlig orientiert. Grobe Intelligenzdefekte. Patientin bleibt ängstlich, wird manchmal aggressiv.

Seit 7. 10. 01 Anstalt A.: Orientiert, zuweilen ganz munter und frisch, dann ängstlich, jammert, sie komme nicht mehr nach Hause. Drängt planlos aus dem Bett. Einmal wird sie gegen zwei Wärterinnen aggressiv, ist kaum zu halten. Weiterhin dauernd wechselnder Stimmung, prügelt und spuckt auf ihre Umgebung los, wenn sie erregt wird, völlig einsichtslos. Oft ist sie unverträglich und zänkisch, beschwert sich unbegründet über das Personal. 1912 ist sie zeitweise ganz leidlicher Stimmung, dann wieder reizbarer, deprimierter, Drängt auf Entlassung.

Diagnose der Klinik: Paranoia chronica?

2. Albert N., Arbeiter aus Sch., geb. 16. 3. 66. Neffe der Vorigen. In der Dorfschule guter Schüler, als Soldat begriff er durchaus nichts, suchte zu entfliehen, wollte sich in der Saale ertränken, wurde als dienstuntauglich entlassen. Machte zu Hause alles verkehrt, schimpfte, drohte, schnitt Gesichter.

30. 6. 88 bis 7. 8. 92 Anstalt A.: Teilnahmslos, lacht vor sich hin, gibt über sein Vorleben einigermassen Auskunft. Trinkt das Waschwasser, nimmt anderen Patienten Sachen weg, wird aggressiv. Spricht nur an manchen Tagen, ist dann zugänglicher. Lächelt viel vor sich hin, grimassiert; isst viel, nässt ein. Stumpf. Exitus an Pneumonie.

Diagnose der Anstalt A.: Sekundärer Blödsinn.

Bei diesem Patienten ist die Diagnose einer Katatonie sicher. Fraglich ist dagegen, ob etwa die Psychose seiner Tante auch zu derselben Gruppe gehört; dieselbe trat angeblich erst im 56. Lebensjahre auf und zeigte zunächst Halluzinationen und motorische Symptome sowie ängstliche Stimmung, bald trat deutliche Demenz hervor. Zu erwähnen ist noch, dass die Tuberkulose des Vaters und seiner Familie sich anscheinend nicht auf seine Nachkommen übertragen hat. Was den Selbstmord der beiden Vettern betrifft, so liegen keine Anhaltspunkte vor, denselben auf erbliche Momente zu beziehen.

LVI.

Familiengeschichte: Der Vater des Vaters starb mit 85 Jahren, er war ebenso wie seine 5 Geschwister immer geistig gesund. Die Mutter des Vaters starb mit 50 Jahren an einem Blasenleiden, war normal. Der Vater und seine 2 Schwestern leben und sind gesund. Der Vater der Mutter starb mit 70 Jahren, war immer normal. Die Mutter der Mutter wurde mit 60 Jahren geisteskrank, wurde nicht wieder gesund, kam aber nicht in eine Anstalt. Die Mutter litt an Verfolgungswahn, machte mehrere Selbstmordversuche, schnitt sich schliesslich die Pulsadern auf und starb daran. Von den 6 Geschwistern der Mutter starb ein Bruder an Kehlkopfschwindsucht, eine Schwester war in der Klinik, die anderen sollen gesund sein, ebenso deren Nachkommen. Von 7 Kindern ist ein 22jähriger Sohn gesund, der nächste war in der Klinik, eine 17jährige Tochter ist sehr leichtsinnig, treibt sich mit Studenten herum. Dazwischen sind 4 Kinder klein gestorben.

1. Therese B., ledig, aus H., geb. 1868. Konnte wegen Kopfschmerzen nicht regelmässig in die Schule gehen, hatte 2 Kinder, die bald starben. Sie war von jeher wenig aufgeweckt. Seit Januar 1910 war sie verändert, kochte nicht mehr ordentlich, lief umher, war ängstlich, glaubte, man wolle sie umbringen, glaubte in allen Ecken Personen zu sehen.

7. 2. bis 16. 4. 10 Klinik: Oertlich gut, zeitlich mangelhaft orientiert. Apathisch, antwortet zögernd, bestreitet Angst und Sinnestäuschungen gehabt zu haben. Intelligenz herabgesetzt. Bleibt teilnahmslos zu Bett, weint manchmal und gibt als Grund den Tod ihres Kindes an, sagt, da ist noch der Totenschein von meinem Kind. Zeitweise ist sie ahlehnend, antwortet nicht, dann wieder lacht sie ohne Grund. Manchmal Personenverkennung, scheint zu halluzinieren, spricht viel von ihrem Kind und ihrem Bräutigam. Einmal zerbricht sie einen Thermometer, ohrfeigt die Pflegerin, schliesslich dauernd abweisend.

16. 4. 10 bis 13. 3. 11 Anstalt N.: Zeitlich und örtlich orientiert. Weint, sie müsse an den Tod ihrer Mutter denken. Sie sei seit 7. 2. 10 in der Klinik gewesen. Weiterhin gehemmt, wortkarg, wendet sich mürrisch ab bei Fragen. Manchmal wird sie erregt, schimpft: sie werde geschimpft und müsse die gemeinsten Redensarten hören, das könne sie sich doch nicht gefallen lassen. Verkennt Personen der Umgebung. Seit November wird sie umgänglicher, bleibt aber noch etwas scheu. Februar gibt sie zu, viel gehört zu haben, spricht sich aber über den Inhalt ihrer früheren Halluzinationen nicht aus, lacht und lenkt ab. Keine Personenverkennung mehr. Schliesslich gebessert entlassen.

Diagnose der Klinik: Katatonie?

Diagnose der Anstalt N.: Halluzinatorische Form.

2. Paul S., Maurerlehrling aus H., geb. 13. 5. 93. Neffe der Vorigen. Gehen und Sprechen rechtzeitig erlernt, mässige Schulerfolge. Seit April 09 wurde er stiller, verkehrte nicht mehr mit seinen Arbeitsgenossen. Anfang Juni meinte er, die Leute hätten über ihn gesprochen, glaubte, durchs Fenster beobachtet zu werden, man wolle ihn vergiften, machte bei der Arbeit alles verkehrt.

5. 6. bis 13. 8. 09 Klinik: Gehemmt, negativistisch, Flexibilitas cerea. Gibt zögernd einige richtige Antworten, verstummt dann. In den ersten Tagen etwas ängstlicher Gesichtsausdruck. Fortdauernde Hemmung mit Mutazismus. Puls auffällig verlangsamt, 58 in der Minute. Liegt meist mit abgehobenem Kopf in unbequemer Stellung zu Bett. Flexibilitas cerea.

13. 8. bis 24. 12 09 Anstalt N.: Liegt regungslos da, isst nicht von selber, schluckt nur Flüssiges, kaut nicht. Spricht nicht, lacht manchmal vor sich hin. Allmählich etwas freier, sitzt aber herum, beschäftigt sich nicht. Hat fast 20 kg zugenommen. Gebessert entlassen.

Diagnose der Klinik: Katatonie.

Diagnose der Anstalt N.: Dementia praecox.

Nach Angabe des Vaters war Pat. nach der Entlassung aus der Anstalt gesund, nur wollte er immer fort. Er hatte keine Arbeit. April 1910 erbrach er einen Schrank seines Vaters, nahm sich Geld und fuhr drei Tage nach Berlin. Mai 1910 fand er Arbeit, Mitte Juni ging er in die Fremde. Weihnachten 1911 war er acht Wochen zu Hause, es war ihm nichts Krankhaftes anzumerken.

Februar 1912 ging er wieder in die Fremde, wollte bei dem schönen Wetter nicht zu Hause bleiben. Er lebt von Wanderunterstützung. Er war schon immer sehr leichtsinnig, brauchte viel Geld.

Hier findet sich in 3 Generationen ausgesprochene Geisteskrankheit, die aber leider nur teilweise genauer bekannt ist. Auffallend ist, dass in jeder jüngeren Generation die Erkrankung früher erfolgte wie in der vorhergehenden. Die beiden uns bekannten Patienten, Tante und Neffe, waren beide wohl mehr oder weniger imbezill. Bei der Tante entwickelte sich im 42. Jahre eine hauptsächlich durch Verfolgungsideen und Halluzinationen charakterisierte, schliesslich wesentlich gebesserte Erkrankung, die schwer zu rubrizieren ist, während es sich bei dem Neffen ohne Zweifel um eine reine Katatonie handelt.

LVII.

Familiengeschichte: Die Eltern und Geschwister des Vaters sollen gesund und normal gewesen sein. Der Vater war in der Klinik und in Anstalten. Ueber die Mutter und deren Familie ist nichts bekannt. Von 8 Kindern sind 2 klein gestorben, ein Sohn war in der Klinik und der Anstalt A.

1. Louis S., Arbeiter aus T., geb. 1840. Mit 25 Jahren Heirat. Nie krank. April 1892 schwere Influenza. Allmählich machte er sich Selbstvorwürfe, er habe durch die Erfindung eines Vorteils bei der Arbeit seine Vorgesetzten beleidigt, habe die ganzen Beamten im preussischen Staat beleidigt, werde dafür bestraft, solle verbrannt werden. Er zeigte sich auf der Polizei an. Die Leute auf der Strasse sähen ihn an, sprächen über ihn, in der Zeitung ständen auf ihn gemünzte Geschichten. Bei der Arbeit kam ihm alles anders vor.

24. 8. bis 4. 10. 92 Klinik: Dementer Gesichtsausdruck. Orientiert. Spricht unzusammenhängend vor sich hin, z. B. „Gnade, Gnade, — alle Menschen zu verschonen", spricht von „verheimlichten Worten" in der Zeitung, gibt zu, dass ihm so vorgekommen sei, als ob die Leute von ihm sprachen. Ohne Affekt. Spricht immer leise und zögernd, grübelt immer nach, ob er die preussischen Beamten beleidigt habe usw., er könne die Gedanken nicht los werden. Berichtet von elektrischen Beeinflussungen zu Hause.

Nachdem $^3/_4$ Jahr in einer Anstalt. Seitdem war er immer ohne Beschäftigung, er äusserte viele Beziehungs-, Grössen- und Verfolgungsideen. Verbot seiner Frau, die Unfallrente anzunehmen, weil sie damit Deutschland verkaufe. Erregungszustände.

24. 11. 00 bis 17. 1. 01 Klinik: Ungefähr orientiert. Stumpf, teilnahmslos. Weicht aus, dissimuliert, verschrobene Ausdrucksweise. Verhält sich geordnet, höflich.

17. 1. 01 bis 11. 2. 02 Anstalt N.: Orientiert. Schiebt die Schuld für die häuslichen Erregungen auf seine Frau. Weiterhin spricht er fast nur, wenn er gefragt wird, arbeitet nur vorübergehend, fragt oft ohne Affekt nach seiner Entlassung. Nach seinen Wahnideen gefragt, meint er, wenn er behauptet habe, Kaiser zu werden, so sei das ja wenig wahrscheinlich, aber nicht unmöglich. Abgeholt

Diagnose der Klinik: Einfache Demenz nach fieberhafter Krankheit. Paranoia.

Diagnose der Anstalt N.: Paranoia.

Ueber das weitere Schicksal war nichts in Erfahrung zu bringen.

2. Karl S., Bäcker aus Halle, geb. 1874, Sohn des vorigen. Kommt selbst in die Poliklinik. Früher sei er gesund gewesen, habe in der Schule leidlich gelernt. Seit Sommer 1900 wurde er unruhig, zog sich zurück, musste viel grübeln, hatte häufig leichte Angst. Er hatte Hitzegefühl, das Gehirn schmerzte, er fürchtete verrückt zu werden. Er fühlte Luft sich in seinem Darm sammeln, die er dadurch beseitigte, dass er mit einem Stock sich in den After stiess, bis die Luft entwich.

10.—12. 8. 01 Klinik: Unintelligente Gesichtszüge, keine nachweisbaren intellektuellen Störungen. Bewusstsein und Orientierung klar. Hastiges, zerfahrenes Wesen, Neigung zu geschraubter Redeweise und Wortneubildungen für seine Sensationen.

31. 12. 01 bis 6. 1. 02 Klinik: Zerfahren, larmoyant, zahlreiche hypochondrische Beschwerden, vorwiegend auf Intestinum und Genitalien lokalisiert, im übrigen geordnet, orientiert. Unzufrieden, werde nicht richtig behandelt.

29. 8. bis 25. 10. 05 Klinik: Wegen Tätlichkeiten gegen die Eltern eingeliefert. Rededrang in gewundener und gezierter Ausdrucksweise: „Der Mensch ist zum Tod geboren, dieses System ist sehr wesentlich. Der Nervenzustand ist abgeschwächter in der freien Natur; das fixiert doch alles mehr und imponiert doch mehr als wie ein normaler Zustand; es fixiert immer mehr, weil doch der Körper mit allem mitarbeitet". Berichtet ferner über Verfolgungsideen, ein Mitarbeiter habe die anderen gegen ihn aufgehetzt usw.

Diagnose der Klinik: Hypochondrie (Hebephrenie?) Posthebephrenische Demenz.

Weiteres Schicksal unbekannt.

Bei dem Vater fand sich im 52. Lebensjahr eine angeblich im Anschluss an eine schwere Influenza aufgetretene paranoide Geistesstörung mit ausgesprochener Demenz, die man als Paranoia mit Zerfall oder als Dementia paranoides bezeichnen kann. Von den 8 Kindern erkrankte ein Sohn mit 26 Jahren an einer katatonen Psychose mit hypochondrischem Beginn und Ausgang in Demenz. Hier erhebt sich wieder die Frage, ob beide Erkrankungen zu derselben Gruppe gehören oder nicht.

LVIII.

Familiengeschichte: Beim Vater und dessen Verwandten sollen keine Geisteskrankheiten vorgekommen sein. Der Vater der Mutter beging mit 60 Jahren Selbstmord durch Erhängen. Die Mutter der Mutter starb mit 49 Jahren an einer akuten Krankheit. Ein Bruder der Mutter ist gesund, einer starb an Blutsturz, einer plötzlich an unbekannter Krankheit. Die Mutter war in der Klinik und in der Anstalt N. Von ihren 4 Kindern waren 2 in der

Klinik und in Anstalten, ein Sohn und eine Tochter sollen gesund sein. Die Mutter hat ausserdem 2 Aborte gehabt.

1. Auguste Eleonore R. geb. B., Weissgerbersfrau aus S., geb. 1852. Mit 24 Jahren Heirat. 1889 belegte ein Gutsbesitzer E. als Polizeiverwalter ihren Mann wegen Felddiebstahls mit einer Geldstrafe. Seitdem zeigte sie E. ihre Nichtachtung durch Schimpfworte und Ausspeien vor ihm, Mai 1896 beschimpfte sie ihn und seine Frau in seiner Wohnung, griff ihn einmal mit einer Kartoffelhacke an.

2.—27. 6. 96 Klinik: Deprimierter Stimmung, klar und orientiert, hat in ihrem Reden und Tun etwas Feierliches. Das Gut E.'s gehöre ihr, der Vorbesitzer habe es ihr vor 18 Jahren auf dem Totenbett vermacht und E. enterbt. Als sie an E. die Geldstrafe für den Felddiebstahl (Kirschenpflücken) bezahlt hatte, habe er beim Verlassen des Hofes einen Hund auf sie gehetzt. E. habe sie in der Schulzeit und später, als sie verheiratet war, zweimal genotzüchtigt. Erzählt sehr weitschweifig. In den folgenden Tagen sagt sie, hier rieche es nach Kienöl, die Speisen. seien nicht fein genug für sie. Will sich nicht untersuchen lassen, da sie vollkommen gesund sei. Verlangt nach Hause. Meint, der Arzt sei vielleicht ein Lehrer aus ihrem Ort, glaubte einmal eine Stimme zu hören. Im Essen sei Dreck, im Saal rieche es nach Schwefel. Abergläubische Ideen, die Linien ihrer Hand wiesen nach Hause. Aeusserte zur Pflegerin, sie habe goldenes Haar und ein goldenes Herz. Deutet an, dass nach ihrer Ansicht E. auch hinter den Verfolgungen hier steht.

Seit 27. 6. 96 Anstalt N.: Zeitlich und örtlich orientiert, bleibt dabei, dass das Gut ihr gehöre, bestreitet tätlich geworden zu sein. Sie erweist sich als sehr unzugänglich und ablehnend, vermutet im Essen und Trinken Leichengift, fürchtet umgebracht zu werden, schimpft oft laut vor sich hin, verkennt die meisten Personen ihrer Umgebung. Sie halluziniert viel, sah 3 Kerle vor dem Fenster, die sagten: heute hacken wir ihr den Kopf ab. Ende 1896 ist die Stimmung zeitweise gehobener, sie lacht laut, sagt, ihr Mann habe grosse Grundstücke und sei sehr vermögend, sie brauche deshalb hier auch nicht zu arbeiten. Ihr Sohn sei Offizier bei der Garde, er besitze die feinste Bäckerei in W., sie selbst besitze Ländereien im Elsass und in Schlesien, auch die Anstalt gehöre ihr. 1897 äussert sie zeitweise sehr lebhaft diese dementen Grössenideen, ist heiter, zeitweise ist sie abweisend und stumpf, liegt stets an einer bestimmten Stelle des Korridors lang ausgestreckt am Boden. Manchmal ist sie ängstlich, fürchtet hingerichtet zu werden. Die Personenverkennungen bestehen fort. 1900 sagt sie, sie sei eine Kaiserin von Tirol und Brasilien, sie sei sehr reich. Oft wird sie sehr laut und gewalttätig.

6. 1. 02 nach der Privatanstalt L. überführt, wo sie am 9. 9. 05 gestorben ist.

Diagnose der Klinik: Paranoia chronica.

Diagnose der Anstalt N.: Paranoia.

2. Marie R., Dienstmädchen aus S., geb. 24. 3. 78. Weil sie nachts durch Weinen störte, wurde sie September 1904 aus ihrer Stellung entlassen. Zu Hause blieb sie zu Bett, interessierte sich für nichts, ass zeitweise gar nichts, dann wieder sehr viel.

17. 3. bis 2. 5. 05 Klinik: Schulkenntnisse sehr gut, nur beim Rechnen antwortet sie ins Blaue hinein. Benehmen geordnet und unauffällig. Denken, Sprechen und Erzählen strenge sie an; sie werde manchmal so schwach, dass sie nicht sprechen könne. Ihre Schwester müsse ihr auch manchmal beim Ankleiden helfen, da sie die Arme nicht heben könne. Sie hat in der Folge viele Klagen, viele Beschwerden und Wünsche. Sie sei so schwach, ihr Kopf sei so leer, man mache sie hier verrückt. Läppisches Wesen, isst schlecht, verlangt Selterswasser, Apfelsinen, Schlafmittel, Abführpulver usw. Mastodynie, Ovarie.

Seit 2. 5. 05 Anstalt A.: Ueber Ort, Zeit und Vorgeschichte orientiert, In der letzten Stellung habe ein Mädchen sie auf den Kopf geschlagen, so dass sie benommen wurde. Seitdem habe sie wiederholt Anfälle von Schwindel und Gedankenlosigkeit gehabt von etwa $1/2$ Stunde Dauer. Klagt über allgemeine Schwäche, innerliche Hitze und Brennen. Auch in der Folgezeit hat sie immer viele Klagen, sie sei so schwach und schwindlig, könne nicht liegen und nicht schlafen, die Beine und Hände seien wie eingeschlafen. Sie bringt alles in kindischer Weise vor, lächelt albern. Unzufrieden, verlangt nach Hause, Nahrungsaufnahme wechselnd. 1906 wurde sie erregt, sie habe Gott und Christus und allerhand Fremde gesehen und gehört, werde geschimpft. Singt, weint und lacht durcheinander. Seit Ende 1906 spricht sie kaum, sitzt regungslos umher, völlig teilnahmslos, lacht manchmal unmotiviert vor sich hin. Völlig verblödet.

Diagnose der Klinik: Hebephrene Demenz mit hysterischen Zügen.

Diagnose der Anstalt A.: Dementia praecox.

3. Anna R., Haustochter aus S., geb. 1884, Schwester der vorigen. Normale Entwicklung, mässige Schulerfolge. Wechselte ihre Stellen sehr oft. Seit 1905 hatte sie keine Arbeitslust mehr, stand umher, vernachlässigte das Hauswesen und ihre Person hochgradig, war sehr reizbar, nahm intellektuell sehr ab. Sie sprach oft sinnlos, viel von einem Liebhaber.

11. 1. bis 7. 3. 07 Klinik: Oertlich und zeitlich orientiert. Starke Intelligenzdefekte, rechnet einfachste Aufgaben falsch, antwortet oft perseveratorisch „Ich weiss nicht". Krankheitsgefühl. Gibt auch über die Vorgeschichte ganz gut Auskunft. Etwas ängstlich und schreckhaft, leichtes Grimassieren. Verhält sich geordnet und unauffällig. Klagt manchmal über Kopfschmerzen und schlechten Schlaf.

Seit 7. 3. 07 Anetalt N.: Etwas ängstlich, weinerlich. Zu Hause auf dem Feld habe sie ihren Namen rufen hören, ohne jemand zu sehen. Pat. bleibt wortkarg, antwortet meist „ich weiss nicht", verhält sich still und teilnahmslos, ihr geistiger Besitzstand ist anscheinend sehr gering. Zuweilen grimassiert sie, macht eigentümliche Bewegungen mit den Händen und Fingern. 1908 ärgert und belästigt sie oft die anderen Kranken, schimpft manchmal in obszönen Ausdrücken, zerreisst ihre Kleider, nässt ein, nimmt sehr an Gewicht zu. 1911 sitzt sie oft tagelang völlig stumpf mit blödem Lächeln da, reagiert auf nichts, dann ist sie wieder plötzlich laut, motorisch unruhig, gewalttätig. Oft ist sie sehr unsauber. sie kündigt dies häufig vorher an: „ich will Euch schon Arbeit machen". 1912 derselbe Zustand.

Diagnose der Klinik: Hebephrene Demenz.

Diagnose der Anstalt N.: Dementia praecox.

Die ältere Tochter erkrankte mit 26 Jahren an einer katatonen Psychose mit hysteriformem Beginn, die Krankheit der jüngeren Tochter, die etwa im 21. Lebensjahr ausbrach, ist in ihren ersten Zeiten nicht beobachtet worden, so dass nur gesagt werden kann, dass sie derselben Krankheitsgruppe angehört, ohne dass man eine Unterform sicher angeben kann. Die Geisteskrankheit der Mutter kam viel später, erst mit 44 Jahren zum deutlichen Ausbruch. Dieselbe war in ihren Symptomen und dem Verlauf doch nicht unwesentlich verschieden von den Psychosen der Töchter; ob man für ihre Erkrankung den Namen Paranoia beibehalten will, ist natürlich Ansichtssache, jedenfalls muss betont werden, dass sich eine deutliche Demenz entwickelte, die die Bezeichnung Dementia paranoides rechtfertigen würde. Rechnet man diese zu derselben Gruppe wie die Verblödungsprozesse der Töchter, so gehörten die 3 uns bekannten Psychosen der Familie zu derselben Gruppe; über das Suizid des Vaters der Mutter ist leider nichts Näheres bekannt.

LIX.

Familiengeschichte: Ueber die Eltern des Vaters ist nichts bekannt. Der Vater, seine Geschwister und deren Kinder sollen gesund sein. Ueber die Eltern der Mutter ist nur bekannt, dass der Vater sich Anfang der Fünfziger ohne triftigen Grund ertränkte (vor seinem Gehöft war Glatteis und die Nachbarn schimpften darüber). Eine Schwester der Mutter der Mutter war geisteskrank. Die Geschwister der Mutter und deren Kinder sollen gesund sein. Die Mutter war in der Klinik, ist jetzt in der Anstalt A. Von 6 Kindern waren zwei Töchter in der Klinik und der Anstalt A., ein Sohn lebt und ist gesund, die anderen Kinder sind klein gestorben.

1. Agnes St. geb. L., Landwirtsfrau aus W., geb. 18. 1. 1855. Normale Entwicklung, sechs Geburten. Als sich 1902 eine Tochter gegen ihren Willen verheiratete, schimpfte sie, nörgelte seitdem über alles, was in der Familie passierte, liess am Tage die Wirtschaft liegen, arbeitete nachts. Lief ohne Zweck umher, zerschlug manchmal Fenster und zerstörte Gegenstände, drohte das Gehöft des Schwiegersohnes in Brand zu stecken. Ihr Mann sei schlecht, verwirtschafte alles, bei einem anderen Mann hätte sie es besser gehabt. Sprach vom Aufhängen, ins Wasser gehen.

27. 3.—10. 5. 07 Klinik: Jammert und weint, sie verdanke der Rache des Schwiegersohnes, dass sie hier sei, er wolle ihren Kindern Schande machen. Wiederholt oft dieselben Worte. Völlig orientiert, bis auf die Angabe, es sei jetzt 1900. Stöhnt und weint oft den ganzen Tag vor sich hin, drängt nach Hause, hält sich für gesund. Ungeheilt entlassen.

Seit 8. 12. 08 Anstalt A.: Alles zu Hause zittere vor dem schlechten Schwiegersohn. Alles zu Hause sei jetzt verschlossen, ihr Mann werde von dem Schwiegersohn auch schlecht behandelt. Kein Mensch habe mit ihr zu Hause mehr gesprochen, der Schwiegersohn wünsche, dass sie tot wäre. Weint leicht

In der Folge ist sie immer recht ängstlich und gedrückt, weint und jammert viel, sie sei so verlassen, es kümmere sich niemand mehr um sie, sie habe keine Heimat, keine Angehörigen mehr. Sie werde so umhergestossen, werde gar nicht als Mensch geachtet.

Juli 1909 versucht sie sich im Klosett zu erhängen. Macht noch mehrere ähnliche Versuche.

1912 jammert sie viel, drängt auf Entlassung, zerreisst öfter Wäsche, zerzupft alles Papier, das sie findet, schmiert mit Kot.

Diagnose der Klinik: Angstpsychose (anfangs Verdacht auf Paralyse).

Diagnose der Anstalt A.: Senile Angstpsychose.

2. Agnes F. geb. St., Landwirtsfrau aus W., geb. 1880. Tochter der Vorigen. Normale Entwicklung, zwei normale Geburten. Seit Mitte August 1909 fürchtete sie, es würden Einbrecher kommen und das Haus anstecken, sie töten und das Haus ausrauben. Sie hörte die Einbrecher rufen und klopfen, horchte an den Wänden. Zeitweise war sie heftig ängstlich erregt.

23. 8.—21. 10. 09 Klinik: Zart gebaut, kindliches Gesicht. Orientiert, geordnet. Mittags plötzlich erregt, es sähen immer Leute zum Fenster hinein, verprügelt plötzlich ihre Nachbarin, sie sei Polizist. Allmählich Beruhigung. Bei der Exploration grimassiert sie plötzlich, verfällt in kataleptische Starre, dabei deutliche Flexibilitas cerea. Sonderbarer Automatismus: bei Berührung des Körpers Oeffnen des Mundes und Hervorschnellen, dann Zurückschnellen der Zunge. Nachts wird sie erregt, tobt und singt, zieht sich aus. Auch am nächsten Tage stösst sie in monotonem Rhythmus zusammenhanglose Rufe aus, immer wieder die gleichen wiederholend, bei jedem Ruf wütend an die Bettwand schlagend. Manchmal kurz zu fixieren, äussert, „ich bin seit gestern ganz berauscht, Herr Doktor“.

Weiterhin ist sie zeitweise äusserlich geordnet, orientiert, motiviert, aber ihre Erregungen sehr schwächlich, das elektrische Licht habe sie aufgeregt, eine Pflegerin habe sie geschlagen, erinnert sich der Erregungen angeblich nur sehr wenig. Zwischendurch impulsive Erregungszustände mit Beeinträchtigungsideen gegenüber Personal und Arzt, halluziniert teilweise lebhaft, hört ihren Mann rufen, hält den Arzt für ihren Onkel usw. Mehrfach verbigeratorischer Rededrang, dann wieder stundenlang stuporöse Haltungen. Einmal sagt sie, sie solle hier umgebracht werden, an Händen und Füssen gefesselt werden. Schliesslich freundlich und zufrieden, aber einsichtslos, behauptet, nur Angst gehabt zu haben, Stimmen habe sie nicht gehört. Bei der Entlassung ist sie noch immer leicht zu paranoiden Reaktionen geneigt.

Diagnose der Klinik: Katatonie.

Nach Auskunft des Gemeindevorstehers war Pat. bei der Entlassung wie vor der Erkrankung und ist bis jetzt völlig gesund und normal geblieben.

3. Selma B. geb. St., Gastwirtsfrau aus W., geb. 31. 12. 1884. Schwester der Vorigen. Entwicklung und Schulerfolge ohne Besonderheiten. 6. 6. 06 erste Geburt, normal, stillte das Kind die ersten Tage. Seit dem 10. 6. sprach sie viel, in der Nacht des 16. kreischte sie laut, schrie, sie müsse sterben, rief alle Verwandten herbei zum letzten Abschied. Nahm keine Medizin, der Arzt wolle sie nur vergiften.

18. 6.—29. 8. 06 Klinik: Orientiert, kommandiert die Pflegerinnen. Wird nachts plötzlich sehr ängstlich, gibt morgens an, sie habe befürchtet, die Eisenbahn fahre in den Saal herein. Glaubt sich vom Personal vernachlässigt und von niemandem verstanden, heult plötzlich, um gleich wieder mittlerer oder heiterer Stimmung zu sein. Ihr ganzes Tun hat etwas Zerfahrenes. Attackenweise auftretender Rededrang, meist geordnete Ideenflucht mit Wortspiel und Assonanzen. Sehr wechselnde Stimmung. Nur kurz zu fixieren, dann orientiert. Später gibt sie an, dauernd Stimmen zu hören, die ihr Vorwürfe machen. Beklagt sich, dass Karbolsäure ins Bad geschüttet werde, dass das Bett wie Nadeln steche, dass geschossen werde. Es komme ihr vor, als ob sie in der Irre sei. Beklagt sich über schlechte Behandlung, alles sei falsch aufgeschrieben usw. Zwischendurch ist sie geordnet, zeigt aber keine Krankheitseinsicht. Dann wieder Rededrang, oft inkohärent. Stimmung sehr wechselnd, vielfach heiter, singt dann viel. Zerreisst Matratzen und Hemd, legt sich verkehrt ins Bett. Mehrfach eigenartige Bewegungen mit den Armen und Händen. Schliesslich heiter, ausgelassen, zuweilen verschämt. Will Frau Doktor oder Frau Präsident angeredet werden. Nimmt einer Nachbarin eine Dose Zahnpulver, pudert sich damit Gesicht und Haar, spielt mit dem Essen, tanzt im Bett. Heult einmal wie ein kleines Kind, weil sie keinen Stuhlgang habe. Nässt wiederholt ein.

29. 8.—15. 11. 06 Anstalt A.: Gibt Personalien und Vorgeschichte richtig an. In der Klinik sei es ihr gewesen, als wolle sie jemand totmachen, als gehe es ihren Angehörigen nicht gut. Bisweilen habe sie Kinderstimmen gehört, es sei ihr alles so sonderbar vorgekommen. Heiter, lacht viel, einmal weint sie plötzlich, ohne einen Grund anzugeben. Kindliches Benehmen. Wirft ohne Grund nach Personen, die an ihrem Bett vorübergehen. Lässt Stuhl und Urin unter sich. Schreibt einen etwas zerfahrenen Brief. Wenig lenksam. Schliesslich fleissig, willig, geordnet, aber immer noch etwas kindlich. Geheilt entlassen.

Diagnose der Klinik: Puerperale Amentia, allmählich immer deutlicher werdender hebephrenischer Charakter der Psychose.

Diagnose der Anstalt A.: Akute Puerperalpsychose (Hebephrenie).

Nach Angabe des Gemeindevorstehers ist Pat. jetzt noch gesund, ihr einziges Kind, der damals geborene Sohn, ebenfalls.

Bei der Mutter lässt sich nach dem weiteren Verlauf der Verdacht auf Paralyse nicht aufrecht erhalten, es hat sich vielmehr aus einer in den klimakterischen Jahren (mit 47 Jahren) zuerst offenkundig gewordenen psychischen Störung, bei der Beeinträchtigungsideen im Vordergrund standen, allmählich ein deutlicher Zustand von Demenz entwickelt. Leider ist die geistige Störung ihrer Tante nicht näher bekannt; es wäre dies um so interessanter, weil die Psychosen ihrer beiden Töchter deutlich einen anderen Charakter tragen wie die Erkrankung der Mutter. Die ältere Tochter, die mit 29 Jahren ohne bekannten Anlass erkrankte, litt an einer mit sehr ausgesprochenen

eigentlichen katatonen Erscheinungen einhergehenden Katatonie, die jüngere Tochter erkrankte im Alter von 21 Jahren im Wochenbett; ob man ihre Psychose als Amentia oder als Katatonie bezeichnen will, ist Ansichtssache; die Heilung spricht jedenfalls nicht, ebensowenig wie bei ihrer Schwester, gegen die Diagnose Katatonie. Jedenfalls würde mir eine wegen ihrer Heilbarkeit erfolgende Zurechnung solcher Fälle zu den affektiven Psychosen nach dem Beispiel mancher neuerer Autoren nicht richtig erscheinen.

LX.

Familiengeschichte: Ueber den Vater und seine Familie ist nichts Näheres bekannt. Die Mutter der Mutter starb 1889 mit 52 Jahren durch Selbstmord, war damals gemütskrank. Der Vater der Mutter, Gastwirt, starb 1871 an den Pocken. Die Mutter war in der Klinik und der Anstalt N. Die Schwester der Mutter ist völlig gesund, der Bruder verunglückt. Von den beiden Kindern war der ältere Bruder in der Klinik und ist jetzt in der Anstalt A., der jüngere Bruder soll gesund sein.

1. Hedwig P., geb. M., Bergmannsfrau aus E., geb. 1863. Pat. hatte als Kind Masern, war skrophulös. Sie hatte von jeher ein sehr ruhiges Wesen. Mit 23 Jahren Heirat, 5 Geburten, zuletzt 1893. Oktober 97 sagte sie, die Leute machten sich über sie lustig, sähen sie eigentümlich an, hörte sagen „Du Klatschluder", wollte nicht essen, weil Gift im Essen sei, wollte sich das Leben nehmen, weil die Leute es zu bunt mit ihr trieben. Schon vor einem Jahr hatte sie geäussert, die Sachen einer Hausbewohnerin, mit der sie in Streit lag, röchen so eigentümlich

16. 1. 97 bis 10. 12. 97 Klinik: Hört schwer. Sie werde von Stimmen belästigt, die Hausbewohner hätten ihre Wohnung durchsucht, ihr öfter ein Haar in die Suppe getan; die Stimme sage, der Sohn einer anderen Frau sehe ihrem Mann so ähnlich, stamme wohl von ihm. Sie könne das nicht glauben. Klar, orientiert. Hält sich nicht für krank, nur habe sie Kopfschmerzen. Der Zustand ändert sich nicht, manchmal ist sie weinerlich und fragt, wo ihre Angehörigen seien.

Ein halbes Jahr lang soll Pat. ziemlich unauffällig gewesen sein und fleissig gearbeitet haben, dann wurde sie reizbar, trat mit allerlei Gesichts- und Gehörshalluzinationen hervor, glaubte sich verfolgt, schimpfte ihre Angehörigen und Hausgenossen oft in den gemeinsten Ausdrücken, wurde aggressiv.

30. 12. 02 bis 3. 2. 03 Klinik: Gravidität etwa im 5. Monat. Orientiert. Ihr Mann habe sie immer geschlagen, aus seinem Benehmen habe sie gemerkt, dass er sich mit anderen Frauen eingelassen hätte, besonders mit der Hauswirtin. Das Haus, in dem sie wohne, sei ganz verkommen, es rieche, sie habe sich sogar Läuse darin geholt. Wegen der Hauswirtin habe ihr Mann nicht ausziehen wollen. Ihr Verhalten bleibt ruhig und geordnet; sie gibt zu, Stimmen gehört zu haben, durch die sie von der Untreue ihres Mannes erfuhr, sie habe etwas geschimpft, er sie aber gleich geschlagen.

Pat. kam in eine Anstalt. Weiteres war nicht zu erfahren.

2. Gustav P., Schriftsetzer aus E., geb. 18. 11. 87. Normale Entwicklung. Seit Januar 1906 klagte er über Kopfschmerzen und Schwindelgefühl, wurde im Juni sehr still, im Juli ängstlich erregt, sagte, er werde enthauptet, mit Hunden gehetzt, verbrannt.

26. 7. bis 27. 9. 1906 Klinik: Persönlich, örtlich, zeitlich orientiert. Gute Intelligenz. Er habe von Stimmen gehört, er werde verfolgt von einem Wilden, er solle in Jauche, werde verbrannt, geschlachtet, zerhackt, in die Augen gestochen, in eine Kiste gepackt, der Kopf abgehackt. Auf dem Dach habe er einen gesehen, der ihn totschiessen wollte. Er habe mehligen Geschmack und Geruch nach Verwesung. Während der Unterredung abwechselnd rhythmisches stossweises Atmen, Grimassieren, Händefalten, stossweise Gliederbewegungen, Opisthotonus, Kreisbogenstellung usw. Abgehackte, stossweise Sprache. Ferner besteht die Neigung, gegebene Stellungen beizubehalten, deutliche Befehlsautomatie. Bleibt orientiert, klagt über Kopfschmerzen. Oft ängstlich, fürchtet geholt zu werden, nicht wieder gesund zu werden. Alles, was er sagen wolle, höre er vorher. Hört Rauschen und Knacken, der Kopf gehe auseinander. Verhält sich ruhig, Flexibilitas cerea bleibt.

27. 9. 06 bis 26. 4. 08 Anstalt A.: Ueber Vorgeschichte, Ort und Zeit hinreichend orientiert. Er höre auch jetzt noch Stimmen. Antwortet langsam, Schulkenntnisse mässig. Bewegungen langsam, stossweise. Gesichtsausdruck blöde, etwas ängstlich. Einmal sehr ängstlich, Gott habe gesagt, er sei ein Blutverbrecher, ein Polizist werde ihn holen. Fernerhin bleibt er apathisch, gehemmt. Spricht auch mit seinem Vater bei einem Besuch nicht: Fleissig. Gebessert entlassen, er habe wohl kranke Gedanken gehabt.

Nachdem er zu Hause Anfangs leichte Arbeiten verrichtet hatte, wurde er wieder ganz still und interesselos.

Seit 11. 6. 1910 Anstalt A.: Oertlich orientiert, es sei Juni 1910. Schulkenntnisse und Rechnen nicht schlecht (z. B. 9×12, die drei Kaiser richtig). Teilnahmslos. Zeitweise arbeitete er fleissig, dann war er wieder ganz stumpf und untätig. Einmal wurde er plötzlich sehr erregt und aggressiv. Häufig lachte er vor sich hin, sprach ganz konfus. Jetzt ist er hochgradig stumpf, sitzt stets regungslos an derselben Stelle.

Diagnose der Klinik: Angstpsychose mit katatonen Symptomen auf hebephrener Basis.

Diagnose der Anstalt A.: Dementia praecox.

Die Psychose der Mutter würde früher ohne Besinnen zur chronischen Paranoia gerechnet worden sein, während jetzt viele Autoren dieselbe als Dementia paranoides bezeichnen würden; leider ist der spätere Verlauf nicht bekannt, Eintritt von erheblicher Demenz würde für die zweite Annahme sprechen. Während ihr einer Sohn gesund blieb, brach bei dem anderen im 19. Lebensjahr eine ausgesprochene Katatonie aus, die bald zu Verblödung führte. Zu erwähnen ist noch, dass auch die Mutter der Mutter geisteskrank war und Selbstmord beging, ohne nähere Angabe ist aber damit nicht viel anzufangen.

11 *

LXI.

Familiengeschichte: Die Eltern des Vaters starben in vorgerücktem Alter. Der Vater des Vaters war Trinker, ebenso sein Bruder (Gastwirt) und dessen Frau, während sein anderer Bruder nichts Besonderes bot. Die Mutter des Vaters, ihr Bruder und ihre 5 Schwestern und deren Nachkommen waren normal. Der Vater starb mit 45 Jahren, er war zeitweise ein starker Biertrinker (Gastwirt); von seinen 3 Geschwistern war der jüngste kinderlose Bruder ein Trinker, der andere Bruder und die Schwester starben in hohem Alter, waren ebenso wie ihre Kinder unauffällig. Der Vater der Mutter war „etwas nervös", starb mit 60 Jahren. Seine Schwester starb in der Anstalt N., etwa 1850; unter ihren 6 Kindern hatte diese zweimal Zwillinge, die normal sind; der eine Zwillingssohn ist der geschiedene Mann von Frau R. (s. u.), er hatte mit dieser und auch mit seiner zweiten Frau angeblich wegen einer Missbildung keine Kinder. Die Mutter der Mutter war seit der Pubertät Epileptikerin, starb mit 78 Jahren, ihre beiden einzigen Geschwister waren immer normal, starben alt. Die Mutter war immer etwas leicht erregbar, ist jetzt 64 Jahre alt. Zwei Brüder der Mutter sind in den 30 er Jahren an der Schwindsucht gestorben, der eine verheiratete hatte wegen einer Missbildung keine Kinder. Eine Schwester leidet seit langem an „nervösen Zufällen, verbunden mit zeitweiser Verwirrung". Sie war auch mehrfach in einer geschlossenen Anstalt, ist jetzt 60 Jahre alt, ihr einziger Sohn ist normal, sehr begabt. Eine andere Schwester, Frau R., war in der Klinik und der Anstalt U., sie hatte keine Kinder.

Von den Kindern war eine Tochter in der Anstalt D. (deren einer Sohn ist sehr reizbar und eigentümlich), eine andere in der Klinik und der Anstalt U., eine 39 jährige Tochter ist gesund. Ein jetzt 37 jähriger Sohn, der angeblich nicht dumm ist, reist umher, wechselt sehr häufig seinen Beruf, hält nirgends aus, von seinen Kindern ist der älteste Sohn nervös. Ein Sohn ist normal (35 Jahre alt), einer mit 9 Jahren an Scharlach gestorben.

1. **Marie R.**, geb. C., geschiedene Oberfeuerwerkersfrau aus W., geboren 29. 10. 55. Lernte sehr gut, war immer gesund. Mit 22 Jahren Heirat, keine Schwangerschaften, nach 11 Monaten geschieden. Seit 1899 war sie eigentümlich, ungeheuer geizig, liess niemand in ihre Verhältnisse blicken. Machte sich grosse Sorge um die Erbschaft ihrer Mutter. Kopfschmerzen, Schlaflosigkeit.

11. 5. bis 22. 6. 1900 Klinik: Völlig orientiert und komponiert, nur auffallend gesprächig und erregbar. Allmähliche Entwicklung hochgradiger ängstlicher Erregung. Fürchtet hier als geisteskrank festgehalten zu werden. Bringt eine Menge ziemlich zusammenhangloser Anschuldigungen gegen ihre Schwestern vor, die sich ihrer Sachen bemächtigen wollten usw. Glaubt fortgebracht zu werden. Schliesslich fortwährender Rede- und Bewegungsdrang, redet sich überstürzend, wiederholt fortwährend die gleichen aus Verfolgungs- und Beziehungsideen zusammengesetzten Reden. Meint, es geschehe ihr ganz recht, sie sei selbst schuld, habe sich zu sehr aufgeregt. Vermutet Gift im Trinken. Mehrere Selbstmordversuche. Alles sei Betrug, man wolle sie töten. Sie wolle lieber Geige auf der Strasse spielen, wolle Holz hacken, auch ihre schöne Stimme habe man ihr geraubt.

22. 6. 1900 bis 24. 5. 1901 Anstalt U.: Erzählt immer wieder dieselben Sachen von ihrem Geld und ihren Gegenständen, ihre Geschwister seien an Allem schuld, weint und jammert, meint der Arzt habe sie hypnotisiert, dass sie all ihre Geheimnisse verrate. Dann etwas weniger deprimiert, spricht und schreibt viel, lacht zuweilen, nun bin ich bald wieder gesund, dann weint sie wieder, es ist alles aus. Im Juli wird sie ruhig und zufrieden, gleichmässiger Stimmung.

Januar 01 ist sie wieder sehr erregt, schimpft auf den Arzt, spricht viel, beklagt sich einmal, dass sie mit so gewöhnlichem Volk zusammenleben müsse. Ihre Verwandten lauerten nur auf ihr Geld, dächten nicht dran, sie zu holen. Streitet sich mit anderen Patienten. Die Erregungszustände kommen sehr plötzlich, beginnen mit Unruhe und zwecklosen Bewegungen der Hände, sehr schnellem und lautem Sprechen in eng begrenztem Gedankenkreis (schlechte Behandlung hier und in Halle, Neid der Geschwister). Schlägt öfter Scheiben ein. Pat. gibt selbst nachher an, das Blut schösse ihr in den Kopf. Oefter dauert die Verstimmung tagelang. Dazwischen ruhig, freundlich. Schliesslich ruhig, freundlich, bittet um Entschuldigung und um Ratschläge, was sie zu Hause tun solle, wenn sie wieder erkranke. Beurlaubt.

Diagnose der Klinik: Akute Exazerbation einer chronischen Paranoia.

Diagnose der Anstalt U.: Aengstlicher Erregungszustand, Paranoia?

Nach Auskunft des Gemeindevorstehers hat sich das Befinden der Pat. nicht verschlechtert, sie ist aber wie früher zeitweise aufgeregt.

2. Emma E., geb. B., Postassistentenfrau aus H., geb. 19. 4. 1885. Nichte der Vorigen. Entwickelte sich normal, war eine gute Schülerin. 1906 Abort im 3. Monat, keine Geburten. 1907 Mittelohrentzündung. Hatte viel mit der Pflege ihres nach Angabe des Arztes an „hysterischer Neurasthenie" leidenden Mannes zu tun. Ende Mai 08 weinte sie oft krampfhaft, sprach fast garnicht. 17. 8. 08 wurde sie mit Beginn der Menses plötzlich sehr aufgeregt, betete, sang, redete unaufhörlich, es brenne, alles sei rot, man rufe sie, sah schwarze Männer, hatte grosse Angst.

20. 6. bis 17. 9. 08 Klinik: Völlig verwirrt, spricht zunächst nicht. Schlechter Ernährungszustand. Dann spricht sie leise unverständlich vor sich hin, reagiert nicht auf äussere Reize. Fast dauernde, an Chorea erinnernde Bewegungsunruhe, besonders der Arme und Hände. Verharren in bizarren Stellungen, häufig Widerstand gegen passive Bewegung. Temperatur erhöht. Sondenfütterung. Unsauber. 10. 7. bewegungslos, mutazistisch. Ab 24. 7. spricht sie etwas, unverständlich. Macht sich oft steif, verdreht die Finger und die Augen. Einmal wird sie plötzlich heftig erregt, jammert in singendem Ton, bewegt sich mit ihren langen Gliedern in langsam ausgeführten sonderbaren Verrenkungen, lässt Kopf und Haare tief aus dem Bett hängen, steht auf Kopf und Nacken. Einmal schreibt sie eine völlig geordnete Postkarte an ihren Mann.

17. 9. 08 bis 7. 4. 09 Anstalt U.: Spricht nicht, manchmal Ansatz zur Befolgung von Aufforderungen. Singt einmal nachts vor sich hin und zerreisst ihre Wäsche. 14. 11. fragt sie nach ihrem Mann, wo sie sei usw. Weiterhin zeitweise klar, erinnert sich dunkel an die Krankheit, dazwischen ängstlich,

stumm. Sagt einmal, sie müsse weinen, sie wisse nicht warum. Seit Januar ist die Stimmung beinahe ausgelassen heiter, sie fühlt sich ausserordentlich wohl, liest und beschäftigt sich mit Handarbeiten. Lacht und singt viel. Orientiert. Bei der Entlassung leidliche Krankheitseinsicht, noch etwas zerfahren, Stimmung leicht gehoben.

Diagnose der Klinik: Katatonie.

Diagnose der Anstalt U.: Manisch-depressives Irresein.

Nach Auskunft des Mannes war Pat. nach der Entlassung aus U. noch längere Zeit mit ihm in einem Sanatorium. Juli 09 wurde sie plötzlich sehr aufgeregt, absolut verwirrt, sprach dann einige Tage nicht. Von Zeit zu Zeit traten wieder Sprachstörungen und Krämpfe auf, ferner dreimal seitdem kurze Verwirrtheitszustände. Sommer 1910 Herzkrämpfe, September Gelenkrheumatismus. Seit 1911 Wohlbefinden, versieht in ruhiger normaler Weise ihren Haushalt. 1912 normale Geburt eines gesunden Knaben.

3. Anna B., geb. B., Lehrersfrau aus G., geb. 7. 6. 72. Schwester der Vorigen. Früher gesund. Hat zweimal geboren, das eine Kind ist an Tuberkulose gestorben. Hatte seit 1909 viele Aufregungen, durch eine Strafe des Mannes finanzielle Entbehrungen. Ende 1910 sprach sie eine Zeit lang nicht, wurde später sehr unruhig, sie höre Stimmen.

26. 1. bis 3. 5. 11 Anstalt D.: Sehr unruhig, schreit, fürchtet ein Unrecht begangen zu haben, macht sich Vorwürfe, ängstlich. Sitzt vielfach in starrer Haltung da, spricht manchmal ideenflüchtig vor sich hin, unzusammenhängend: „Ihr Dickköpfe habt mir das Gehirn herausgenommen, es geht weiter auf und ab, ich habe sie gehen und durch die Luft fliegen sehen, ihr glaubt wohl, ihr könnt mir die Syphilis anhexen". Schliesslich geordnet, frei.

12. 5. bis 7. 8. 11 Anstalt D.: Bewegt sich in sehr steifer und starrer Haltung, spricht nicht, schreit nachts sehr laut. Verkehrt im Bett, gestikuliert viel. Nimmt die schönsten katatonen Haltungen ein. Manchmal plötzlich ausserordentlich unruhig und verwirrt.

13. 8. bis 23. 12. 11 Anstalt D.: Wechselnde Erregung, dazwischen stupuröe Zusstände.

Diagnose der Anstalt D.: Katatonie in Schüben.

Nach Auskunft des Schwagers ist Patientin seitdem anscheinend geheilt zu Hause.

Die beiden Patientinnen der letzten Generation hatten noch 3 Geschwister und zwar einen geistesgesunden und einen klein gestorbenen, ferner einen geistig nicht intakten, aber nicht näher bekannnten Bruder; auch ist über die geistigen Störungen eines Teils der psychotischen Glieder unserer Familiengruppe leider nichts Näheres bekannt. Die uns ausführlicher bekannten Psychosen sind recht verschieden, besonders die Krankheit der Frau Marie R., der Tante der beiden anderen Patientinnen, ist mit deren Krankheit wohl nicht in einer Gruppe unterzubringen; vielleicht kann man aus ihrer Scheidung schliessen, dass sie schon immer etwas eigenartig war. Die zur Anstaltsinternierung führende Erkrankung brach erst im klimakterischen Alter, mit 44 Jahren, aus und zeigte ein deutliches paranoisches Gepräge, scheint auch jetzt noch fortzubestehen. Die Psychose der älteren Nichte, der Frau Emma E., hat, wie man aus den Diagnosen sieht, eine verschiedene Auffassung erfahren; wenn man sich der von manchen Autoren befolgten Methode, geheilte Katatonien als Fälle von manisch-depressivem Irresein zu erklären, anschlösse, müsste man sich für letztere Diagnose entscheiden, doch erscheint mir nach dem ganzen Krankheitsbild die Diagnose einer in Schüben verlaufenden Katatonie richtiger zu sein. Auch für die Psychose der Schwester liegt diese Diagnose am nächsten. Bei beiden haben vielleicht die in den Anamnesen angegebenen äusseren Momente als auslösende Veranlassung eine Rolle gespielt; die ältere Schwester erkrankte mit 37 Jahren, die jüngere mit 23 Jahren. In der Aszendenz dieser beiden Patientinnen sind reichlich belastende Elemente vorhanden. Welche Rolle das Potatorium des Vaters und die „Nervosität" der Mutter und deren Vaters gespielt hat, lässt sich nach unseren heutigen Kenntnissen nicht entscheiden; auch die Epilepsie der mütterlichen Grossmutter und die paranoische Psychose der Tante haben sich als solche nicht vererbt, eher ist wegen des Verlaufs in Schüben möglich, dass es sich bei den psychischen Störungen der uns nicht näher bekannten Schwester der Mutter, die schon mehrfach in Anstalten war, um eine ähnliche Erkrankung wie bei ihren Nichten handelt; dies wäre dann eine wirkliche Vererbung, da sich nur ein und dasselbe vererben kann, die Störungen der übrigen Verwandten könnte man höchstens als Keimschädigungen ansehen.

LXII.

Familiengeschichte: Ueber die Eltern und Geschwister (5 Brüder) des Vaters ist nichts Näheres bekannt. Der Vater war immer gesund und normal. Der Vater der Mutter war immer normal, ebenso seine Frau, die mit 80 Jahren starb. Die Mutter starb an Typhus, war sonst gesund. Von den 4 Geschwistern der Mutter hatte eine Schwester epileptische Anfälle, von den 3 Söhnen und 3 Töchtern ist der älteste Sohn in einer Anstalt, das nächste Kind, auch ein Sohn, war in der Klinik, das jüngste, eine Tochter, wurde als junges Mädchen von Schiffern aus dem Wasser gezogen; anscheinend war sie absichtlich hineingesprungen; sie starb als Dienstmagd 10 Jahre später. Die anderen Kinder sind gesund, 2 sind ausgewandert.

1. Josef S., Arbeiter aus W., geb. 6. 3. 67. Befasste sich immer viel mit religiösen Dingen, betete sehr viel, korrespondierte mit einem Verein, der sich mit Hypnotismus befasste, wollte in denselben aufgenommen werden. Schliesslich wurde er äusserst erregt, griff die Umgebung an, dann wurde er weinerlich, flehte um Gnade.

17. 12. 03 bis 7. 1. 05 Anstalt H.: Drängt mit allen Kräften zur Tür hinaus, er habe Christum beleidigt, falsch geschworen Zeitweise zupft er an der Decke, beugt den Oberkörper vor und zurück, weint manchmal. Weiterhin drängt er oft gewaltsam fort, äussert, er verstehe überhaupt die Vorgänge um ihn herum garnicht, er wisse nicht, wie das alles zugehe, man solle ihn doch ins Gefängnis bringen, wenn er etwas getan habe, es gehe hier alles durch Winke. Später vermutet er, dass auf ihn Elektrizität einwirke. Mehrmals Schwindelanfälle und Erbrechen. September 04 äussert er noch, er habe schwer gesündigt, er wolle seine Strafe haben, es werde alles durch Winke gemacht, er wisse nicht, was das alles bedeuten solle. Schliesslich klar, ruhig, Krankheitseinsicht. Genesen entlassen.

Seit 24. 9. 08 Anstalt H.: Sehr erregt, ängstlich, hört sehr viel Stimmen, sieht schwarze Schatten. Rechnet schlecht. Alle hätten etwas gegen ihn, sagten, er hätte Ehebruch getrieben. Im November ist er heiter, redet in einem fort, völlig inkohärent, was die Aerzte könnten, könne er schon lange. Weiterhin wechselnder Grad der Erregung, schimpft bald in den höchsten Fisteltönen, bald im tiefsten Bass, zeitweise imitiert er Tierstimmen. 1911 macht er einen zerfahrenen Eindruck, orientiert. Er macht Zeichnungen von einem Pumpwerk, das die ganze Stadt mit Wasser versorgen könne, will eine Erfindung zum Patent anmelden, die katholische Kirche solle sie verwerten.

Diagnose der Anstalt H.: Halluzinatorische Verwirrtheit, später Hebephrenie.

2. Johannes S., Uhrmacher aus G., geb. 1869. Bruder des Vorigen. Soll immer sehr klug und solide gewesen sein. Seit 1900 verheiratet, war zeitweise aufgeregt und eifersüchtig. 2 Kinder leben, 2 sind klein gestorben. Seit 1908 beschuldigte er seine Frau, mit den Pfarrern und anderen Leuten Verkehr zu haben, machte Männern auf der Strasse deshalb Vorwürfe. Seit Anfang 1910 übte er mit seiner Frau den sexuellen Verkehr täglich und zwar mehrmals aus, beschimpfte und schlug sie dabei, schlief nicht, bekam Weinkrämpfe, wollte sich das Leben nehmen, arbeitete nicht.

4. bis 30. 7. 10 Klinik: Seine Frau habe ihm aus Angst gestanden, dass sie mit einem anderen Manne verkehrt habe. Seit 9 Jahren sei sie ihm gegenüber zurückhaltend geworden, er habe deshalb Misstrauen gefasst, mehrfach sei an die Tür geklopft worden, sein jüngstes Kind sehe dem Pfarrer ähnlich, wie seine Frau einmal aus der Kirche kam, habe sie Schmutz am Kleid gehabt; gibt zu, keine Beweise zu haben. Er habe keinen Lebensmut mehr. Weiterhin dissimuliert er, kehrt von einem Urlaub nicht zurück.

Diagnose der Klinik: Paranoia, Eifersuchtswahn.

Nach Auskunft des Gemeindevorstehers lebt die Frau seitdem von ihrem Manne getrennt, die Wahnideen bestehen fort und führten sogar zu einer gerichtlichen Klage eines Pfarrers gegen S., auf Grund § 51 wurde er freigesprochen.

Der jüngere Bruder erkrankte mit 39 Jahren an einem ausgesprochenen Eifersuchtswahn, ohne dass sich weitere psychische Störungen daran anschlossen. Ueber Alkoholmissbrauch als Aetiologie ist nichts bekannt. Die Psychose des Bruders ist ganz anderer Art, sie brach allerdings auch ungefähr in demselben Alter aus. Bei ihr handelt es sich um eine zu deutlichem Schwachsinn führende Erkrankung der Katatoniegruppe mit schubweisem Verlauf. Die weitere Verwandtschaft ist leider unbekannt.

LXIII.

Familiengeschichte: Der Vater soll immer leicht erregbar gewesen sein, die Mutter starb in höherem Alter, sonst ist nichts bekannt. Ein Bruder und eine Schwester waren in der Klinik.

1. Ernst R., Landwirt aus G., geb. 1864. Lernte zu rechter Zeit Gehen und Sprechen. Lernte in der Schule leidlich. War Soldat. War immer sehr weichlich, ängstlich und empfindlich. Seit 1891 verheiratet. Ein Kind, kein Abort. Zirka seit 1894 war er wegen Geisteskrankheit in einer Anstalt, Näheres ist nicht bekannt.

Nach der Entlassung aus der Anstalt arbeitete er zuhause, konnte aber nicht selbständig leiten, war sehr still, stumpf und interesselos. Seit Ende Mai 02 zertrümmerte er Fensterscheiben, zerschlug Geräte, attackierte Hunde und Schweine, trieb sich nachts im Felde umher, lief angezogen ins Wasser etc.

16. 6. bis 19. 7. 02 Klinik: Somatisch o. B. Demente ausdruckslose Gesichtszüge, lächelt manchmal vor sich hin, antwortet auf Fragen nicht oder nur zögernd, aber meist sinngemäss, anscheinend nicht orientiert. Ueber Halluzinationen und Wahnideen nichts zu erfahren. Auch in seinen Bewegungen langsam und träge, deutliche Flexibilitas cerea, kein Negativismus. Ganz stabiler Zustand. Oefter unsauber. Weiteres nicht zu erfahren.

2. Mathilde H., geb. R., Steueraufsehersfrau, geb. 20. 9. 67. Patientin war immer heiter und lebhaft. Seit 89 verheiratet. 13. 12. 91 erste Entbindung, Zangengeburt. Stillte das Kind nicht, da sie keine Nahrung hatte. Sieben Tage nach der Geburt hörte der Mann nachts seinen Namen rufen, sah seine Frau nackt unter seinem Bett liegen. Sie wurde gleich sehr erregt, warf ihrem Mann vor, dass er es mit ihrer Mutter halte, schrie: Mein Kind, mein Kind! Seitdem war sie erregt, zitierte Bibelsprüche, betete viel. Sie wurde in eine Privatanstalt gebracht, sprach dort viel von religiösen Dingen, schimpfte, zog sich nackt aus. Allmählich wurde sie ruhiger; wollte aber immer von ihrem Mann nichts wissen. Zuhause (März 92) beschuldigte sie ihren Mann, es mit dem Dienstmädchen zu halten, gab ihm seine Geschenke zurück, sprach nicht mehr mit ihm.

14. 4. bis 15. 6. 92 Klinik: Bittet, sie nicht Frau H. zu nennen, sie sei von ihrem Mann geschieden und möchte an den Mann nicht erinnert werden. Ihr Mann habe sie nur des Geldes wegen geheiratet, habe sich nach seinen früheren Verhältnissen gesehnt und alles Mögliche getan, um sie los zu werden. Er habe alle Leute gegen sie aufgehetzt, ihr viel vorgeschwindelt, habe sie vergiften wollen, habe wohl auch mit dem Dienstmädchen verkehrt. Die ganze Nachbarschaft habe gemunkelt, dass er anonyme Korrespondenz habe. Patientin bleibt untätig, ist sehr unzugänglich, gibt zu, Stimmen zu hören.

15. 6. bis 29. 7. 92 Anstalt A.: Beim Baden hochgradig erregt und widerstrebend. Sie kenne H. gar nicht, sie heisse R., er sei für sie Luft. Leute, die sie nicht sehe, sprächen Warnungsworte. Zuhause habe sie toben und schreien müssen, weil niemand sich um sie gekümmert habe, als sie die schwere Entbindung gehabt habe. Menses. Später erklärt Patientin, ihre richtigen Eltern kenne sie nicht, R.'s seien ihre Pflegeeltern, vielleicht sei sie von höherem Stand. Sie bleibt sehr zurückhaltend, beschäftigt sich aber zuletzt fleissig. Sie erklärt sich bereit, mit ihrem Mann nachhause zurück zu reisen. Gebessert entlassen.

Diagnose der Klinik: Paranoia chronica.

Diagnose der Anstalt A.: Paranoia.

Ueber den weiteren Verlauf war nichts zu erfahren.

Der Bruder ist nach dem, was über ihn bekannt ist, als verblödeter Katatoniker anzusehen, weniger klar ist, wie die Krankheit der Schwester aufzufassen ist. Sie bietet zwar ein ausgesprochenes paranoisches Bild, und zwar das eines im Puerperium offenbar gewordenen Eifersuchtswahns, doch ist nach Manchem (z. B. dass sie sich nackt auszog) nicht ganz unmöglich, dass ihre Krankheit derselben Gruppe angehört, wie die Psychose des Bruders, und dass wir erst das Anfangsstadium vor uns haben; der weitere Verlauf ist ja leider nicht bekannt.

LXIV.

Familiengeschichte: Ueber die Eltern und Geschwister des Vaters ist nichts bekannt. Der Vater soll in höherem Alter an Masern gestorben sein. Die Eltern der Mutter starben in hohem Alter. Die Mutter starb mit 66 Jahren an einem Herzleiden. Eine Schwester der Mutter starb an Tuberkulose, zwei Brüder an unbekannten Krankheiten, vier Schwestern und ein Bruder leben und sind gesund. Von den Kindern der eben genannten starben zwei an Tuberkulose. Von den vier Kindern war ein Sohn in der Anstalt A., eine Tochter in der Klinik, die zwei anderen Söhne sind gesund, ebenso deren Kinder.

1. Otto H., Oekonom aus B., geb. 18. 7. 1856. Früher immer gesund, war Soldat. Nach der Rückkehr von der landwirtschaftlichen Schule äusserte er, er sei vom Adel, die Wirtschaft zuhause sei zu klein, später sagte er, er werde erschossen, nahm deshalb ein Beil mit ins Bett. Fürchtete, vergiftet zu werden, schimpfte die Angehörigen, wurde erregt.

Seit 4. 7. 79 Anstalt A.: Berichtet nur zögernd von seinen Wahnideen, hatte einen Revolver mitgebracht. Zuweilen Kopfschmerzen, vorübergehend erregt und verwirrt. Verkennt seine Umgebung, nicht orientiert, spricht ungefragt nicht. Stumpf, schwachsinnig. Erregungszustände nur sehr selten. Bei einer Exploration 1905 ist er örtlich und zeitlich vollkommen orientiert, er sei seit etwa 26 Jahren hier, sein Schwager habe ihn gebracht, man habe ihn zuhause mit einer Elektrisiermaschine bearbeitet. Kennt den Namen des Arztes und Oberpflegers nicht, bestreitet Halluzinationen. Arbeitet ganz fleissig, auf der Abteilung sitzt er umher, antwortet selten, die Sprache ist ungeschickt, oft stotternd. Seitdem unverändert.

Diagnose der Anstalt A.: Paranoia.

2. Minna Sch., geb. H., Rentiersfrau aus L., geb. 1857. Schwester des Vorigen. Früher angeblich gesund. Keine Geburten. Seit 1907 glaubte sie, die Menschen auf der Strasse sehen sie eigentümlich an, glaubte, die Leute hätten ihr Gift an die Wäsche gemacht, an der Lampe sei ein eigentümlicher Geruch, es werde ihr durch den Mund etwas eingeblasen, um sie zu schädigen oder zu töten. In ihrer Schlafkammer werde sie durch elektrischen Draht belästigt. Stimmen schimpften sie und gaben ihr Befehle, z. B. sagten sie, nimm Messer und Gabel und gehe nach der Apotheke, was sie auch tat.

18. 1. bis 7. 3. 10 Klinik: Berichtet über ihre Sinnestäuschungen, geordnetes Benehmen. In der Folgezeit spricht sie manchmal vor sich hin, auf Stimmen antwortend, im übrigen bleibt ihr Verhalten unauffällig.

Diagnose der Klinik: Paranoia chronica hallucinatoria.

Nach Auskunft des Mannes war der Zustand nach der Entlassung vorübergehend etwas besser wie vorher, es zeigten sich aber dann wieder häufig Verfolgungsideen, in der letzten Zeit seltener.

Die paranoische Erkrankung der Tochter zeigte sich im 50., die des Sohnes im 23. Lebensjahre. Bei dem Sohn traten Grössen- und Verfolgungsideen, allerhand Sensationen, Erregungs- und Verwirrtheitszustände auf, er war meist stumpf, verblödete. Bei der Tochter fanden sich Beziehungs- und Beeinträchtigungsideen mit reichlichen Sinnestäuschungen, dabei äusserlich geordnetem Benehmen, anscheinendem Fehlen von erheblicher Demenz. Die Krankheit des Sohnes wird man doch wohl als eine paranoide Form der Katatonie auffassen, bei der Tochter wird man je nach der Auffassung eine ebensolche Erkrankung oder eine chronische Paranoia annehmen. Die geringere Schwere der Erkrankung und das Ausbleiben einer erheblichen Demenz bei der Tochter kann man darauf zurückführen, dass bei ihr die Erkrankung erst einige Jahre andauert.

LXV.

Familiengeschichte: Der Vater des Vaters, Fritz B., starb mit 65 Jahren, er soll sehr nervös gewesen sein und zu Jähzorn geneigt haben. Die Mutter des Vaters, Karoline B. geb. Sch., starb mit 55 Jahren an Herzschlag, war gesund, Näheres nicht bekannt. Der Vater, August B., litt an Schwindsucht und Knochentuberkulose, nach anderen Angaben hatte er Syphilis. Er trank viel, starb mit 52 Jahren an den Folgen einer Rückenmarksverletzung durch Sturz. Von den Geschwistern des Vaters starb eine Schwester, Rosalie, mit 43 Jahren an starkem Blutverlust bei einer Geburt und hinzutretendem Gehirnschlag, ein Bruder, Carl B. (Nr. 2), starb in der Anstalt A. geisteskrank, ein Bruder, Otto, der zu geschlechtlichen Ausschweifungen und zum Trinken neigte, starb mit 46 Jahren an Speiseröhrenkrebs, seine Tochter starb, vom Mann angesteckt, an Schwindsucht, ihre zwei Kinder sind gesund. Eine Tochter, Anna B. (Nr. 4), des ebengenannten geisteskranken Bruders, Carl B., war in der Klinik und der Anstalt

A., ein letzter Bruder des Vaters, Julius B. (Nr. 3), war auch in der Klinik. Der Vater und die Mutter der Mutter sollen gesund gewesen sein, eine Schwester der letzteren starb an Geisteskrankheit. Die Mutter, Frau Friederike B. geb. A. (Nr. 6), seit 1891 geisteskrank, befindet sich jetzt in der Anstalt C. Von den vier Geschwistern der Mutter starb der Bruder Rudolf A. (Nr. 5) 1890, mit 42 Jahren, in der Anstalt N., der Bruder Hermann A., 58 Jahre alt, und der Bruder Richard A., 55 Jahre alt, sollen hochgradig nervös und sonderbar sein. Die verheiratete Schwester Hermine soll ebenso wie ihre Kinder gesund sein. Richard und Hermine sind Zwillinge.

Von sieben Kindern starben zwei klein, zwei Söhne sind sehr nervös, leicht beleidigt, ein Sohn ist an Knochentuberkulose operiert eine Tochter ist gesund, eine Tochter, Marie B. (Nr. 1), war in der Klinik und ist jetzt in der Anstalt N.

Mütterliche Familie der obengenannten Anna B. (Nr. 4), die in der Klinik und der Anstalt A. war: Der Vater der Mutter starb mit 53 Jahren an Herzschlag. Die Mutter der Mutter starb mit 58 Jahren an Magenkrebs. Die Mutter ist gesund, lebt noch mit 62 Jahren. Von den Geschwistern der Mutter war ein Bruder periodischer Branntweintrinker, durch Hufschlag hatte er in der Jugend einen Unfall gehabt, er litt an Krämpfen, die er in unregelmässigen Zwischenräumen bekam. Eine Schwester der Mutter wurde nach einer Gehirnhautentzündung, die sie mit 12 Jahren hatte, geistesschwach, blieb aber harmlos, sie starb mit 36 Jahren an Herzschlag. Eine andere Schwester der Mutter lebt noch, ist körperlich schwach.

1. Marie B., Haustochter aus N., geb. 1876. Bis zum Sommer 1903 hatte Pat. 7 Jahre lang ihre geisteskranke Mutter aufopfernd gepflegt, später überanstrengte sie sich sehr bei der Pflege einer Tante. Im August hatte sie sich in einen Vetter verliebt, machte mit diesem eine Reise, war sehr lustig und heiter. Am 15. 11. wurde sie plötzlich sehr aufgeregt, machte sich selbst Vorwürfe, war sehr missgestimmt.

17. 11. 03—21. 3. 04 Klinik: Somatisch ohne Besonderheiten. Aengstlicher Gesichtsausdruck, Angstbewegungen mit den Händen. Orientierung und Intelligenz erhalten. Kein Krankheitsgefühl. Gibt starke Angst zu, die sie in die Magengegend lokalisiert und mit ihrem unkindlichen Verhalten gegen ihre Mutter begründet. Auch gegen andere Menschen hätte sie besser sein können. Keine Halluzinationen. Schwere ängstliche Agitation, versucht sich immer wieder den Hals zuzuschnüren. Schlägt stereotyp mit den Händen auf die Bettdecke, wiederholt verbigerierend, „Mutter, arme Mutter". Sie produziert allmählich immer mehr Versündigungsideen, sie habe ihre Mutter in eine Irrenanstalt gesperrt, alle Welt schlecht behandelt usw.

Am 25. 12. lächelt sie zuweilen heiter, macht auch Witze, ist meist aber sehr deprimiert. Dezember äussert sie, ihre Briefe würden zurückbehalten, sucht sich oft zu entblössen, sie werde von den Aerzten beeinflusst, es zu tun. Sieht Bekannte aus der Heimat. Versucht das von einer Pat. Erbrochene aufzulecken. Dauernd sehr ängstlich. Sie habe gestohlen, falsch geschworen, sei gravide. Am 25. stürzt sie fortwährend kopfüber aus dem Bett, schlägt drei bis vier Purzelbäume hintereinander. Als Grund dafür gibt sie an, ihre liebe Mutter im Himmel habe es ihr gesagt. Stöhnt dauernd, schwere Angst und Angstbewegungen.

Im Januar 1904 hält sie eine Patientin für den Herzog von Anhalt und verkennt auch andere Patienten. Bei energischem Fixieren orientiert, meist sehr abweisend, wird aggressiv, glaubt sich verfolgt, eine Wärterin sei ein verkleideter Schurke, der sie chloroformiert und ihr die Unschuld geraubt habe. Sie ist oft mit Urin unsauber.

Am 20. 3. küsst und herzt sie ihr Kopfkissen, nennt es ihren süssen Schatz.

Seit 21. 3. 1904 Anstalt N.: Aeussert eine Menge Beeinträchtigungs- und melancholische Ideen. Sie fühle sich tiefunglücklich, auf der Welt sei überhaupt nichts Gescheites los, alles sei nichts usw. Sehr widerstrebend. Teilnahmslos. abweisend, weigert sich, aufzustehen. Liest etwas. Isst wenig. Vorübergehend zugänglicher, dann wieder ablehnend. Grössenideen, sie sei nicht Fräulein B., sondern Frau v. H. Ihr Bauch solle aufgeschnitten werden, damit sie von ihrem Leiden befreit werde. Man solle ihre Füsse und Hände abschneiden, da sie dieselben nicht mehr brauche. Selbstbeschädigungen. In den letzten Jahren wechseln Zeiten ruhigen Verhaltens mit solchen heftiger Erregung, in denen sie rücksichtslos gewalttätig wird, sich oft nackend auszieht, sich die Brust usw. zerkratzt, manchmal Steine verschluckt oder in die Vagina einführt. Die Gesichtszüge sind schlaff, ohne Intelligenz, sie macht jetzt einen degenerierten Eindruck.

2. Carl B., Schlachter aus N., geb. 29. 10. 1851. Vatersbruder der Vorigen, Ueber Vorgeschichte nur bekannt, dass er seit Februar 1890 krank war, er hatte durch einen Unglücksfall sein Vermögen verloren; bekam 14 Tage Gefängnis. Er sprach viel von einem Traum, wo er auf dem Friedhof sein Grab gesehen habe, verweigerte die Nahrung, bat um ein Mittel zum Sterben, suchte einen Strick, um sich zu erhängen. Vor einigen Jahren hatte er Lues.

9. 6. 90—29. 10. 91 Anstalt A.: Pupillen und Fazialis etwas ungleich. Reaktion auf Licht etwas herabgesetzt. Zunge weicht nach links ab. Patellarreflexe mässig verstärkt, Haltung und Mienen schlaff, alles sei tot, er müsse sterben, die Luft gehe ihm aus, bittet, nicht so viel essen zu müssen, seit dem Traum wisse er, dass es mit ihm vorbei sei. Ueber Person, Zeit und Ort völlig orientiert. Weiterhin dieselben hypochondrischen Klagen, er habe keinen Stuhl, keinen Urin. In Abwesenheit der Aerzte ist er manchmal ganz fidel. Arbeitet. Später wieder missmutiger, hypochondrisch, reizbar. Klagt über alle Teile des Körpers. Will man etwas behandeln, so will er wie ein eigensinniges, unverständiges Kind wieder etwas anderes. Er werde ersticken, er esse nicht mehr, der Arzt sei ein Mörder, der Wärter ein Schwein, jammert viel, stösst mit dem Kopf gegen die Wand, schneidet wütende Grimassen, isst und trinkt kaum. Mit Stuhlgang und Urin öfter unsauber, giesst sich einmal die Getränke über den Kopf und hüllt sich die Bettücher um. Zuletzt sagt er öfter, schiessen Sie mich tot, zerrt schamlos am Penis, ruft „Ihr Mörder". Plötzlich Exitus. Obduktionsbefund Oedema piae. Starke Granulationen.

Diagnose fehlt. (Wohl Dementia paralytica.)

3. Julius B., Landwirt aus N., geb. 1855. Bruder des Vorigen. 1875 Typhus und Lungentuberkulose. Seit vielen Jahren war er auffallend. Er äusserte Verfolgungs- und Beziehungsideen.

9. 4.—31. 5. 07 Klinik: Der Landgerichtsdirektor in N. stehe hinter allem, was ihm zu schaden suche, er lasse die Richter und Zeugen falsch schwören, die Juristen seien überhaupt bestechlich, er solle verrückt gemacht, ein Justizmord an ihm begangen werden. Er will sich an den Minister, an den Kaiser wenden. Ausgebildetes Wahnsystem. Bei der Intelligenzprüfung keine Defekte. Hat eine grosse Meinung von sich.

Diagnose der Klinik: Paranoia.

Pat. war 1912 wieder mehrere Wochen in der Klinik, und zwar wurde von mir ein Gutachten über ihn erstattet, dass er zwar noch an chronischer Paranoia leide, aber zurzeit nicht gemeingefährlich sei. Er hielt an den alten Wahnideen fest, doch waren dieselben sehr abgeblasst, nicht weitergebildet. Sein äusseres Verhalten war in der Klinik völlig geordnet, intellektuelle Abschwächung war nicht vorhanden. Es wurde Domizilwechsel empfohlen.

4. Anna B., Köchin aus N., geb. 1877. Nichte des Vorigen, Tochter von Nr. 2. Lernte sehr gut. Seit März 1911 war sie auffällig, war sehr wechselnder Stimmung. Warf den Ring ihres Vaters, den sie sehr schätzte, ins Feuer.

16. 4.—13. 6. 1911 Klinik: Zeitlich und örtlich orientiert. Fragt, ob der Arzt sich mit ihr deutsch oder französisch unterhalten wolle, fragt, ob sie 17 oder 33 Jahre alt wäre, ob sie B. heisse. Schliesslich inkohärent, läppisch, auf Fragen absichtliches Vorbeireden. Weiterhin kindisch, läppisch, ablehnend, Affekt meist heiter, oft inkohärenter Rededrang. Anscheinend Gehörshalluzinationen.

Diagnose der Klinik: Hebephrenie mit manischen Zügen.

5. Rudolf, A., Kaufmann aus N., geb. 20. 12. 1847. Mutterbruder von Nr. 1. Hat jahrelang viel getrunken. Schliesslich wurde er sehr reizbar, beging verkehrte Handlungen.

7. 3. 95—24. 8. 97 Anstalt N.: Stumpf dement, Grössenideen, die eine Pupille ist lichtstarr, die andere reagiert nur träge, die Gesichtszüge sind schlaff, die Patellarreflexe rechts sehr lebhaft, links wenig ausgiebig. Tremor linguae et manuum. Bleibt desorientiert, meist heiterer Stimmung, mit den unsinnigsten Grössenideen, dabei apathisch. Exitus.

Diagnose der Anstalt N.: Dementia paralytica.

6. Friederike B. geb. A., Fleischermeistersfrau aus N., geb. 23. 10. 1845. Mutter von Nr. 1. Früher stets gesund. Durch ihren jähzornigen rohen Mann hatte sie viel Gemütsbewegungen. Fünf Geburten, darunter eine Fehlgeburt. Mit 35 Jahren Sistieren der Menses. Januar 1892 wurde sie reizbar, klagte über Schwindel und Kopfschmerzen. Später wurde sie misstrauisch, glaubte sich beklatscht, verfolgt, die Leute lachten über sie, wollten sie zugrunde richten. Bezog alles auf sich, glaubte sich besonders durch einen Schwager geschädigt. In einem Sanatorium glaubte sie, dieser stecke hinter allem, vermutete Gift im Essen, er wolle sie beseitigen, um ihr Vermögen zu bekommen.

17. 11. 92—27. 3. 93 Klinik: Stellt alles in Abrede, schilt sehr auf die Angehörigen, die sie gebracht haben, das sei nicht nötig gewesen. Weiterhin weint sie oft sehr heftig, spricht kaum, isst sehr wenig, bewegt sich kaum, nimmt an Gewicht sehr ab. Passiver Widerstand bei allen Bewegungen.

Am 8. 2. bei der klinischen Vorstellung ist ihr Gesichtsausdruck ängstlich-deprimiert, sie nennt zögernd ihren Namen, gibt zu, „beleidigende Sachen" zu hören und manchmal „schreckliche Dinge" zu sehen. Antwortet nicht weiter, sitzt wie eine Statue da, weint dann. Später verzieht sie auch bei Anwendung der stärksten faradischen Ströme nicht das Gesicht. Fortdauernder Stupor.

27. 3. 83—17. 10. 95 Anstalt A.: Spricht nicht, hält die Augen meist geschlossen, sträubt sich beim Essen.

April sagt sie bei einem Besuch durch Angehörige, sie werde verfolgt, höre viele Stimmen, man verachte sie. Nachher wieder völlig stumm. Flexibilitas cerea. Aeussert bei einem zweiten Besuch Beschuldigungen gegen Anstalt und Personal. Dann wieder starr wie eine Statue, die Augen stets geschlossen. Abgeholt.

Inzwischen angeblich gedrückter Stimmung, weinte viel, zuweilen heftige Erregungszustände, bei denen sie unanständige Worte braucht. Demenz.

8. 10. 02—18. 4. 05 Anstalt A.: Ziemlich orientiert. Schimpft auf ihr Dienstmädchen, spricht sonst nicht, zeitweise Sondenfütterung.

1903 jammert und weint sie viel, verbigeriert „Hätte man mich doch auf dem Stuhl gelassen" und ähnliches. Sträubt sich gegen alles.

1904 sitzt sie immer auf demselben Platz in gezwungener Haltung, spricht selten. Kennt aber die Namen der meisten Mitkranken.

Seit 18. 4. 05 Anstalt C.: Weinerlich, verlangt ihr „Töchterchen" zu sehen. Antwortet sonst nichts auf Fragen. Auch weiterhin verlangt sie stereotyp nach ihren Kindern, behauptet, mit Gewalt hingehalten und betrogen zu werden. Verbigeriert. Gibt an, man habe sie auf die Nase geschlagen, in den Rücken gepufft, mit dem Besen geschlagen usw.

1912 dement. Schimpft oft in gewöhnlichen Ausdrücken.

Diagnose der Klinik: Paranoia chronica.

Diagnose der Anstalten A. und C.: Sekundäre Demenz.

In dieser Gruppe sind zunächst die zwei anscheinend exogen aufgetretenen psychischen Störungen zu erwähnen, die bei 2 Geschwistern der Mutter von Anna B. auftraten, und zwar die durch ein Trauma hervorgerufene Epilepsie, die mit periodischem Potatorium verbunden ist und der nach Gehirnentzündung eingetretene Schwachsinn. Bei der üblichen rein zahlenmässigen, die Art der Störungen nicht berücksichtigenden Statistik würden dieselben als belastende Faktoren gezählt werden, was natürlich grundfalsch wäre. Die beiden Paralytiker können auch kaum als belastende Momente verwendet werden, da unsere Kenntnisse darüber, was ausser Lues zur Paralyse notwendig ist, gleich Null sind; interessant ist, dass von zwei luetischen Brüdern nur der eine an Paralyse erkrankt ist, der andere nicht. Die Veranlagung der beiden oder — am wahrscheinlichsten — das biologische Verhalten ihrer Spirochäten war also verschieden, oder bei dem einen fehlten ausser der Lues die sonst noch nötigen exogenen Momente. Die Erkrankungen der beiden Kusinen Marie und Anna B. konnten zunächst als zirkulär bzw. manisch angesehen werden, doch hat der weitere Verlauf wohl ihre sichere Zugehörigkeit zur Katatoniegruppe dargethan; bei beiden wurde die Erkrankung erst ziemlich spät, mit 28 bzw. 34 Jahren manifest. Die Psychose von Marie B.'s Mutter führte im 47. Jahr zur Internierung, nachdem sie wohl schon längere Jahre bestanden hatte; vielleicht war das Sistieren der Menses im 35. Jahr schon ein Anzeichen derselben, immerhin erkrankte die Tochter früher wie die Mutter; ob man die Psychose der Mutter noch als Paranoia bezeichnen will, ist natürlich Ansichtssache, doch spricht meiner Meinung nach besonders der tiefe Stupor, das Verbigerieren und die Demenz, auch wenn man den Paranoiabegriff weit fasst, gegen diese Diagnose, lässt vielmehr die Annahme einer Spätkatatonie gerechtfertigt erscheinen, so dass also Mutter und Tochter einer und derselben Krankheitsgruppe angehören, ausserdem noch, wie erwähnt, die Kusine der letzteren. Die Psychose des Julius B. dagegen ist sicher als Paranoia chronica auch im engeren Sinn aufzufassen; bemerken möchte ich noch, dass nicht entschieden werden konnte, ob nicht doch vielleicht bei ihm ab und zu akustische Sinnestäuschungen vorhanden gewesen waren; jetzt war alles bei ihm sehr abgeblasst. Der Onkel hatte also eine andere Psychose wie die beiden Nichten.

Uebersicht über die Familien mit Psychosen der Katatoniegruppe (Dementia praecox, Schizophrenie) und paranoischen Psychosen des höheren Lebensalters.

Auf Tabelle V sind unsere Familien zusammengestellt, in denen neben Fällen der vorher besprochenen Gruppe solche des höheren Lebensalters mit paranoischem Charakter vorkamen.

Im Alter von 56 Jahren erkrankte die Patientin von Familie LV unter dem Bild eines ängstlichen halluzinatorischen Erregungszustandes mit motorischen katatonen Symptomen, äusserte später Verfolgungs- und Beeinträchtigungsideen und wurde deutlich dement. Man kann diese Psychose vielleicht als Spätkatatonie bezeichnen, einen noch deutlicheren katatonen Charakter trug die Geistesstörung des Neffen, die im 22. Lebensjahr auftrat und sich, soweit wir wissen, besonders durch Affektlosigkeit, Grimassieren und Sonderbarkeiten auszeichnete. Die imbezille Schwester der Mutter in Familie LVI erkrankte mit 42 Jahren an Verfolgungsideen und zusammenhanglosen Halluzinationen, wurde ängstlich, eine Zeit lang gehemmt, schliesslich besserte sich der Zustand wesentlich, doch blieb Patientin noch etwas scheu. Eine Rubrizierung ist nicht leicht, es ist fraglich, ob man an einen Schub einer paranoiden schizophrenen Psychose denken kann, die Beobachtungszeit ist auch noch zu kurz. Der ebenfalls imbezille, mit 16 Jahren erkrankte Neffe bot dagegen die ausgesprochenen Zeichen einer Katatonie, wie Verkehrtheiten, Negativismus, Mutismus, Flexibilitas cerea usw. Im Alter von 52 Jahren erkrankte der Vater der nächsten Familie (LVII) im Anschluss an eine schwere Influenza, und zwar unter Selbstvorwürfen, Verfolgungsideen und anscheinend spärlichen Sinnestäuschungen, erschien dement; später äusserte er eigenartige Grössenideen, wurde verschroben und stumpf. Vielleicht ist die Erkrankung auf durch die Influenza gesetzte Hirnschädigung zurückzuführen, man könnte sie vielleicht auch als chronische Paranoia mit Zerfall ansehen; die im 26. Jahr aufgetretene Geisteskrankheit des Sohnes stellt eine schizophrene Psychose mit hypochondrischem Beginn dar, besonders die geschraubte Ausdrucksweise, die Wortneubildung und die Zerfahrenheit bei erhaltener Orientierung waren bezeichnend. Bei der Mutter der Familie LVIII trat die Psychose im 47. Lebensjahr mit auf einen Gegner sich beziehenden Verfolgungsideen und Sinnestäuschungen auf verschiedenen Gebieten auf, später stellten sich abenteuerliche Grössenideen und heitere Stimmung abwechselnd mit stumpfem Verhalten ein, Demenz wurde deutlich; auch diese Psychose könnte man als Paranoia mit Zerfall oder als Dementia paranoides bezeichnen. Die im Alter von 26 Jahren ausgebrochene Psychose der älteren Tochter war eine hebephrene Psychose mit hysteriformem Beginn, bei der anscheinend schon immer etwas schwachsinnigen jüngeren Tochter, die ungefähr mit 21 Jahren erkrankte, war die derselben Gruppe angehörige Psychose durch frühzeitige Demenz und periodische Erregungszustände charakterisiert. Die Geisteskrankheit der Mutter in Familie LIX bietet eine im 47. Lebensjahr aufgetretene Psychose mit Reizbarkeit, eintönigen Beeinträchtigungsideen, ängstlicher Stimmung bei anscheinendem Fehlen von Halluzinationen, mit Ausgang in Demenz. Bei dem Fehlen schizophrener Symptome kann man diese Geistesstörung nicht zu derselben Gruppe rechnen wie die der beiden Kinder, wo bei der älteren Tochter der spezifisch katatone Charakter der ohne Anlass ausgebrochenen Krankheit deutlich ist und bei der jüngeren Tochter, die im Puerperium erkrankte, eine unter dem Bild einer akuten halluzinatorischen Verwirrtheit begonnene Psychose derselben Gruppe vorliegt. Die Geisteskrankheit der Mutter in LX brach im Alter von 34 Jahren aus und zwar unter Sinnestäuschungen und Beeinträchtigungsideen bei äusserlich geordnetem Verhalten; wenn auch der weitere Verlauf nicht bekannt ist, so wird man doch eine chronische Paranoia annehmen können. Bei dem 19jährigen Sohn, der auch unter Sinnestäuschungen und allerdings sehr absonderlichen Verfolgungsideen erkrankt war, traten bald deutliche katatone Symptome wie Grimassieren, Flexibilitas cerea, Befehlsautomatie auf, er verblödete. Die Schwester der Mutter in LXI erkrankte mit 44 Jahren mit Verfolgungs- und Beziehungsideen, die zu

Ta-

Nr.	Eltern des Vaters	Geschwister des Vaters und Kinder	Vater	Eltern der Mutter
LV	Ohne Besond.	Tuberkulose †.	Tuberkulose †.	—
LVI	Ohne Besond.	Ohne Besonderheiten.	Ohne Besonderh.	Vater ohne Bes. Mutter 60 J. geisteskrank.
LVII	Gesund.	Gesund.	52 J. nach Influenza paranoische Psychose, Demenz.	—
LVIII	—	—	Ohne Besonderh.	Vater 60 J. Suizid. Mutter ohne Bes.
LIX	—	Ohne Besonderheiten.	Ohne Besonderh.	Vater Suizid. Schw. der Mutter geisteskrank.
LX	—	—	—	Vater Gastwirt. Mutter 52 J. Suizid, geisteskrank.
LXI	Alt †. Vater des Vaters Trinker.	—	Trinker.	Vater nervös. Mutter Epilepsie.
LXII	—	—	Gesund.	Ohne Besonderh.
LXIII	—	—	Leicht erregbar.	—
LXIV	—	—	Ohne Besonderh.	Alt †.
LXV	Vater nervös. Mutter ohne Besonderh.	Schw. ohne Besond. Br. Paralyse, dessen T. 34 J. Hebephrenie m. manisch. Beginn. Br. Trinker. Br. chron. Paranoia.	Trinker (Lues?).	Schw. der Mutter geisteskrank.

plötzlich auftretenden vorübergehenden Erregungszuständen führten und anscheinend auch nicht verschwanden. Demenz trat nicht ein, es fehlten schizophrene oder katatone Symptome, man könnte wohl auch eine chronische Paranoia annehmen. Die eine Nichte erkrankte mit 23 Jahren belle V.

Geschwister der Mutter und Kinder	Mutter	Kinder
—	Ohne Besonderh.	6 ohne Besonderheiten. S. einer Tochter Suizid. S. eines Sohns imbezill, Suizid. S. desselben 22 J. Katatonie, Verblödung, T. 56 J. Spätkatatonie?
4 ohne Besonderh. Schw. imbezill., 42 J. paran. Psychose. —	„Verfolgungswahn", Suizid. —	5 ohne Besonderheiten. S. 16 J. Katatonie. T. leichtsinnig. 2 klein †, 5? S. 26 J. hypoch. Beginn, schizophren.
Ohne Besonderheiten.	46 J. Paranoia mit Zerfall, Demenz.	T. 26 J. hysteriformer Beginn. T. imbezill, 21 J. schizophrene Verblöd. 2 ohne Besonderheiten.
Ohne Besonderheiten.	47 J. Beeinträchtigungsideen, depressiv. Affekt, Demenz.	T. 29 J. Katatonie. T. 21 J. Wochenbett Katatonie mit amentem Beginn (Amentia?). 4 ohne Besonderheiten.
Ohne Besonderheiten.	34 J. chron. Paranoia.	S. 19 J. Katatonie, Verblödung.
2 Br. Tuberk. †. Schw. mehrfach Anstalt. Schw. 44 J. chron. Paranoia. Schw. Epilepsie. 3 ohne Besonderh.	Immer eigentümlich. Gesund.	T. 23 J. ament. Beginn, Katatonie in Schüben. S. eigentümlich. T. 37 J. ament. Beginn, Kataton. in Schüben. S. normal. S. klein †. S. 39 J. Eifersuchtswahn. S. 38 J. in Schüben verlaufende paranoische schizophrene Psychose. 3 ohne Besonderheiten. T. Suizidversuch.
—	Alt †.	S. immer empfindlich, 30 J. Katatonie, Verblödung. T. 24 J. seit Puerperium Eifersuchtswahn.
Ohne Besonderheiten.	Ohne Besonderh.	S. 23 J. paranoischer Beginn, Verblödung. T. 50 J. chronische Paranoia.
Br. Paralyse. Br. nervös. Schw. gesund.	47 J. Spätkatatonie, Demenz.	2 klein †. 2 ohne Besonderheiten. 2 leicht beleidigt. T. Katatonie mit zirkulärem Beginn, Verblödung.

im Anschluss an Ueberanstrengung unter dem Zustandsbild einer Amentia, es zeigten sich deutliche katatone motorische Symptome, nach einer hypomanischen Periode trat wesentliche Besserung ein; seitdem sind noch wiederholt kurze Erregungszustände vorgekommen. Bei der anderen Nichte, die mit 37 Jahren im Anschluss an Entbehrungen krank wurde, fing das Leiden ebenfalls unter dem Bild einer Amentia an, es traten auch katatone motorische Erscheinungen auf, seit einigen Monaten ist Patientin anscheinend geheilt zu Hause. Bei beiden liegt wohl eine in Schüben verlaufende Katatonie vor. In den nächsten beiden Familien finden wir zwei Fälle von Eifersuchtswahn, ohne dass eine alkoholische Aetiologie vorgelegen hätte. Der jüngere Sohn in LXII erkrankte mit 39 Jahren an einem systemisierten Wahn der Untreue seiner Frau, der anscheinend jetzt nach vier Jahren noch besteht; über Sinnestäuschungen wird nicht berichtet, es handelt sich um eine chronische Paranoia. Die Krankheit seines Bruders, die mit 38 Jahren offenbar wurde, nahm einen schubweisen Verlauf, nachdem sie mit zusammenhanglosen Beeinträchtigungsideen angefangen hatte, führte zu inkohärenten Erregungen und einem zerfahrenen Schwachsinn. Der Eifersuchtswahn der jüngeren Tochter in LXIII begann im Puerperium im 24. Lebensjahr, vielleicht trat zunächst ein Verwirrtheitszustand auf, dann aber zeigte sich ein deutliches Verfolgungssystem dem Manne gegenüber, ferner auch Andeutung von Grössenideen bei im Uebrigen geordneten Verhalten; der weitere Verlauf ist unbekannt. Die Psychose ihres Bruders, die zirka im 30. Jahr zur Anstaltsaufnahme führte, war eine katatone Psychose mit deutlicher Verblödung. Während der Sohn in LXIV mit 23 Jahren unter Verfolgungs- und Grössenideen, Erregungszuständen und anscheinend auch Sinnestäuschungen erkrankte, stumpf und dement wurde, begann bei seiner Schwester im 50. Jahr die Psychose mit Beziehungsideen und physikalischem Verfolgungswahn, das Benehmen blieb dabei geordnet, Grössenideen und Demenz wie bei dem Bruder traten anscheinend nicht auf; man wird ihre Psychose noch als chronische halluzinatorische Paranoia bezeichnen können. In der letzten Familie dieser Gruppe (LXV) hat sich bei dem einen Bruder des Vaters eine ungefähr im 40. Jahr stärker hervorgetretene chronische paranoische Psychose mit einem ausgedehnten System von Verfolgungsideen bei erhaltener Ordnung des Benehmens und anscheinend ohne häufigere Sinnestäuschungen entwickelt, das aber — soweit man den Angaben bei einem forensischen Fall glauben darf — jetzt ziemlich abgeblasst ist; die Diagnose chronische Paranoia kann hier nicht bezweifelt werden. Sein Bruder und der Bruder der Mutter waren Paralytiker, während die Mutter selbst mit 47 Jahren unter Beziehungsideen und Halluzinationen erkrankte, dann anhaltenden Stupor und Flexibilitas cerea bot, verbigerierte und schliesslich deutlich verblödete; es handelte sich wohl um eine Spätkatatonie. Die Psychosen der beiden Kusinen, die mit 28 resp. 34 Jahren erkrankten, zeigten einen zirkulären resp. manischen Beginn und entwickelten sich beide zu deutlichen schizophrenen Psychosen, wobei erstere mehr katatonen, letztere mehr eigentlich hebephrenen Charakter trug.

Fassen wir kurz die eben besprochenen Familien zusammen, so ist zu sehen, dass mit verschiedenartigen paranoischen Psychosen, von denen die ersten vielleicht als Spätkatatonien bezeichnet werden können, während die folgenden immer mehr dem Charakter einer enggefassten chronischen Paranoia sich näherten, deutliche schizophrene und besonders vorwiegend katatone Geistesstörungen sich bei den nächsten Blutsverwandten fanden, und zwar sowohl bei Geschwistern, als auch bei Eltern und Kindern, sowie Tante und Nichte.

Psychosen der Katatoniegruppe (Dementia praecox, Schizophrenie) und sonstige[1]) Psychosen in einer Familie.

LXVI.

Familiengeschichte: Ueber die Familien des Vaters und der Mutter ist nichts Näheres bekannt, angeblich sind Geistes- und Nervenkrankheiten in denselben nicht vorgekommen. Von 3 Kindern soll ein Sohn mit 21 Jahren an Kopfkolik gestorben sein, 2 Töchter waren in der Klinik.

1. Anna Sp., geb. Z., Malersfrau aus G., geb. 1854. Früher immer gesund. 1886 Heirat. Vier normale Geburten, drei Kinder starben klein, darunter eins an Brustfellentzündung. März 1895 wurde bei ihnen gepfändet, Pat. wurde darauf plötzlich ganz verwirrt, rannte auf's Gericht, sagte, sie sei klüger wie der ganze Ort, tobte und schlug umher, kniete nieder und betete.

17. 3.—15. 6. 95 Klinik: Sehr erregt, spricht unzusammenhängend, antwortet nicht sinngemäss, verlangt immer wieder, dass man ihr das Essen über den Kopf giesse. In fast dauernder Bewegung, theatralisch. In den nächsten Tagen spricht sie mit nicht vorhandenen Personen, ist sehr wechselnder Stimmung, äussert Vergiftungsideen, fragt oft, wo sie eigentlich sei, es komme ihr alles so anders vor. Allmähliche Orientierung, dann wieder gespannter, hört ihre Verwandten sprechen, bezieht Alles auf sich. Rededrang. „Ich bin schon einmal tot gewesen, ich bin jetzt nicht mehr wahnsinnig, bin ich denn schon lange hier, ich weiss es nicht recht." Bleibt gehemmt und unklar. Gegen Rat abgeholt. Inzwischen war sie ruhig zu Hause, besorgte ihren Hausstand, hatte eine normale Geburt. 4. 6. 97 redete sie plötzlich verwirrt, tobte.

5. 6.—3. 7. 97 Klinik: Habe im Keller tuscheln und sprechen gehört, die Fenster bewegten sich, wurden bald gross, bald klein, aus dem Fussboden kam

---

1) Die Familien, in denen es sich hierbei um paranoische Psychosen des höheren Lebensalters handelte, wurden im vorhergehenden Abschnitt, diejenigen, in denen es affektive Psychosen waren (XXII—XXXI), auf Seite 60—85 bezw. Seite 97 (Tabelle II) aufgeführt.

Rauch, sie sah Feuerschein. Knüpft an dieses Wort an „der Schein trügt, der Wahrheit die Ehre". Keine Krankheitseinsicht. Orientiert. Ihre Ausdrucksweise bleibt pathetisch, geziert, ebenso ihre Bewegungen. Will nach Hause um nachzusehen, ob ihre Fenster noch ebenso sind wie früher. Nach einer Anstalt überführt.

Diagnose der Klinik: Halluzinatorisches Irresein. Ueber das weitere Schicksal war nichts zu erfahren.

2. Flora Z., Stationsvorsteherstochter aus W., geb. 1871. Schwester der Vorigen. War immer schwächlich. Mit 7 Jahren 15 Tage lang nervöse Krampfzustände. August 1888 traten im Anschluss an eine anstrengende Vergnügungsreise nach Berlin hysterische Krampfzuztände auf, die in Trommeln mit den Händen, Wein-, Schrei- und Lachkrämpfen, Halluzinationen bestanden, die nach 8 tägiger Pause sich wiederholten.

17. 9. 88—23. 1. 89 Klinik: Sehr schmutzig und verwahrlost. Ovarialgegend stark druckempfindlich, Sehnenreflexe stark gesteigert, Zunge sehr belegt, Temperatur normal. Lässt den Urin unter sich, antwortet zunächst nicht, spricht dann von Feuer und Verbrennen in abgerissenen Worten, betet laut. Auch in den folgenden Tagen ist sie zeitweise sehr laut, spricht viel von Vater und Mutter und vom Verbrennen, steckt einmal den Kopf in den Nachttopf, sucht ihren Zopf an der Gasflamme zu verbrennen. Dazwischen ist sie ganz ruhig, spricht nicht. Wird dann zugänglicher, hört aber viele Stimmen, sie sei ein roter Rabe, sei halb tot, der Hauptmann müsse in den Krieg, ihr Heimatsort sei verbrannt. Teilweise hört sie komische Dinge, lacht plötzlich laut. Manchmal sieht sie Leichen, hat sehr Angst. Dann ist sie einige Wochen stuporös, spricht nicht, zeigt Speichelfluss, Flexibilitas cerea, nässt ein. Wird nach einer Anstalt überführt.

20. 5. 1889 geheilt entlassen soll sie inzwischen völlig gesund gewesen sein. Wurde nach einer Influenza und dem Tod einer Nichte wieder erregt, verwirrt.

25. 2.—24. 7. 94 Klinik: Sehr heiter, erotisch, singt, macht Gliederverrenkungen, spricht unzusammenhängend, zeigt lebhaftes Mienenspiel. Weiter unsauber, wiehert, schreit, brummt, nimmt sonderbare Stellungen ein. Dazwischen ruhig, liegt mit geschlossenen Augen zu Bett. Flexibilitas cerea. Plötzliche Erregungszustände. Schliesslich freier, bleibt aber reizbar, macht den Eindruck einer Schwachsinnigen. Gebessert entlassen.

Diagnose der Klinik: Halluzinatorisches Irresein, Hysterie. Hinzutreten von Demenz. Ueber den weiteren Verlauf war nichts zu erfahren.

Die ältere Schwester erkrankte mit 41 Jahren im Anschluss an ein erregendes Erlebnis (Pfändung) unter dem Bilde eine Amentia. Leider ist der spätere Verlauf nicht bekannt, so dass man nicht zu einer definitiven Diagnose kommen kann. Auch bei der Schwester, die im Alter von 17 Jahren nach angeblicher Ueberanstrengung erkrankte, war der Beginn ähnlich, der weitere Verlauf mit Eintritt von Demenz zeigt deutlich, dass es sich um eine in Schüben verlaufende Katatonie handelt.

LXVII.

Familiengeschichte: Ueber den Vater und seine Verwandten ist nichts Näheres bekannt, nur dass der Vater 1871 mit 38 Jahren an Lungenentzündung und Wassersucht gestorben ist. Auch über die Verwandten der Mutter ist nichts bekannt; die Mutter starb 1898 an Altersschwäche. Von 5 Kindern sind zwei klein gestorben, 1 Sohn und 1 Tochter waren in der Klinik, 1 Sohn leidet seit dem 32. Lebensjahr an Epilepsie. Das einzige Kind der genannten Tochter ist gesund, von den 3 Kindern des Sohnes ist die älteste Tochter (20 Jahre alt) gesund, die 2 andern Töchter sind an Verbrennung, bezw. Gelenkrheumatismus gestorben.

1. Karl Th., Bergmann aus H., geb. 22. 2. 1866. Normale Entwicklung, psychisch früher nie auffällig. War Reserve-Unteroffizier bei den Pionieren. 92 Heirat. Seit 99 litt er angeblich an Herzklopfen und Asthma. Mitte Oktober 02 erklärte er nach einem Aerger, er habe einen Kobold, mit dem er alle Steiger in seine Gewalt bekommen könne, er könne alle hypnotisieren. Dann sang er religiöse Lieder, sprach konfus, meinte, seine Familie müsse verhungern. Die Stimmung wechselte, er erkannte die Umgebung.

20. 10.—21. 11. 02 Klinik: Orientiert, antwortet in eigentümlich maniriertem Ton; abweisend, Gesichtsausdruck deprimiert. Er sei erregt gewesen, giebt keinen triftigen Grund dafür an, äussert keine Wahnideen. In der Nacht sprach Pat. biblische Zitate und Dichterstellen maniriert predigend vor sich hin. Wird motorisch erregt. Weiterhin wechselt ruhiges Verhalten mit derartigen Erregungen. Stets ablehnend, die sprachlichen Aeusserungen sind sinnlos. Springt einmal plötzlich durch's Fenster. Häufig grimassiert er, macht stereotype Bewegungen mit den Händen. Im November äussert er Beziehungsideen, glaubt, seine Frau am Fenster gesehen zu haben, es sei ihm, als ob sein Sohn lebendig begraben worden sei, ist oft deprimiert.

21. 11.—3. 12. 02 Anstalt A.: Ueber sein Vorleben, Ort und Zeit orientiert. Er sei wohl geistig gestört gewesen, weint leicht. Stimmen habe er nie gehört. In der Folge kommt er mit allerhand Klagen, wie ziehende Schmerzen in der Brust, Hitze am Hinterkopf. Bei Annäherung, besonders von nervösen Menschen, habe er einen gewissen Druck im Auge, wenn diese ihn ansehen; macht noch andere ähnliche Aeusserungen. Anfangs leicht weinerlich, wird er schliesslich freundlich und guter Stimmung. Gebessert entlassen.

Inzwischen gesund. Seit 8. 4. 06 schlaflos, wirre Reden, übermässige Lustigkeit, dann wieder lautes Weinen, schrieb Sonne und Mond übernatürliche Dinge zu, wollte mit einem grossen Hammer eine Hausecke abschlagen.

12. 4.—14. 5. 06 Klinik: Inkohärenter Rededrang, starker Bewegungsdrang, macht rhythmische Bewegungen mit Armen und Beinen, befolgt Aufforderungen zu Bewegungen prompt, militärisch. Grössenideen.

20. 4. Nennt sich ein willenloses Werkzeug, begrüsst den Arzt als Majestät, stellt sich als Unteroffizier vor. Er wird dann allmählich ruhig und geordnet. Gebessert entlassen.

Diagnose der Klinik: Katatonie.

Diagnose der Anstalt A.: eadem.

Nach Auskunft des Gemeindevorstehers vom Februar 1912 ist Th. seit der Entlassung besonders bei Gemütsbewegungen aufgeregt und traurig, wurde auch mehrfach vom Kassenarzt behandelt.

2. Anna G., geb. Th., Gastwirtsfrau aus H., geb. 1868. Schwester des Vorigen. Normale Entwicklung. 1891 Heirat. Fürchtete sich sehr vor der Entbindung, 10. 10. 92 erster Partus, starke Blutung. In den ersten Tagen des Wochenbetts wenig Schlaf, wenn sie die Augen schloss, sah sie „Geister". Am 6. Tag weinte und sprach sie viel, sang Kirchenlieder, verkannte die Personen ihrer Umgebung, antwortete auf Stimmen.

22. 10. 92—30. 6. 93 Klinik: Fieber, Abdomen etwas aufgetrieben. Sehr erregt, spricht mit heiserer Stimme und wirr durcheinander. Nicht orientiert, manchmal kurz zu fixieren. Weiterhin sehr verwirrt, schmiert mit Kot, sträubt sich sehr beim Essen. Zwischendurch ruhiger, fragt wie sie hierhergekommen sei, ob sie irre sei. Dann wieder zusammenhanglose Reden, sie sei keine Amme, sei nicht venerisch, alles sei hier verbrannt und vergiftet, man habe ihr den Kopf verbrannt, unter dem Bett werde alles abgezogen, draussen sei Krieg, die Bergleute seien erstickt, von oben werde heruntergerufen. Erotisch, meist heiterer Stimmung, verkennt Personen. Dazwischen klarer, hier gehe es nicht mit rechten Dingen zu, sie höre jeden Morgen ihre Mutter sprechen. Zeitweise stuporös, spricht nicht. Schliesslich allmähliche definitive Klärung. Pat. gibt zu, krank gewesen zu sein, will aber nicht darüber sprechen. Sie drängt nicht mehr uneinsichtig fort. Geheilt entlassen.

Diagnose der Klinik: Puerperale Amentia.

Im nächsten Wochenbett soll sie einen Tag etwas aufgeregt gewesen sein, ein weiterer Partus erfolgte nicht. Sie ist seitdem völlig gesund und normal geblieben.

Bei dem Bruder liegt eine im 36. Lebensjahr offenbar gewordene Katatonie mit Verlauf in Schüben vor, die Schwester machte im Anschluss an die erste, fieberhafte Entbindung eine Amentia durch. Ihre Krankengeschichte wurde schon früher von mir[1]) kurz mitgeteilt.

LXVIII.

Familiengeschichte: Die Eltern des Vaters und seine Geschwister sollen gesund und normal gewesen sein. Der Vater lebt und ist gesund. Der Vater der Mutter starb 1900 in hohem Alter, er war geistig nicht vollwertig, von 1849—1880 soll er sehr trunksüchtig gewesen sein, später war er solider. Seine Schwester starb an Schwindsucht. Die Mutter der Mutter, deren Vater verwachsen und sehr klug war, starb mit 56 Jahren 1885 an Schwindsucht, sie war immer geistig gesund; in ihrer Familie ist auch jetzt noch Schwindsucht häufig. Die Mutter war in der Klinik. 4 Schwestern der Mutter starben an Tuberkulose, mit 53, 53, 56 und 14 Jahren, ebenso die Tochter einer dieser Schwestern mit 21 Jahren. Die mit 53 Jahren gestorbene Schwester war die letzten Monate ihres Lebens nicht mehr geistig gesund. Die 5. Schwester zeigt seit Jahren periodisch, besonders zur Zeit der Menses Unreinlichkeit, Faulheit

---

1) Zur Statistik und Klinik der Puerperalpsychosen. Dieses Archiv. 1909.

und lose Reden. Von 2 Kindern war die eine Tochter in der Klinik, ist jetzt in U., die andere Tochter, 22. Jahre alt, hat unregelmässige Menses, ist sonst gesund.

1. Selma H., geb. E., Lehrersfrau aus Z., geb. 1866. Mit 16 Jahren einige Wochen auffällig, sehr schreckhaft, fürchtete sich ohne Grund. Mit 20 Jahren Heirat, 2 normale Geburten, ein Abort. Seit 1889 lungenleidend. Herbst 98 Verschlechterung des Leidens. Im Dezember wurde sie desorientiert, sehr unruhig, sah Feuer, die Hölle usw.

5. 1. bis 12. 2. 99 Klinik: Vorgeschrittene Phthise, hektisches Fieber. Erst schlaff-apathisch, lässt alles mit sich geschehen, spricht nicht, am nächsten Tage völlig klar und orientiert, hat an die vorigen Tage nur ungenaue Erinnerung. Am folgenden Tage spricht sie kein Wort, macht stundenlang automatisch aussehende Bewegungen mit den Armen, schüttelt den Kopf hin und her, dabei weder benommen noch eigentlich stuporös, beantwortet Fragen durch Kopfbewegungen. 2 Tage später ist sie wieder leidlich geordnet, orientiert; dabei ängstlich, ratlos, fragt den Arzt immer wieder, ob sie etwas begangen habe, sie solle etwas unterschlagen haben, es sei ein Protokoll aufgenommen worden (meint die Anamnese), alles komme ihr so verändert, so unbegreiflich vor, alle sehen sie so böse an. Denken und Sprechen falle ihr schwer, sie wisse mit sich nichts anzufangen. Allmähliche Besserung. Schliesslich noch etwas zaghaft und unsicher. Erhebliche Gewichtszunahme. Gebessert entlassen.

Diagnose der Klinik: Symptomatische Psychose. Tuberculosis pulmonum.

Nach Auskunft des Mannes starb Pat. am 7. 4. 00 an ihrem Lungenleiden. sie war bis zum Tode geistig normal.

2. Martha H., Lehrerstochter aus Z., geb. 27. 11. 87. Tochter der Vorigen. Als kleines Kind lungenkrank. Normale Entwicklung, gute Schulerfolge. Lernte als Krankenschwester, war zu schwach dazu. Seit 05 war sie etwas auffällig. wechselte ihre Stellen, war nachlässig, fügte sich nicht, hatte Konflikte, dachte, sie werde lungenkrank, müsse sterben.

6. 2. bis 17. 7. 11 Klinik: Mimik und Gebaren deutlich infantil. Ablehnend. Mit ihren Stellungen sei sie nicht zufrieden gewesen, hat keine Wünsche für die Zukunft, einsichtslos. Ueber den Spitzen unreines Atemgeräusch. Klagt öfter über Kopfschmerzen und schläft viel, den Aerzten gegenüber meist abweisend. Zerbricht einmal absichtlich ein Thermometer, schlägt und zankt sich öfter mit Kranken. Manchmal hört sie Stimmen, sie solle sterben. Vor Eintritt der Menses bald elegisch trauriger Stimmung, bald erregt, reizbar. Lacht oft unmotiviert, läppisch und albern. Einmal heftiger Erregungszustand mit lautem Schreien und Zertrümmern von Geschirr.

Seit 17. 7. 11 Anstalt U.: Oertlich, zeitlich und über Vorgeschichte orientiert. Gibt zu, Stimmen gehört zu haben, welche sie beschimpfen, ihr Schlechtes vorwerfen, sie krank nannten. Kommt in Familienpflege. Während der Menses ist sie auffallend still, gedrückter Stimmung, weint vor sich hin. Zeitweise ist sie reizbar.

Diagnose der Klinik: Hebephrenie? Psychopathische Konstitution?

Diagnose der Anstalt U.: Dementia praecox.

In der mütterlichen Familie besteht eine von deren Mutter stammende ausgesprochene Neigung zu Lungentuberkulose; der Vater der Mutter war geistig nicht vollwertig und zur Zeit der Zeugung seiner Kinder ein Trinker, seine Frau war tuberkulös, von den 6 Kindern dieser Ehe starben 5 an Schwindsucht, 3 zeigten psychische Störungen. Bei den beiden psychisch Erkrankten, die zugleich tuberkulös waren, wozu unsere Patientin Frau S. H. gehört, handelte es sich wohl um symptomatische psychische Störungen bei Tuberkulose; vielleicht liegen bei der dritten geistig gestörten Schwester, die seit Jahren periodisch Unreinlichkeit, Faulheit und lose Reden führen soll, ähnliche Erscheinungen vor wie bei ihrer Nichte, unserer Patientin Frl. M. H., die mit 18 Jahren an einer hebephrenen Psychose erkrankt ist.

<h3 style="text-align:center">LXIX.</h3>

Familiengeschichte: Eltern des Vaters gestorben, Näheres unbekannt. Vater lebt noch, 71 Jahre alt, soll nie auffällig gewesen sein. Es leben noch vier gesunde Geschwister des Vaters mit gesunden Nachkommen. Eine Schwester des Vaters ist jung gestorben. Eltern der Mutter gestorben, und zwar der Vater 1884 an Zungenkrebs, die Mutter war geisteskrank, starb früh. Die Mutter des Pat. W. war geisteskrank in der Klinik und der Anstalt N. Von den Geschwistern der Mutter ist die älteste Schwester an unbekannter Krankheit gestorben, desgleichen der jüngere Bruder. Der ältere Bruder ist verschollen, die jüngste Schwester war in der Klinik und in der Anstalt A. Von 8 Kindern war Pat. W. in der Klinik und in der Anstalt A.; die übrigen sollen gesund sein, ebenso ihre Nachkommen.

1. Anna W., geb. B., Lohnfuhrmannsfrau aus R., geb. 13. 11. 51. Soll stets gesund und kräftig gewesen sein, 7 Geburten und zwar zuletzt Ende 1884 Zwillinge. Im Frühjahr 1886 klagte sie oft über Zahnschmerzen, Anfang April bekam sie unter Fieber eine Anschwellung des Gesichts, es entleerte sich Eiter. Einige Tage später sagte sie, der Blitz sei in sie hineingefahren, ihr Blut sei alles zu Wasser geworden, mit ihrem Manne könne sie daher nicht mehr leben. Sie habe von Gott einen Ring in der Hand, damit könne sie jeden niederdrücken. Sie sprach und schrie konfus, schimpfte ihren Schwager schwarzer Hund und schwarzer Teufel. Einmal ass sie alle Brotrinden im Hause, einmal den ganzen Aepfelvorrat.

24. 4. bis 27. 5. 86 Klinik: Spricht fast andauernd in etwas weinerlichem Ton, nur kurz zu fixieren. Hält die Aerzte für ihre Brüder. Am Aufnahmetag Fieber, dann nicht mehr. In der nächsten Zeit inkohärenter Rededrang. Gibt zu, die Stimmen von Verwandten zu hören, ist nicht orientiert. Heiterer Stimmung, wird klarer und antwortet sachlicher. Hört die Stimmen ihrer Tochter, einer Eule usw. Zu Hause sei der liebe Gott als ein weisser Schein mit einem Finger hereingekommen und habe sie gerüttelt. Jetzt sieht sie ihre Mutter an einem Fenster gegenüber, sieht ihren Mann vor dem Hause Steine abladen.

Zeitlich und örtlich gut orientiert. Nach einigen Tagen wird sie ängstlich, klagt über ihre grossen Sünden. Hört die Stimme des Teufels. Dann wird die Stimmung sehr wechselnd. Einmal stellt sie sich plötzlich auf ein auf einem Stuhl stehendes umgestülptes Wasserglas, nimmt mehrfach sonderbar pathetische Stellungen ein, ohne dabei zu sprechen, ebenso einmal sehr lebhafte Bewegungen von Rumpf und Extremitäten.

Patientin kam nach einer Anstalt, wurde entlassen. 1901 wurde sie wegen eines Rückfalls zu Hause behandelt. Näheres ist nicht bekannt.

Diagnose der Klinik: Halluzinatorisches Irresein.

2. Emma H., geb. B., Bahnwärtersfrau aus R., geb. 18. 10. 55, Schwester der Vorigen. Normale Entwicklung, 3 normale Geburten, zuletzt 1888. Mitte November 92 erkrankte sie an einer Lungenentzündung. Nach 10 Tagen sprach sie von Feuer im Hause, äusserte, sie habe 100000 Taler, sei Königin und Kaiserin, sprach von Vergiftung, von Schiessen und Rache, sah Gestalten, hörte Stimmen, verkannte die Personen, zerriss ihre Kleider.

3. 12. 92 bis 1. 3. 93 Klinik: Sehr erregt, spricht in einem fort, ganz verwirrt, nur vorübergehend zu fixieren, bald heiter, bald niedergeschlagen, läuft umher. Aeussert auch hypochondrische Vorstellungen: Sie sei tot, habe keine Zunge mehr, sei schon 3 mal vergiftet. Unterhält sich mit Stimmen.

1. 3. bis 22. 5, 93 Anstalt A.: Mässig über Ort und Zeit orientiert, glaubt alle Leute im Saal zu kennen, hört ihre Kinder sprechen. Später sagt sie, sie gehöre zur kaiserlichen Familie, hört viele Stimmen, sieht Soldaten, kniet öfter vor dem Bett betend nieder. Mitte März ist sie einige Tage völlig klar und orientiert, aber noch labiler Stimmung, sie wird dann wieder verwirrt, spricht unzusammenhängend, bald äusserst heiter, dann wieder sehr weinerlich. Nach einer 14 tägigen Periode der Klarheit ist sie dann noch einmal kurz erregt, wird schliesslich gebessert entlassen.

Diagnose der Klinik: Halluzinatorisches Irresein.

Diagnose der Anstalt A.: Paranoia hallucinatoria.

Nach Angabe des Gemeindevorstehers ist Frau H. seitdem nie mehr auffällig gewesen, ist gesund.

3. Johannes W., Maurer aus R., geb. 1888. Sohn von Frau W. (Zwilling). Laufen und Sprechen zu normaler Zeit. In der Schule schwer gelernt. Oefter Berufswechsel. Ostern 1905 zuerst geistig nicht normal, sass und stand in theatralischer Haltung herum.

7. 8. bis 9. 9. 05 Klinik: Sitzt mit freundlich lächelndem Gesicht, posenhaft, lange Zeit in derselben Stellung. Flexibilitas cerea. Führt Aufträge langsam aus, spricht nicht. Zeitweise leicht ängstlich, dann läppisch, läuft umher, lacht.

9. 9. 05 bis 1. 3 06 Anstalt N.: Stuporös. Flexibilitas cerea. Lacht bisweilen laut auf, lässt unter sich. Geht, wenn er weggebracht wird, immer wieder dahin, wo er gestanden war. Gebessert entlassen.

15. 1. bis 14. 5. 08 Klinik: Spricht nicht, liegt regungslos da, lacht manchmal vor sich hin, wird zwangsweise gefüttert.

14. 5. bis 21. 8. 08 Anstalt N.: Orientiert. Gleichgültig, läppisch, er sei gesund. Später gibt er zu, Stimmen zu hören, die von der Heimat erzählen. Treibt allerhand Unfug, neckt Mitpatienten.

Diagnose der Klinik: Katatonie auf hebephrener Basis.

Diagnose der Anstalt N.: Dementia praecox.

Nach Bericht des Gemeindevorstehers soll er seitdem nicht mehr auffällig gewesen sein.

Mutter und Schwester erkrankten beide im Anschluss an eine fieberhafte Erkrankung in demselben Alter an einer mit sonderbaren, wechselnden Halluzinationen, wechselnder Orientierung und wechselnder Stimmung sowie Inkohärenz und motorischer Erregung einhergehenden Psychose, die angeblich in Heilung ausging. Man wird dieselbe als Amentia bezeichnen können. Die Psychose des imbezillen Sohnes ist eine ausgesprochene, im 17. Lebensjahre ausgebrochene Katatonie. Welche Rolle die Psychose der Mutter der Mutter gespielt hat, ist leider nicht zu sagen, da über dieselbe nichts Näheres bekannt ist.

LXX.

Familiengeschichte: Ueber die Eltern des Vaters ist nichts bekannt. Der Vater starb mit 52 Jahren an Herzschlag, war Trinker. Zwei gesunde Geschwister des Vaters leben noch, über weitere ist nichts bekannt. Ueber die Eltern der Mutter ist nichts bekannt. Die Mutter war oft sonderbar, vergesslich, starb hochbetagt. Ein Bruder der Mutter starb an Hirnschlag, weiter ist nichts bekannt. Von 6 Kindern starben 3 klein, 2 waren in der Klinik, eine ältere Tochter ist gesund.

1. Minna B., geb. H., Tischlersfrau aus F., geb. 1872. Normale Entwickelung, gute Schülerin. 7 normale Entbindungen, 2 Aborte; 3 gesunde Kinder leben. 1896 soll sie ein halbes Jahr, ebenso wie jetzt, geisteskrank gewesen sein. 20. 9. 08 wurde sie von einem Mietsherrn geschlechtlich missbraucht. Angeblich seitdem phantasierte sie, der Mietsherr sei ein Detektiv, er wollte ihrem Mann den Kopf abhacken, hörte eine Stimme sagen, man wolle sie fortschaffen.

3. 10. bis 18. 10. 08 Klinik: Unterhält sich mit Stimmen und schimpft, gibt aber auf Fragen keine Antwort darüber. Erscheint ängstlich, etwas ratlos. Antwortet nur auf einige Fragen, ist orientiert. Bleibt gehemmt. Gegen ärztlichen Rat abgeholt.

Diagnose der Klinik: Katatonie in Schüben.

Nach mündlicher Angabe des Schwagers ist sie nicht ganz normal, ist manchmal aufgeregt und äussert Wahnideen.

2. Anna D., geb. H., Zugführersfrau aus H., geb. 1881. Schwester der Vorigen. Normale Entwickelung. 5 normale Geburten, dazwischen 3 Aborte. März 1911 Ohnmachtsanfall, bald darauf unsinnige Einkäufe und andere verkehrte Handlungen.

4. 4. bis 27. 5. 11 Klinik: Träge Pupillenreaktion, schlaffe Gesichtszüge, Tremor der Hände, artikulatorische Sprachstörung, gesteigerte Sehnenreflexe. Heiter, sorglos, Intelligenz herabgesetzt. Merkfähigkeit sehr herabgesetzt.

Diagnose der Klinik: Dementia paralytica.

Nach mündlicher Angabe des Ehemannes befindet sie sich vollkommen verblödet in einer Anstalt.

Ein Ehepaar, das aus einem trunksüchtigen Mann und einer sonderbaren Frau besteht, über die aber nichts Näheres bekannt ist, hatte unter 6 Kindern 2 geisteskranke Töchter, und zwar handelte es sich bei der einen um eine in Schüben verlaufende Katatonie, bei der anderen um eine Paralyse. Wieweit Zusammenhänge zwischen den verschiedenen Störungen bestehen, lässt sich natürlich auf Grund von Einzelfällen nicht sagen; es soll nicht unterlassen werden, darauf hinzuweisen, dass besonders Berze betont hat, wie häufig sich unter den Eltern von Dementia praecox-Kranken sonderbare Persönlichkeiten finden.

LXXI.

Familiengeschichte: Die Eltern des Vaters sollen geistig gesund gewesen sein. Der Vater lebt und ist gesund. Die Geschwister des Vaters sind geistig gesund. Der Vater der Mutter war geisteskrank und endete durch Selbstmord, seine Frau soll gesund gewesen sein. Die Mutter war in der Klinik und der Anstalt A. Von 3 Kindern war eine Tochter in der Klinik und ist jetzt in einer Anstalt. Ihre zwei Geschwister geben nach Angabe des Vaters „zu keinen grossen Hoffnungen Anlass". Ausserdem waren 3 Aborte, 2 Kinder sind klein gestorben.

1. Bertha F., geb. H., Tischlermeistersfrau aus Qu., geb. 24. 9. 65. Mit 17 Jahren Heirat. Seit Herbst 01 Kopfschmerzen, Vergesslichkeit. Wurde absonderlich, verschlossen, ein Jugendgeliebter von ihr sei aus Liebeskummer gestorben. Sprach von einem Herrn Böhm, der ihr unsittliche Anträge gemacht habe. Jetzt sei dieser der Kaiser.

20. 5. bis 7. 7. 02 Klinik: Schlaffer Gesichtsausdruck, Pupillen entrundet. Fazialisparese links. Die Zunge weicht etwas nach links ab, zittert. Patellar- und Achillesreflexe gesteigert. Stumpf, örtlich orientiert, zeitlich nicht. Nur auf Befragen berichtet sie von ihren Wahnideen. Ausser dem Obigen sagt sie, Kaiser Friedrich habe sie vor 3 Jahren besucht und gebeten, seinen Sohn nach seinem Tode zum Kaiser zu ernennen, zu diesem Zwecke sei sie nach Bl. gefahren. Sie sei das schönste Mädchen in Preussen gewesen, antwortet monoton, aber adäquat. Weiss nichts zu erwidern, als ihr das Unsinnige ihres Wahns vorgehalten wird. Schulkenntnisse dürftig. Bleibt stumpf, äussert nichts Neues.

7. 7. bis 13. 7. 02 Anstalt A.: Somatisch wie in Halle. Zeitlich und örtlich orientiert, sei wegen Kopfschmerzen in Halle gewesen, sei jetzt gesund. Bleibt dabei, dass sie Herrn Böhm in Bl. im Wald vor vielen Menschen zum Kaiser ernannt habe. Fleissig und geordnet. Gebessert entlassen.

Diagnose der Klinik: Defektzustand auf der Basis einer chronischen Psychose (wahrscheinlich paralytischen Ursprungs).

Diagnose der Anstalt A.: Paralyse.

Nach Auskunft des Mannes ist Patientin nach 3 Jahren an Schwindsucht gestorben.

2. Martha F., Arbeiterin aus Qu., geb. 22. 6. 85. Tochter der Vorigen. Mit 7 Jahren Typhus. März 07 glaubte sie sich verfolgt, fürchtete, umgebracht zu werden, lief unbekleidet umher. Dann lag sie stuporös da, bewegte sich nicht, sprach nicht, zeigte Flexibilitas cerea.

10. 6. bis 20. 7. 07 Klinik: Liegt meist in starrer Haltung, mit geschlossenen Augen völlig stumm da, spricht auf keinen Reiz hin. Spontanbewegungen sehr eingeschränkt, manchmal einige posenhafte Bewegungen. Flexibilitas cerea sehr ausgesprochen. Weiterhin unverändert. Negativismus.

Patientin befindet sich noch in Anstaltsbehandlung, ihr Zustand soll etwas schwankend, aber nicht gebessert sein.

Diagnose der Klinik: Katatonie (akinetischer Zustand).

Die Diagnose Paralyse dürfte wohl für die Mutter aufrecht zu erhalten sein, die katamnestische Auskunft spricht nicht dagegen. Auch die Katatonie der Tochter ist wohl unverkennbar. Leider ist über die weitere Familie nicht sehr viel bekannt.

LXXII.

Familiengeschichte: Näheres über die Familie ist nicht bekannt. Heredität soll nicht vorliegen. Der Vater starb in der Klinik. Von seinen 13 Kindern war eine Tochter in der Klinik und der Anstalt N., die anderen sind nicht wesentlich krank gewesen. Die Mutter starb durch Suizid aus Aufregung über pekuniäre Verluste.

1. Karl H., Gastwirt aus H., geb. 1856. Früher Potator, 1894 Lues. Seit Anfang 1905 oft sehr erregt, seit Anfang 06 sehr vergesslich. 16. 7. 06 Krampfanfall.

24. bis 28. 7. 06 Klinik: Soporös. Pupillarreflexe und Patellarreflexe fehlen. Fazialisdifferenz. Exitus.

Diagnose der Klinik: Progressive Paralyse.

2. Anna H., Wirtstochter aus H., geb. 29. 4. 89. Tochter des Vorigen. Lernte schlechter wie die Geschwister. 1910 während der Menses eine Zeitlang traurig, weinte viel. Seit Oktober 10 wieder traurig, ihre Krankheit rühre vom Vater her, weinte viel. Keine Selbstvorwürfe. Mitunter lachte und schrie sie. Verlangte, dass die Angehörigen sich weiss kleiden sollten, weil sie schwarze Sachen nicht sehen wollte.

2. 1. bis 27. 4. 11 Klinik: Liegt in sonderbaren Stellungen im Bett, in ihren Aeusserungen albern, zerfahren. Erzählt Erlebnisse aus ihrer Bekanntschaft, ist orientiert, behauptet, die Stimme ihrer Mutter zu hören. Weiterhin kindisch, ablehnend, spricht ständig vor sich hin, meist heiter, scheint zu hal-

luzinieren, wird inkohärenter, nicht zu fixieren, grimassiert; lässt unter sich
abstiniert. Vorübergehend ruhiger, apathisch.

27. 4. bis 17. 10. 11 Anstalt N.: Gehemmt, spricht kaum. Wandert
auf und ab, lacht vor sich hin, ablehnend, widerstrebend. Ungeheilt entlassen.

Diagnose der Klinik: Katatone Psychose auf hebephrener Basis.

Von 13 Kindern eines Trinkers, der später eine Paralyse bekam,
erkrankte hier eine Tochter an einer katatonen Psychose; die Geburt
der Tochter war vor der luetischen Infektion des Vaters erfolgt, so
dass vielleicht Alkohol, nicht aber Lues als keimschädigendes Moment
in Frage kommen könnte.

LXXIII.

Familiengeschichte: Der Vater des Vaters war normal, starb an unbekannter Krankheit. Die Mutter des Vaters starb an Nervenfieber. Der Vater
starb in der Anstalt N. Von den Geschwistern des Vaters, die sämtlich normal
waren, starb die Schwester an einer Eierstocksgeschwulst, der Bruder an Schwindsucht. Ueber die Verwandten der Mutter ist nichts bekannt. Die Mutter selbst
soll etwas nervös gewesen sein, sie starb an einem schweren Magenleiden. Von
3 Kindern war 1 Sohn in der Klinik und in Anstaltsbehandlung, 1 Sohn und
1 Tochter sind gesund.

1. Theodor Sch., Tischlermeister aus N., geb. 3. 3. 1835. War ein guter
Schüler, war stets etwas reizbar. Trank täglich für 20 Pf. Schnaps. Juli 85
machte er unsinnige Einkäufe, beging Zechprellerei, hielt fromme Predigten.

22. 7. 85 bis 11. 11. 85 Anstalt N.: Pupillen different, reagieren auf Licht,
Tremor der Zunge und der Hände, Steigerung der Beinreflexe und Fussklonus.
Blühende Grössenideen, er wolle nach Kamerun als Geistlicher und Sekretär in
der Kolonialpolitik. Glaubt sich von braunen, roten und schwarzen Tigern,
Löwen und Elefanten umgeben. Halluziniert oft lebhaft. Nach vorübergehenden
Remissionen geistiger und körperlicher Verfall, Exitus.

Diagnose der Anstalt N.: Progressive Paralyse.

2. Richard Sch., Schreiber aus N., geb. 1879. Sohn des Vorigen. Als
Kind „Kopfkrämpfe", mit 9 Jahren Fall auf den Kopf. Onanierte viel. Von
einem Polizisten aufgegriffen und zur Klinik gebracht, weil er umhergeirrt war
und Selbstmordideen geäussert hatte und sich als Arrestant bezeichnet hatte.

20. 2. bis 18. 5. 07 Klinik: Völlig orientiert, rechnet gut, bestreitet Halluzinationen. Er habe sich seit längerer Zeit nervös gefühlt. Seiner Mutter habe
er 11 Mark gestohlen und sich deshalb als Arrestant bezeichnet. Phthisischer
Habitus, sonst somatisch o. B. Leicht deprimiert, im Körper zittere alles, die
Harnröhre brenne. Bedauert gestohlen zu haben. Er habe es getan, um von
der Polizei in ordentliche Pflege gebracht zu werden und seiner Mutter nicht
zur Last zu fallen. Bleibt energielos, allerhand hypochondrische Klagen, über
den Magen usw.

7. 9. bis 27. 9. 97 Klinik: Hatte sich wieder der Polizei gestellt, wegen der
gestohlenen 11 Mark. Gibt aber an, dass die Selbstbeschuldigung Lüge gewesen

sei, mit dem Zweck wieder in geordnete Pflege zu kommen. Kopfdruck, Müdigkeit, Magenschmerzen, Stuhlverstopfung, Brennen in der Harnröhre. Dann 4 Monate in der Anstalt N. Dort unverändert.

20. 8. bis 20. 9. 98 Klinik: Hatte sich als obdachlos auf der Polizei gemeldet, um wieder in die Klinik zu kommen. Ebenso wie zu Beginn des Leidens vor $\frac{1}{2}$ Jahr habe er jetzt wieder heftige unbestimmte Angst gehabt. Keine Sinnestäuschungen, dieselben Klagen wie früher. Keine Intelligenzdefekte. Affektlos, gleichgültig. Gibt zu, sich von Bekannten und fremden Leuten beachtet gefühlt zu haben. Onaniert. Zu anhaltender Beschäftigung nicht zu bewegen.

Diagnose der Klinik: Hypochondrie, Hebephrenie, leichte Imbezillität. Pat. starb 1911 in der Anstalt J. durch Selbstmord.

Von dieser Familie kennen wir nur den Vater, der Potator und Paralytiker war, und den einen Sohn, bei dem wohl eine depressiv-hypochondrische Pubertätspsychose vorgelegen hat.

LXXIV.

Familiengeschichte: Ueber die Verwandten des Vaters und der Mutter ist nichts Näheres bekannt, sie sollen gesund und normal gewesen sein. Der Vater war in der Klinik und in der Anstalt N., die Mutter soll gesund sein. Von den Kindern war eine Tochter in der Klinik, die andern 4 sind gesund, 10 sind klein gestorben, teilweise totgeboren.

1. Andreas P., Arbeiter aus W., geb. 27. 10. 1849. Seit 1890 starker Potator, Schnaps und Bier. Gerichtlich entmündigt, mehrfach bestraft wegen Hausfriedensbruchs usw. Seit Ende Mai 1901 aufgeregt, bedrohte die Leute, hörte Stimmen, die ihn schimpften, sah Männer, Kühe, Pferde, vermutete Gift im Essen, hatte Angst. Orientiert.

23. bis 31. 7. 01 Klinik: Berichtet über seine Halluzinationen, es seien auch elektrische Ströme auf ihn geleitet worden. Alles geht von einem bestimmten Manne aus, der ihn um's Leben bringen wolle. Orientiert, passt gut auf, antwortet sinngemäss. Tremor der Zunge und der Hände. Pat. bleibt sehr euphorisch, ungeniert; nie ängstlich. Singt bei der Visite, wird grob, als der Arzt es ihm verbietet, hetzt andere Kranke auf, läuft im Hemd umher, beklagt sich über das Essen, oft unverschämt. Erzählt ohne Affekt, dass er Worte, wie Lump, Saufsack usw. höre.

30. 7. 01 bis 31. 10. 03 Anstalt N.: Seit Mai 01 sei er ruhelos gewesen, habe Angst gehabt, sich verfolgt geglaubt. Dann habe er durch Röntgenstrahlen viele Stimmen gehört, mit dem Teufel habe er gerungen. Die Stimmung ist heiter, nur kurz weinerlich. Weiterhin sorglos, ohne Einsicht, glaubt zuletzt an die Vergiftungsideen nicht mehr. Geordnet. Entlassen. Pat. trank wieder, misshandelte seine Frau, zündete im Dorf seinen Hut an, im Feld seine Joppe, zerschlug Fenster.

27. 5. 05 bis 28. 11. 09 Anstalt N.: Orientiert, keine Einsicht für seinen Potus, beschönigt alles. Geringe Reaktion der Pupillen   Iände.

Er bleibt einsichtslos, arbeitet zeitweise nicht, schimpft auf die Anstalt. Was in den Akten stehe, sei elender Schwindel. Gebessert entlassen.

Diagnose der Klinik: Alkoholwahnsinn.

Diagnose der Anstalt N.: Alkoholpsychose.

Nach Auskunft des Gemeindevorstehers ist Pat. nicht normal.

2. Johanna G. geb. P., Chausseearbeitersfrau aus C., geb. 31. 12. 76. Mässig begabt. Vier Entbindungen, davon zwei schwer. Am 20. 3. 07 im Zusammenhang mit der Menstruation wurde sie plötzlich erregt, schwatzte fortwährend durcheinander von Schwarzen, von Gott usw. Fuchtelte mit den Armen.

21. 3. bis 8. 6. 07 Klinik: Lebhafte motorisch-sprachliche Erregung, inkohärenter Rededrang, Verbigeration; verschiedenartige Pseudospontanbewegungen. Pat. ist kaum fixierbar. Nimmt in Sprache und Handlungen kaum Notiz von ihrer Umgebung. Weiterhin kurzer Zustand von Regungslosigkeit mit Muskelspannungen, dann wieder häufige, kurz dauernde Erregungszustände. Orientierung ist jetzt erhalten.

8. 6. bis 20. 7. 07 Anstalt A.: Ueber Vorleben, Zeit und Ort orientiert. Gibt an, in Halle Stimmen und Telephon gehört zu haben, antwortet langsam, öfter erst nach wiederholter Frage. Guter Ernährungszustand. Weiter reagiert sie nur mit Nicken und Kopfschütteln auf Fragen, fängt an, sich zu beschäftigen. Mitte Juli wird sie zugänglicher, gibt an, Stimmen gehört zu haben, schreibt in einem Brief, der Verfolgungswahn sei schon lang wieder besser und unterzeichnet „Eure krank gewesene Tochter". Schliesslich geheilt entlassen.

Diagnose der Klinik und der Anstalt A.: Katatonie.

Nach Auskunft des Gemeindevorstehers ist Pat. zeitweilig traurig oder aufgeregt.

Die grosse Fruchtbarkeit der Proletarierehe verbindet sich hier, wie so häufig, mit grosser Kindersterblichkeit, indem von 15 Kindern 10 klein starben. Eine wesentliche Rolle wird dabei der Alkoholismus des Vaters gespielt haben; von den 5 am Leben gebliebenen Kindern ist eine Tochter, unsere Patientin an einer Psychose der Katatoniegruppe erkrankt, und zwar ungefähr im 31. Lebensjahr. Entsprechend einer besonders in den letzten Jahren mehrfach geäusserten Ansicht könnte man auf die Vermutung kommen, dass die Erkrankung des Vaters auch dieser Gruppe angehört, doch fehlen die Zeichen der Dissoziation, während die Symptome der alkoholischen Halluzinose und Demenz offensichtlich sind.

LXXV.

Familiengeschichte: Der Vater des Vaters verunglückte in der Trunkenheit. Die Mutter des Vaters starb an Altersschwäche. Der Vater war mehrfach wegen Alkoholismus in einer Anstalt, er starb an den Folgen einer Schlägerei. Die Geschwister des Vaters und deren Kinder sollen gesund sein. Die Eltern der Mutter starben an Darmverschlingung resp. Wassersucht. Die

Mutter, deren Geschwister und Geschwisterkinder sind gesund. Von 7 Kindern war die älteste Tochter vorübergehend geisteskrank, die nächste war in der Klinik und der Anstalt N., eine Tochter und ein Sohn sind von jeher gesund, ein Sohn starb mit 20 Jahren an Zuckerkrankheit, einer ertrank beim Baden.

1. **Wilhelm D.**, Arbeiter aus Sch., geb. 23. 6. 57. War immer sehr leidenschaftlich, trank viel. Wegen Beleidigung der Polizei im Gefängnis wurde er tobsüchtig, halluzinierte.

27. 5. bis 23. 9. 87 Anstalt N.: Tremor der Zunge und der Finger. Scheu und ängstlich, halluziniert anscheinend. Nachdem er etwa 14 Tage freier gewesen war, wurde er am 11. 7. wieder ängstlich verwirrt. 1. 8. wieder munter und klar, schliesslich genesen entlassen.

Diagnose der Anstalt N.: Halluzinatorische Verwirrtheit.

Nach Auskunft des Gemeindevorstehers trank er auch weiterhin, starb an den Folgen einer Schlägerei.

2. **Bertha D.**, Dienstmädchen aus Sch., geb. 1. 2. 83, Tochter des Vorigen. Schwere Entbindung. Lernte schwer Gehen und Sprechen, in der Schule begriff sie sehr schwer. Masern, Keuchhusten. Mai 03 Kopfschmerzen, grosse Unruhe. Die Zimmerdecke falle ihr auf den Kopf, Leute ständen unten und wollten sie erwürgen, ihr Bett brenne, sie könne nicht aufstehen, weil sie gelähmt sei. Zeitweise war sie erregt, dann lag sie wieder mit geschlossenen Augen da.

11. 6. bis 9. 7. 03 Klinik: Orientiert. Bald zornig gereizt, bald jammernd bis zu wilden Schreizuständen, bald höhnisch-abweisend. Nicht immer zu fixieren, redet, lacht, schimpft vor sich hin, halluziniert anscheinend lebhaft. Vereinzelte hypochondrische Vorstellungen, sie sei schwindsüchtig usw.

9. 7. 03 bis 16. 6. 04 Anstalt A.: Sträubt sich sehr bei der Untersuchung, sehr wortkarg, anscheinend orientiert, gibt Stimmen zu, antwortet oft ganz sinnlos. Bleibt läppisch und albern, teils unmotiviert heiter, teils gedrückt und weinerlich. Spricht wenig, auch über ihre Halluzinationen gibt sie keine nähere Auskunft. Schulkenntnisse gering. In der letzten Zeit fleissig und freundlich, aber noch etwas läppisch. Sie habe Nachts geglaubt, dass Männer im Zimmer waren und ihr drohten, habe auch Stimmen aus der Heimat gehört. Die Stimmen seien krankhaft gewesen, jetzt höre sie keine mehr. Gebessert entlassen.

31. 10. 04 bis 30. 4. 07 Anstalt A.: Meinte, sie solle ausgeforscht werden, ihr verstorbener Vater lebe noch, hatte Leute auf der Strasse mit einem Beil bedroht. Sehr laut, gehobener Stimmung, leicht ideenflüchtig. Ueber Personalien, Ort und Zeit orientiert. Habe viel Stimmen gehört, die sie riefen und schimpften, sie sei mit dem Kaiser verheiratet, sei schwanger, wolle heiraten. Sie bleibt laut, erotisch, antwortet oft absichtlich falsch, schnippisch. Oft abweisend. Lässt manchmal unter sich. Im letzten Jahr ist sie fleissig, bestreitet Sinnestäuschungen, drängt nach Hause. Schwachsinnig. Gebessert entlassen.

Januar 1908 normale Entbindung. Seit Februar wurde ihre Arbeit in der Fabrik schlechter, sie hörte andere Arbeiterinnen über sie schimpfen, sass still da, starrte vor sich hin.

22. 5. 08 bis 19. 4. 09 Anstalt N.: Sehr wortkarg. Sei seit 4 Jahren krank, sei in A. gewesen, nach der Geburt sei sie wieder nervenkrank geworden. Zeitweise sehr erregt, schimpft dann laut, prügelt, schlägt sinnlos an Türen und Fenster, wirft mit Geschirr. Später läppisch, oft abweisend. Zuletzt ruhig, geordnet. Gebessert entlassen.

Diagnose der Klinik: Hebephrenie.

Diagnose der Anstalt A.: Dementia praecox.

Diagnose der Anstalt N.: Hebephrene Form.

Nach Auskunft des Ehemanns, Pat. hat sich inzwischen verheiratet, ist ihr Zustand zwar etwas gebessert, aber sie ist leicht erregbar und furchtbar langsam. Von ihren 4 Kindern lebt das 10 Wochen alte jüngste, die anderen, darunter Zwillinge, sind im ersten Lebensjahr gestorben.

Vater und Grossvater waren hier Trinker, der Vater machte eine Alkoholhalluzinose durch. Von 7 Kindern waren 2 psychotisch. Näheres ist aber nur bei der einen Tochter bekannt. Diese leidet an einer in Schüben verlaufenden Pubertätspsychose, die den schon von Geburt an vorhandenen Schwachsinn noch verstärkt. Auffallend ist, dass Patientin trotzdem noch geheiratet wurde.

LXXVI.

Familiengeschichte: Ueber die Familie des Vaters ist nur bekannt, dass seine Eltern über 65 Jahre alt starben und dass er 3 gesunde Brüder und Schwestern hat, selbst mit 53 Jahren noch lebt und gesund ist. Der Vater der Mutter starb mit 82 Jahren, er war immer geistig gesund. Sein Bruder hat sich mit 60 Jahren aufgehängt, angeblich aus Aerger über seine zweite Frau. Die Mutter der Mutter starb mit 45 Jahren an unbekannter Krankheit, sie war ebenso wie ihre 8 Geschwister immer normal gewesen. Die Mutter lebt noch mit 56 Jahren, ist gesund. Eine Schwester der Mutter war wegen Neurasthenie in der Klinik. (Von ihren 5 Töchtern war eine in der Poliklinik wegen anscheinend hysterischer Krämpfe, die anderen sind gesund.) 1 Bruder der Mutter war in der Klinik, 1 Schwester der Mutter ist ebenso wie ihre Kinder gesund, 43 Jahre alt. Von 6 Kindern war 1 Tochter in der Klinik, die anderen, zwischen 33 und 12 Jahren alt, sind gesund.

1. Minna A., geb. H., Handarbeitersfrau aus H., geb. 1863. Seit einem Abort März 93 Kopfschmerzen und Schwindel, Mattigkeit und Angst.

20. 12. 93 bis 21. 1. 94 Klinik: Hat eine Reihe funktioneller Beschwerden, die Patellarreflexe sind sehr lebhaft, die Trigeminuspunkteauf Druck empfindlich. Geheilt entlassen.

Diagnose der Klinik: Neurasthenie.

Nach Auskunft des Bruders ist Pat. seit der Krankheit leicht aufgeregt, sonst gesund.

2. Otto B., Handarbeiter aus H., geb. 1865. Bruder der Vorigen. Lernte in der Schule schwer. Wurde beim Militär nicht genommen. Hatte oft hochgradige anfallsweise Schmerzen in der Magengegend, man wollte ihm aber sein

13*

Leiden nicht glauben. Er wollte sich deshalb das Leben nehmen, trank sich mit Schnaps und Bier Mut an, wollte sich auf dem Friedhof erhängen, lief aber in die danebenliegende Baumschule und zerstörte Anpflanzungen. Wurde gerichtlich in die Klinik zur Begutachtung eingewiesen.

7. bis 17. 12. 06 Klinik: Tremor linguae et manuum, Sehnenreflexe gesteigert, ziemlich geringe geistige Entwicklung. Die Diagnose in dem Gutachten der Klinik wurde auf einen durch Gemütsverstimmung und Alkohol ausgelösten Dämmerzustand auf hysterischer Basis gestellt, § 51 sei anzuwenden.

Pat. stellte sich zur Nachuntersuchung vor und gab an, keine solchen Zustände mehr gehabt zu haben, er sei aber immer leicht aufgeregt, ärgere sich leicht. Seine Frau behandle ihn jetzt besser. Er trinke, wie vorher, für 10 Pf. Pfefferminz. Bei Erörterung der alten Krankengeschichte weint er etwas. Die Kniephänomene waren etwas gesteigert, es bestand etwas Tremor linguae et manuum, die Zunge war belegt.

3. Emma D., Dienstmädchen aus L., geb. 1882. Nichte der Vorigen. Lernte in der Schule gut. War immer still und verschlossen. 1902 normale Geburt, das Kind starb nach 3 Wochen. Nachdem ihr Liebhaber sie geschwängert und verlassen hatte, wurde sie noch einsilbiger und zurückhaltender wie sonst. Anfang Mai 1903 verliess sie ihren Dienst, weil man sie habe vergiften wollen, behauptete dann auch, ihre Angehörigen wollten sie vergiften.

19. 5. bis 17. 6. 03 Klinik: Unintelligente Gesichtszüge. Völlig orientiert, klar. Stumpf, indifferent. Erzählt gleichmütig, ihre Herrschaft habe ihr im Essen Gift gegeben, ihre Wäsche vergiftet, weil sie sie für die grösste Verbrecherin der Welt halte. Macht allerlei unklare Angaben, dass man sie mit dem Blumenmedium Anna Rothe identifiziere, Photographien von dieser in der Zeitung seien die ihren gewesen; man habe sie im Bett photographiert usw., sie habe die Lichtstrahlen durchs Fenster eindringen sehen, Klopfen am Fenster gehört. Später sagt sie, Alles sei nicht wahr, sie sei wohl geisteskrank gewesen, wenn der Mensch verdreht werde, werde ers zuerst im Kopf. Einige Tage nachher liegt sie stumm im Bett, verweigert die Nahrungsaufnahme, es sei Gift im Essen. Vorübergehend einige Stunden erregt, verkündet mit konfusem Wortschwall, sie sei ein untergeschobenes Kind, Fürst Bismarck's Tochter. Später bestreitet sie wieder ihre Wahnideen, zeigt immer ein sehr schwachsinniges Benehmen. Sie kam in eine Anstalt, aus der sie bald entlassen wurde.

Diagnose der Klinik. Hebephrenie (paranoide Form).

Nach Auskunft ihrer Verwandten hat sie am 6. 7. 1907 sich in der Saale ertränkt, weil sie wieder in eine Anstalt zu kommen fürchtete.

Während in der väterlichen Familie hier, soweit bekannt, keine nervösen oder geistigen Störungen vorkamen, hatte die Mutter einen durch Suizid gestorbenen Onkel, eine neurasthenische Schwester, deren eine Tochter hysterisch ist, und einen geistig nicht ganz vollwertigen Bruder, der trinkt und einen Dämmerzustand durchmachte; die weiteren Geschwister der Genannten waren normal. Es liegt nah, einen Zusammenhang der angeführten Störungen anzunehmen; da exogene ursächliche Momente nicht bekannt sind, kann man eine erbliche Grundlage annehmen, ohne jedoch über die Vermutung einer mangelhaft angelegten nervösen Konstitution hinauszukommen. Ein Zusammenhang der Geisteskrankheit der Tochter, die man als paranoide schizophrene Psychose bezeichnen kann, mit den nervösen Erscheinungen bei ihren Verwandten ist sehr unwahrscheinlich.

LXXVII.

Familiengeschichte: Ueber die Familie ist nur bekannt, dass der Vater ein starker Säufer war und in den letzten Jahren seines Lebens still und teilnahmslos wurde und nicht mehr arbeitete. Die 73 jährige Mutter lebt noch und ist gesund. Von den vier Kindern war eine Tochter in der Klinik, die anderen und deren Kinder sind gesund. Eine Kusine von Mutters Seite war in der Klinik.

1. Marie Z. geb. D., Sattlersfrau aus B., geb. 29. 6. 1875. Lernte in der Schule gut, mit 11 Jahren Typhus. Von jeher leicht erregbar, konnte den leisesten Tadel nicht vertragen. Mit 22 Jahren Heirat, zwei normale Geburten. Seit 1902 klagte sie über Schmerzen im ganzen Körper, besonders am Magen, konsultierte viele Aerzte. September 1903 wurde sie niedergeschlagen, verstimmt. Einem Hahn hackte sie den Kopf ab, da sie sonst verloren sei, Eltern und Mann hätten sich gegen sie verschworen, wollten sie vergiften. Eine böse Macht habe Gewalt über sie. Weinte viel, hatte Angst.

12. 10.—9. 11. 03 Klinik: Sehr grazil gebaut. Schmerzlicher Gesichtsausdruck, vom Unterleib zur Herzgegend steige Angst auf. Sie habe ihrem Mann vor der Verheiratung verschwiegen, dass sie einen falschen Zahn im Munde habe, hält eine Patientin für ihre Grossmutter. Zeitlich und örtlich orientiert. Sieht ein grosses rotes Herz auf ihrer Bettdecke. Sieht Mann und Kinder, bleibt deprimiert, ängstlich.

9. 11.—11. 12. 03 Anstalt N.: Orientiert. Im Gehirn sei es ihr heiss wie ein Dampfkessel gewesen, gibt zu, Schimpfworte zu hören und nachts Tiere und Figuren zu sehen. Gute Intelligenz. Bleibt gedrückt, ängstlich, antwortet langsam, vorübergehend mutacistisch, lässt die passiv erhobenen Arme lange Zeit in dieser unbequemen Stellung. Ungeheilt entlassen.

Diagnose der Klinik: Akute halluzinatorische Paranoia.

Diagnose der Anstalt N.: Halluzinatorischer Wahnsinn.

Nach Auskunft des Gemeindevorstehers soll Pat. sich wie vor der Erkrankung verhalten.

2. Belmina K., Arbeiterfrau aus L., geb. 1864. Kusine der Vorigen. Pat. hat sechs Kinder, das jüngste 1900 geboren. Es ist nur noch bekannt, dass sie in der letzten Zeit bis einen Liter Schnaps täglich getrunken hatte (ist Polin). Plötzlich wurde sie zu Hause sehr aufgeregt, behauptete, schwarze Männer zu sehen, zerriss ihre Kleidung, bedrohte ihre Umgebung mit dem Messer.

20. 9.—13. 10. 02 Klinik: Etwas Pupillen- und Fazialisdifferenz, geringer Tremor linguae, Muskeln nicht druckempfindlich. Orientiert, indifferente Stim-

mung. Sie habe schwarze Männer und kleine Tiere gesehen. In der Folge bleibt Pat. geordnet, schläft in den ersten Tagen viel. Geheilt entlassen.

Diagnose der Klinik: Protrahiertes Delirium potatorum.

Ueber die weiteren Schicksale war nichts zu erfahren.

Es ist nicht bekannt, auf welcher Grundlage sich der chronische Alkoholismus des Vaters und der Kusine entwickelt hat, verwandtschaftliche Beziehungen bestehen zwischen beiden nicht. Bei der Psychose der Tochter handelte es sich um eine im 27. Lebensjahr aufgetretene Depression mit reichlichen Sinnestäuschungen und mit Verfolgungsideen, der Bezeichnung als Paranoia könnte ich nicht beipflichten; ich vermute, dass es sich um den ersten Schub einer katatonischen Erkrankung gehandelt hat.

LXXVIII.

Familiengeschichte: Der Vater war ein starker Branntweintrinker. Sein Bruder soll asthmatisch gewesen sein, die Schwester ist an Altersschwäche gestorben. Die Mutter starb mit 53 Jahren an Bruchleiden, soll normal gewesen sein. Der Bruder der Mutter soll geisteskrank gewesen sein, er hatte epileptische Krämpfe, starb in einer Anstalt. Von drei Kindern waren eine Tochter und ein Sohn in der Klinik und in Anstalten, ein Sohn soll oft ein aufgeregtes Wesen zeigen.

1. Luise M., Schweinehirtin aus W., geb. 1866. Lernte in der Schule schlecht, war angeblich früher immer gesund. April 1909 regte sie sich über den falschen Vorwurf auf, dass sie beim Schweineverkauf sich heimlichen Profit verschaffe. Sie sagte, die Leute auf den Gassen redeten ihr Schlechtes nach, wurde zornig. Sie jammerte, die Polizei komme schon auf sie zu, sie habe aber doch nichts gemacht.

27. 5.—7. 8. 09 Klinik: Sehr klein aber kräftig gebaut, Arterien verhärtet. Gesichtsausdruck ängstlich ratlos, spricht nur mit leiser Stimme. Fängt oft Sätze an, die sie nach einigen Worten wieder abbricht. Hält eine Patientin für eine Bekannte. Drängt plötzlich hinaus, sie müsse die Schweine füttern, alles ersticke, alles gehe zugrunde. Pat. ist öfter unsauber, ist ängstlich und stark gehemmt, jammert leise vor sich hin: „Ich will heim zu den Schweinen, ich habe doch nichts gemacht." Wiederholt immer dieselben Sätze. Widerstrebend. Während der Menses unverändert.

Seit dem 7. 8. 09 Anstalt N.: Zeitweise ängstlich erregt, wandert umher, drängt zur Tür hinaus, wiederholt in monotoner Weise, sie habe nichts gemacht, sie wolle raus.

In der Folge sitzt sie stumpf umher, beschäftigt sich nicht.

November 1911 schlug sie einmal plötzlich ohne ersichtlichen Grund auf die Umgebung los.

März 1912 ist sie ablehnend, völlig mutacistisch, zerreisst häufig ihre Wäsche und Kleider.

Diagnose der Klinik: Katatonie, aus Angstpsychose hervorgegangen.

2. Hugo M., Arbeiter aus W., geb. 9. 8. 1869. Bruder der Vorigen. Soll früher gesund gewesen sein, nach Angabe der Frau nicht getrunken haben, hat ein gesundes Kind. Seit dem 9. 11. 04 war er ängstlich, schwitzte sehr stark, glaubte sich verfolgt, hörte Stimmen, sah Bekannte, die gar nicht da waren, irrte mehrere Tage bei Halle umher, glaubte immer, es seien Leute hinter ihm.

21. 11. 04—31. 1. 05 Klinik: Glaubt auf dem Gericht zu sein, habe zum Kaiser nach Berlin gewollt. Schläft dann gleich ein. Später sagt er, fünf Kerle seien hinter ihm hergewesen, die schrien Lump, Betrüger. Auf der Brust habe er ein merkwürdiges Gefühl gehabt; er sei sehr ängstlich gewesen. Gibt für 60 Pf. Schnaps und einen Schnitt Bier täglich zu. Leichter Tremor, lebhafte Sehnenreflexe, keine neuritischen Symptome. Erzählt alles halb belustigt; leicht delirante Züge (kramt). Vorübergehend freier, hört dann viele Stimmen, die von Totschiessen usw. sprechen. Fühlt sich andauernd verfolgt. Personenverkennung, Beziehungsideen, Ansätze zu Systematisierung. Bei Prüfung der Intelligenz wird starke Herabsetzung konstatiert. Nach einer freieren Zeit treten wieder mehr Halluzinationen auf (hörte mit Kanonen schiessen), auch des Geschmacks und Geruchs, z. B.: „Das Essen schmeckt nach Menschenfleisch", wollte deshalb nicht essen; riecht an allem Essen. Keine Krankheitseinsicht.

31. 1.—14. 2. 05 Anstalt A.: Kein Tremor der Hände, Patellarreflexe gesteigert. Oertlich und zeitlich orientiert. In der Klinik sei er kopfkrank gewesen, habe viel Schimpfworte gehört und Soldaten, Mäuse und Ratten gesehen. Er höre jetzt keine Stimmen mehr. In der Anstalt bietet er keine krankhaften Symptome mehr.

Diagnose der Klinik: Akute Halluzinose; paranoischer Zustand, ganz atypisches Rezidiv hier in der Klinik.

Diagnose der Anstalt A.: Akute Alkoholhalluzinose.

Seit Juni 1909 hatte er wieder ähnliches Angstgefühl wie vor der ersten Erkrankung und ebenso Druckgefühl in der Schläfengegend, hörte Stimmen, ass wenig.

2.—15. 7. 09 Klinik: Zeitlich und örtlich gut orientiert. Berichtet von der Auslösung seiner ersten Erkrankung durch eine Beleidigung, die seine Frau erlitt, gerade wie damals habe er jetzt auch Verfolger gesehen. Er habe dabei aber jetzt weiter gearbeitet. Etwas schreckhaft, hält die elektrische Taschenlampe zunächst für einen Revolver. In der Klinik keine Halluzinationen. Intelligenz nicht abgeschwächt.

Diagnose der Klinik: Rezidiv einer akuten Halluzinose.

Nach ärztlichem Zeugnis stellte M. 1910 seine Arbeit ein. Er bekam Grössenideen, war erregt und auf seine Frau eifersüchtig. Er bedrohte dieselbe öfter und vagabundierte häufig tagelang umher. Er war orientiert, im allgemeinen heiter und erregt, hielt sich für sehr klug, äusserte Eifersuchts- und Verfolgungsideen.

Seit 10. 11. 1911 in Anstalt A.: Orientiert, gehobener Stimmung, Auftreten etwas selbstbewusst und herausfordernd. Seine Frau sei ihm mehrfach untreu gewesen, er wisse das ganz bestimmt, denn man sehe das einer Frau doch an, habe es doch im Gefühl; ertappt habe er sie allerdings nie. Er gibt lachend zu, dass er sie öfter geschlagen habe und auch seinen Hauswirt mit einem Hammer auf den Kopf geschlagen und den Gemeindediener hinausgeschmissen habe. Er sei umhergewandert, um sich einmal die Welt anzusehen. Weitschweifig, verliert sich in Einzelheiten, ideenflüchtig. War einige Male gewalttätig, dann verträglicher. Es sei ihm, als ob er ein neues Gehirn bekommen hätte, soviel besser könne er denken und im Gedächtnis behalten. Er sei zum dritten Kaiser im Reich bestimmt, neben ihm Kaiser Wilhelm II. und der Kronprinz; aus Andeutungen während seiner Schulzeit habe er schon ersehen, dass ihm die Kaiserwürde zufallen solle, habe dies aber inzwischen vergessen gehabt. Vor 5 Jahren sei er krank gewesen, jetzt sei er kerngesund, nur körperlich leidend, weil man ihm das Kreuz entzweigeschlagen habe. Arbeitet nicht wegen angeblicher Kreuzschmerzen. Schreibt sehr viel und weitschweifig. Belächelt selbst seine Idee, dass er Kaiser werden solle.

Februar 1912: Keine zweckmässige Beschäftigung, baut eifrig Schneemänner. Dem Arzt gegenüber ablehnend, er sei gesund, gehöre nicht hierher.

Diagnose der Anstalt A.: Manisch-depressives Irresein.

Die anscheinend schon von Geburt an schwachsinnige Schwester erkrankte mit 43 Jahren an einer als Katatonie aufgefassten Psychose. Der Bruder machte zweimal eine Alkoholhalluzinose durch, ob man die dritte Psychose auch durch den doch wohl fortgesetzten chronischen Alkoholismus erklären kann, möchte ich dahingestellt sein lassen, da besonders die Grössenideen sehr auffallend sind, jedenfalls ist mir die Auffassung als manisch-depressives Irresein nicht einleuchtend, vielleicht steckt eine Paralyse dahinter. Der Vater, der Säufer war, hatte also eine schwachsinnige, später anscheinend kataton erkrankte Tochter, einen durch Trunksucht psychisch erkrankten Sohn und einen Sohn von aufgeregtem Wesen.

LXXIX.

Familiengeschichte: Der Vater des Vaters starb mit 79 Jahren an einem Blasenleiden, er war ebenso wie seine Eltern immer geistig normal. Seine Schwester und deren 5 Kinder waren normal, sein mit 82 Jahren gestorbener Bruder hatte 3 Kinder, von denen sich ein Sohn erschoss, weil er mit seinem Beruf nicht zufrieden war; eine Tochter ist leicht aufgeregt, eine andere im Wochenbett gestorben. Die Mutter des Vaters weinte im Alter leicht, starb mit 74 Jahren an Lungenentzündung. Ihre 3 Brüder und deren Nachkommen waren gesund, normal. Der jetzt 73jährige Vater ist leicht aufgeregt, steht anscheinend ganz unter dem Einfluss seiner Frau. Der Vater der Mutter starb mit 50 Jahren an Ruhr, er war ebenso wie sein Bruder und dessen 2 Kinder in nervöser Beziehung immer gesund. Die Mutter der Mutter starb mit 60 Jahren an Typhus, war ebenso wie ihre Schwester und deren 3 Töchter immer normal. Die Mutter ist anscheinend schwer hysterisch, soll auch epileptische Krämpfe haben. Die 4 Geschwister der Mutter und deren Kinder sind gesund. Von

5 Kindern ist der älteste Sohn anscheinend gesund und normal, das nächste war ein totgeborenes Mädchen, dann kam eine jetzt 36jährige Tochter, die einen sehr aufgeregten Eindruck macht, die letzten beiden Kinder, eine Schwester und ein Bruder waren in der Klinik.

1. Anna Sch., Lehrerstochter aus N., geb. 18. 10. 79. Seit dem Kindesalter verwachsen. Lernte wenig. Erste Menses mit 18 Jahren. War immer blutarm. 1906 bekam sie Weinkrämpfe, zitterte viel, beschäftigte sich wenig. In den nächsten Jahren sprach sie manchmal wochenlang kein Wort, mehrmals zerschlug sie plötzlich Fensterscheiben. Frühjahr 1912 verweigerte sie zeitweise die Nahrung, bekam Erregungszustände.

19. 3. bis 10. 4. 12 Klinik: Kyphoskoliose, sehr vorstehender Oberkiefer, asymmetrisches Gesicht, vorstehende Bulbi, auffallend lange Finger und Zehen, stark behaarte Oberlippe. Antwortet auf Fragen nur ab und zu, befolgt manchmal einfache Aufforderungen, so liest sie einen Absatz aus der Zeitung vor, vermag aber den Inhalt nicht anzugeben; im ganzen sehr ablehnend. Pat. schimpft, schlägt und kratzt, beisst, wenn sie zurechtgemacht wird. Alle seien verrückt, sie werde hier misshandelt, der Arzt sei ein Mörder, sie werde es ihrem Vater sagen. Nässt ein, schmiert mit Kot, zieht sich häufig das Hemd aus. Wegen Nahrungsverweigerung zeitweise Sondenfütterung. Manchmal spricht sie laut ganz unverständlich vor sich hin, wie in einer fremden Sprache, mit Tonfall und in Absätzen, als ob sie in einzelnen Worten und Sätzen spreche; sie tut dies besonders, wenn sie eingepackt wird. Ungeheilt abgeholt.

Diagnose der Klinik: Katatonie.

2. Karl Sch., Kaufmann aus N., geb. 1883, Bruder der vorigen. Als Kind ängstlich, lernte schwer. Als Lehrling in einer Brauerei genügten seine Leistungen nicht, ebenso wenig in verschiedenen anderen Berufen. Seit 1910 zu Hause, trieb Allotria, half mit im Haushalt. Schlug mehrfach nach seinem Vater und den Geschwistern. Herbst 1911 führte er nachts Selbstgespräche, fürchtete überfallen zu werden.

9.—15. 9. 11 Klinik: Orientiert. Die Arbeit sei ihm überall zu schwer geworden, er sei von jedermann geneckt worden. Mit seinen Eltern habe er viel durchmachen müssen. Etwas ängstlich, fürchtet sich hier. Angeborener Strabismus, verkrümmte Ohrmuscheln. Weiterhin ist er sehr wortreich, umständlich, bringt oft sonderbare Aeusserungen, die anscheinend auf sprunghaftem Gedankenzusammenhang beruhen. Hält sich für gesund. Ungeheilt abgeholt.

Diagnose der Klinik: Psychopathie.

Nach mündlicher Angabe des Vaters hat sich Pat. seitdem ruhig und verträglich benommen, er hat die Absicht, in einiger Zeit eine neue Stellung anzutreten.

Auch wenn beide Eltern nicht völlig geistig intakt sind, brauchen nicht alle Kinder von der Norm abzuweichen; so ist von den 5 Kindern hier wenigstens der älteste Sohn, wie nach den Angaben der Angehörigen und eigener Untersuchung hervorgeht, verschont geblieben. Es ist ja auch nicht sicher, ob nicht bei den folgenden Kindern, worauf die Tot-

geburt hinweisen könnte, eine Keimschädigung etwa durch Lues mit im
Spiel war; doch sind erbliche Momente vielleicht auch beteiligt, wie das
Suizid des Vetters und die Aufgeregtheit von dessen Schwester andeuten
können. Bei dem jüngsten Sohn liegt wohl im wesentlichen eine Imbezillität vor, während bei der Schwester sich, auch wohl auf dem Boden
des Schwachsinns, eine progrediente Geistesstörung katatonen Charakters
entwickelt hat.

LXXX.

Familiengeschichte: Der Vater des Vaters ist mit 71 Jahren an
Wassersucht gestorben. Die Mutter des Vaters starb mit 36 Jahren durch
Selbstmord. Der Vater, 51 Jahre alt, ist gesund. Von den 4 Geschwistern des
Vaters ist ein Bruder klein gestorben, ein anderer jetzt 47jähriger unverheirateter Bruder neigt zu Traurigkeit und Selbstmordgedanken, ist wegen Diffe-
renzen mit dem Teilhaber aus seinem Geschäft ausgetreten. Die übrigen 2,
ein Bruder und eine Schwester und deren Nachkommen sind gesund. Ueber
die Eltern der Mutter ist nur bekannt, dass ihre Mutter vielleicht kurz vor dem
Tode geisteskrank war. Die Mutter starb in der Klinik. Von 2 Kindern war die
Tochter in der Klinik, ein jetzt 22 Jahre alter Sohn ist nicht besonders intelligent,
neigt zu Traurigkeit, ist mit seinem Beruf als Postassistent nicht zufrieden.

1. Emilie B., Postverwaltersfrau aus W., geb. 1862. Mit 25 Jahren
Heirat, 2 normale Geburten, kein Abort. Seit 1883 fürchtete sie alle möglichen
körperlichen Erkrankungen zu haben, ohne dass etwas gefunden wurde; sie
wurde reizbar, aufgeregt und wechselnd in der Stimmung, mied jeden| Verkehr,
da die Leute sie so anguckten. Herbst 1898 wurde sie sehr ängstlich, unruhig, glaubte sterben zu müssen, fürchtete, ihr Mann sei tot. In einem Sanatorium wurde sie körperlich sehr hinfällig, sprach schliesslich nicht mehr, sass
regungslos da. Mai 1901 sprach sie wieder, es brenne, die Welt gehe unter,
das Wasser sei vergiftet, lief nackt ans Fenster, draussen gehe der letzte Mensch.
Oft schrie sie stundenlang, wurde sehr erregt, machte stereotype Bewegungen
mit den Händen.

2.—10. 6. 01 Klinik: Liegt fast keinen Augenblick ruhig zu Bett, läuft
planlos im Saal umher, dabei eintöniges, unartikuliertes Schreien und Stöhnen.
selten Ausrufe wie „ach mein Gott usw.“. Antwortet nicht, macht Ansätze
Aufforderungen zu befolgen. Verwirrter Gesichtsausdruck. Viele Sugillationen,
reduzierte Ernährung, Puls klein. Ununterbrochenes Schreien und Drängen aus
dem Bett. Schliesslich soporös. Exitus.

Diagnose der Klinik: Akute Exazerbation einer chronischen Psychose.

2. Hedwig B., Haustochter aus H., geb. 1888, Tochter der vorigen. Lernte
sehr schwer und war immer ein sonderbares Kind. Sie zeigte schon als kleines
Kind einen Hang zum Stehlen, war immer lügnerisch und naschhaft. In einer
Stellung liess sie sich verschiedene Veruntreuungen zu Schulden kommen, sie
wurde zur Beobachtung in die Klinik gerichtlich eingeliefert.

24. 7. bis 20. 10. 08 Klinik: Schul- und allgemeines Wissen dürftig, sobald
sie irgend etwas liegen sehe, müsse sie es sich aneignen. Die Stimmung ist

sehr schwankend, in ihrem Verkehr ist sie sehr wenig wählerisch, sie ist sehr reizbar, neigt zu grundlosen Lügen und aggressiven Bemerkungen, fügt sich nicht. In den letzten Tagen weinte sie viel, glaubte geisteskrank zu werden. Die Voraussetzungen des § 51 wurden in dem Gutachten der Klinik für vorliegend angenommen.

Diagnose der Klinik: Schwachsinn.

Nach Auskunft des Vaters hat die Pat. noch öfter gestohlen, hat vielfach ihre Stellen gewechselt, überall wurde über ihr verlogenes, klatschsüchtiges und aufgeregtes Wesen geklagt.

Die Geistesstörung der Mutter ist wohl als eine der Katatoniegruppe angehörende Erkrankung aufzufassen, die im 21. Lebensjahr begonnen hatte und in einer Exazerbation zur klinischen Behandlung führte. Ob der Selbstmord der väterlichen Grossmutter und die Neigung des einen Bruders des Vaters zu Traurigkeit auf einer wirklichen depressiven, melancholischen Veranlagung beruht, oder ob es sich auch etwa um intellektuell minderwertige Individuen mit mangelnder Widerstandskraft gegenüber den Stürmen des Lebens handelte, wie dies bei den beiden Geschwistern der jüngsten Generation der Fall ist, lässt sich nicht sicher entscheiden, ohne Näheres über dieselben zu wissen.

LXXXI.

Familiengeschichte: Eltern des Vaters an Cholera gestorben. Der Vater war durch Trunk sehr verkommen, starb mit 53 Jahren. Eine Schwester des Vaters starb jung, eine andere lebt noch und ist, wie auch ihr einziger Sohn, gesund. Der Vater der Mutter starb mit 82 Jahren. Die Mutter der Mutter starb mit 72 Jahren an Schwindsucht. Die Mutter starb mit 52 Jahren an Schwindsucht. Der einzige Bruder der Mutter starb mit 55 Jahren. Seine 4 Kinder sind gesund. Von 12 Kindern sind 2 klein gestorben, eines älter an Schwindsucht. 2 Kinder kamen in Anstaltsbehandlung, die übrigen Kinder sind bis jetzt gesund.

1. Helene J., Haustochter aus S., geb. 12. 7. 1881. Lernte gut. Seit Frühjahr 1895 Anfälle, seit 1897 Abnahme der Geisteskräfte. Verwirrungszustände bis zu einer Woche Dauer.

Seit 25. 7. 01 Anstalt U.: Typische epileptische Anfälle, häufig verwirrt, reizbar.

Diagnose der Anstalt U.: Epilepsie.

2. Hedwig J., Dienstmädchen aus S., geb. 30. 10. 1891. Schwester der Vorigen. Normale Entwickelung. Mit 6 Jahren Fall mit dem Kopf auf einen Stein. Seit dem 14. Jahre menstruiert. September 1906 plötzlicher Tod beider Eltern und der einen Schwester. Patientin war sehr traurig. Frühjahr 1907 blieb sie mehrmals zu Bett, sie könne nicht arbeiten. Hielt sich abseits. Dann lief sie umher, wollte den Heiland sehen, ihren Stern suchen, sang und predigte

18. 6. bis 9. 8. 07 Klinik: Anfangs geringe motorische und sprachliche Erregung, dann Hemmung mit Katalepsie. Sehr schlechte Aufmerksamkeit.

Gibt später zu, eine Stimme zu hören. Lebhafte Erregung mit akinetischen Zuständen wechselnd. Lässt unter sich.

9. 8. 07 bis 25. 7. 08 Anstalt A.: Antwortet nicht, spricht auch spontan nicht, sträubt sich sehr bei der Untersuchung und beim Essen. Lächelt manchmal, auch in der Folge spricht sie nicht, beschäftigt sich vorübergehend etwas, steht oder sitzt umher. Exitus an Lungentuberkulose.

Diagnose der Klinik: Katatonie.

Diagnose der Anstalt A.: eadem.

Epilepsie bei dem Kind eines Trinkers ist ja nichts Seltenes; auffallend ist eigentlich, dass von den Geschwistern nur zwei klein gestorben sind, da in Trinkerfamilien die Sterblichkeit der Kinder meist viel höher ist. Ausser bei der katatonen Schwester sind weitere geistige Störungen in der Familie anscheinend nicht vorgekommen.

LXXXII.

Familiengeschichte: Der Vater des Vaters starb in hohem Alter, war nie auffällig. Die Mutter des Vaters starb in jungen Jahren an unbekannter Krankheit. Der Vater ist in der Anstalt N. Der Vater der Mutter starb durch einen Unglücksfall mit 45 Jahren. Die Mutter der Mutter starb, ebenso wie ihre drei Geschwister, in hohem Alter. Die Mutter ist mit 53 Jahren gesund. Die 7 Geschwister der Mutter, zwischen 30 und 50 Jahre alt, sind gesund, auch über ihre Kinder wird nichts Besonderes berichtet. Von 2 Söhnen war der ältere in der Klinik, der andere ist gesund, 3 ältere Stiefsöhne von demselben Vater sind gesund.

1. Moritz L., Schuhmachermeister aus T., geb. 25. 2. 1845. Pat. hat seit dem 12. Lebensjahr epileptische Krampfanfälle, war angeblich immer etwas geistesschwach. 16. 2. 1880 trat bei ihm plötzlich ein heftiger Erregungszustand auf.

19. 2. bis 16. 6. 80 Anstalt N.: Sehr unruhig, spricht durcheinander, ist verwirrt, halluziniert. Hinterher hat er für diesen Zustand völlige Amnesie, nur weiss er, dass derselbe mit Gehörstäuschungen angefangen hat und dass er während desselben vom Herrgott sprechen hörte, Eisenbahnzüge sah etc.

Pat. war 1885 wegen eines ähnlichen Zustandes in N. und ist jetzt seit 1909 dort. Es besteht jetzt bei ihm eine weit fortgeschrittene Demenz, er äussert schwachsinnige Beeinträchtigungsideen. Ab und zu Anfälle.

Diagnose der Anstalt N.: Epileptisches Irresein.

2. Max L., Kaufmann aus S., geb. 1893. Sohn des Vorigen. Normale Entwickelung, gute Schulerfolge. Klagte im März 1912 plötzlich über einen Bandwurm, frug, ob derselbe oben oder unten heraus müsse, wurde erregt, wollte sich aus dem Fenster stürzen, man wolle ihn töten, war sehr ängstlich, lief nackt auf die Strasse.

25 3. bis 3. 6. 12 Klinik: Motorisch erregt, antwortet auf halluzinierte Fragen. Orientierung wechselnd, grimassiert lebhaft, giesst sich den Kaffee über den Kopf, wäscht sich mit Suppe das Gesicht, nimmt alle möglichen Stellungen

ein. Später ruhig, leidlich geordnet, etwas albern, läppisch. Manchmal sonderbare Handlungen. Nach einer Anstalt überführt.

Diagnose der Klinik: Katatonie.

Die anamnestisch angegebene Geistesstörung des Vaters stellte sich hier als Epilepsie heraus, der Sohn hatte eine Katatonie mit amentem Beginn.

LXXXIII.

Familiengeschichte: Die Eltern des Vaters starben in hohem Alter, waren nie auffällig.. Der Vater starb mit 63 Jahren an Leberschrumpfung, hatte viel Aerger durchzumachen, war aber immer geistig normal. Die 3 Geschwister des Vaters leben noch in hohem Alter, sie sind, ebenso wie ihre Nachkommen, gesund. Die Eltern der Mutter starben sehr alt, waren immer normal. Die Mutter lebt noch mit 67 Jahren, ist gesund. Von den 11 Geschwistern der Mutter starben einige klein; eine Schwester war in der Klinik, deren einziger Sohn starb an Gelenkrheumatismus; eine Schwester starb an Leberschrumpfung mit 45 Jahren, geistig gesund, deren 5 Kinder sind gesund; eine Schwester hatte lauter Totgeburten, starb an unbekannter Krankheit; ein Bruder starb mit 52 Jahren an Magenkrebs; ein Bruder war 30 Jahre lang gemütskrank, nahm alles sehr schwer, war immer traurig, kam aber nicht in eine Anstalt, versah seinen Beruf, starb mit 60 Jahren, seine 7 Kinder sind gesund; der jüngste Bruder starb mit 35 Jahren an Delirium tremens, hatte keine Kinder. Von 8 Kindern war das sechste, eine Tochter, in der Klinik. Die vorhergehende Tochter soll „nervös" sein, die übrigen stehen im Alter von 28—50 Jahren und sind bis auf die zwei ältesten Brüder gesund; der erste hat Lungenschwindsucht, der zweite leidet an den Folgen einer Nikotinvergiftung.

1. Luise K., geb. F., Rentierswittwe aus E., geb. 1841. Bis zum 30. Jahr gesund. Im Anschluss an unglückliche Erlebnisse bekam sie dann epileptische Krämpfe, die teilweise häufig nacheinander, teilweise mit jahrelangen Pausen auftraten. Dabei Selbstverletzungen, Zyanose und anschliessende Verwirrtheitszustände. Mai 1906 wurde sie desorientiert, redete stundenlang sinnlose Worte, sang, liess unter sich.

22. 5. bis 4. 6. 06 Klinik: Nestelt am Bett und an sich herum, packt dann mit der Matratze. Inkohärenter Rededrang mit Verbigeration gemeinster Ausdrücke. Singt und reimt sinnlos, widerstrebt bei passiven Bewegungen. Sondenfütterung. Auch weiterhin delirante Bewegungsunruhe. Fieberhafte Bronchitis. Exitus.

Diagnose der Klinik: Presbyophrenie. Deliranter Zustand.

2. Klara R., geb. B., Glasermeistersfrau aus S., geb. 1878. Nichte der Vorigen. Mässige Schulerfolge. War immer guter Stimmung, arbeitete aber nicht gern, ging am liebsten spazieren. 2 normale Geburten, zuletzt Mai 1910, stillte das Kind 6 Monate; seitdem war sie leicht aufgeregt, schreckhaft, fühlte sich matt. August 1911 während der Menses sagte sie plötzlich, sie sei an einem Brand schuld, der wirklich stattgefunden hatte, sie habe die Kinder verbrannt. Die Schuldidee kehrte seitdem oft wieder, sie wurde still und traurig, meinte schliesslich, sie werde verfolgt.

11. 12. 11 bis 19. 1. 12 Klinik: Aengstlich gehemmt, antwortet öfter falsch, totzdem sie, wie sich herausstellt, die richtige Antwort weiss. Ratlos. Mimik starr, Flexibilitas cerea, oft sonderbare Antworten. Gibt beschimpfende Stimmen zu. Sie werde ins Zuchthaus geführt, solle dort arbeiten. Weiterhin antwortet sie meist ins Blaue hinein, was ihr gerade einfällt. Liegt mit abgehobenem Kopf im Bett. Negativismus. Allmählich weniger gehemmt und ängstlich, aber immer noch etwas gespannt. Aeussert einmal, sie sei hier im Gefängnis, müsse sterben. Gebessert abgeholt.

Diagnose der Klinik: Katatonie.

Im Mai 1912 stellte sie sich in der Poliklinik vor, zeigte ein völlig geordnetes Benehmen, gab an, keine Stimmen mehr zu hören, konnte aber über ihre Krankheit nur wenig Auskunft geben.

Wenn man über die Familie der Mutter keine genaueren Angaben erhalten, dabei aber doch von Geistesstörungen erfahren hätte, so würde man leicht eine Belastung von mütterlicher Seite her annehmen, so aber wird man den wohl auf Epilepsie beruhenden deliranten Zustand der Tante und das Delirium tremens des Onkels kaum mit der Katatonie der Nichte in Beziehung bringen. Vielleicht ist ja die Gemütskrankheit des anderen Onkels eine leichte Form einer ähnlichen Psychose gewesen, doch ist dies ganz unsicher.

LXXXIV.

Familiengeschichte: Ueber die Eltern des Vaters ist nichts bekannt. Der Vater starb vielleicht durch Selbstmord, er trank versehentlich Karbol. Ein Bruder und eine Schwester des Vaters sind seit langem tot, Näheres unbekannt. Die Mutter der Mutter war ca. 1857—59 tobsüchtig, dann besser. Zwei ihrer Geschwister waren etwas beschränkt. Die Mutter war in der Anstalt N. Von drei Kindern sind die beiden älteren, zwei Söhne, gesund, die Tochter war in der Klinik und der Anstalt N.

1. Dorothea Sch., geb. F., Arbeitersfrau aus N., geb. 25. 10. 33. Seit 1860 verheiratet, vier normale Geburten, zuletzt 1866 im Juli, stillte $^3/_4$ Jahr. Februar 67 erzählte sie Klatschereien von den Nachbarsleuten, im März fiel sie einmal um, hatte Lachkrampf und weinte dann, wurde stiller, es sei nun alles alle, sie habe nichts, sei bestohlen. Jetzt wahrscheinlich im 4. Monat schwanger.

21. 10. 67 bis 14. 6. 68 Anstalt N.: Gibt über ihr Vorleben gut Auskunft. Bei den Geburten habe sie immer viel Blut verloren. Gedrückt, antwortet langsam, keine Sinnestäuschungen, keine Wahnideen. Klagt über Angstgefühle, Herzklopfen und aufsteigende Hitze. Arbeitet regelmässig, oft sehr reizbar. Geburt und Wochenbett verliefen normal. Seitdem wurde Patientin noch schweigsamer. Wenn sie sprach, beschwerte sie sich, dass man das Kind ansehe, sie besuche, sie brauche keinen Arzt. Wurde auch tätlich, weinte öfter. Vom Mann abgeholt. Inzwischen ernährte sie das Kind falsch, gab ihm schwarzen Kaffee und Brotrinde, liess es hinfallen, schlug ihre Mutter.

19. 8. 68 bis 17. 10. 71 Anstalt N.: Freut sich wieder in die Anstalt zu kommen, bescheiden und höflich. Lässt sich von einer Kranken zu allerhand kuriosen Manieren gebrauchen. Arbeitet fleissig. Einmal hält sie den Arzt für einen Jugendfreund und sagt: „Mit dir hätte ich doch glücklich gelebt". Darauf sagt sie: „Wir haben fünf Sonnen voraus" und schwätzt dann von allerlei Beziehungen zu dem Muster ihres Kleides. Exitus an Miliartuberkulose.

Diagnose der Anstalt N.: Laktationsmelancholie. Später: Blödsinn.

2. Marie B., geb. Sch., Arbeiterswitwe aus N., geb. 18. 4. 64. Tochter der Vorigen. Schulbesuch mit mässigem Erfolg. 6 Geburten. davon 2 schwer, und 1 Totgeburt. In der letzten Schwangerschaft Ohnmachtsanfälle. Da der Mann krank war, musste Patientin für die Familie arbeiten als Handschuhmacherin. Ernährung ungenügend. Am 26. 4. 03 suchte sie sich und ihre zwei Töchter mit Kohlendunst zu töten, eine Tochter starb. Patientin lag lange schwer krank im Krankenhaus, nachher im Gefängnis tief stuporös, erklärte, nichts von der Tat zu wissen. Sie kam dann in eine Anstalt, schliesslich in polizeiliche Schutzhaft. Sie war gehemmt, teilnahmslos, antwortete nur zögernd, gab an, nachts von einer weiblichen Stimme ihren Namen rufen zu hören. Auf Fragen wiederholte sie eine schon im Januar 03 von ihr gemachte Anschuldigung, dass ihr Flurnachbar W. sie gewaltsam gebraucht habe. Erst sei sie ihrer Sache nicht ganz sicher gewesen, eine Wahrsagerin habe sie aber darin bestärkt.

21. 12. 03 bis 25. 1. 04 Klinik: Oertlich und zeitlich orientiert. Seit Januar 03 höre sie Stimmen, die ihren Namen rufen, hört ihre Mitbewohner im Hause sprechen, dass sie von W. nicht vergewaltigt worden sei. Nachts sieht sie mit offenen Augen ihre Kinder, ihren Mann und Polizisten, unterhält sich mit ihnen. An der Vergewaltigung hält sie fest, von dem Selbstmordversuch wlil sie nichts mehr wissen. Sie bleibt beschäftigungslos zu Bett, lächelt vor sich hin, gibt willig über die Stimmen Auskunft, die ihr gleichgültige Dinge sagen.

25. 1. 04 bis 23. 9. 05 Anstalt N.: Die Erscheinungen seien vor einem Jahre aufgetreten, gibt noch an, dass sie oft die Empfindung habe, als wenn alles schwanke, beim Gehen sei es ihr, als wenn sie dicke Gummiplatten unter den Füssen habe. Später gibt sie an, sie werde elektrisiert. Arbeitet fleissig, hört angeblich weniger Stimmen. Schliesslich gebessert entlassen.

Diagnose der Klinik: Subakute halluzinatorische Paranoia.

Diagnose der Anstalt N.: Paranoia.

Nach Auskunft des Magistrats hat sich Patientin wieder verheiratet, sie soll bis auf häufiges Kopfweh gesund sein. Von ihren Kindern hat sich ihr 89 geborener Sohn 09 aus unbekanntem Grund erschossen. Ihre 93 geborene Tochter wurde 05 wegen wiederholter Diebstähle in Fürsorgeerziehung genommen. Ihr Mann war 01 an Schwindsucht gestorben.

Hier war in 3 Generationen die Mutter geisteskrank. Die Psychose von Frau D. Sch. ist wohl als mit 34 Jahren zuerst bemerkte Erkrankung der Katatoniegruppe aufzufassen, die Tobsucht ihrer Mutter trat anscheinend erst in höherem Alter auf; ob die Erkrankung ihrer Tochter auch der

Katatoniegruppe zugerechnet werden kann, liesse sich nur durch persönliche Nachuntersuchung entscheiden. Vielleicht könnte es sich auch um
eine auf dem Boden der Erschöpfung entstandene paranoische Erkrankung
handeln, deren Grundlage angeborener Schwachsinn bildet; letzterer kann
auch die Basis für das Suizid ihres Sohnes und die Notwendigkeit der
Fürsorgeerziehung ihrer Tochter abgegeben haben. Ferner sollen ja auch
beide Geschwister von ihrer Mutter beschränkt gewesen sein; freilich ist
unter letzterem Ausdruck nicht unbedingt Imbezillität zu verstehen.
Leider ist über die männlichen Linien nur wenig bekannt, so dass man
keine bindenden Schlüsse aus den vorliegenden Fällen ziehen kann.

Uebersicht über die Familien mit Psychosen dieser Gruppe und mit sonstigen Psychosen.

Auf Tabelle VI sind diejenigen Familien kurz dargestellt, in denen neben
einer Psychose der Katatoniegruppe (Dementia praecox, Schizophrenie)
andere Psychosen — mit Ausnahme der schon besprochenen Gruppen [1]) —
vorkamen.

In den ersten vier Familien handelte es sich hierbei um Erkrankung
an Amentia. In Familie LXVI erkrankte die ältere Schwester im Anschluss
an Pfändung im Alter von 47 J. mit einem akuten halluzinatorischen
Verwirrtheitszustand; auch nachdem sie sich orientiert hatte blieb noch
ein sonderbares Benehmen mit Wahnideen bestehen, der weitere Verlauf
ist unbekannt. Ob es sich nur um das eine chronische Psychose einleitende
Zustandsbild oder um eine wirkliche Krankheit Amentia gehandelt hat, ist
nicht zu entscheiden. Auch bei ihrer 17 jährigen Schwester war der Beginn
ähnlich, es trat aber bald katatoner Stupor auf, nach einer fünf Jahre
dauernden Remission erkrankte sie wieder mit deutlichen katatonen
Symptomen und erwies sich dement. In der nächsten Familie (LXVII)
lag bei der älteren Schwester eine im 36sten Lebensjahr offenbar gewordene, in Schüben verlaufene Katatonie vor, bei der jüngeren eine im
Anschluss an fieberhaftes Wochenbett mit 34 J. aufgetretene Amentia.
In LXVIII hatte die Mutter mit 33 J. eine amentiaartige symptomatische Psychose bei schwerer Lungenphthise, während bei der infantilen
Tochter mit 18 J. eine hebephrene Psychose mit depressivem Beginn
auftrat. In LXIX machte die Mutter mit 35 J. und ihre Schwester mit
37 J., beide im Anschluss an eine fieberhafte Erkrankung eine Amentia
durch, während der imbezille Sohn mit 17 J. kataton erkrankte.

---

1) In Familie XXII—XXXI (Tabelle II, Seite 60—85 bezw. S. 97) waren
es affektive Psychosen, in Familie LV—LXV (Tabelle V, Seite 142—171) paranoische Psychosen des höheren Lebensalters.

In den nächsten vier Familien kam neben Psychosen der vorliegenden Gruppe Paralyse vor. In LXX trat bei einer Tochter mit 24 J. eine in Schüben verlaufende paranoide Katatonie, bei einer anderen mit 30 J. eine Paralyse auf, die Mutter war sonderbar, der Vater ein Trinker. In LXXI erkrankte die Mutter, deren Vater geisteskrank durch Suizid geendet hatte, mit 36 J. an Paralyse, eine Tochter mit 22 J. an Katatonie; in LXXII der Vater, der Trinker war, mit 50 J. an Paralyse, eine vielleicht imbezille Tochter mit 22 J. an Katatonie; in LXXIII der Vater, der ebenfalls Trinker gewesen war, auch mit 50 J. an Paralyse, ein Sohn mit 18 J. an einer depressiv-paranoischen Pubertätspsychose.

Charakteristische familiäre Züge der Erkrankungen an Paralyse und der anderen Psychosen konnten nicht konstatiert werden.

Die Väter dieser letzten Familien waren wie schon bemerkt Trinker, die paralytisch wurden; in den folgenden fünf Familien finden wir Trunksucht ohne derartige Komplikationen, In LXXIV war der Vater Trinker, bekam halluzinoseartige psychotische Zustände und wurde anscheinend dement, während eine Tochter mit 31 J. an Katatonie erkrankte. In LXXV war der Vater des Vaters Trinker gewesen, der Vater war auch Trinker, erkrankte mit 30 J. unter dem Bild einer Halluzinose; eine von Geburt an schwachsinnige Tochter bekam im Alter von 20 J. eine in Schüben verlaufende paranoische Pubertätspsychose. Der Bruder der Mutter in LXVI war ein dem chronischen Alkoholmissbrach ergebener Imbeziller, der wegen eines hysterischen Dämmerzustands in die Klinik kam; seine Schwester war neurasthenisch, seine Nichte, die immer ein verschlossenes Wesen gezeigt hatte, erkrankte mit 20 J. an einer paranoiden Pubertätspsychose. Der Vater in LXXVII war Trinker und wurde dement. Näheres über ihn, d. h. ob etwa sonst eine Psychose zu Grund lag ist nicht bekannt; eine Tochter bekam mit 27 J. eine depressiv-paranoide Psychose mit schizophrenem Charakter, während eine Kusine derselben mit 38 J. ein Alkoholdelirium durchmachte. Auch in LXXVIII war der Vater Trinker, die Psychose des Sohnes, die ebenfalls auf Alkoholismus zurückgeführt wurde, ist schwer zu deuten die ersten Erkrankungen erinnerten an Alkoholhalluzinose, während die letzte mit Eifersuchts- und Verfolgungsideen begann und bald zu abstrusen Grössenideen führte; vielleicht steckte eine Paralyse dahinter. Die andere Tochter, von Geburt an schwachsinnig, erkrankte mit 43 J. unter dem Bild einer Spätkatatonie.

Auch bei den eben besprochenen Familien fanden sich bei den Alkoholpsychosen und den andern Geistesstörungen keine gemeinsamen Züge.

Es folgen zwei Familien, in denen angeborener Schwachsinn vorlag, und zwar war in LXXIX von den Kindern eines aufgeregten Vaters

Nr.	Eltern des Vaters	Geschw. des Vat. u. Kinder	Vater	Eltern der Mutter
LXVI	—	—	—	—
LXVII	—	—	38 J. †.	—
LXVIII	Gesund.	Gesund.	Gesund.	Vater Potator. Mutter Tuberkul. †.
LXIX	—	Ohne Besond.	Ohne Besond.	Vater ohne Besond. Mutter geisteskrank.
LXX	—	Ohne Besond.	Trinker.	—
LXXI	Ohne Besond.	Ohne Besond.	Gesund.	Vater geisteskr., Suiz. Mutter ohne Bes.
LXXII	—	—	Trinker, 50 J. Paralyse.	—
LXXIII	Ohne Besond.	Ohne Besond.	Trinker, 50 J. Paralyse.	—
LXXIV	—	—	Trinker, Alkoholpsychose, Demenz.	—
LXXV	Vater Trinker. Mutter ohne Besonderh.	Ohne Besond.	Trinker.	Ohne Besonderheiten.
LXXVI	Alt †.	Ohne Besond.	Gesund.	—
LXXVII	—	—	Trinker, Demenz.	—
LXXVIII	—	Ohne Besond.	Trinker.	—
LXXIX	Ohne Besond.	—	Leicht aufgeregt.	Ohne Besonderheiten.
LXXX	Vater ohne Besonderheiten. Mutter Suizid.	3 ohne Bes. Br. Selbstmordgedank.	Gesund.	Mutter vor der Tod geisteskrank.
LXXXI	Ohne Besond.	Ohne Besond.	Trinker.	Ohne Besonderheiten.

belle VI.

Geschwister der Mutter und Kinder	Mutter	Kinder
—	—	S. 21 J. Kopfkolik †.
		T. 47 J. nach Pfändung Amentia (?).
		T. 17 J. Katatonie in Schüben.
—	Alt †.	S. 36 J. Katatonie in Schüben.
		T. 34 J. fieberh. Wochenbett, Amentia.
		S. Epilepsie, 2 klein †.
4 Schw. Tuberkulose †. 5. Schw. geisteskrank.	Phthise, 36 J. symptomatische Psychose.	T. infantil, 18 J. hebephrene Psychose mit depressivem Beginn.
		T. ohne Besonderheiten.
3 ?, Schw. 37 J. Pneumonie, Amentia.	35 J. fieberh. Erkrank., Amentia.	S. imbezill, 17 J. Katatonie, die übrigen ohne Besonderheiten.
Br. Hirnschlag †.	Oft sonderbar.	T. 24 J. paranoide Katat. in Schüben.
		T. 30 J. Paralyse.
		3 klein †, 1 gesund.
—	36 J. Paralyse.	T. 22 J. Katatonie.
		2 imbezill(?), 2 klein †.
—	Suizid nach pekuniärem Verlust.	T. imbezill, 22 J. Katatonie.
		12 gesund.
—	Etwas nervös.	S. imbezill, 18 J. schizophrene Psychose mit depressiv-hypochondr. Beginn.
		2 gesund.
—	Gesund.	10 klein †, einige totgeboren.
		4 gesund.
		T. 31 J. Katatonie.
Ohne Besonderheiten.	Gesund.	T. geisteskrank.
		T. imbezill, 20 J. in Schüben verlaufende paran. schizophr. Psychose.
		4 ohne Besonderheiten.
Schw. Neurasthenie, ihre T. Hyster. Br. imbezill, Potat., Hyst. M. gesund.	Gesund.	5 ohne Besonderheiten.
		T. immer verschlossen, 20 J. paranoide schizophrene Psychose.
T. 38 J. Delir. tremens.	Gesund.	3 ohne Besonderheiten.
		T. schizophrene Psychose mit depressiv-paranoischem Beginn.
—	Gesund.	T. imbezill, 43 J. Katatonie.
		S. mehrfach Alkoholhalluzinose (?), Paralyse?
		S. aufgeregt.
Ohne Besonderheiten.	Hysterie? Epilepsie?	S. normal, 1 Totgeburt.
		T. aufgeregt.
		T. imbezill, 27 J. Katatonie.
		S. imbezill.
—	21 J. Katatonie in Schüben.	T. imbezill.
		S. neigt zur Traurigkeit.
Ohne Besonderheiten.	Ohne Besond.	3 †, 7 gesund.
		T. seit 14. J. Epilepsie.
		T. 15 J. Katatonie.

14*

Nr.	Eltern des Vaters	Geschw. des Vat. u. Kinder	Vater	Eltern der Mutter
LXXXII	Ohne Besond.	—	Epilepsie seit 12. Jahr.	Ohne Besonderheiten.
LXXXIII	Ohne Besond.	Ohne Besond.	Ohne Besond.	Alt †.
LXXXIV	—	—	Suizid?	Mutter geisteskrank.

und einer hysterischen oder epileptischen Mutter eine imbezille Tochter, die späterhin mit 27 J. kataton erkrankt, während ein Sohn von Geburt an schwachsinnig war. In LXXX litt die Mutter an einer zuerst im 21. Lebensjahr aufgetretenen, in Schüben verlaufenen katatonen Psychose, eine Tochter ist angeboren schwachsinnig.

In den letzten drei Familien von Tabelle VI fand sich Epilepsie. In LXXXI war der Vater Trinker, von den Kindern war eine Tochter seit dem 14. Jahr epileptisch, bei einer anderen Tochter zeigten sich mit dem 15. J. die ersten Anfänge einer später deutlichen Katatonie. In LXXXII handelte es sich um einen seit dem 12. Jahr epileptischen Vater und einen seit dem 19. Jahr katatonen Sohn. In LXXXIII hatte eine Tante seit dem 30. Lebensjahr Epilepsie und starb mit 65 J. in der Klinik anscheinend in einem epileptischen Verwirrtheitszustand; die Psychose der wohl immer etwas schwachsinnigen Nichte trat mit 32 J. in der Laktation auf und ist wohl als Katatonie aufzufassen.

Wie hier gleich hervorgehoben sei, spricht dieses Vorkommen von Epilepsie neben einer anderen Geistesstörung deutlich gegen die Spezifität des von Bratz angenommenen epileptischen Vererbungskreises, den er einem manisch-depressiven Vererbungskreis und einem der Dementia praecox, wie oben erwähnt, gegenübergestellt hatte.

Zusammenfassung.

Heredität der Katatoniegruppe (Dementia praecox, Schizophrenie).

Unsere Aufgabe ist es nun, uns einen Ueberblick über die Gesamtheit unserer Fälle, die zur Katatoniegruppe (Dementia praecox, Schizophrenie) zu rechnen sind, zu verschaffen. Es sind dieselben auf den Tabellen II, IV, V und VI bezeichnet, im Ganzen kamen in 52 Familien derartige Psychosen vor und zwar in 24 Familien bei 2 oder mehr Familienmitgliedern.

Die Gesamtzahl dieser Psychosen betrug 84, wovon 44 das männliche und 40 das weibliche Geschlecht betrafen. Im Gegensatz zu den Affektpsychosen überwog hier also das männliche Geschlecht, wenn auch

Geschwister der Mutter und Kinder	Mutter	Kinder
Ohne Besonderheiten.	Gesund.	S. 19 J. Katatonie, amenter Beginn. S. gesund.
Schw. 30 J. Epilepsie. Br. 30 J. lang gemütskr. Br. Delirium.	Gesund.	T. nervös. T. imbezill, 32 J. Laktation, Katatonie. 6 ohne Besonderheiten.
—	34 J. Katatonie.	2 gesund. T. imbezill, 39 J. paranoische Psychose? Katatonie?

ganz unerheblich. Auch sonst wird ja meist eine grössere Zahl männlicher Kranken angegeben, so z. B. in den Jahresberichten der Münchener Klinik, wo die Männer immer in der Ueberzahl waren: nur 1905 waren es dort mehr Frauen gewesen, was sich dadurch erklärt, dass damals eine Reihe später als Affektpsychosen aufgefasster Fälle zur Dementia praecox gerechnet wurden.

Auf die einzelnen Altersstufen verteilten sich unsere Fälle unter Berücksichtigung des Alters beim ersten Ausbruch der Erkrankung, wie folgt: zwischen 15 und 19 J. waren 16 männliche und 6 weibliche, zwischen 20 und 24 J. waren 11 resp. 17, zwischen 25 und 29 J. waren 8 resp. 5, zwischen 30 und 34 J. waren 5 resp. 6, zwischen 35 und 39 J. waren 4 resp. 2 und 40 J. und darüber waren 4 weibliche Kranke. Wie auch sonst fiel also der erste Beginn des Leidens hauptsächlich in die zweite Hälfte des zweiten und in die erste Hälfte des dritten Jahrzehnts; bei den über 40 J. alten Kranken ist es fraglich, ob sie wirklich zu unserer Gruppe gehören. Verwertbare Unterschiede der Geschlechter in Bezug auf das Alter lassen sich aus unserem relativ kleinen Material nicht entnehmen.

Als sonderbar, eigentümlich oder reizbar wurde der Vater in zwei Fällen angegeben, die Mutter in 4 Fällen, Geschwister in 6 Fällen und sonstige Verwandte in 7 Fällen. Zum Vergleich sei angeführt, dass ich bei meiner persönlich erhobenen Statistik unter 75 Kranken unserer Gruppe viermal Charakteranomalien bei den Eltern, achtmal bei Geschwistern und viermal bei sonstigen Verwandten gefunden hatte. Die Gesamtzahl ist also, wenn man so kleine Werte überhaupt vergleichen kann, im Verhältnis um ein geringes höher wie bei meiner Statistik: wären in den vorliegenden Fällen die Anamnesen gleichfalls ganz einheitlich erhoben worden, so würden die Zahlen vielleicht noch etwas höher sein, jedenfalls wird aber nach unserem Material die Häufigkeit der abnormen Charaktere bei den Eltern dieser Kranken von Berze überschätzt, wenn er meint, dass der Fall, dass beide Elternteile eines

Praecoxkranken keinerlei psychische Abnormität aufweisen, entschieden der seltenere sei.

Ueber Trunksucht des Vaters wird in 14 Fällen, von Geschwistern und sonstigen Verwandten in 7 Fällen berichtet. Einige Familien waren aber nur wegen der darin vorgekommenen Alkoholpsychosen und zwar besonders von Seiten des Vaters aufgenommen worden, wodurch sich die auffallend hohe Zahl für Trunksucht des Vaters erklärt. Unter den erwähnten 75 Fällen derselben Gruppe hatte ich fünfmal Trunksucht bei den Eltern und elfmal bei sonstigen Verwandten gefunden. Es wird darauf später noch zurückzukommen sein.

Wenn schon die eben besprochenen belastenden Momente wegen des ausgesuchten Krankenmaterials nur mit Vorsicht zu bewerten waren, so sind die Zahlen über das Vorkommen von Geisteskrankheiten in der Familie unserer Fälle für weitergehende Schlüsse kaum zu verwenden, da ja immer mindestens zwei Geisteskranke in der Familie waren: immerhin möge erwähnt werden, dass in den 52 Familien im Ganzen 133 Fälle von Geisteskrankheit mit Ausnahme von Imbezillität und Idiotie vorkamen, und zwar waren es in den 16 Familien, in denen nur schizophrene Psychosen näher bekannt wurden, im Ganzen 41 Geisteskranke inkl. der Selbstmörder, während es in den 21 rein manisch-melancholischen Familien im Verhältnis etwas mehr, nämlich 66 gewesen waren.

Als imbezill waren 16 Kranken anzusehen, als von jeher sonderbar, eigentümlich wurden nur zwei männliche und drei weibliche Kranke bezeichnet.

Wirkliche in Frage kommende auslösende Ursachen sind nur selten berichtet, und zwar war es einmal Typhus, einmal Wochenbett und einmal Laktation.

Ein grosser Teil der Fälle, fast die Hälfte, konnte nach dem ganzen Verlauf als reine Katatonie aufgefasst werden. Nicht ganz der vierte Teil zeigte einen paranoischen oder depressiv-paranoischen Beginn, etwa der neunte Teil setzte unter dem Zustandsbild einer Amentia ein, ungefähr ebenso viel Fälle entwickelten sich in der Form einer Hebephrenie im engeren Sinn, bei einigen standen zunächst allerhand körperliche Beschwerden im Vordergrund, andere erinnerten anfangs an eine Affektpsychose, einigen ist vor nur ein vorgeschritteneres Stadium näher bekannt. Es ist sehr deutlich, dass eine Einteilung in Untergruppen vielfach sehr willkürlich ist und sich nicht selten nach einem näher bekannten Zustandsbild richtet.

Wenn wir schliesslich noch den Ausgang unserer Fälle betrachten, so wird nur in 8 von den 84 Fällen über Heilung berichtet: die übrigen Fälle sind ungeheilt gestorben, befinden sich noch in Anstalten, oder

sind ungeheilt (verblödet) oder gebessert („zu Aufgeregtheit neigend"
und ähnlich) zu Hause. Was die geheilten Fälle betrifft, so sind 3 davon (in den Familien XLIX, LXI und LXXXIII) erst seit zirka einem
halben Jahr anscheinend geheilt. Der seit 1908 angeblich unauffällige
Sohn in LXIX, bei dem bis jetzt zwei Schübe der Erkrankung aufgetreten sind, hatte zwischen diesen beiden Erkrankungen einen Zwischenraum von zwei Jahren gezeigt; wenn er jetzt auch vier Jahre angeblich
frei geblieben ist, so ist Wiedererkrankung doch wohl wahrscheinlich.
Die eine Tochter in LIX machte 1906 eine puerperale Katatonie durch,
die man aber auch als Amentia deuten könnte, sie soll noch gesund
sein. Ihre ältere Schwester war mit 29 J. ohne Anlass ähnlich erkrankt, seit der Entlassung 1909 soll sie ebenfalls völlig gesund und
normal geblieben sein. Der Sohn in LI, der 1903 aus der Anstalts-
pflege als geheilt entlassen wurde, reist mit seinem Bruder umher,
Näheres ist über ihn nicht bekannt. Es bleibt schliesslich noch der
Sohn in XXV, der sich seit 1903 geheilt zu Hause befinden soll und im
Januar 1902 geheiratet hat. Die Heilungen sind also recht spärlich
und, da persönliche Nachuntersuchungen fehlen, unsicher.

Ausser den eben erörterten Fällen trat in etwa 14 Fällen nach der
ersten Erkrankung eine weitgehende Besserung oder Heilung ein, so
dass die Kranken nach Hause entlassen werden konnten. Die Prognose
ist also, wenigstens in Bezug auf den Ausgang einer erstmaligen Erkrankung, garnicht so schlecht; wenn man die betreffenden Familien
zusammennimmt, so kam es bei 22, d. h. bei zirka ein Viertel der
Gesamtzahl zunächst zu weitgehender Besserung oder Heilung. Noch
etwas günstiger erscheint in praktischer Beziehung die Prognose, wenn
man berücksichtigt, dass nicht selten die Verwandten recht bescheidene
Ansprüche an den Heileffekt stellen, indem sie vielfach zufrieden sind,
wenn die Kranken keine Kosten verursachen und ihre Arbeit verrichten.

Nach dieser kurzen Uebersicht über die Gesamtzahl der einschlägigen
Fälle wird das Verhältnis derselben zu einander und zu den sonstigen
Psychosen unter Berücksichtigung der einschlägigen Literatur zu be-
sprechen sein.

Die Erfahrung Berze's, dass bei Dementia praecox von Geschwistern die verschiedensten Arten des Beginns vorkommen, werden
durch unser Material bestätigt; auch das Alter zur Zeit des Ausbruchs der
Erkrankung zeigt keinerlei Regelmässigkeit, indem, wie schon erwähnt,
die Geschwister teilweise fast in demselben Alter erkrankten, teilweise
aber auch in mehr oder weniger verschiedenem Alter standen; allzu
grosse Verschiedenheiten des Alters sind ja schon deshalb nicht zu
erwarten, da das Haupterkrankungsalter bei diesen Psychosen doch

ziemlich umgrenzt ist. Die speziellere Form der Psychose und besonders die Neigung zu einem Verlauf in einzelnen Schüben war zwar öfter den Geschwistern ebenso wie bei Berze gemeinsam, doch fanden sich auch weitgehende Verschiedenheiten, nicht nur der Symptome und des Verlaufs, sondern auch des schliesslich erreichten Endzustands; in zwei Familien mit je drei kranken Geschwistern (XXXI, XLV) war bei je zwei derselben die Psychose recht ähnlich, während sich bei dem dritten ein anderes Bild bot. Kraepelin hatte auch einmal drei Geschwister erkranken sehen und zwar alle drei an Hebephrenie.

Die Verschiedenheit der Psychosen bei Eltern und Kindern wurden schon von Vorster betont; er fand, dass hebephrene, paranoische, katatone Erscheinungen bald in der Aszendenz, bald in der Deszendenz mehr in den Vordergrund traten, und sich daher nur als Spielarten ein und desselben Krankheitsvorgangs erwiesen. Auch in unseren Fällen war keine Regelmässigkeit zu konstatieren. Ebenso wie bei den Geschwistern war einige Male die Aehnlichkeit der Krankheitsform und des Verlaufs nicht zu verkennen, andererseits kamen auch grosse Verschiedenheiten vor. Auch das Alter zur Zeit des Beginns der Erkrankung war teilweise gleich und teilweise verschieden; im Gegensatz zu den affektiven Psychosen konnte eine durchgehende Neigung der Deszendenten zu früher Erkrankung nicht festgestellt werden. Berze fand, dass die Psychose des Aszendenten weit öfter einen milderen, langhin gedehnten Verlauf, die der Deszendenten dagegen einen rascher zur Verblödung führenden, gleichsam schwereren Verlauf nahm und sah darin eine Bestätigung dafür, dass in Dementia praecox-Familien nicht selten fortschreitende Degeneration erfolge. In unseren Fällen konnte etwas derartiges nicht konstatiert werden, und zwar ist das wohl teilweise darauf zurückzuführen, dass Berze die paranoischen Erkrankungen des höheren Lebensalters mit zur Dementia praecox rechnet, während wir diese Psychosen besonders behandelt haben.

Die übrigen Verwandschaftsverhältnisse — es sind allerdings nur wenige Fälle — geben zu keinen besonderen Bemerkungen Anlass, es ist höchstens die Verschiedenheit des Alters und engeren Krankheitsbilds hervorzuheben.

Im allgemeinen konnten wir zwar eine gewisse Neigung zu Erkrankung an gleichartigen Unterformen, aber andererseits auch häufig eine deutliche Verschiedenheit derselben in den einzelnen Familien beobachten. Kreichgauer hatte in 8 von 12 Familien mit Dementia praecox Gleichartigkeit der Untergruppen gefunden.

Eine gewisse Rolle bei Konstatierung einer Ungleichheit oder Gleichheit der Unterformen in den einzelnen Familien spielt die Frage, ob man die zu Demenz führenden paranoischen Erkrankungen des böheren Lebensalters zu unserer Gruppe rechnet oder nicht. Berze sieht, wie oben schon angedeutet, derartige Psychosen des vorgerückteren und des Rückbildungsalters und sogar des Seniums als dazu gehörig an, auch Urstein äussert ähnliche Ansichten, wenn er eine Tendenz zur Verschlimmerung nach der katatonen Seite hin findet, wo die Geistesstörung mehrere Generationen betraf, und als Typus anführt, dass die Grossmutter nur psychopathisch war oder im späteren Alter an einer chronischen klimakterischen hypochondrischen Geisteskrankheit ohne spezifische katatone Symptome, ihr Kind frühzeitig an einer zirkulären, hebephrenen resp. katatonen Psychose erkrankte und nicht selten verblödete, der Enkel gleich nach dem ersten Anfall einen charakteristischen Defekt oder Endzustand zeigte. Wenn man unter Nichtberücksichtigung der affektiven und der exogen entstandenen Psychosen die seltenen Fälle betrachtet, wo in drei aufeinanderfolgenden Generationen in direkter Linie Psychosen vorkamen oder die häufigeren Fälle, in denen es sich um zwei Generationen handelt, so ist es natürlich, dass man bei den Eltern meist in höherem Alter ausgebrochene Psychosen sieht, weil ja in jungen Jahren Verblödende nur wenig Nachkommenschaft haben und also selten Eltern werden und dass ferner diese Psychosen der Eltern ein paranoisches Bild bieten, weil dies bei den Geisteskrankheiten des vorgerückteren Alters — wenn man von den oben ausgenommenen Psychosen absieht — am häufigsten ist. Ein Blick auf die betreffenden Tabellen und besonders auf Tabelle V bezeugt die Richtigkeit dieser Erklärung. Die Grundlagen der Berze'schen und Ursteinschen Ansicht sind also durch unser Material bestätigt, lassen sich aber, wie wir sehen, anders deuten.

Wie auch unsere Krankengeschichten zeigen, bestehen zwischen den beiden zur Erörterung stehenden Psychosengruppen klinisch doch mehr oder weniger erhebliche Unterschiede, wobei aber betont werden muss, dass die hier zusammengefassten paranoischen Psychosen des höheren Lebensalters keine Einheit bilden. Auch der Grund, dass man wegen des Vorkommens dieser Geistesstörungen bei nahen Verwandten dieselben in eine Gruppe einordnen müsse, ist — auch wenn es sich hierbei um erblich übertragbare Krankheiten handelt — nicht beweisend, da es ja überhaupt, wie wir teilweise schon gesehen haben, und weiterhin noch sehen werden, nicht angängig ist, aus dem Vorkommen mehrerer Psychosen in einer Familie den Schluss auf unbedingte Wesensgleichheit derselben zu ziehen.

Ein Umstand ist hier noch zu erwähnen, dass sich nämlich, trotzdem Psychosen bei Geschwistern viel häufiger bei unserer Krankheitsgruppe sind wie Psychosen bei Aszendenten und Deszendenten, die in Frage kommenden paranoischen Erkrankungen des höheren Lebensalters nach unserem Material bei Geschwistern von jugendlich Verblödeten nicht fanden; auch bei Berze scheint es sich bei den von ihm als tardive Demenzformen bezeichneten Psychosen immer um die Psychosen der Eltern gehandelt zu haben, eine Ausnahme macht nur die von ihm veröffentlichte Familie H. Es spricht der erwähnte Umstand auch dafür, dass diese paranoischen Erkrankungen des vorgerückteren Alters nicht mit Psychosen unserer Gruppe wesensgleich sind.

Die Beziehungen zu den Affektpsychosen sind oben schon besprochen worden. Im Gegensatz zu Vorster, Sioli, Wille, Kreichgauer und Frankhauser konnten wir ein Ausschliessungsverhältnis der beiden Gruppen in Bezug auf das Vorkommen in ein und derselben Familie bei unserem Material nicht bestätigen, es beweisen vielmehr einige unserer Familien einwandsfrei, dass die Ansicht derjenigen Autoren (Aschaffenburg, Ries, Krauss, Geiser, Schlub, Damköhler, Berze, Sandy, Schuppius etc.), die ein Nebeneinandervorkommen dieser Psychosen bei Geschwistern oder Eltern und Kindern fanden, richtig ist; übrigens hatte Kreichgauer, einer von den erstgenannten Autoren, bei entfernteren Verwandten auch einige derartig verschiedene Psychosen mitgeteilt. Sieht man unsere in Betracht kommenden Familien noch einmal genauer an (Tabelle II), so ist auffällig, dass es sich fast durchweg um die Mutter und eines oder mehrerer der Kinder gehandelt hat, und zwar war erstere an einer affektiven Psychose — nicht etwa nur an klimakterischer Melancholie — erkrankt, letztere an einer katatonen Geistesstörung. Geschwister mit verschiedener Erkrankung waren es nur in einer Familie (XXII), in der ein Bruder sonderbar war, ein anderer von Geburt an schwachsinniger später kataton verblödete während die von jeher depressiv angelegte Schwester mit 41 J. an Melancholie erkrankte. In der Literatur sind aber von den oben genannten Autoren mehrere Fälle mitgeteilt, in denen bei verschiedenen Geschwistern die Diagnose Dementia praecox bezw. maisch-depressives Irresein gestellt wurde; leider sind die meisten Fälle entweder garnicht näher oder nur kurz mitgeteilt.

Eine Kombination der beiden Erkrankungen oder, wie meist gesagt wird, der beiden Dispositionen konnte bei unseren Fällen nicht gefunden werden. Pilcz, Stransky und Berze hatten, wie schon erwähnt, bebesonders auf diese Möglichkeit hingewiesen. Es kommt zwar ein Wechsel von heiteren und depressiven Phasen besonders in den Anfangsstadien vor, ferner beobachtet man nach Ablauf des akuten Stadiums einen Wechsel von Erregung und stumpfem Verhalten, letzteres ist aber nach unseren

Krankengeschichten ein so häufiges Vorkommnis, dass man dasselbe nicht als ein manisch-depressives bezw. zirkuläres Symptom auffassen kann.

In wenigen Familien handelt es sich bei der andersartigen Psychose um eine Amentia (Tabelle VI). Mit Ausnahme von dem unsicheren Fall in Familie LXVI trat die Amentia in drei Familien im Anschluss an eine fieberhafte Erkrankung bezw. im Wochenbett auf. Die Differentialdiagnose zwischen Katatonie und Amentia ist ja oft sehr schwierig oder im Beginn überhaupt unmöglich, die Verfolgung des weiteren Verlaufs wird aber wie in unseren Fällen meist eine Klärung bringen. Neben dem Beginn im Anschluss an eine Infektion oder eine autotoxische Schädigung (Generationsgeschäft, Erschöpfung) spricht besonders die traumhafte Verwirrtheit mit massenhaften oft gegensätzlichen Halluzinationen und der Ausgang in restlose Dauerheilung für Amentia, während die motorischen katatonen Symptome bei beiden Erkrankungen vorkommen.

Pilcz, der die direkte Heredität von 2000 Geisteskranken nach den Krankenjournalen studierte, hat besonders darauf aufmerksam gemacht, dass in der Aszendenz der Dementia praecox und zwar der nicht katatonen Form Syphilis sowie progressive Paralyse und Tabes häufig zu finden waren. Nach Kraepelin's Auffassung handelt es sich hierbei nicht um eine Erblichkeitsbeziehung, sondern höchstens um eine Keimschädigung durch die Lues der Vorfahren. Nach dem Material unserer Klinik in Halle lässt sich eine wesentliche Bedeutung der metasyphilitischen Erkrankung für die Aszendenz dieser Kranken nicht aussagen. Neben dem schon von Berze hervorgehobenem Moment der früher zu häufig gestellten Diagnose Paralyse, das wir an alten Krankengeschichten unserer Klinik bestätigen konnten, indem manchmal vor langen Jahren als Paralyse diagnostizierte Fälle bei der Wiederaufnahme jetzt sich als ganz etwas anderes entpuppen, ist wohl auch die anscheinend grössere Häufigkeit der Lues in Wien Veranlassung zu den Pilcz'schen Resultaten gewesen. Unter unseren Familien war, verglichen mit der Gesamtzahl der Fälle, nur selten Paralyse in der Aszendenz und zwar waren die betreffenden Kranken zweimal zugleich Trinker: in einer Familie lag bei einer Schwester eine paranoide Katatonie, bei der andern eine Paralyse vor. Eine Beziehung zwischen Paralyse und den Pubertätspsychosen besteht also nicht. Mollweide hatte übrigens bei 71 Fällen von Dementia praecox mit persönlich genau erhobener Anamnese nur 1 mal Syphilis und 1 mal Tabes, keine Paralyse in der Aszendenz gefunden.

Belastung durch Alkoholismus der Eltern konstatierte derselbe Autor an seinem Material in 28,2 pCt. der Fälle, in weiteren 10 pCt. durch Alkoholismus eines der Grosseltern, bei 74 Fällen von manisch-depressivem Irresein hatte er nur in 12 pCt. Alkoholbelastung ermittelt.

R. Wolfsohn hatte in 140 von 550 Fällen von Dementia praecox Belastung durch Alkoholismus festgestellt, darunter war in 100 Fällen der Alkoholismus mit anderen Hereditätsfaktoren kombiniert. Sichel hatte in Frankfurt eine alkoholische Belastung in 14,3 pCt. berechnet, bei manisch-depressivem Irresein dagegen die im Vergleich dazu auffallend niedrige Zahl von 3,6 pCt. ermittelt. Nach den Jahresberichten der Münchener Klinik war der Vater in 8,7 pCt. der Dementia praecoxkranken Trinker gewesen, während 1906/07 in 13 pCt. der Aufnahmen von manisch-depressivem Irresein Verwandte (nicht nur der Vater) als Trinker bezeichnet wurden. Unter 75 Fällen der vorliegenden Krankheitsgruppe hatte ich bei der erwähnten Zusammenstellung der belastenden Momente 5 mal Alkoholismus eines der Eltern konstatieren können und 11 mal bei sonstigen nahen Verwandten, dagegen bei 200 nach denselben Grundsätzen verwerteten Gesunden 11 mal Alkoholismus eines der Eltern und 18 mal eines sonstigen nahen Verwandten, so dass also bei den Kranken die Belastung etwas höher war wie bei den Gesunden; bei der Manie-Melancholiegruppe waren die Zahlen mit 7 derartigen belastenden Momenten unter 36 Fällen ähnlich.

Unter der Gesamtzahl unserer hier mitgeteilten Fälle von katatonen bzw. hebephrenen (schizophrenen) Psychosen hatten wir, wie vorhin erwähnt, Trunksucht des Vaters in 14 Fällen und von sonstigen Verwandten in 7 Fällen gefunden, wobei aber die Einschränkung gemacht werden muss, dass fünf Familien nur wegen der Alkoholpsychosen aufgeführt worden sind. Auch wenn man diese Familien abzieht, bleiben noch 14 Trinker in der Verwandtschaft unserer Kranken, gegenüber 2 Potatoren unter den 38 Familien der Manie-Melancholiegruppe. Da es sich um eine Zusammenstellung nach Krankenjournalen und schriftlich eingezogenen Erkundigungen handelt, ist es erklärlich, dass die Zahlen hinter den bei persönlicher Exploration erhobenen etwas zurückstehen.

Aus den an verschiedenen Orten und auf verschiedene Art gemachten Feststellungen scheint hervorzugehen, dass Alkoholismus des Vaters und sonstiger Verwandter eine gewisse Rolle bei den schizophrenen Psychosen spielt; wenn man aber die ganzen Zahlen und besonders auch den Vergleich mit den Normalen objektiv betrachtet, so muss man zugestehen, dass sie doch eigentlich recht gering sind, und daher zu weitergehenden Schlüssen nicht berechtigen. Es ist ja auch sehr die Frage, welches die Rolle des Alkoholismus des Vaters, um uns auf diesen Verwandtschaftsgrad zu beschränken, in solchen Fällen ist. Mit Recht haben Gräter, Stöcker, Berze u. A. von neuem darauf hingewiesen, dass mit der blossen Konstatierung eines trunksüchtigen Vaters wenig gewonnen ist. Wenn auch sicher nicht alle Trinker „larvierte Schizophrene" sind, so sind doch unter ihnen viele auch abgesehen von dem Potus psychisch abnorme Persönlichkeiten, so dass es nicht zu entscheiden ist, wieviel von den bei den Deszendenten vorhandenen Anomalien — natürlich abgesehen von Epilepsie, Imbezillität und dergleichen — auf Keimschädigung durch den Alkohol und wieviel auf Vererbung zu beziehen ist.

Zwischen dem angeborenen Schwachsinn und den schizophrenen Psychosen lassen sich wohl schwer Beziehungen feststellen, zumal da es ja oft nicht bekannt ist, ob nicht der angeborene Schwachsinn auf einem Geburtstrauma, einer Enzephalitis und anderen exogenen Momenten beruht. Auffallend ist jedenfalls, dass bei unseren Fällen der Manie-Melancholiegruppe nur zweimal Imbezillität angegeben wird, während unter den 84 Fällen der vorliegenden Gruppe 16 Imbezille waren. Eine gewisse Erklärung liegt wohl darin, dass bei ersteren eine leichtere Schwäche der Intelligenz weniger beachtet wird, während bei letzteren wegen der Wichtigkeit der Frage, ob eine etwa konstatierte geistige Schwäche angeboren oder erst durch die Krankheit erworben ist, mehr darauf gesehen wird. Ob damit der Unterschied ganz erklärt wird, erscheint aber fraglich; vielleicht ist für einen Teil der Fälle die bekannte Kraepelin'sche Erklärung heranzuziehen, dass derartige Kranke schon einen ganz milde verlaufenen Schub der Leidens durchgemacht haben werden.

Nach unserem Material konnte die Erfahrung Berze's bestätigt werden, der, wie er sagt, obwohl er seit nahezu zwei Dezennien ein sehr grosses Krankenmaterial zu überblicken in der Lage ist, noch keinen einzigen Fall gesehen hat, der erweisen würde, dass Dementia praecox und echte Hysterie in einer Familie neben einander vorkommen. Vielleicht liegt das aber, wenigstens bei unserem Material, daran, dass wir in Halle auffallend wenig klassische Hysterien zu sehen bekommen.

Epilepsie hatten wir in drei Familien neben einer schizophrenen Psychose gefunden, und zwar war dieselbe einmal im 14., das andere Mal im 12. und in dem dritten etwas unsicheren Fall im 30. Lebensjahr aufgetreten; in der ersten und dritten Familie spielt auch Alkohol eine Rolle. Berze berichtet auch über mehrere Fälle mit Epilepsie in Familien mit Dementia praecox, ebenso hat Mollweide dreimal bei Geschwistern diese beiden Krankheiten vorkommen sehen, so dass ein Nebeneinandervorkommen derselben sichergestellt ist.

Uebersieht man noch einmal die für die Beurteilung der hereditären Verhältnisse bei der vorliegenden Psychosengruppe in Betracht kommenden Punkte im Zusammenhang, so ist einleuchtend, dass zunächst die Umgrenzung des Krankheitsbildes dabei eine grosse Rolle spielt. Die meisten Psychiater würden wohl, auch wenn die Bezeichnungen teilweise anders lauten mögen, dem bei Besprechung der mitgeteilten Krankengeschichten eingenommenen Standpunkt in bezug auf die Umgrenzung dieser Krankheitsgruppen im Grossen und Ganzen zustimmen, die Bleuler'sche Ausdehnung des Begriffs ist allgemein als zu weit gehend bezeichnet worden. Auch die hier als nicht dazugehörig angesehenen paranoischen Erkrankungen des höheren Lebensalters dürfen jetzt meist als im Wesen davon verschieden anerkannt werden. Am strittigsten ist wohl die Stellung der als Amentia bezeichneten Geistesstörungen abgesehen von einigen eklatant als symptomatische Psychosen sich darstellenden Fällen. Wenn man — was wir ablehnen — alle Amentiafälle zur Katatonie resp. Dementia praecox (Schizophrenie) rechnet, so steigen dadurch deren Heilungsprozente, schlägt man sie aber zu den affektiven Psychosen, wie dies Schmidt und sowohl vor als nach ihm andere getan haben, so gewinnt man für diese eine Reihe von Fällen, bei denen die ausgesprochen katatonen Symptome und die traumhafte Verwirrtheit doch wenig zu den gewöhnlichen Symptomenbildern dieser Krankheitsgruppe passen, und zwar besonders weil sie bei diesen Fällen nicht eine vorübergehende Episode bilden, sondern das ganze Krankheitsbild beherrschen; man hilft sich dann allerdings über diese Schwierigkeit, indem man sagt, diese Symptome könnten bei allen Psychosen vorkommen, was unbestreitbar ist. Erkennt man aber eine eigene Krankheitsgruppe der Amentia an, so ist man dieser Schwierigkeit überhoben; auch der Umstand, dass unsere meisten Amentiafälle weder mit affektiven noch mit schizophrenen Psychosen zusammentrafen, spricht für ihre nosologische Selbständigkeit. Allerdings ist besonders der Katatonie gegenüber die Differentialdiagnose manchmal sehr schwer oder unmöglich, da dieselben exogenen oder autotoxischen Schädlichkeiten, die sonst die Krankheit Amentia im Gehirn hervorrufen, auch einmal als auslösendes Moment für eine schizophrene Psychose wirksam sein und zugleich ein amentes Zustandsbild schaffen können; die richtige Diagnose wird dann nicht selten erst später zu stellen sein. Der Ausgang einer Amentia ist, soweit nicht durch Unterernährung usw. im akuten Stadium der Exitus erfolgt, meist Heilung; manchmal aber wird die Schädigung des Gehirns eine derartige sein, dass ein dauernder Schwächezustand resultiert. Bei einer Pubertätspsychose dagegen wird eine angebliche dauernde Heilung die berechtigte Frage hervorrufen, ob es sich wirklich um eine katatone oder hebephrene Psychose oder wirklich um Heilung gehandelt hat.

Wenn man auch über den Krankheitsprozess bis jetzt nur Vermutungen äussern kann, so hat doch diejenige Theorie am meisten Wahr-

scheinlichkeit für sich, welche einen der progressiven Paralyse vergleich-
baren destruktiven Gehirnprozess annimmt, der vielleicht, und zwar besonders wegen des Hauptauftretens zur Zeit der Ausbildung der Geschlechts-
funktionen, mit Störungen der inneren Sekretion zusammenhängt; ob die
Erkrankung des Gehirns oder die noch ganz hypothetische der Drüsen das
Primäre ist, oder ob beide auf einer gemeinschaftlichen Ursache beruhen,
ist noch völlig ungewiss. Die erkennbaren Symptome der Krankheit werden
wohl je nach der Lokalisation im Gehirn verschieden sein und wechseln,
auch die Besserungsfähigkeit kann von der Lokalisation abhängen,
indem unter Umständen vielleicht andere Hirnteile für die am meisten
ergriffenen Hirnteile eintreten (Anton); ferner kann auch die Intensität
des Prozesses Einfluss haben.

Es sprechen derartige Ansichten durchaus nicht gegen die Annahme
einer Vererbbarkeit des Leidens; es besteht ja gerade der progressiven
Paralyse gegenüber ein wesentlicher Unterschied darin, dass bei dieser eine
exogene Ursache, die Lues, genau bekannt ist, während bei unserer Psychose
keine immer vorhandene äussere Ursache angegeben werden kann und sich
auch in der früheren Vorgeschichte der Kranken keine irgendwie geartete
Krankheit mit einiger Häufigkeit findet. Ausser diesem Fehlen einer bekannten äusseren Ursache sprechen auch noch mehrere andere Gründe gegen
eine exogene Entstehung des Leidens. Ein endemisches oder epidemisches
Auftreten des Leidens ist nie beobachtet worden; auch in unseren Fällen
erfolgte die Erkrankung der zusammenwohnenden Verwandten nur sehr
selten einmal ungefähr zur gleichen Zeit, es ist vielmehr im Gegenteil auffallend, dass die Geschwister fast regelmässig zu verschiedenen Zeiten
krank wurden, was bei Infektionskrankheiten nicht der Fall zu sein
pflegt. Auch ein Auftreten des Leidens in bestimmten Jahreszeiten
oder an bestimmten Oertlichkeiten ist nicht beobachtet worden; Fieber
wird nur in seltensten Fällen beobachtet und zwar durch interkurrente
Krankheiten oder sehr heftige Erregungszustände hervorgerufen.

Für eine endogene Entstehung des Leidens wird häufig angeführt,
dass die Kranken nicht selten schon von Kind auf sonderbar, verschlossen, schwer erziehbar gewesen seien; es ist aber dieser Punkt natürlich noch nicht beweisend, da überhaupt bei allen Geisteskrankheiten
etwas derartiges häufig berichtet wird, da ferner ein Teil der Kranken
nach zuverlässigen Angaben vorher völlig normal war und da die in
der Vorgeschichte der Schizophrenen angegebenen Charakteristiken nach
den Untersuchungen von Rittershaus den überhaupt bei psychopathischen Kindern berichteten entsprechen; diesen Einwendungen
gegenüber ist jedoch hervorzuheben, dass auch unter den später
affektiv Erkrankten — die endogene Entstehung der affektiven Psychose

steht wohl fest — ein Teil völlig unauffällig war und dass die vorher schon eigenartigen unter diesen sich doch deutlich von denen unterscheiden, die später schizophren erkrankten, wie neuerdings Bond und Abbott statistisch festgestellt haben.

Ein weiterer Grund ist das doch nicht allzu seltene Auftreten des Leidens bei Verwandten und besonders bei Geschwistern. Hierbei ist wesentlich, dass dieselben nicht zu gleicher Zeit oder im Anschluss aneinander erkranken, so dass also keine gemeinsame äussere Ursache anzunehmen ist. Die auffällige Erscheinung, dass es sich meist um Geschwister, selten um Eltern und Kinder handelt, erklärt sich ungezwungen aus dem frühzeitigen Auftreten des Leidens und dem häufigen Ausgang des Leidens in hochgradige Verblödung mit Notwendigkeit der Internierung in eine Anstalt, wodurch weitere Fortpflanzung verhindert wird. Unter unseren Familien mit mehreren schizophrenen Psychosen waren es 7 mal Aszendenten und Deszendenten, 16 mal Geschwister; unter den Familien mit mehreren affektiven Erkrankungen dagegen 11 mal Eltern und Kinder und 7 mal Geschwister. Unter den 61 Kranken der Manie-Melancholie-Gruppe waren, soweit bekannt, · 42 verheiratet, also ca. $^2/_3$, unter den 84 der Schizophrenie-Gruppe dagegen nur 23, also weniger wie $^1/_3$; diejenigen, die zur Ehe kamen, hatten wegen der frühzeitigen Erkrankung auch nur wenig Nachkommen. Dazu kommt noch, dass unter den letzteren Kranken die Männer überwiegen, wodurch, da Männer meist später zur Heirat kommen, die Nachkommenschaft noch weiter verringert wird; leider konnte die Anzahl der Kinder nicht zum Vergleich herangezogen werden, weil bei den Männern die Zahl derselben meist nicht angegeben ist. Nach den angeführten Daten ist erklärlich, dass so wenig Eltern unter diesen Kranken sind; sehr bemerkenswert ist noch, dass trotz dieser geringen Fortpflanzung derselben doch mehr Leute schizophren wie affektiv erkranken. Sowohl unter den vorliegenden Fällen als unter den Fällen meiner erwähnten Statistik waren die ersteren in der Ueberzahl und zwar bei letzterer im Verhältnis von 75 zu 36.

Das familiäre Auftreten des Leidens, das noch weit auffallender wäre, wenn nicht ein beträchtlicher Teil der Kranken von der Fortpflanzung ausgeschlossen oder darin beschränkt wäre, ist wohl einer der Hauptgründe zur Annahme einer hereditären Uebertragung desselben. Berechnungen der Hereditätsprozente nach den üblichen Gesichtspunkten ergaben uns für Geisteskrankheit, Neurosen, Trunksucht und Charakteranomalien etwas höhere Werte wie bei dem Durchschnitt der Normalen; dass man damit nicht viel anfangen kann, ist bei einigermassen kritischer Betrachtung der Verhältnisse klar. Wahrscheinlich ist der erwähnte Umstand, dass Eltern weniger daran erkranken, mit ein Grund dafür, dass sich in der Aszendenz der Kranken nicht so auffallend viele Psychosen finden wie bei den Affektpsychosen; auch bei der mehrerwähnten Statistik schien es, dass gerade die entfernteren Verwandtschaftsgrade im Vergleich mit den Eltern in mehr oder weniger höherem Grade durch Geisteskrankheit belastend wirkten.

Das als Zeichen der Degeneration und deshalb für die endogene Entstehung des Leidens herangezogene Moment, dass angeblich die jüngeren Geschwister früher und schwerer erkranken, konnte bei unserem Material nicht bestätigt werden, indem hierin gar keine Regel festzustellen war. Aber auch wenn diese Behauptung eine Tatsache wäre, so wäre mir der daraus gezogene Schluss nicht einleuchtend.

Inwieweit ausser einer ererbten Anlage auslösende Momente eine Rolle spielen, ist natürlich schwer zu entscheiden. Nach unseren Krankengeschichten war dies, wie oben angegeben, nur selten der Fall, jedenfalls viel weniger wie bei den Affektpsychosen, eine Beobachtung, die auch Kreichgauer gemacht hatte. Gerade das Fehlen auslösender Momente stützt aber ebenfalls die Anschauung von einer ererbten Entstehung der Krankheit.

Dass affektive Psychosen neben schizophrenen Geistesstörungen in derselben Familie vorkommen können, wie wohl sicher erwiesen ist, kann nicht gegen eine hereditäre Entstehung der letzteren angeführt werden, da es unzweifelhaft ist, dass zwei verschiedene Erbanlagen, auch wenn sie dasselbe Organ affizieren, in einer und derselben Familie nebeneinander vorkommen können.

Fasst man alles zusammen, so ist für die Katatoniegruppe (Dementia praecox, Schizophrenie) eine Entstehung auf Grund einer spezifischen erblichen Anlage wahrscheinlich, und zwar handelt es sich wohl um einen entfernteren Vererbungsmodus, d. h. es bleiben meist mehrere Zwischenglieder frei.

Familien weder mit affektiver noch mit katatoner (schizophrener) Psychose (Dementia praecox).

LXXXV.

Familiengeschichte unbekannt. Angeblich keine Heredität.

1. Auguste N., Näherin aus T., geb. 9. 2. 1849. Nach Angabe des Arztes wurde Pat. 1885 von ihm wegen allerhand „hysterischer" Beschwerden behandelt. April 1891 kam sie zu ihm wegen allerlei Unterleibsbeschwerden, für die sich ein objektiver Befund nicht finden liess. Später klagte sie über Kopfschmerzen. Am 27. 6. kam sie nach Halle zu einer Verwandten, sprach von einem Gensdarmen, der sie holen wolle, sie solle in ein Irrenhaus gebracht werden usw. Sie lief in die Saale, wurde herausgezogen und zu ihrer Verwandten gebracht.

29. 6.—23. 8. 91 Klinik: Körperlich ohne Besonderheiten, nur ist das Haupthaar völlig weiss, die Gesichtsfarbe ist ziemlich frisch, der Gesichtsausdruck total verwirrt. Nur schwer zu fixieren, antwortet nur in abgerissenen Worten. Hört sich vorwerfen, sie sei ein schlechtes Geschöpf, habe ihren Angehörigen nur Schande gemacht, sei den Männern nachgelaufen, müsse ins Zuchthaus, ins Irrenhaus; sie hat Soldaten und Polizisten gesehen, die sie fortschleppen und binden wollten, sah allerlei Figuren und Gestalten an der Wand. Roch abscheuliche Gerüche, das Essen schmeckte bitter, gallig. Auch jetzt hat sie noch diese Sinnestäuschungen, fühlt am ganzen Körper Schmutz und Schlamm. Keine Krankheitseinsicht. Weiterhin unruhig, verteidigt sich gegen Stimmen, läuft zur Waschvorrichtung, um sich von dem Schlamm zu reinigen. Sie solle zerstückelt und hingerichtet werden. Spricht immer im Plural, anscheinend, weil sie zu Hause mit ihrer Zwillingsschwester gemeinsam halluziniert hat. Fernerhin bezieht sie alles, was im Zimmer vorgeht, auf sich, sie sei hier nicht im Gerichtshof, brauche sich nichts gefallen zu lassen. Werde hier von den Pflegerinnen misshandelt. Da sie fest behauptete, ihre Schwester sei zu Hause umgebracht, wurde sie zu derselben ins Zimmer gebracht. „Ach Bertchen, wenn wir doch nie geboren wären! So ein Tod ist ja noch gar nicht dagewesen, und wir haben doch keine Schuld; solche Herumtreiber sind wir ja gar nicht gewesen" usw. Auch in der Folge verwahrt sie sich gegen die ihr von den Stimmen gemachten Vorwürfe, sie sei nicht alles gewesen, habe hier nicht alles Geschirr zerbrochen usw. Andauernd sehr ängstlich, jammert oft stundenlang ohne Unterbrechung.

23. 8.—12. 9. 91 Anstalt N.: Klein, grazil gebaut, feine Gesichtszüge. Jammert „Ich habe doch nichts getan, da sagen nun alle, ich solle gemordet haben, das ist doch nicht wahr; hier soll ich jetzt gemartert und dann hingerichtet werden". Manchmal ist sie soweit abzulenken, dass sie auf Fragen antwortet. Ihre Personalien gibt sie dann richtig, nur gibt sie ihr Alter auf 45 Jahre an. Ihre Eltern seien tot. Es sei jetzt 1891, den Monat weiss sie nicht. Sie habe vom Nähen gelebt. Bezieht vieles, was im Saal passiert, auf sich. Andauernde ängstliche Unruhe mit Halluzinationen auf allen Sinnesgebieten, in ihren Haaren seien Schlangen, im Badewasser Würmer, im Essen Schnecken usw. Stimmen sagten ihr, sie habe Nächte umhergehurt, sie sei daran schuld, dass hier so viele Kranke seien; es sei aber alles nicht wahr. Hochgradige ängstliche Verwirrtheit, so dass kaum eine korrekte Antwort von ihr zu erhalten ist. Ungenügende Nahrungsaufnahme, Karbunkel im Nacken, Exitus. Die Sektion ergab pyämische Herde in der Lunge usw.

Diagnose der Klinik: Halluzinatorisches Irresein.

Diagnose der Anstalt N.: Halluzinatorische Verworrenheit.

2. Berta N., Putzmacherin aus T., geb. 9. 2. 1849. Zwillingsschwester der Vorigen. Pat. soll psychisch verändert sein, seitdem sie Anfang Juni 1891 hinzugerufen wurde, wie ihre Schwester auf dem Friedhof ohnmächtig zusammengebrochen war. Später soll sie auch von Gefängnis, Polizisten usw. gesprochen haben.

6. 7.—28. 8. 91 Klinik: Hat eine auffallende Aehnlichkeit mit ihrer Zwillingsschwester. Gesichtsausdruck total verwirrt, sie antwortet nur wenig und zögernd. Stimmen werfen ihr vor, sie habe gestohlen, sei eine Verbrecherin, sei verrückt, müsse ins Irrenhaus, müsse ins Zuchthaus, sei faul, habe ihrer Familie Schande gebracht, sei hinter den Männern her, müsse gerichtet werden, werde hier öffentlich verurteilt. Sie hat Männer und Polizisten gesehen und gehört. Pat. spricht ebenfalls immer in der Mehrzahl, will aber nichts davon wissen, dass ihre Schwester auch Stimmen gehört hat.

Am 10. 7. ist sie etwas freier, es sei ihr so wirr im Kopf gewesen, da sie sich an die letzte Zeit nur dunkel erinnere. Weiterhin sieht sie nachts wilde Männer, hört Hundegebell. Es wird ihr gesagt, sie komme aufs Rad, es würden ihr Nägel ins Fleisch getrieben, sie sei hinter den Mannsleuten her, sie sei immer schmutzig; das sei aber gar nicht wahr, sie habe hier nicht alles gemacht. Manchmal rieche es hier so eigentümlich. Pat. bleibt dauernd ängstlich, halluziniert sehr viel. Thrombose der Vena femoralis. Exitus.

Diagnose der Klinik: Halluzinatorisches Irresein (psychische Infektion).

Hier handelte es sich um einen der seltenen Fälle von Zwillingsirresein; beide Schwestern sahen sich auch äusserlich sehr ähnlich. Sie erkrankten im 42. Lebensjahre an einer auch in Einzelheiten übereinstimmenden Psychose. Die Hauptsymptome bestanden in Beziehungsideen, massenhaften Sinnestäuschungen auf allen Gebieten, Verfolgungs- und Versündigungsideen, Angst. Nach ziemlich kurzem Verlauf trat Exitus ein. Ueber eine äussere Veranlassung ist nichts bekannt; es ist möglich, dass es sich bei der zweiten Schwester nur um eine induzierte Psychose gehandelt hat, doch würde die Schwere des Verlaufs dagegen sprechen.

LXXXVI.

Familiengeschichte: Ueber die Familie des Vaters ist nichts Näheres bekannt. Der Vater starb an Schwindsucht in mittleren Jahren. Ueber die Familie der Mutter ist nichts Näheres bekannt. Die Mutter starb mit 60 Jahren, nachdem sie durch einen Schlaganfall längere Jahre gelähmt gewesen war. Von 3 Kindern waren 2 Töchter in der Klinik, 1 Sohn ist immer gesund und normal gewesen.

1. Marie N., Köchin aus H., geb. 19. 3. 1865. Normale Entwicklung, lernte in der Schule gut. Lebte nach dem Tod der Mutter mit der Schwester allein, vermietete Zimmer, war Plätterin, die Schwester war Schneiderin. Seit 1907 litt sie an Schlaflosigkeit, war leicht gereizt, suchte im Mai 1911 die Poliklinik wegen Schmerzen im ganzen Körper und Mattigkeit auf. Im Winter war sie dann als Köchin in Stellung, fühlte sich hier zurückgesetzt, klagte über schlechtes Essen, wurde im Februar sehr erregt, behauptete, die Aerzte seien an all ihrem Unglück schuld, die Offiziere hätten sie zu einer Betteldirne gemacht, schimpfte in den gemeinsten Ausdrücken.

9. 2. bis 11. 5. 1912 Klinik: Orientiert, sehr entrüstet über ihre Internierung. Dissimuliert zunächst.

15*

Später erzählt sie, ihre Krankheit stamme von einem Herrn, der längere
Zeit bei ihr gewohnt habe, derselbe sei einmal als ganz feiner Herr mit einem
Zylinder zu ihr gekommen, dann wieder in ganz gewöhnlichem Anzug. Er sei
dieselbe Persönlichkeit wie der Ohrenarzt S., der ihre Schwester vor Jahren in der
Ohrenklinik behandelt habe. Sie habe später mit S. anonym korrespondiert durch
postlagernde Briefe, auch Annoncen in der Zeitung hätten sich auf ihr Verhältnis
zu dem Herrn bezogen. Sie habe den Herrn aber nie mehr gesehen und gesprochen.
Weitere Auskunft ist auch später von der Pat. nicht mehr zu erlangen, Halluzinationen werden bestritten. Pat. ist dauernd fleissig und freundlich, zeigt aber
ein eigenartiges Benehmen, behandelt sich selbst bei Kopfschmerzen usw. Verlangt öfter ihre Entlassung. Gebessert nach einer Anstalt überführt.

Diagnose der Klinik: Paranoia chronica.

2. Henriette N., Schneiderin aus H., geb. 1868. Schwester der Vorigen.
Lernte in der Schule gut. 1901 Ohrenleiden. Anfang April 1904 wurde sie
plötzlich sehr aufgeregt, lief besonders nachts umher, schimpfte, glaubte, sie
werde photographiert u. ähnl.

14. 4. bis 2. 5. 1904 Klinik: Puls aussetzend, sonst somatisch ohne Besonderheiten. Antwortet sehr weitschweifig, mischt sich während der Exploration in die Gespräche anderer Kranker; auch auf optische Reize Hypermetamorphose. Auffällig sind ausfahrende Bewegungen mit den Armen.

Weiterhin zunehmende Erregung, schimpft die Wärterinnen, fühlt sich von
ihnen beeinflusst, sie merke es an ihrem Herzen. Macht stereotype groteske
Bewegungen, 2 Tage mutazistisch, dann inkohärenter Rededrang mit rhythmischen
Bewegungen. Durch Anrufen kurz zu fixieren, erkennt den Arzt. Nahrungsverweigerung. Körperlicher Verfall.

30. 4. Schüttelfrost, 40° Celsius. Pneumonie. Der Bewegungsdrang hat
den Charakter einer Chorea angenommen, namentlich die Rumpfmuskulatur ist
davon befallen.

Diagnose der Klinik: Hyperkinetische Motilitätspsychose.

Die ältere Schwester erkrankte im Alter von 46 Jahren an einer das
Zustandsbild einer Paranoia zeigenden Psychose, die sich anscheinend
allmählich unter unbestimmten körperlichen Beschwerden und dem Auftreten von Beziehungs- und Beeinträchtigungsideen entwickelt hatte. Bei
ihrer Schwester, die mit 36 Jahren krank wurde, kann ein katatoner
Prozess, aber mit ganz rapidem Verlauf vorgelegen haben; man könnte
auch an eine Amentia denken, doch soll die Psychose ganz ohne jede Veranlassung ausgebrochen sein. Ein Einfluss des Schlaganfalls der Mutter
und der Schwindsucht des Vaters, die ja auch manchmal als belastende
Momente gerechnet zu werden pflegen, ist doch wohl nicht anzunehmen.

LXXXVII.

Familiengeschichte: Ueber die Eltern des Vaters ist nichts Näheres
bekannt, ebenso wenig über seine 6 Geschwister. Der Vater starb an Kehl-
kopfkrebs, er soll nervös gewesen sein, zeitweise hochgradig erregt und reizbar,

kein Trinker. Die Eltern und Geschwister der Mutter sollen normal gewesen sein. Die Mutter lebt noch, ist gesund. Von 7 Kindern waren 2 Schwestern in der Klinik, die anderen Geschwister sind gesund.

1. Agnes W., geb. S., Landwirtsfrau aus K., geb. 1877. Normale Entwicklung, gute Schulerfolge. 1899 normale Entbindung, das Kind starb klein 2. 2. 09 in der Frauenklinik. Entfernung eines Adnextumors, der vereitert war. Schon vorher war Pat. nervös erregt, hatte Fieber, nachher wurde sie tobsüchtig. Früher soll sie psychisch nie auffällig gewesen sein.

3. 2. bis 30. 4. 09 Klinik: Sehr erregt, greift nach allen erreichbaren Gegenständen, vollkommen inkohärent, redet viel von Jerusalem und den Juden, dass ihr Ausfluss stinkend gewesen sei, spricht von Hochzeit, Begräbnis, Leichen usw. Kurz zu fixieren, gibt dann ihre Personalien richtig an, rechnet gut und schnell, bezeichnet den Arzt als solchen. Dann wieder lebhafter Rededrang. Fieber. Weiterhin Sondenfütterung, aggressiv, nur kurz zu fixieren, schimpft viel, nimmt manchmal eigenartige Stellungen ein. Macht rhythmische Bewegungen, dabei fast dauernd vor sich hinsprechend. Spricht viel von Gift, verkennt Personen. Zuletzt vorübergehend orientiert, unterhält sich kurze Zeit geordnet, dann wieder inkohärent. Vom Mann gegen ärztlichen Rat mitgenommen.

Diagnose der Klinik: Amentia.

Nach Auskunft des Gemeindevorstehers hat sich die Pat. allmählich erholt, ist seitdem völlig gesund und normal geblieben.

2. Elisabeth S., Schneiderin aus R., geb. 1890, Schwester der vorigen. Lernte sehr gut. Anfang Oktober 1906 weinte sie, jedermann bezeichne sie als dumm, närrisch und schlecht. Sprach von Gift, sie werde beschwindelt, sie könne Karten schlagen, hypnotisieren, wollte immer die Rätsel in der Zeitung lösen, wenn sie dieselben gelöst habe, werde sie ruhig sein. Die Leute auf der Strasse sähen sie auffallend an.

17. 10. bis 15. 12. 06 Klinik: Jammert, hört viel Stimmen und antwortet ihnen, fragt, ob ihr Vater tot sei, dann wieder heiter, verkennt die Pflegerin, umarmt sie, hält den Arzt für ihren Onkel. Oertlich orientiert, zeitlich mangelhaft. Weiterhin stösst sie unartikulierte Laute aus, Worttrümmer und einzelne Silben, aber völlig unzusammenhängend. Wälzt sich im Bett, macht rhythmische, zuweilen choreaähnliche Bewegungen. Nässt ein. Der völlig inkohärente Rededrang, meist mit monotoner Stimme, hält noch längere Zeit an, häufig kommen rhythmische Bewegungen, Jammern. Ratlos. Wenn zu fixieren, örtlich und persönlich orientiert. Allmähliche Hemmung, spricht kaum, bewegungsarm. Schliesslich zeitweise freier, orientiert, dann wieder gehemmter. Gebessert abgeholt.

Diagnose der Klinik: Amentia auf hebephrener Grundlage.

Nach Auskunft der Mutter ist Pat. seitdem gesund geblieben, seit 1908 ist sie dauernd in Stellung, zunächst als Kochlehrling, jetzt als Köchin.

Das Krankheitsbild war bei beiden Schwestern sehr ähnlich; bei beiden trat auch eine länger anhaltende, zum mindesten soziale Heilung ein. Auf die auslösende Ursache bei der älteren Schwester, den vereiterten Tumor, wird man deshalb weniger Wert legen können, weil bei der jüngeren Schwester ganz dieselbe Psychose ohne derartige Veranlassung ausbrach. Ob man die Psychose als Amentia schlechthin oder als amenten Schub einer Katatonie auffassen muss, kann erst die Zukunft lehren, da die Beobachtungszeit noch zu kurz ist. Die grosse Erregbarkeit des Vaters ist auch nicht zu verwerten, wenn man ihn nicht näher untersucht hat.

LXXXVIII.

Familiengeschichte: Der Vater des Vaters starb mit 64 Jahren, angeblich infolge Kummers über Vermögensverluste. Die Mutter des Vaters starb mit 58 Jahren, Näheres unbekannt, Der Vater starb mit 76 Jahren an Lungenentzündung, war immer normal. Von den 4 Geschwistern des Vaters starben 5 in der Jugend an Typhus, ein Bruder mit 70 Jahren an Altersschwäche, ein Bruder endete mit 25 Jahren durch Selbstmord, er soll im Amt veruntreut haben. Die Eltern der Mutter starben über 70 Jahre alt, waren normal. Die Mutter war jahrelang geisteskrank, sehr sonderbar, religiös, bezeichnete die Tochter als die Schlange des Paradieses, einen Milchwagen als den Wagen Hosiannahs, sie starb geisteskrank mit 61 Jahren. 2 Schwestern der Mutter leben noch, 70 Jahre alt, waren immer gesund. Ein Bruder der Mutter starb mit 52 Jahren an Magenkrebs. Von 6 Kindern waren 2 in der Klinik, 2 starben klein, die anderen sind gesund.

1. Oskar D., Bergbeamter aus D., geb. 1869. 1896 Lues. 1903 bestand er ein Examen zweimal nicht, widersprach oft, wurde weinerlich, drang in eine Wohnung ein, küsste eine Unbekannte auf der Strasse.

Seit 3. 5. 03 mehrfach in der Klinik: Zunächst ängstlich, unorientiert, lichtstarre und verzogene Pupillen, angedeutete Sprachstörung. Später gute Remission mit Dienstfähigkeit. 1907 verkehrte Handlungen, blühende Grössenideen, Demenz. Wird dann stumpf, apathisch. 29. 7. 09 Exitus.

Diagnose der Klinik: Dementia paralytica.

2. Martha D., Rendantentochter aus H., geb. 1880. Schwester des Vorigen. Normale Entwicklung, lernte gut. Führte zu Hause die Wirtschaft, hatte sehr unter der geisteskranken Mutter zu leiden, musste stundenlang auf den Knien die unsinnigsten Dinge beichten, Psalmen beten usw. Anfang März 1900 wurde sie plötzlich ängstlich erregt und verwirrt, ihre Brüder wollten sie vergiften, man wolle sie köpfen.

5. 3. bis 24. 4. 00 Klinik: Etwas unintelligente Gesichtszüge, orientiert, antwortet sinngemäss. Berichtet ausführlich über die massenhaften Halluzinationen, die sie gehabt. Noch ratlos, ängstlicher Beziehungswahn. Wird ängstlicher, teilweise wenig affektbetonte Versündigungsideen, den Aeusserungen ihrer Mutter entsprechend. Ratlos. Zeitweise mürrisch und ablehnend. Schliesslich unvollständige Krankheitseinsicht, sie sei nur etwas aufgeregt gewesen. Gebessert entlassen.

Diagnose der Klinik: Halluzinatorisches Irresein auf dem Boden körperlicher und geistiger Erschöpfung.

Nach Auskunft eines Bruders ist Patientin zu Hause bald völlig geheilt und seitdem nicht wieder auffällig gewesen. Seit 1902 lebt sie in glücklicher und zufriedener, kinderloser Ehe.

Diese Familiengruppe ist ein gutes Beispiel für die Notwendigkeit näherer Erkundigungen, wenn man bei unseren Kranken von Geisteskrankheiten in der Verwandtschaft hört. Das Suizid des Onkels würde man, wenn man das Motiv nicht wüsste, als belastendes Moment verwerten, ebenso die Psychose des Patienten O. D., wenn die Diagnose unbekannt wäre; auch die Psychose der Patientin M. D. ist ja als exogen veranlasst anzusehen. Ob die Psychose der Mutter irgendwelchen erblichen Einfluss ausübte, ist kaum zu sagen, besonders da sie nicht näher bekannt ist; vielleicht hat sie eine geminderte Widerstandsfähigkeit des Nervensystems bei den betreffenden beiden Kindern bewirkt. Jedenfalls handelt es sich bei Mutter und Kindern um verschiedenartige Psychosenformen.

LXXXIX.

Familiengeschichte: Eltern des Vaters sehr alt gestorben, sollen nie auffällig gewesen sein. Vater lebt, 60 Jahre alt, ist gesund, regt sich aber leicht auf. Ein Bruder des Vaters, 69 Jahre alt, lebt und ist gesund; er hat 5 gesunde Kinder. Eine Schwester des Vaters, 59 Jahre alt, ist gesund und hat 6 gesunde Kinder. Eine Schwester des Vaters ist mit 30 Jahren an Erkältung gestorben, sie hat 2 gesunde Kinder. Eine Schwester des Vaters ist klein gestorben. Die Mutter der Mutter wurde 78 Jahre alt, war angeblich immer normal. Ueber den Vater der Mutter ist nichts bekannt. Die Mutter ist an Schwindsucht mit 30 Jahren gestorben, eine Schwester und ein Bruder derselben an Altersschwäche, ein Bruder mit 30 Jahren gestorben, war sehr leichtsinnig. Vier Kinder: Pat. H., 40jähriger gesunder Sohn, Pat. V., 35jähriger gesunder Sohn; letzterer hat 5 gesunde Kinder.

1. Frau Marie H., geb. F., Schmiedsfrau aus H., geb. 31. 5. 70. Früher immer gesund. War immer leicht aufgeregt, machte sich leicht Gedanken. Vier normale Geburten, ein Kind klein gestorben, die anderen gesund. Ueber die Krankheit ihrer Schwester (s. u.) regte sie sich sehr auf. Mitte Oktober 1902 wurde sie verwirrt, klagte über Angst, betete, glaubte sterben zu müssen, verdrehte die Augen, stöhnte, machte allerlei Grimassen, stiess sonderbare Töne aus und verlangte öfter nach ihrer Schwester.

23. 10. bis 23. 12. 02 Klinik: Strabismus divergens congenitus dexter, Protrusio bulbi, unregelmässige Herztätigkeit, Schilddrüse klein, sonst somatisch o. B., Augenhintergrund frei. Verwirrter Gesichtsausdruck, Stimmung erregt, zeitweise ängstlich und weinerlich. Patientin kommt oft aus dem Bett, spricht viel, ist nicht zu fixieren, fragt nach dem Befinden der Schwester, zitiert Bibelsprüche. Ueber Halluzinationen ist nichts Sicheres zu eruieren. 26. 10. Kollaps, Gesicht blass, Lippen blau, Augen nach rechts, Pupillen eng, Kornealreflexe fehlend, Extremitäten etwas steif; keine Zuckungen beobachtet, nach 5 Minuten

Schlaf. Weiterhin lässt sich Patientin vorübergehend fixieren, sagt, sie sei kopfkrank. Oefter macht sie allerhand automatische Bewegungen. Zeitweise liegt sie stumm zu Bett, dann ist sie wieder sehr unruhig und störend. Nahrungsaufnahme schlecht.

23. 12. 02 bis 21. 6. 03 Anstalt A.: Zunächst spricht Patientin nicht, setzt passiven Bewegungen heftigen Widerstand entgegen, ängstlicher Gesichtsausdruck. Manchmal springt sie plötzlich aus dem Bett, kriecht unter die anderen Betten, schreit laut um Hilfe, wälzt sich umher. Später spricht sie manchmal ohne ersichtlichen Zusammenhang vor sich hin, gestikuliert; sie halluziniert offenbar, gibt aber darüber keine Auskunft. Nässt ein. Weiterhin wird sie etwas geordneter, sie gibt an, die Stimmen ihres Mannes und ihrer Angehörigen zu hören, sie verkennt Personen. Im März wird sie mitteilsamer, antwortet sinngemäss; sie sei von jeher leicht erregt gewesen; sie erinnert sich nicht an den Anfang ihrer Krankheit, gibt Halluzinationen und Angst zu, sieht auch das Krankhafte derselben ein. Sie will sich gern hier beschäftigen, möchte aber bald nach Hause. Einige Tage später ist sie wieder verwirrt, will den Arzt schlagen, will ihren Urin trinken, will sich damit die Haare waschen. In der Folge ist sie zeitweise freier, freundlich, dann wieder erregt und verkehrt oder stumpf, gehemmt. Allmählich Krankheitseinsicht, ruhig, freundlich. Abgeholt.

Diagnose der Klinik: Halluzinatorisches Irresein.

Diagnose der Anstalt A.: Einfache Seelenstörung.

Nachuntersuchung am 12. 2. 12: Sie sei immer hitzig und leicht aufgeregt gewesen. Damals habe sie sich über die Krankheit der Schwester aufgeregt und sei dadurch krank geworden. Sie dachte, sie würde verfolgt, würde totgemacht, hatte Angstgefühl. An Stimmen kann sie sich nicht erinnern. Sie weiss noch, dass sie sich die Haare im Bad ausraufte. Manchmal wusste sie, dass sie krank war; wenn sie richtig zum Denken kam, weinte sie und grübelte über ihr Schicksal und das ihrer Schwester nach. — Jetzt rege sie sich auch leicht auf, ebenso wie vor der Krankheit. Menses regelmässig. Sie leide viel an Kopfschmerzen, werde manchmal schwindlig. Bei der Untersuchung war sie etwas aufgeregt, das Benehmen war sonst geordnet, die Intelligenz intakt. Somatisch fand sich ausser dem früheren Augenbefund träge Lichtreaktion der Pupillen mit beiderseitiger Optikusatrophie, ferner Lebhaftigkeit der Patellarreflexe. Einer beabsichtigten genaueren Untersuchung (Wassermann) entzog sich die Patientin.

2. Frau Ida V., geb. F., Stellmachersfrau aus T., geb. 8. 7. 74. Früher immer gesund. In der Schule gut gelernt. Vier normale Geburten, zuletzt 24. 9. 01, kein Abort, ein Kind mit 14 Tagen gestorben, die anderen gesund. Seit Herbst 1901 war Patientin magenleidend, die Aerzte wussten angeblich nicht recht, worum es sich handelte, Patientin selbst befürchtete Krebs. Am 27. 9. 02 hatte sie heftigen Durchfall und Schweissausbruch ohne bekannte Ursache. Am 28. redete sie plötzlich verwirrt, Gott habe sie jetzt errettet und gesund gemacht, sprach vom heiligen Geist etc. Sie sprang öfter aus dem Bett, war ängstlich, sah allerhand schwarze und weisse Männer, die ihr etwas antun wollten.

29. 9. bis 23. 10. 02 Klink: Somatisch o. B., gut genährt. Spricht spontan viel, zuweilen kurze Antworten, als ob sie auf Stimmen erwidere. Schwer zu fixieren, leicht ablenkbar. Zeitlich nicht, örtlich mangelhaft orientiert; erkennt die Aerzte als solche. Gibt zu, schwarze Männer gesehen zu haben; zeigt, wo sie den heiligen Geist sehe. Gesichtsausdruck ratlos verwirrt oder ängstlich gespannt. Nimmt sonderbare Stellungen ein und macht rhythmische Bewegungen mit den Armen. Keine Echopraxie. Weiterhin erregter, Rededrang; verlangt fortwährend aufs Klosett und fortwährend Wasser zu trinken. Redet den Arzt mit lieber Gott an. Dann etwas ruhiger, hört sich Hure, Schwein etc. schimpfen, sieht Gespenster, einen Leichenzug.

21. 10. 02 bis 29. 3. 03 Anstalt A.: Glaubt in Halle in der Nervenklinik zu sein, weil sie nervenkrank sei. Sie habe viel geschwatzt, was keinen Sinn hatte. Verwandte ihres Mannes missgönnten ihr das eheliche Glück, verleumdeten sie, sie sei eine schlechte Mutter, sei geizig, schimpften über ihre Kinder. Seit vierzehn Tagen, vor Ueberführung in die Klinik, habe sie in den oberen Etagen diese Feinde sprechen hören und Scheingestalten an der Wand gesehen. Nur ungenaue Erinnerungen an die Vorgänge in der Klinik. Sie schweift oft ab, spricht ideenflüchtig, teilweise ganz zusammenhangslos. Dabei öfter stereotype Armbewegungen. Weiter halluziniert sie viel, ist nicht orientiert, nimmt pathetische Stellungen ein, singt oder spricht zusammenhangslos vor sich hin, macht allerhand sonderbare Bewegungen mit den Händen. Weiterhin geordneter, still für sich, hört die Stimmen ihrer Kinder, orientiert. Allmählich freier, fleissig. Sie habe viel Stimmen gehört und ängstliche und heitere Dinge gesehen. Bei der Entlassung gibt sie noch Halluzinationen zu. Gebessert entlassen.

Diagnose der Klinik: Halluzinatorisches Irresein.

Diagnose der Anstalt A.: Katatonie.

Nach Angabe der Schwester ist Patientin seitdem nie irgendwie auffällig gewesen und verrichtet ihren Hausstand.

Die Psychose beider Schwestern kann man zur Katatoniegruppe rechnen, doch liesse sich bei beiden auch die Annahme einer Amentia verteidigen. Die jüngere Schwester erkrankte im Anschluss an ein Magenleiden und einen heftigen Durchfall im Alter von 28 Jahren, die ältere im 32. Lebensjahre angeblich an Aufregung über die Krankheit der Schwester. Bei der jüngeren traten mehr eigentliche katatone Symptome in den Vordergrund, wie sonderbare Stellungen, rhythmische Bewegungen etc., bei der älteren wiegen Angst, Verwirrtheit und Verkehrtheit vor, bei beiden finden sich massenhafte Halluzinationen, auch trat anscheinende Heilung ein. Sonderbar ist der jetzige Augenbefund bei Frau H., vielleicht ist eine Paralyse im Anzug, mit der aber die frühere Psychose nichts zu tun hat. Die Aszendenz bietet nichts, was in sichere Beziehung zu unseren Patientinnen gebracht werden könnte, ausser vielleicht der leichten Erregbarkeit des Vaters, die sich bei der einen Tochter wiederfindet.

XC.

Familiengeschichte: Der Vater starb mit 70 Jahren an unbekannter Krankheit, über seine Familie ist nichts bekannt. Die Mutter starb mit 79 Jahren an Altersschwäche, über ihre Familie ist auch nichts bekannt. 2 Söhne waren in der Klinik.

1. **Wilhelm O.**, Schiffer aus A., geb. 1856. Pat. wurde Sommer 03 sehr reizbar, trank viel, hielt sich für reich, meinte, er solle erschossen werden, wurde erregt.

5. 12. 03 bis 11. 1. 04 Klinik: Man wolle ihn totschiessen, er wolle Prinz werden, werde in den Reichstag gewählt, völlig desorientiert. Lichtstarre Pupillen, Andeutung von Sprachstörung, Differenz der Patellarreflexe, einseitiger Fussklonus. Demenz. Weiterhin blühende Grössenideen, inkohärenter Rededrang, meist heiter, ab und zu weinerlich.

Diagnose der Klinik: Dementia paralytica.

Pat. starb bald in einer Anstalt.

2. **August O.**, Gastwirt aus A., geb. 1860. Bruder des Vorigen. Normale Entwickelung. In jungen Jahren leichtsinnig. Seit 1908 war er manchmal unzusammenhängend in seinen Reden, hielt sich für den reichsten und tüchtigsten Mann. 1911 wollte er einen Kahn bauen, so vorzüglich, wie er gar nicht existierte, wollte alle reich machen, lief im Hemd auf die Strasse.

7. 6. bis 2. 8. 1911 Klinik: Zeitlich und örtlich desorientiert, drängt stürmisch fort, schimpft. Träge Pupillenreaktion, Andeutung von Sprachstörung, Sehnenreflexe gesteigert. Intelligenz geschwächt. Zuweilen ruhig, dazwischen sehr gehobener Stimmung, viele Grössenideen. Die Reaktionen in der Lumbalflüssigkeit positiv. Kommt in eine Anstalt, in der er noch ist.

Diagnose der Klinik: Dementia paralytica.

Bei beiden Brüdern brach die Paralyse fast in demselben Alter, mit 47 resp. 48 Jahren, aus, bei beiden standen Grössenideen im Vordergrunde der Psychose. Leider fehlen genauere Angaben über die Familie, auch ist das Jahr der Infektion nicht bekannt.

XCI.

Familiengeschichte: Mutter und Tochter waren in der Klinik und in Anstalten, Näheres ist über die übrige Familie nicht bekannt.

1. **Emilie A.**, geb. R., Schuhmacherswittwe aus H., geb. 1840. Seit 1896 gedächtnisschwach, schliesslich zeitlich völlig desorientiert, nahm einen Stuhl als Brennmaterial usw., sehr unordentlich.

16. 12. 96 bis 19. 1. 97 Klinik: Pupillen different, die Patellarreflexe fehlen. Dement, euphorisch. Unsauber. Hört Stimmen, sie solle umgebracht werden.

Pat. kam in die Anstalt A., war dort stumpf-dement, hatte mehrfach paralytische Anfälle. 27. 8. 96 Tod an Marasmus paralyticus.

Diagnose der Klinik und der Anstalt A.: Dementia paralytica.

2. Bertha A., Dienstmädchen aus H., geb. 1869. Tochter der Vorigen. 10. 9. 98 bis 30. 9. 98 Klinik: Pat. hatte in der Schule sehr schlecht gelernt, kann weder rechnen noch lesen. Angeblich seit 93 epileptische Anfälle. — Erhebliche Demenz, Erregungs- und Dämmerzustände.

Diagnose der Klinik: Epileptische Demenz.

Ob ein Zusammenhang zwischen der Paralyse der Mutter und der Epilepsie der Tochter besteht, ist natürlich nicht sicher zu sagen, doch liesse sich derselbe vielleicht so denken, dass die Epilepsie auf einer luetischen oder eventuell auch alkoholischen Keimschädigung beruht.

XCII.

Familiengeschichte: Ueber die Familie des Vaters ist nichts bekannt. Die Mutter soll aus gesunder Familie gewesen sein, sie war in der Klinik und der Anstalt A. Eine Tochter war in der Klinik.

1. Pauline Z., geb. R., Milchhändlersfrau aus H., geb. 14. 6. 1842. Eine normale Geburt. Infektion negiert. Seit Pfingsten 02 klagte Pat. über Schmerzen im ganzen Körper, besonders in den Beinen, wurde sehr eigensinnig, jammerte viel, schrie, namentlich nachts, stundenweise wegen ihrer angeblich grossen Schmerzen.

10. 11. 02 bis 8. 1. 03 Klinik: Enormes Fettpolster, stellenweise wulstartige Fettentwicklung, letztere Stellen besonders druckempfindlich; im Uebrigen kein pathologischer Befund. Kann nicht allein gehen, liegt ruhig im Bett, orientiert, antwortet adäquat, jammert zwischendurch über ihre Schmerzen. Wird lauter, schimpft auf das Personal in unflätigen Ausdrücken. Zeitweise ist ihre Sprache eigentümlich stotternd; wird sie abgelenkt, so ist die Sprache recht gut. Eine Zeit lang ist sie völlig verwirrt, spricht in inkohärenten Sätzen, schreit, dann ruhig, liegt mit geschlossenen Augen da, spricht nicht, isst nicht, lässt unter sich. Dekubitus.

17. 1. bis 8. 2. 03 Anstalt A.: Soll seit 1902 den Urin nicht halten können. — Fazialisdifferenz, Patellarreflexe nicht auslösbar, Anästhesie und Analgesie an den Beinen, Stehen unmöglich, Pupillenreaktion wegen Widerstrebens nicht zu prüfen. Hypochondrische Klagen, sie sei ganz verklebt, man steche ihr in den After, puste ihr von ferne in die Ohren, sie sei nicht mehr mit ihrem Mann verheiratet. Weiss dies durch Stimmen. Intelligenz herabgesetzt. Exitus. Bei der Sektion fand sich auf Paralyse hinweisender Hirnbefund, ein Tumor der Dura rechts von der mittleren Brustmarksgegend, Degenerationen der Hinter- und Seitenstränge.

Diagnose der Klinik: Hysterischer Stupor.

Diagnose der Anstalt A.: Taboparalyse.

2. Katharina K., geb. Z., Kaufmannsfrau aus H., geb. 1874. Tochter der Vorigen. Fünf normale Geburten. Mai 06 äusserte sie, sie wolle am liebsten begraben sein, duldete keinen Widerspruch, kam mit allen Leuten in Streit, sprach sehr viel, äusserte wiederholt Suizidideen.

1. 6. bis 21. 6. 07 Klinik: Zeitlich, örtlich und persönlich orientiert. Spricht sehr viel, sie habe zu viel arbeiten müssen zu Hause, hätte mehr Hilfskräfte haben müssen, habe nie ihren Willen bekommen, ihre Kinder seien immer bevorzugt worden. Intelligenz nicht wesentlich gestört, knüpft an alle Fragen verschiedene Erlebnisse, deren Erzählung voll von Beeinträchtigungsideen gegen ihren Mann und ihre Kinder ist. Körperbefund o. B. Weiterhin keinerlei Krankheitseinsicht, immer wieder dieselben Beeinträchtigungsideen. Hat auch hier viel zu klagen, das Licht scheine ihr so in die Augen, es ziehe so, usw. Verträgt sich schlecht mit den anderen Kranken. Ungeheilt entlassen.

Diagnose der Klinik: Paranoischer Zustand.

Ueber das weitere Schicksal der Pat. war nichts zu erfahren.

Die Diagnose bei der Mutter war erst durch die weitere Beobachtung in der Anstalt geklärt worden; auch bei der Tochter ist es bei der Kürze der Beobachtung in der Klinik schwer, zu einer sicheren Auffassung ihres Zustands zu kommen; es handelt sich um ein im Wesentlichen durch Beeinträchtigungsideen charakterisiertes paranoisches Zustandsbild, das keine Beziehungen zur Paralyse der Mutter hat.

XCIII.

Familiengeschichte: Ueber die Eltern des Vaters ist nichts bekannt. Der Vater starb mit 55 Jahren durch Unfall, war immer normal. Der Bruder des Vaters starb mit 70 Jahren, er war ebenso wie seine 5 Kinder nie auffällig. Ueber die Eltern der Mutter ist nichts bekannt. Die Mutter, die keine Geschwister hatte, ist in der Anstalt N. Von 6 Kindern war das jüngste, eine Tochter, in der Klinik. Von den übrigen ist ein Sohn an einem Herzfehler gestorben, einer ist schwindsüchtig, ein 30jähriger Sohn leidet an Schwindelanfällen.

1. Rosine H. geb. R., Arbeiterswitwe aus S., geb. 24. 2. 1844. Seit langen Jahren soll Pat. an epileptischen Krämpfen leiden. Sie war immer leicht erregbar, schlug leicht zu. Vor 28 Jahren soll sie wegen eines Selbstmordversuchs in Anstaltsbehandlung gewesen sein, lief aber nach 8 Tagen wieder fort. In den letzten Jahren bildete sie sich ein, der liebe Gott habe sie verlassen, sie könne deshalb auch nicht mehr beten, der Teufel sei in ihrem ganzen Körper, deshalb sei sie auch so schlecht. Einmal lief sie ins Wasser, um sich zu ertränken. Zuweilen schimpfte sie in der fürchterlichsten Weise, bedrohte die Angehörigen. Während sie früher 3 mal monatlich Krämpfe hatte, hatte sie seit September 1910 keine mehr.

Seit 1. 5. 1911 Anstalt N.: Oertlich und zeitlich leidlich orientiert, etwas ängstlich, antwortet mit weinerlicher Stimme.

In der Folge weint und jammert sie, verlangt nach Hause. Wird später ruhiger, in sich gekehrt. Juni 1912 geht sie etwas mehr aus sich heraus lächelt sogar gelegentlich. Beschäftigt sich manchmal.

Diagnose der Anstalt N.: Senile Form.

2. Minna R. geb. H., Klempnersfrau aus S., geb. 1878. Tochter der Vorigen. Lernte gut. 8 normale Geburten. Nach der ersten Geburt 1898 war sie 5 Monate lang in Anstaltsbehandlung. 3 Kinder sind klein gestorben, die andern gesund. Die letzte Geburt war am 17. 12. 1911. Sie verlief normal, nur dauerte sie etwas lange. Das Wochenbett war ohne Fieber, Pat. stillte selbst. Am 22. 12. wurde sie auffällig, weinte, ihr Mann wolle in die Saale gehen, später behauptete sie, er habe die Suppe vergiftet, glaubte Brandgeruch zu riechen, ihr Mann habe die Kinderstube in Brand gesetzt, so dass die Kinder verbrennen müssten, rief Feuer, schlug die Fensterscheiben ein. Glaubte, sie solle umgebracht werden, ihr Kind sei schon tot. Seit dem 25. 12. war sie angeblich wieder völlig vernünftig. — Pat. war stets empfindlich, durch die frühere Erkrankung war sie in ihrem Wesen nicht verändert.

25. 12. 1911 bis 2. 2. 1912 Klinik: Vollkommen geordnet und orientiert, gibt die Tatsachen der Anamnese als richtig zu. Das Essen habe so eigenartig geschmeckt, deshalb habe sie geglaubt, es sei vergiftet. Im Haus habe es brenzlig gerochen, ihr Mann hantiere ja viel mit einer Zündschnur, ihre Befürchtungen seien in der Aufregung des Wochenbetts begreiflich, jetzt hege sie dieselben nicht mehr. Als krankhaft will sie dieselben nicht anerkennen. Bei der körperlichen Untersuchung ist sie sehr ängstlich. Es bestehen noch stark blutige Lochien, sonst bietet der körperliche Befund nichts Besonderes.

Pat. verhält sich ruhig und geordnet, doch fehlt noch die richtige Krankheitseinsicht. Vom Mann gegen ärztlichen Rat abgeholt.

Diagnose der Klinik: Akuter Verwirrtheitszustand im Puerperium.

Leider ist die Familienanamnese hier nur sehr ungenügend. Bei der Psychose der Mutter handelt es sich allem Anschein nach um eine epileptische Demenz; wann die Epilepsie aufgetreten ist, ob vielleicht erst in späteren Jahren, ist nicht bekannt. Bei der Tochter waren keine epileptischen Elemente nachzuweisen. Ueber die erste Psychose war nichts Näheres zu eruieren, die zweite Erkrankung äusserte sich im wesentlichen in Verfolgungs- und Vergiftungsideen und zeigte einen sehr kurzen abortiven Verlauf. Ob es sich um eine Exazerbation einer chronischen Psychose handelte, ist nicht mit Sicherheit zu sagen, weil über das Verhalten der Kranken in der Zwischenzeit angeblicher Gesundheit nichts Genaueres bekannt ist. Bemerkenswert ist, dass beide Male die psychische Erkrankung im Anschluss an eine Geburt auftrat, und dass in der Zwischenzeit verschiedene Geburten ohne Störung erfolgt waren.

XCIV.

Familiengeschichte: Der Vater des Vaters starb 1871 mit 86 Jahren, er war ebenso wie sein Vater Pastor gewesen. Die Mutter des Vaters starb 1863 mit 73 Jahren. Der Vater starb mit 58 Jahren durch einen Unglücksfall, er war auch Pastor gewesen, immer gesund. Die 6 Geschwister des Vaters starben alle in hohem Alter, ebenso wie bei ihren

Nachkommen sind psychische oder sonst bemerkenswerte Erkrankungen bei ihnen nicht vorgekommen. Der Vater der Mutter starb mit 51 Jahren, war auch Pastor. Die Mutter der Mutter starb mit 44 Jahren, Näheres nicht bekannt. Die Mutter starb in hohem Alter. Die 6 Geschwister der Mutter und deren Nachkommen boten nichts Erwähnenswertes, nur 1 Sohn der 3. Schwester, Marinestabsarzt, endete mit 40 Jahren durch Selbstmord. Von 8 Kindern ist das älteste jetzt 51, das jüngste 36 Jahre alt. Das 4. und 7. Kind, 1 Sohn und 1 Tochter waren in der Klinik, die anderen waren immer normal.

1. **Emil B.**, Buchhändler aus B., geb. 1866. Lernte in der Schule leidlich, soll aber von Jugend auf etwas „abnorm" gewesen sein. Als Kind Chorea. Wechselte sehr häufig seine Stellung, bald war der Wirkungskreis zu gross, bald zu klein, bald waren die äusseren Verhältnisse lästig. Kam mit dem Publikum nicht recht aus, war leicht erregt, hastig.

29. 10. 1899 bis 7. 2. 1900 Klinik: Juveniles Aeusseres, auch in seinem psychischen Verhalten auffallend unreif, Bewegungen und Ausdrucksweise unbeholfen. Macht einen etwas sonderbaren Eindruck. Gibt für den häufigen Stellenwechsel nur den Verhältnissen, nicht sich selber Schuld.

Keine Initiative, fängt vieles an, führt es aber nicht zu Ende, dichtet und komponiert, ist sehr eitel darauf. Etwas kindisch, verschlossen. Schreibt nach der Entlassung einen anmassenden, die Behandlung kritisierenden Brief an die Klinik.

Diagnose der Klinik: Degeneration und leichter Schwachsinn.

Nach Auskunft des Schwagers ist der Zustand seitdem derselbe geblieben, Pat. hat sehr oft seine Stellungen gewechselt, war auch einmal in einer Trinkerheilstätte.

2. **Elise B.**, Pastorstochter aus B., geb. 1872. Schwester des Vorigen. Schon als Kind sehr zart, mit 13 Jahren einen Krampfanfall mit Zungenbiss, seit dem 22. Lebensjahr mehrfach Anfälle.

11. 2. bis 18. 12. 1895 Klinik: Bei den Menses immer viel Schmerzen im Leib, dabei mürrischer verschlossener Stimmung. Wird einmal völlig bewusstlos gefunden, ist dann amnestisch für die beiden vorhergehenden Tage.

30. 9. 1896 bis 11. 11. 1900 Klinik: Inzwischen beiderseitige Ovariotomie. Drei Wochen später Lähmung der Beine, Krampfanfälle häufiger. Langsame Heilung der Lähmung, die Anfälle sind meist hysterischer Natur, selten epileptisch. Stimmung liebenswürdig, selten eigensinnig und launisch. Die menstruellen Schmerzattacken verlaufen leichter.

Diagnose der Klinik: Hysterie und Epilepsie.

Nach Auskunft des Schwagers ist Pat. seitdem psychisch völlig normal, sie führt den Haushalt, mitunter hat sie noch Krampfanfälle.

Die Angaben über die Familienanamnese unserer Kranken waren sehr ausführlich; da dieselben ausser dem uns nicht näher bekannten Suizid eines Vetters, soweit wir wissen, in der ganzen Familie die einzigen sind, bei denen nervöse Störungen auftraten, so sind erbliche Einflüsse weniger wahrscheinlich, und man muss sich vorstellen, dass irgendwelche uns nicht bekannt gewordene Momente die Ursache bildeten, vielleicht Keimschädigungen, Geburtstraumen oder dergleichen.

XCV.

Familiengeschichte: Der Vater des Vaters starb mit 93 Jahren an Altersschwäche, die Mutter des Vaters mit 60 Jahren, beide waren geistig gesund. Der Vater ist gesund, hat angeblich nicht getrunken. Von den zehn Geschwistern des Vaters sind sieben gesund, ein Bruder starb als Feldwebel an einem Halsleiden, einer an Delirium potatorum, eine Schwester an Altersschwäche. Die Mutter der Mutter starb an schwarzen Pocken. Ueber den Vater der Mutter ist nichts bekannt. Die Mutter hatte zur Zeit der Menses Ohnmachten, starb mit 45 Jahren an Schwindsucht. Von sieben Kindern sind zwei totgeboren, zwei klein gestorben, zwei Töchter waren in der Klinik und sind in der Anstalt U., ein Sohn lebt und ist gesund.

1. Agnes E., Dienstmädchen aus H., geb. 25. 10. 78. Leichte Geburt Lernte gut. War sehr bleichsüchtig. 1900 in einer Lungenheilstätte. Seit 1897 sehr reizbar, weinte leicht, die Stimmung wechselte leicht. Anfang 1900 im Anschluss an Aerger kurzer Anfall, dann häufiger, zuletzt mehrmals täglich. Meist ist sie vorher abnorm reizbar, wird plötzlich bewusstlos, liegt dann starr da oder zuckt mit den Gliedern, phantasiert manchmal. Einmal Selbstmordversuch durch Erhängen. Amnesie. Oefter Zungenbiss, Einnässen.

5. 5.—24. 8. 01 Klinik: Spitzenaffektion beiderseits. Geringe Sensibilitätsstörungen. Sehnenreflexe lebhaft. Mehrfach Anfälle mit unregelmässigen Zuckungen im Schulter- und Halsgebiet, wobei der Kopf öfter nach hinten in die Kissen gebohrt wird, Bulbi nach oben gedreht, Lider geöffnet, keine Reaktion auf Nadelstiche.

24. 8. 01—13. 6. 04 Anstalt U.: Wöchentlich ein bis zwei Anfälle, vorher und nachher sehr verstimmt, Kopfschmerzen, Angstgefühle. Dazwischen verträglich, fleissig.

30. 4.—7. 6. 05 Klinik: Wegen eines Dämmerzustandes eingeliefert. Mehrere Anfälle, teilweise hysterischer, teilweise epileptischer Natur. Stimmung wechselnd, glaubt öfter abends, ihre Mutter zu sehen.

Wird nach U. überführt, wo sie jetzt noch ist. Intelligenz und Merkfähigkeit sollen dort bis jetzt nicht abgenommen haben, die Anfälle sind unverändert.

Diagnose der Klinik: Hysterie, Epilepsie.

Diagnose der Anstalt U.; Hystero-Epilepsie.

2. Emma E., Wärterin aus H., geb. 20. 9. 1880. Schwester der Vorigen. Leichte Geburt. Lernte spät gehen, blieb in der Schule mehrfach sitzen. 1899 in einer Lungenheilstätte. Seit 1900 Anfälle: bewusstlos, schlägt mit Armen und Beinen um sich, wälzt sich auf dem Boden. Nie Einnässen, Zungenbiss. Nur dunkle Erinnerung. Zuletzt täglich Anfälle.

11. 8.—10. 12. 02 Klinik: Verschiedene Druckpunkte, eingeengtes Gesichtsfeld, wechselnde Sensibilitätsstörungen. Mehrere Degenerationszeichen. Fast täglich Anfälle wie anamnestisch angegeben, einmal hat sie in ihrem Zimmer die Möbel verstellt, ohne nachher etwas davon zu wissen.

Seit 10. 12. 02 Anstalt U.: Monatlich ein bis zwei Anfallsperioden. Vor den Anfällen häufig Angst- und Verwirrungszustände, läuft ruhelos umher, spricht zusammenhanglos. Vor- und nachher reizbar, häufig petit mal. Im übrigen fleissig.

Diagnose der Klinik: Hysterie.

Diagnose der Anstalt U.: Hystero-Neurasthenie.

Bei beiden Schwestern liegen anscheinend sehr ähnliche Krankheitsbilder vor; die Ursache der Krankheit lässt sich aber nicht bestimmen, insbesondere, ob erbliche Momente mitspielen, ist nicht zu sagen; die zwei Totgeburten der Mutter könnten auf eine Keimschädigung, eventuell durch Tuberkulose oder Alkohol, hinweisen.

XCVI.

Familiengeschichte: Ueber die Verwandten des Vaters ist nichts bekannt. Der Vater war im Alter geistesschwach, verkannte Personen, stand abends aus dem Bett auf, ging im Hemd umher. Die Mutter war nervös, gedankenschwach, schwindlig, musste sich halten, dass sie nicht umfiel, sie starb anscheinend an Unterleibskrebs. Eine Halbschwester der Mutter war geisteskrank. Ein Sohn und eine Tochter waren in der Klinik, die fünf anderen Kinder starben an inneren Leiden.

1. Ernst B., Karusselbesitzer aus A., geb. 1848. Lernte gut. 1887 soll er unter Krämpfen erkrankt sein, auch ein Jahr später soll er einen Zustand von Bewusstlosigkeit gehabt haben. Seit 1887 soll er viel sprechen, nie viel anders gewesen sein wie bei Aufnahme in die Klinik.

14. 2.—13. 3. 12 Klinik: Spricht ständig, an die Vorgänge in der Umgebung anknüpfend, häufig religiöse Betrachtungen einflechtend, weitschweifig, sich in Details verlierend. Spricht unter lebhafter Betonung, neigt zu plötzlichen Zornausbrüchen. Gestikuliert, doch besteht kein eigentlicher Bewegungsdrang. Orientierung erhalten. Er habe mindestens 100 Stück Krämpfe gehabt. Schimpft auf seine Frau, sie habe ihm sein Geld weggenommen. Keine Wahnideen. Heiter, ideenflüchtig, kein dem Rededrang entsprechender Bewegungsdrang. Wassermann negativ. Ungeheilt entlassen.

Diagnose der Klinik: Manie (auf epileptischer Basis?).

2. Caroline R. geb. B., Gerichtsvollziehersfrau aus N., geb. 13. 12. 1849. Schwester des Vorigen. Lernte in der Schule schwer. Mit 13 Jahren Typhus. Mit 27 Jahren $\frac{1}{4}$ Jahr geistesabwesend: Sie lief zu den Nachbarn, weinte viel, äusserte, sie wolle sich das Leben nehmen. Mit 28 Jahren Heirat. Fünf Geburten, zwei Kinder klein gestorben. Frühjahr 1883 hatte sie Angst, glaubte sich verfolgt, sprang aus dem Fenster ihrer Wohnung, verletzte sich nicht.

8. 3.—4. 7. 83 Anstalt N.: Glaubt, dass viele Menschen um sie herum wären, die auf sie eindrängen. Gibt über ihr Vorleben ausführlich und geordnet Auskunft. Sie habe ihre Verwandten sprechen hören, hörte, ihr Bruder sei ein Dieb, sitze im Gefängnis, sie selbst solle umgebracht werden, habe Gestalten gesehen, Schwefel, Phosphor und Rauch gerochen.

12. 3.: Macht einen etwas benommenen Eindruck. Im Urin kein Eiweiss. Berichtet weiter über viele Halluzinationen, sieht den Vater auf dem Totenbett

usw. Immer mehr oder weniger ängstlich. Schliesslich keine Halluzinationen mehr, Krankheitsbewusstsein. Geheilt entlassen.

5. 3.—3. 7. 96 Klinik: Inzwischen öfter Erregungszustände, zerschlug Sachen.

Seit 1885 von ihrem **Mann** geschieden. Längere Zeit Gelenkrheumatismus.

Seit Anfang 1896 hatte sie Schwindel, war unruhig und ängstlich, sah im Traum Gestalten und Tiere. Bei der Aufnahme bietet sie ausser einer Stirnnarbe aus der Kindheit und Gelenkankylosen somatisch nichts Besonderes. Schon als Kind sei sie in der Schule und zu Hause öfter „abwesend" gewesen und dafür vom Lehrer getadelt worden. Seit dem Typhus im 12. Jahre habe sie schwerer lernen können. Als junges Mädchen sei sie öfter planlos bei Nachbarn umhergelaufen unter Aeusserung von Selbstmordabsichten, ohne sich nachher an etwas erinnern zu können. Nachts habe sie so unruhig geschlafen, dass sie oft geschimpft wurde. Wenn ihr Mann sie angefahren habe, aber auch sonst habe sie sich zuweilen nassgemacht. Sehr oft starker Schwindel mi Globusgefühl, einmal sei sie umgefallen, habe sich ein Auge blau geschlagen. Beim dritten Kind habe sie besonders viel schreckhafte Gestalten gesehen. Nach der vierten Entbindung habe sie im bewusstlosen Zustand sich ins Bein zu schneiden versucht, sei aus dem Fenster gesprungen, habe ins Wasser gehen wollen, habe Steinöl und Waschblau getrunken, kam nach N. Später habe sie eine Fussbank entzweigeschmissen und als ihr Mann einen Polizisten holte, vor Schreck alles unter sich gelassen. Immer habe sie Angstempfindungen und Schwindel gehabt, nachts häufig Gestalten gesehen. Die Gestalten sahen bald wie Fleisch und Blut, bald wie abgelebte Schatten aus. Fleissig, oft verstimmt und finster, reizbar, zuweilen ängstlich.

3. 7. 96—15. 4. 05 Anstalt U.: Etwas deprimiert, klagt öfter über Angst, sieht nachts Gestalten, die ihr sagen, sie sei eine Hexe, solle lebendig begraben und verbrannt werden. Jammert zeitweise sehr laut. Längere Zeit ruhig, dann wieder unruhig und erregt, glaubt sich benachteiligt. Klatscht und hetzt viel, beschwert sich oft ohne Grund, schimpft über die Behandlung. Behauptet einmal, es sei Gift im Essen. Manchmal freundlich und verträglich, meist querulierend, reizbar.

Auch in einer anderen Anstalt (L.), in die sie noch kam, wurden keine epileptischen Anfälle beobachtet.

Diagnose der Anstalt N.: Melancholie.

Diagnose der Klinik: Epileptische Dämmerzustände.

Diagnose der Anstalt U.: Sekundärer Schwachsinn mit Neigung zum Querulieren.

Nach Angabe der Schwägerin befindet sich Pat. in einem Stift in ihrer Heimat, ist unverändert, spricht sehr viel.

Bei dem Vater wird es sich um eine senile Geistesstörung oder vielleicht um alkoholische psychotische Zustände gehandelt haben; über die Geisteskrankheit der Halbschwester der Mutter ist leider nichts Näheres bekannt. Ob die Psychosen der beiden Kinder, unserer Patienten, von dieser oder von der väterlichen Seite her bedingt sind, bleibt daher ungewiss, zumal, da die Diagnose bei beiden trotz der teilweise sehr langen Beobachtung nicht feststeht. Am nächsten liegt bei beiden die Annahme einer Epilepsie, und zwar einer genuinen Epilepsie.

XCVII.

Familiengeschichte: Ueber die Familie des Vaters ist nichts bekannt. Der Vater starb in mittleren Jahren an „Asthma". Ueber die Familie der Mutter ist nur bekannt, dass eine Tochter einer Schwester der Mutter in einer Anstalt wegen Krämpfen ist. Die Mutter litt viel an heftigen Kopfschmerzen. Von mehreren Kindern waren 2 Töchter in der Klinik.

1. Auguste P. geb. M., Bahnarbeitersfrau aus Z., geb. 1868. Als Kind Masern, Scharlach, neigte immer zu Kopfschmerzen, lernte schlecht. 2 leichte Geburten, ein Abort. Seit 1895 eine Reihe nervöser Beschwerden, Kopfschmerzen, Flimmern vor den Augen, Empfindlichkeit gegen Lärm und Licht, Magenbeschwerden usw. Glaubte, sie werde nicht wieder gesund, versuchte mehrmals sich aufzuhängen.

12. 7. bis 26. 7. 98 Klinik: Erzählt sehr weitschweifig von ihrer Krankheit und ihren Versuchen durch Kurpfuscher Heilung zu finden. Schwachsinnig. Weiterhin berichtet sie über allerhand Sensationen, die Augen stehen starr im Kopf, obwohl sie sich bewegen, Blutwallung im Leib, schreckhafte Träume usw., labiler Stimmung. Nach Hause abgeholt.

Diagnose der Klinik: Imbezillität.

Ueber das weitere Ergehen war nichts zu erfahren.

2. Emma M., Dienstmädchen aus H., geb. 1870, Schwester der Vorigen. Als Kind Masern, viel Nasenbluten. Später Dysmenorrhoe. Seit 1889 Schmerzen in den Armen, dann in den Hüften, im Kopf, Beklemmungen, Angstgefühle.

4. 12. 94 bis 23. 1. 95 Klinik: Mehrere Druckpunkte, Tremor manuum. Allerlei Klagen besonders über Kopfschmerzen, oft missmutiger Stimmung, leicht verletzlich. Schmerzen bald hier bald dort. Etwas schwachsinnig.

Diagnose der Klinik: Hystero-Hypochondrie, Schwachsinn.

Ueber das weitere Schicksal war nichts Näheres zu erfahren, Pat. soll noch Heilanstalten frequentieren.

Hier handelte es sich um zwei anscheinend von Geburt an schwachsinnige Schwestern mit Neigung zu nervösen, hypochondrischen Beschwerden. Ohne genauere Kenntnis der Familie, die Art der Geburt usw. lässt sich natürlich über die Genese des Schwachsinns nichts aussagen, immerhin ist dieselbe Neigung zu Klagen bemerkenswert.

XCVIII.

Familiengeschichte: Ueber Vater und dessen Familie nichts bekannt. Die Mutter war in der Klinik und der Anstalt A. Ueber ihre 4 Brüder ist nichts Näheres bekannt. Eine Tochter war in der Klinik, ist jetzt in der Anstalt N., die andere Tochter ist gesund.

1. Henriette N. geb. D., Zeitungsträgerin aus H., geb. 19. 11. 1839. 4. 1. 95
Fall auf den Kopf (bei Glatteis ausgerutscht) ohne Bewusstseinsverlust, nachher
Kopfschmerzen, Schwindel. Ende Mai sagte sie plötzlich, die Leute wollten sie
totschlagen, in ihren Kopf führten Telephondrähte, an den Wänden sehe sie die
Polizei, welche sie verfolge. In der Nacht des 20. Juni fand die Tochter sie
an einem um den Hals gelegten Bindfaden an der Türklinke hängen. Ins Bett
gebracht schlief sie bis zum Morgen.

Reduzierter Ernährungszustand, Strangulationsring am Hals. Sonst somatisch
o. B. Zeitlich und örtlich orientiert, beschreibt genau den Suizidversuch. Sie
habe vorher grosse Angst gehabt, die Männer wollten sie umbringen, hörte deren
Stimmen. Gedrückt, ängstlich, antwortet langsam. Behauptet, hier Puppen zu
sehen, die allerhand schöne Lieder singen. Weiterhin weniger ängstlich, bleibt
dabei, dass sie Männer gesehen habe und dass sie in ein Gewölbe geführt wurde,
dass jeden Tag anders mit glitzernden und glänzenden Sachen ausgestattet war.
Freundlich, fleissig.

Inzwischen angeblich gesund, Anfang Oktober 1901 sah sie wieder Gestalten,
glaubte, der Wirt des Hauses stehe an ihrem Bett und wolle ihr etwas tun.

9. 10. bis 14. 11. 01 Klinik: Seniler Habitus, Arteriosklerose. Ueber Ort
und Umgebung orientiert, über Zeit nicht, weinerlich. Sieht an der Wand Bilder,
Photographien von Soldaten mit grossem Gewehr über der Schulter. In ihren
Kopf gehen Telephondrähte, ihre Kinder seien gestorben. Die Halluzinationen
dauern an, sie sieht Männer auf der Lampe sitzen, schwarze Katzen auf dem
Bett, sieht vor sich aufgehängte Wäsche, hört immer Männer unter ihrem Bett
sprechen, die ihr in die Füsse stechen, hält eine Pat. für einen Mann. Meint,
immer draussen im Hof geschlafen zu haben, nicht im Saal.

14. 11. 01 bis 1. 1. 02 Anstalt A.: Gibt die Geschichte ihrer Krankheit,
erzählt von ihren Halluzinationen, in Halle habe sie eine Totenhand auf dem
Bett liegen sehen, es war ihr, als sei die Decke elektrisch, als rolle sie sich
auf. Hat hier einmal einen Kerl an ihrem Bett sprechen hören. Weint leicht,
keine Sinnestäuschungen mehr, sichtlich erholt, Krankheitseinsicht, entlassen.

Zu Hause sah sie bald wieder allerhand Menschen und Tiere, die sie ver-
folgten, wurde unruhig, lief umher.

14. 11. 02 bis 21. 1. 03 Klinik: Intelligenz anscheinend erheblich reduziert.
Läuft planlos umher, kramt im Bett, Gesichtsausdruck indifferent, antwortet
kaum. Später zugänglicher, äussert zahlreiche phantatische Halluzinationen,
im Saal seien grosse Mengen von Kobolden, Zwergen und Männern, man wolle
ihr die Gurgel aufschneiden, sie erdrosseln. Hält eine Patientin für den Kronprinz, verschiedene für ihre Tochter. Schwindelanfälle. Besonders Nachts delirant,
sieht allerhand Getier laufen. Meint, im Freien geschlafen zu haben.

21. 1. bis 26. 3. 03 Anstalt A.: Beiderseits Katarakt. Zeitlich ungefähr,
örtlich gut orientiert, etwas ängstlich. Alles bewege sich wie das Meer, hascht
nach Fischen auf der Bettdecke. Sieht Kobolde, Männer, Tiere. Dekubitus,
Gangrän, Pneumonie, Exitus.

2. Marie N., Zeitungsträgerin aus H., geb. 8. 6. 61, Tochter der vorigen.
Pat. war als Kind sehr still und zurückhaltend, lernte in der Schule schlecht.

Mit etwa 10 Jahren bekam sie nach Angabe ihrer Schwester durch Schreck
Krämpfe, d. h. sie fiel plötzlich besinnungslos hin, keine Zuckungen, kein Umsichschlagen, war hinterher sehr schwach, Amnesie. Dauer etwa eine Minute.
Die Anfälle sollen täglich mehrmals aufgetreten sein und mit dem 21. Lebensjahr
aufgehört haben. Sie ging nie aus zum Vergnügen, war stets allein, arbeitete
fleissig, trug Zeitungen, strickte in freien Stunden. Seit dem Eintritt der Menopause, Herbst 1907, klagte sie über Schwindel. Juni bis August 1908 wurde sie
in einem Krankenhaus wegen allgemeiner Abgeschlagenheit und Appetitlosigkeit und wegen Kopfschmerzen behandelt. Sie wurde arbeitsfähig entlassen, die
Diagnose auf Hysterie gestellt. Seitdem weinte sie viel, besorgte sich kein Essen,
sagte, sie habe kein Geld, nichts mehr zu stricken, sei behext. Klagte über
Schwindel und Kopfschmerzen, äusserte oft Selbstmordideen. Am 8. 12. 08 wurde
sie an der Wand hängend aufgefunden mit einem Strick um den Hals. Sie atmete
noch, gab sonst kein Lebenszeichen von sich. Die nächsten beiden Tage lag
sie starr im Bett, antwortete kaum, liess das Essen wieder aus dem Mund fallen

10. 12. 08 bis 10. 2. 09 Klinik: In allen Bewegungen sehr gehemmt, antwortet nur langsam, nennt Namen und Geburtsdatum richtig. Zeitlich nicht,
örtlich mangelhaft orientiert. Gibt zu, ängstlich zu sein, sie habe einen Hund
mit einem Schwanz und Pferdeköpfe gesehen; sie habe keine Arbeit (weint).
Negiert Suizidgedanken und Suizidversuch. Rechnet auch die einfachsten Aufgaben nicht, klagt dabei über ihren Kopf. Auf Fragen gibt sie langsam Auskunft, oft nur in einzelnen Substantiven, dabei abgebrochen sprechend. Zuweilen drückt sie durch Gesten aus, was sie sagen will, so als sie nach einer
Narbe gefragt wird, „da war so ein Eisen" und macht in Bettlage kratzende
Bewegungen mit dem Fuss; es stellt sich heraus, dass sie ein Eisen zum
Reinigen der Schuhe meint. Ausser geringem Ernährungszustand und Druck-
schmerzhaftigkeit des Schädels und der Magengegend somatisch o. B.

12. 12. Abbildungen im Bilderbuch bezeichnet sie alle falsch, so Pferd
als Hund, Hund als Pferd, Schaf als Katze, Katze als Wickelpuppe. Vorgehaltene
oder gereichte Gegenstände bezeichnet sie meist richtig, dabei deutliche Per-
severation falscher Bezeichnungen. Beim Zähnebürsten und Kerzeanzünden ist
sie zunächst deutlich apraktisch, streicht mit dem Streichholz am verkehrten
Ende an, macht es dann richtig.

13. 12. Liegt fast dauernd starr nach der Decke blickend da, auf Fragen
behauptet sie, einen schwarzen Hund mit langen Haaren und den Kopf eines
Pferdes zu sehen, oben an der Decke. Hält man ein Blatt Papier dazwischen,
so sieht sie nichts mehr. Einen Bleistift bezeichnet sie als Schlüssel und macht
schliessende Bewegungen damit. Klagt über Kopfschmerzen.

14. 12. Nestelt an der Bettdecke herum, behauptet zu waschen, auf die
Frage, wo Wasser und Seife seien, sagt sie „zu Hause". Ein Messer bezeichnet
sie auch auf Vorhalt als Bleistift, andere Sachen richtig.

18. 12. Sieht Fliegen an der Wand und sucht sie mit der Bettdecke zu
fangen. Sieht Pferd, Hund, Maus an der Decke. Will der Pflegerin die
Schlüssel wegnehmen und Zeitungen austragen, es seien ihre Schlüssel. Ihr
Benehmen macht einen gemachten, albernen Eindruck.

19. 12. Sieht auf einem ihr vorgehaltenen Notizbuch auf Suggestivfragen einen Schneemann, fährt mit den Händen den angeblichen Umrissen nach, sagt „hat aber keine Augen". Gibt an, in einem Krankenhaus zu sein, meint dann, sie habe heute Zeitungen ausgetragen. Trotzdem sie auf das Lampenlicht aufmerksam gemacht wird, bleibt sie abends dabei, dass es Mittag sei. Bezeichnet beim Besuch ihre Hauswirtin als ihre Schwester. Schädel noch sehr druckempfindlich. Sucht im Saal nach Mäusen, reicht dem Arzt eine „gefangene Maus" in die Hand.

30. 12. Hält die Augen meist geschlossen, behauptet trotzdem den Hund zu sehen. Reagiert auf Nadelstiche nur bei Stich in die Nasenscheidewand.

12. 1. Tanzt und singt Weihnachtslieder, benimmt sich albern, behauptet seit gestern Abend um 8 hier zu sein. Nennt ein Taschentuch ein Stück Papier, ein Fünfmarkstück ein Stück Eisen, lässt sich überreden, dass $2 \times 2 = 5$ sei. Geht wie ein Betrunkener, auf Ermahnung ganz ohne Schwanken.

5. 2. Steht auf, hilft mit, ahmt oft mit tiefer Stimme einem Arzt nach.

10. 2. Oft zornig und ungeduldig, äfft anderen Kranken nach.

Seit 10. 2. 09 Anstalt N.: Berichtet mit weinerlicher Stimme über ihre Krankheit, Kopfschmerzen, Schwindel, Schwäche. Sie habe unter Nahrungssorgen gelitten, bestreitet den Suizidversuch. Arbeitet fleissig, manchmal klagt sie über Abgeschlagenheit, Schmerzen in den Händen usw., liegt dann teilnahmslos zu Bett. Sieht ein, dass sie draussen nicht auf eigenen Füssen stehen kann. Bei einer Exploration Juni 1911 ist sie orientiert, sie habe oft Kopfschmerzen und Angst in der Magengegend. Stimmen höre sie nicht. Rechnet ziemlich schlecht. Hält sich für sich. Weiterhin ist sie zanksüchtig, neugierig und klatschsüchtig, fühlt sich dabei stets im Recht. Arbeitet im letzten Jahr regelmässig.

Diagnose der Klinik: Hysterische Psychose bei einer Imbezillen.

Diagnose der Anstalt N.: Depressiver Wahnsinn (Hysterie).

Die Psychose von Mutter und Tochter weisen grosse Aehnlichkeit auf, nur erkrankte die Tochter etwas früher wie die Mutter, nämlich mit 47 Jahren, die Mutter mit 56 Jahren. Wenn auch über ihr Vorleben nichts bekannt ist, so ist doch nach dem späteren Befund anzunehmen, dass auch die Mutter ebenso wie die Tochter angeboren schwachsinnig war. Bei beiden begann die Geisteskrankheit mit Beeinträchtigungsideen und anscheinend mit Halluzinationen, beide machten einen Erhängungsversuch, bei beiden traten eigenartige phantastische Halluzinationen auf. Bei der Tochter, deren Krankengeschichte ausführlicher ist, wird noch besonders das anscheinend Gemachte, Alberne, Kindische ihres Gebahrens betont mit Vorbeireden und entsprechenden apraktischen Störungen. Bei der Tochter wird auch von hysteriformen Anfällen aus der Jugend berichtet, ferner jetzt über zanksüchtiges, neugieriges, klatschsüchtiges Wesen. Vorübergehend wurde bei der Tochter auch an eine katatone Geistesstörung gedacht, doch handelt es sich wohl bei

beiden Patientinnen um hysterische Erscheinungen auf dem Boden der
Imbezillität. Wenn auch die deutlichen psychischen Störungen bei der
Tochter erst mehrere Jahre nach der Erkrankung der Mutter aus-
brachen, so ist doch bei der Aehnlichkeit der Erscheinungen anzunehmen, dass das Beispiel der Mutter, besonders der Suizidversuch,
einen gewissen Einfluss auf die Psychose der Tochter ausgeübt hat.

XCIX.

Familiengeschichte: Die Eltern des Vaters starben über 70 Jahre alt,
sollen gesund gewesen sein. Der Vater lebt mit 67 Jahren, war immer gesund.
Zwei Geschwister des Vaters und deren Nachkommen sind gesund, ein Bruder
starb an Darmkrebs. Die Eltern der Mutter starben an Cholera. Die Mutter,
jetzt 56 Jahre alt, war immer nervös (Kopfschmerzen), sie hatte keine Geschwister. Von den 4 Kindern waren die 2 Töchter in der Klinik, die
2 Söhne (2. und 4. Kind) waren immer gesund.

1. Frieda M., geb. L., Handwerkersfrau aus O., geb. 1877. Gut gelernt,
sehr gewandt, eitel, das Geld spielte keine Rolle. Mit 17 Jahren Heirat; vier
Geburten, ein Kind starb klein, die anderen sind gesund. Der Mann war
Trinker, die Ehe war sehr unglücklich, Pat. verliess ihren Mann, führte ein
abenteuerliches Leben, wurde schliesslich Schlaftänzerin und zog mit mehreren
Impresarios umher, endlich nahmen ihre Eltern sie zu sich und brachten sie
in die Klinik. Sie war in den letzten Jahren sehr genusssüchtig, ver-
schwenderisch, machte die unglaublichsten Schwindeleien.

5. 9. 05 bis 14. 3. 06 Klinik: Verschiedene Sensibilitätsstörungen, sonst
somatisch o. B. Klagt über Mattigkeit und Angst, sieht ihren Impresario vor
sich, der ihr geschworen habe, sie zu strafen, er werde sich an ihren Kindern
rächen. Weiterhin ist die Gemütslage ausserordentlich labil, auffallend heiter
wechselnd mit Unlustgefühlen. In den Depressionen Weinausbrüche, Zittern,
rhythmisches Schlagen auf die Bettdecke, benimmt sich dann wie ein kleines
Kind. Mehrfach treten hysterische Anfälle auf. Sie ist leicht beleidigt,
schreckhaft, gelegentlich verstimmt. Später wird Pat. auf der Frauenabteilung
zu schriftlichen und anderen Arbeiten verwendet. Fleissig, meist gleichmässiger
Stimmung.

Diagnose der Klinik: Hysterie.

Seitdem hat sich Pat. ausserhalb der Klinik gehalten.

2. Anna L., Amtsrichterstochter aus O., Schwester der Vorigen, geb. 1883,
Immer heiter und lebenslustig. Mit 15 Jahren wegen Chlorose in einem Badeort.
Seit Ende 1899 war sie verändert, log sehr viel, kaufte Blumen, Kuchen usw.,
die sie verschenkte, fortwarf oder unter dem Bett versteckte, machte Schulden,
ihre Eltern hätten 25000 Mark in der Lotterie gewonnen, unterschlug Briefe,
fälschte Unterschriften, lief jungen Männern nach, war den Eltern gegenüber
trotzig. Seit dem 15. Lebensjahr hatte sie anscheinend hysterische Anfälle.

8. 3. bis 28. 11. 01 Klinik: Behauptet, von ihren Verfehlungen nichts zu
wissen, euphorisch. Weiterhin in ihrem Wesen etwas kindisch, oberflächlich,

wenig ernsthaft, leicht euphorisch. Wiederholt hysterische Anfälle. Abends manchmal delirante Zustände, sieht Männer, Geister. Schliesslich keine Sinnestäuschungen
und Anfälle mehr, gutmütig, spricht von den früheren Verfehlungen ungern. Kenntnisse und Interessen dem Durchschnitt des reiferen Backfisches entsprechend.

Diagnose der Klinik: Hysterie.

Nach Angabe der Schwester ist Pat. ganz gesund und normal geblieben, aber
zu gewissenhaft, arbeitet zuviel, ermüdet leicht, ist nervös. Sie ist Krankenschwester.

Beide Schwestern zeigten ein ziemlich ähnliches Krankheitsbild,
dessen weitere Gestaltung allerdings durch äussere Einflüsse modifiziert
war. Das endogene, erbliche Moment ist sehr schwer zu bestimmen,
man ist auf die Vermutung angewiesen, dass die Nervosität der Mutter,
die anscheinend nur in leichter Erregbarkeit und funktionellen Beschwerden besteht, auf diese beiden Töchter vererbt wurde, ohne dass
dadurch die Entstehung einer ausgeprägten Hysterie erklärt wäre.

C.

Familiengeschichte: Ueber die Familie des Vaters ist nichts bekannt,
nur dass verschiedentlich Geisteskrankheiten vorgekommen sein sollen und der
Vater in einer Irrenanstalt starb. Die Mutter der Mutter soll vorübergehend
geisteskrank gewesen sein. Die Mutter war in der Klinik und der Anstalt N.
Ein Sohn wurde wegen Verschwendung entmündigt, eine Tochter war in der
Klinik, ein anderes Kind war gesund.

1. Minna M., Oekonomenwittwe aus E., geb. 1857. Früher angeblich gesund,
bei einer Geburt Eklampsie. Seit einem Jahr vernachlässigte sie ihren Haushalt,
schloss sich tagsüber mit ihrer Tochter ein, irrte nachts umher und schlief vielfach im Freien. Sie glaubte, man wolle sich widerrechtlich ihres Vermögens
bemächtigen und breche bei ihr ein. Da sie, trotzdem sie vermögend war, Steuern
zu zahlen sich weigerte, hatten mehrfache Exekutionen bei ihr stattgefunden.

26. 11. 05 bis 1. 3. 06 Klinik: Orientiert, gibt über ihr Vorleben usw. geordnete Auskunft. Seit den Wechseljahren sei sie kränklich, habe Kopfschmerzen und
andere Beschwerden. Ihr Sohn und Schwager hätten ihr Geld wegnehmen wollen,
mit den Steuern sei sie nicht fertig geworden. Habe im Freien übernachtet,
weil sie Angst hatte, ermordet zu werden. Im Haus seien drei Männer mit
Knüppeln gewesen. Von einer Kartenschlägerin sei ihr gesagt worden, man
wolle sie an den Bettelstab bringen. Intelligenz: Einfachere Kenntnisse vorhanden, Urteilsschwäche. Oft etwas ängstlich. Pat. bleibt uneinsichtig, drängt
auf Entlassung, war einmal mangelhaft bekleidet in den Garten gelaufen.

1. 3. 06 bis 10. 4. 07 Anstalt N.: Leichte Arteriosklerose, sonst somatisch o. B.
Leugnet alle Vorgänge zu Hause, drängt uneinsichtig fort, sie komme sonst um
ihre Sachen und ihr Geld. Entweicht einmal. Drängt dauernd nach den Türen.
Versuchte sich durch Kneifen der Haut Verletzungen am Hals beizubringen.
Ungeheilt nach der Anstalt C. überführt.

Diagnose der Klinik: Paranoia im Klimakterium.

Diagnose der Anstalt N.: Imbezillität mit Erregungszuständen.

2. **Frida M.**, Haustochter aus E., geb. 1885. Tochter der Vorigen. Pat. war geistig in völliger Abhängigkeit von ihrer seit Jahren schon geisteskranken Mutter. Sei teilte deren Wahnideen, ass, lachte und weinte, wenn die Mutter es tat, zog wie diese keine reine Leibwäsche mehr an. Das Haus war voll Unrat. Sie schlief oft mit der Mutter in Ackerfurchen und durchsuchte mit ihr Haus und Heuboden mit offenem Licht nach Verfolgern. Glaubte, die Mutter solle ermordet werden. Deutlich schwachsinnig.

26. 11. 02 bis 18. 2. 03 Klinik: Verlangt nach der Mutter. Oertlich, zeitlich und über ihre Personalien orientiert. Sie habe öfter Klopfen und Rufen gehört, auch in der Wohnung habe es merkwürdig gerochen. Die Leute hätten auf sie und die Mutter aufgepasst, hätten ihnen nachgerufen. Der Gerichtsvollzieher habe oft Geld geholt, wofür wisse sie nicht. Schulkenntnisse und Urteilsfähigkeit sehr gering. Völlig einsichtslos, drängt dauernd nach Hause. Wenn sie mit der Mutter zusammen ist, so sitzen beide fast ohne zu sprechen da, um bei Eintritt des Arztes sofort nach der Entlassung zu fragen. Vom Vormund in eine Familienpension gebracht. Ungeheilt entlassen.

Diagnose der Klinik: Induziertes Irresein bei Imbezillität.

Ueber das weitere Schicksal war zu erfahren, dass Patientin seit 1908 ihr Vermögen selbst verwaltet. Sie lebt in einer Lehrersfamilie, benimmt sich unauffällig, pflegt gesellschaftlichen Verkehr, geht ins Theater, beschäftigt sich im Haushalt. Ab und zu soll sie etwas eigensinnig und misstrauisch sein.

Leider ist nichts darüber bekannt, an welcher Form von Geistesstörung der Vater litt, es lässt sich daher nicht sagen, von welcher Seite der Leichtsinn des Sohnes und der Schwachsinn der einen Tochter stammt. Bei der Mutter war im Klimakterium eine sich auf dem Boden des Schwachsinns aufbauende, durch Beeinträchtigungsideen charakterisierte Psychose entstanden; bei dem engen Zusammenleben mit der Mutter ist es begreiflich, dass die schwachsinnige Tochter bald dieselben Ideen äusserte, wie die Muter; es lag also ein Fall von induziertem Irresein vor.

CI.

Ueber die Familiengeschichte ist nur bekannt, dass die Mutter, die in der Klinik war, ausser der Tochter, die auch in der Klinik war, noch einen gesunden Sohn hatte; ein Kind ist klein gestorben.

1. **Selma G.**, Gutsbesitzerswittwe aus O., geb. 2. 12. 1856. Normale Entwickelung. 3 Geburten, 2 Kinder leben. Mitte 1909 wurde Patientin misstrauisch gegen die Verwandten, glaubte sich verfolgt, es werde ihr nach dem Leben getrachtet. Etwa zu gleicher Zeit fing die Tochter mit denselben Ideen an, wie die Mutter. Beide meinten auch, die Stiefkinder des Mannes wollten ihnen alles Vermögen wegnehmen. Januar 1910 trat eine Verschlimmerung ein; Mutter und Tochter kamen beide aufgeregt und in grosser Angst zu Verwandten gereist und sagten, sie hätten Gestalten in der Wohnung gesehen, sie wären überfallen worden (dass dies falsch war, wurde polizeilich festgestellt).

Wenn sie ein Automobil sahen, sagten sie: „Da kommen sie angefahren". Nach einigen Tagen glaubten sie, auch das Haus der Verwandten sei umstellt, horchten die ganze Nacht. Dann fuhren sie nach L., wo sie im Marthahause einige Zeit blieben, fürchteten sich aber auch dort, ein Mann in Frauenkleidern habe sich eingeschlichen.

11. 2. bis 4. 7. 10 Klinik: Orientiert. Zuhause seien Scheinwerfer von beiden Seiten in die Stube gekommen, dann hörten sie jemand zum Fenster hineinspringen, es knipste immer so, als ob jemand schiessen würde, auch vor der Korridortür war Geräusch, sie bekamen deshalb furchtbares Herzklopfen. Auch bei den Verwandten waren Scheinwerfer, 3 Männer gingen zur Haustür hinaus, die Türen klappten. Verhält sich weiterhin ruhig und geordnet, arbeitet fleissig, hält aber daran fest, dass sie vor ihrem Eintritt in die Klinik verfolgt worden seien. Bleibt auch bis zuletzt dabei, es sei doch etwas daran gewesen.

Diagnose der Klinik: Paranoisches Zustandsbild im Klimakterium.

Der Zustand soll sich weiterhin nicht geändert haben. Januar 1913 erhängte sie sich mit ihrer Tochter; sie hinterliess einen Brief, nach dem sie sich verkannt und verfolgt glaubte.

2. Marie G., Haustochter aus O., geb. 1891. Tochter der Vorigen. Normale Entwickelung, das Lernen fiel immer schwer. Etwa vom 10. Jahr an ist sie „nervös", als kleines Kind war sie sehr furchtsam. Uebrige Anamnese s. o.

11. 2. bis 4. 7. 10 Klinik: Wird, ebenso wie die Mutter, zunächst erregt, will nicht dableiben, sie sei gesund. Macht ungefähr dieselben Angaben wie die Mutter, zuhause habe sie die Einbrecher gehört etc. Die Leute hätten immer nach ihrer Wohnung gesehen, auch seien die Leute immer so unfreundlich zu ihnen gewesen. Das Ganze habe angefangen mit einem Gesellen, der ihnen nachgelaufen sei, da hätten sie sich zuerst gefürchtet. Gibt auf Vorhalt zu, dass ihre aufgeregten Nerven daran schuld gewesen sein könnten. Ruhig, geordnet. Während ihre Mutter an den Ideen festhält, meint Patientin, alles sei wahrscheinlich nur Einbildung gewesen. Als sie davon hört, dass sie von ihrer Mutter getrennt werden soll, ist sie einige Tage sehr traurig. Wie regelmässige Beschäftigung angeordnet wird, ist sie wieder guten Muts, arbeitet fleissig.

Diagnose der Klinik: Induziertes Irresein.

Bei weiterer Beobachtung bleibt ein leichter Grad von Schwachsinn unverkennbar, psychotische Symptome haben sich nicht wieder gezeigt. Januar 1913 Suizid mit der Mutter.

Bei einer mit ihrer Tochter allein lebenden Witwe entwickelte sich im Klimakterium ein paranoisches Zustandsbild, das sich auch auf die schwachsinnige Tochter überträgt, um bei dieser nach der Trennung restlos zu verschwinden, während bei der Mutter die richtige Krankheitseinsicht ausbleibt.

Uebersicht über die Familien, in denen weder affektive noch Psychosen der Katatoniegruppe (Dementia praecox, Schizophrenie) vorkamen.

Tabelle VII enthält die Familien, in denen weder eine affektive noch eine Geistesstörung der Katatoniegruppe (Dementia praecox, Schizophrenie) bekannt wurde.

In den ersten fünf Familien kamen je ein oder zwei Fälle von Psychosen vor, die man zur Amentiagruppe rechnen kann. Es ist sehr schade, dass in Familie LXXXV die Aszendenz nicht näher bekannt ist, auch über die persönliche Vorgeschichte der beiden Kranken nur mangelhaft berichtet wird. Der Verlauf der Psychose bei beiden sich auch äusserlich sehr ähnlichen Zwillingsschwestern ist auch in Einzelheiten auffallend übereinstimmend; im Vordergrund standen sehr lebhafte Halluzinationen auf verschiedenen Gebieten, Verfolgungs- und Versündigungsideen, Angst, anscheinend auch Desorientierung, bei beiden trat nach kurzem Verlauf der Exitus ein. Ob bei dem Beginn, der bei beiden im 42. Lebensjahre, also wohl zu Anfang des Rückbildungsalters, kurz nacheinander erfolgte, exogene Momente eine wesentliche Rolle spielten, ist leider auch nicht bekannt, wenn man nicht den Umstand, dass die Geistesstörung der zweiten Schwester aus Aufregung über die Krankheit der ersten entstanden sein soll, als solches ansieht. Da beide Schwestern zusammen waren, kann man ein induziertes Irresein annehmen. In einem grossen Teil der in der Literatur veröffentlichten Fälle von Zwillingsirresein lagen die Verhältnisse ähnlich, manchmal erkrankten aber auch völlig getrennt lebende Zwillinge, in einigen Fällen erfolgte die Erkrankung in verschiedenem Alter. Gleichartige Erkrankung war die Regel und zwar wurden die Psychosen meist als Dementia praecox aufgefasst. Natürlich kam es auch vor, dass, wie in unserer Familie LIV, nur der eine Zwilling erkrankte und zwar hier an Schizophrenie, während der andere gesund blieb.

Die im 36. Lebensjahre aufgetretene Psychose der jüngeren Schwester in Familie LXXXVI verlief unter dem Bild eines Delirium acutum. Ueber eine greifbare Veranlassung ist nichts bekannt. Ob man die Krankheit als Katatonie oder als Amentia auffassen will, ist Ansichtssache, jedenfalls zeigte die Psychose der anscheinend auch ohne Veranlassung im 46. Lebensjahre erkrankten Schwester einen wesentlich anderen Charakter, Erregungszustände und motorische Erscheinungen traten nicht auf, vielmehr hatte sich langsam eine chronische Paranoia entwickelt. In LXXXVII brach die Psychose bei der älteren Tochter im 32. Jahre im Verlauf einer fieberhaften Krankheit aus, bei ihrer

16jährigen Schwester dagegen ohne bekannte Veranlassung; beide zeigen wieder die Schwierigkeit der Differentialdiagnose zwischen Amentia und Katatonie. Die soziale Heilung spricht natürlich nicht gegen Katatonie. Vermutlich ist die Psychose der älteren Schwester als exogen entstanden und mit stärkerer Desorientierung einhergehend als Amentia und die der jüngeren Schwester in der Pubertät ohne Veranlassung entstanden als erster Schub einer Katatonie anzusehen, womit auch zugleich die Prognose gegeben wäre. Die Psychose der einen Tochter in LXXXVIII ist eine anscheinend ohne auffällige katatone Erscheinungen verlaufene akute halluzinatorische Verwirrtheit mit ängstlichem Affekt, die auf dem Boden der Erschöpfung entstanden ist; seit 12 Jahren ist die damals 20jährige geheilt. Ihre Schwester hatte eine Paralyse, über die Psychose der Mutter ist zu wenig bekannt. Die beiden Schwestern in LXXXIX erkrankten mit 32 resp. 28 Jahren zu gleicher Zeit im Anschluss an Aufregung bzw. an ein Magenleiden unter dem Bild einer Amentia; der Verlauf war bei Beiden ziemlich ähnlich; angeblich trat Heilung ein.

In den nächsten drei Familien sind uns Paralysen bekannt und zwar einmal bei zwei Brüdern, einmal hatte eine Tochter der Kranken Epilepsie, einmal eine paranoische Psychose. Es folgen noch einige Familien mit Epilepsie, Imbezillität und Hysterie, auf deren Besprechung im Anschluss an die Krankengeschichten verwiesen sei, und zwei Familien mit induziertem Irresein, bei denen es sich jedesmal um eine in den 40er Jahren aufgetretene paranoische, aus Verfolgungsideen bestehende Psychose der Mutter und eine induzierte Geistesstörung bei der mit der Mutter zusammenlebenden schwachsinnigen Tochter handelte.

Heredität der Amentia, progressiven Paralyse, des chronischen Alkoholismus, der chronischen paranoischen Psychosen.

Wenn man unsere als Amentia (Meynert) bezeichneten Fälle noch einmal zusammen übersieht, so ist zunächst hervorzuheben, dass in einem Teil derselben die Frage offen gelassen werden musste, ob es sich um ein amentes Zustandsbild bei einer Katatonie oder um eine akute halluzinatorische Verwirrtheit als Krankheit an sich handelte; je nach dem Standpunkt des Beobachters wird die Beurteilung verschieden sein. Am schwersten fällt es wohl, sich zu einer Annahme einer Amentia zu entschliessen, wenn keinerlei exogenen (Infektion, und auch keine autotoxische Ursachen bekannt sind; wenn sonst das Krankheitsbild die Züge eines „exogenen psychischen Reaktionstypus" (Bonhoeffer) aufweist, so kann man die häufige Unvollständigkeit unserer Anamnesen für die Unkenntnis einer greifbaren Ursache in Anspruch nehmen. So ist bei der eben erwähnten Zwillings-

Nr.	Eltern des Vaters	Geschwister des Vaters u. Kinder	Vater	Eltern der Mutter
LXXXV	—	—	—	—
LXXXVI	—	—	Tuberkulose †.	—
LXXXVII	—	—	Krebs †, sehr erregbar.	Normal.
LXXXVIII	—	Br. Suizid nach Veruntreuung. 3 ohne Besond.	Normal.	Normal.
LXXXIX	Ohne Besond.	4 ohne Besond.	Leicht erregbar.	Mutter ohne Besonderheiten.
XC	—	—	70 J. †.	—
XCI	—	—	—	—
XCII	—	—	—	—
XCIII	—	Ohne Besonderh.	Normal.	—
XCIV	Ohne Besond.	Ohne Besonderh.	Ohne Besonderh.	Ohne Besond.
XCV	Ohne Besond.	9 ohne Besond. Br. Delirium.	Gesund.	—
XCVI	—	—	Im Alter geistesschwach.	—
XCVII	—	—	„Asthma" †.	—
XCVIII	—	—	—	—
XCIX	Ohne Besond.	Ohne Besonderh.	Gesund.	—
C	—	—	Geisteskrank.	Mutter geisteskrank.
CI	—	—	—	—

schwester LXXXV ausser etwa dem Klimakterium keine Ursache
bekannt, ebenso wenig bei der jüngeren Tochter in LXXXVI, die unter

belle VII.

Geschwister der Mutter u. Kinder	Mutter	Kinder
—	—	T. 42 J. Amentia.
		T. 42 J. Amentia.
—	Schlaganfall †.	T. 46 J. Paranoia chronica.
		T. 36 J. Amentia (?).
Normal.	Gesund.	5 gesund.
		T. 32 J. fieberhafte Erkrankung, Amentia.
		T. 16 J. Amentia ?, Katatonie ?
Ohne Besond.	Geisteskrank, 61 J. †.	2 ohne Besonderheiten.
		2 klein †.
		S. 34 J. Paralyse.
		T. 20 J. Amentia (Erschöpfung).
2 ohne Besond. Br. leichtsinnig.	Tuberkulose †.	T. leicht anfgeregt, 32 J. Aufregung, Amentia.
		S. ohne Besonderheiten.
		T. 28 J. Magenleiden, Amentia.
		S. ohne Besonderheiten.
—	79 J. †.	S. 47 J. Paralyse.
		S. 51 J. Paralyse.
—	56 J. Paralyse.	T. imbezill, 24 J. Epilepsie.
—	50 J. Paralyse.	T. 32 J. paranoischer Zustand.
—	Epilepsie.	3 ohne Besonderheiten.
		S. Tuberkulose.
		S. Schwindelanfälle.
		T. 20 J. Puerperalpsychose, 33 J. ebenfalls, abortives paranoisches Bild.
6 ohne Besond. S. einer Schw. Suizid.	Alt †.	6 ohne Besonderheiten.
		S. Infantilismus.
		T. 13 J. Epilepsie, später auch Hysterie.
—	Zur Zeit der Menses Ohnmachten, Tuberkulose †.	2 Totgeburten.
		2 klein †.
		T. 22 J. Hysterie, Epilepsie, Tuberkulose.
		T. imbezill, 20 J. Hysterie.
		S. ohne Besonderheiten.
Halbschwester geisteskrank.	Nervös, schwindlig, Krebs †.	5 ohne Besonderheiten.
		S. 39 J. Epilepsie?
		T. 27 J. Epilepsie?
T. Krämpfe.	Kopfschmerzen.	T. imbezill, funktionelle Beschwerden.
		T. imbezill, funktionelle Beschwerden.
—	Imbezill, 56 J., Hysterie.	T. imbezill, 47 J. Hysterie.
		T. gesund.
—	Kopfschmerzen, nervös.	T. Hysterie.
		T. Hysterie.
		2 gesund.
—	Imbezill ?, 47 J. paran. Psychose.	S. Verschwender.
		T. imbezill, 20 J. induziertes Irresein.
—	43 J. paranoische Psychose.	T. imbezill, 19 J. induziertes Irresein.
		S. ohne Besonderheiten.
		1 klein †.

dem Bild eines Delirium acutum erkrankte. In den übrigen Fällen
konnte fieberhaftes Wochenbett (LXVII), Laktation mit Fieber (XXXIII)

und mit Gelenkrheumatismus, Spitzentuberkulose (XXXII), Pneumonie (LXIX), sonstige fieberhafte Erkrankung (LXIX, LXXXVII), Erschöpfung (LXXXVIII), Aufregung, Magenleiden (LXXXIX) als Ursache angeschuldigt werden, in LXVIII handelte es sich um nahestehende symptomatische Störungen bei Lungenphthise. Das Symptomenbild unserer Fälle liess manchmal — von den schizophrenen Psychosen mit amentem Bild wird hier abgesehen — die Kombination mit einer affektiven Störung vermuten. So war zum Beispiel in dem Fall der zu affektiven Störungen neigenden Familie XXXII dauernd ein depressiver ängstlicher Affekt vorhanden. Bei einer Uebersicht über unsere Puerperalpsychosen hatte ich früher auch schon konstatiert, dass die Fälle von Amentia nicht selten ein affektives Gepräge, d. h. ein melancholisches oder manisches Bild darboten. Bonhoeffer hat darauf hingewiesen, dass individuelle endogene Faktoren die Symptomen-gruppierung und das Krankheitsbild derartiger Psychosen beeinflussen. Es wäre aber auch nicht ganz unmöglich, dass die Art des Krankheits-bildes auf der Lokalisation des Krankheitsprozesses beruht.

Während die übrigen Fälle heilten, traten in den Fällen des Delirium acutum und des Zwillingsirreseins bald der Exitus ein, in den Fällen der Familie XXXII und XXXIII erfolgte derselbe nach $1^1/_2$ resp. 2 Jahren, ohne dass Heilung eingetreten war. Bemerkenswert ist, dass alle Fälle weibliche Patienten betrafen; auch sonst überwiegen ja wegen des häufig ätiologisch in Betracht kommenden Generationsgeschäfts die Frauen.

Heredität spielt, wie auch Siemerling und andere Autoren be-merken, beim Zustandekommen der Erkrankung keine wesentliche Rolle. Wie nicht anders zu erwarten war, kam die Psychose in unseren Familien neben den verschiedensten anderen Geisteskrankheiten zur Beobachtung, und zwar nicht häufig neben affektiven Psychosen, was gegen die Zu-gehörigkeit der Amentiafälle zu dieser Gruppe sprechen dürfte; zweimal handelte es sich um Geschwister (LXIX, LXXXIX). Erbliche Ein-flüsse sind nach allem, ausser vielleicht für eine affektive Färbung des Krankheitsbildes, bei Amentia bedeutungslos.

Bei der progressiven Paralyse spielt nach Ansicht von E. Mendel, Krafft-Ebing, Kraepelin und anderen Autoren die hereditäre An-lage nur eine geringe Rolle, während besonders Näcke die Meinung vertreten hat, dass die hereditäre Belastung bei Paralyse ein wichtiger Faktor sei. Er begründete dies einerseits dadurch, dass er bei einem Vergleich der von ihm für Paralytiker und eine Anzahl von Normalen berechneten Hereditätsprozente dieselben bei den Paralytikern höher fand, und andererseits damit, dass er bei den Paralytikern die stärkeren Grade und die wichtigeren Formen der Generationszeichen konstatierte. Es ist aber sein Material von Normalen sehr eigenartig und seine Berechnüngen sind teilweise recht willkürlich, ferner ist auch der Wert der Degenerationszeichen so problematisch, dass seine Schlussfolgerungen nicht als bindende anzusehen sind; Näcke geht sogar so weit, von einem „Paralytico nato" zu reden. Er hat ferner die Gehirne von Paralytikern mit denen von Gesunden verglichen und bei ersteren auf deutliche Wachstumsstörungen hinweisende Anomalien an den Windungen und Furchen viel häufiger gefunden, woraus er schliesst, dass das Gehirn der Paralytiker meist ab ovo minderwertig ist. Schüle war der Ansicht, dass die Paralyse wahrscheinlich meist nur ein schon zu Psychosen disponiertes Gehirn befalle und auch andere Autoren berechneten für Paralyse mehr oder weniger hohe Hereditätsprozente, so betonte E. Schröder auf Grund einer Untersuchung über die Endogenese in der Aetiologie der progressiven Paralyse den hereditär-degenerativen Faktor. Im Gegensatz dazu meinte Pilcz, dass die Disposition zu Paralyse, auf Grund deren das syphilitische Virus wirkt, jedenfalls anders geartet sein müsse, als jene, welche wir in der hereditär-psychischen Degeneration erblicken. Obersteiner äusserte sich dahin, dass es im hohen Grade wahrscheinlich sei, dass auch für die progressive Paralyse eine organische Prädisposition angenommen werden müsse.

Vielfach wird aber jedenfalls wenig Wert auf die sonst in der Psychiatrie als belastend angesehenen hereditären Momente gelegt. Bei dem erwähnten Vergleich mit Normalen, wobei nur Fälle mit ausführlichen Angaben berücksichtigt wurden, fand ich bei der Paralyse in der Familienanamnese auffallend wenig derartige Faktoren. Nur Trunksucht und Charakteranormalien kamen nicht ganz selten vor, Geisteskrankheiten dagegen weniger; leider war die Anzahl der Fälle zu gering, um die einzelnen Faktoren näher vergleichen zu können. Die Rolle der Trunksucht ist erklärlich, da Trinker oft trinkende oder sonst liederliche Nachkommen haben und derartige Leute sich leicht luetisch infizieren, ähnlich steht es mit den Charakteranomalien.

In den hier mitgeteilten Familien wurden dreizehn Fälle von progressiver Paralyse bekannt, und zwar mit Einschluss derjenigen Fälle, bei denen wir ausser der Diagnose nichts in Erfahrung brachten. Die Paralyse kam mit allen möglichen Psychosen zusammen in einer Familie vor, jedenfalls fand sich kein familiäres Auftreten der Paralyse selbst. Nur einmal handelte es sich um eine paralytische Erkrankung bei Brüdern, es ist dies Zusammentreffen, wie auch aus der Literatur hervorgeht, ein sehr seltenes Vorkommnis, besonders im Vergleich zur grossen Häufigkeit der Paralyse.

Die Annahme von Marc, dass es vielleicht eine endogene Form der Paralyse gebe, hält schon deshalb einer strengeren Kritik nicht stand, weil bei seinen Fällen die Diagnose Paralyse teilweise nur auf Vermutungen beruht.

Nach allem spielt also erhebliche Belastung im üblichen Sinn bei Paralyse keine Rolle.

Ob und inwieweit endogene Momente bei Entstehung der Paralyse in Frage kommen, erscheint überhaupt sehr fraglich, man ist vielmehr versucht, dafür, dass ein früher luetisch Infizierter später an Paralyse erkrankt, im Sinn einer Lues nervosa besondere biologische Eigenschaften seiner Spirochäten verantwortlich zu machen.

Zur Beurteilung der den chronischen Alkoholismus betreffenden hereditären Verhältnisse ist unser vorliegendes Material zu einseitig, da ja nur das Vorkommen mehrerer ausgebildeter Psychosen in einer Familie den Gesichtspunkt für die Berücksichtigung der Fälle bildete. Es sei auf die trefflich orientierenden Vorträge von Anton und von Bonhoeffer und auf die Arbeiten Forel's und seiner Schüler verwiesen. Auch zur Beurteilung der Frage, ob etwa bei dem Zustandekommen der verschiedenen alkoholischen Psychosen (Delirium, Halluzinose) besondere und eventuell verschiedene hereditäre Momente wirksam sind, sind die betreffenden Fälle viel zu spärlich. Auffallend war nur, wie schon hervorgehoben wurde, dass in den Familien mit schizophrenen Psychosen Alkoholismus, und zwar besonders des Vaters, nicht selten war. Wenn auch die Aufforderung Mott's, der in einem als Beweis für die geisteskranke Nachkommenschaft einer Trinkerin angeführten Familie entdeckte, dass die Schwester dieser Trinkerin geisteskrank gewesen war, sich vor voreiligen Schlüssen zu hüten, sehr berechtigt ist, so ist doch diese Häufigkeit des Alkoholismus in den genannten Familien, und zwar besonders im Vergleich mit den manisch-melancholischen und den sonstigen Familien sehr bemerkenswert. Dass es kaum zu entscheiden ist, ob der Alkoholismus in solchen Fällen als Schädigung des Keims wirkt oder als Ausdruck einer abnormen Persönlichkeit, deren Abnormität sich vererbt, anzusehen ist, darauf wurde schon hingewiesen. Auch die bekannte Tatsache der gleichartigen Vererbung der Trunksucht, für die ja ebenfalls die eben gemachten Bemerkungen zutreffen, wurde durch einige Familien mit gehäuftem Auftreten derselben illustriert; bei der erwähnten Statistik, bei der wegen der häufig ungenügenden Familienanamnesen der Potatoren nur wenige Fälle berücksichtigt werden konnten, war die Belastung durch Trunksucht der Aszendenz ebenfalls deutlich gewesen.

Es erübrigt noch eine Besprechung derjenigen Fälle, die als chronische Paranoia oder symptomatologisch nahestehende Psychosen angesehen wurden. Wenn wir zunächst alle derartigen Fälle, ohne ihre Verschiedenheiten zu berücksichtigen, zusammennehmen, so fällt auf, dass dieselben mit wenigen Ausnahmen nur mit schizophrenen Psychosen in einer Familie zusammentrafen. Die Ausnahmen betrafen die beiden Familien mit paranoischen Psychosen der Mutter und induziertem Irresein der Tochter (C, CI), gehören also streng genommen garnicht hierher, ferner die als paranoischer Zustand bezeichnete Psychose der Tochter in Familie XCI, deren weiteres Schicksal nicht bekannt wurde, und schliesslich die als chronische halluzinatorische Paranoia bezeichnete Krankheit des wohl immer leicht schwachsinnigen, eigenartigen Sohnes in XXXV, die im 43. Jahr deutlich wurde und anscheinend nicht zu Demenz führte; seine ebenfalls etwas schwachsinnige Schwester war an einer melancholischen Angstpsychose erkrankt. Es findet sich also unter unseren 37 Familien, in denen affektive Psychosen vorkamen, nur einmal ein Zusammentreffen derselben mit einer chronischen Paranoia, was — die hereditäre Entstehung beider Psychosen vorausgesetzt —, sehr gegen eine engere Verwandtschaft derselben und damit besonders gegen die Specht'schen Anschauungen spricht. Um ähnliche Psychosen handelt es sich in den Familien LXII, LXIV, LXV, LXI, LXXXVI, hier trafen dieselben mit schizophrenen Psychosen zusammen, so dass also rein zahlenmässig — wenn man mit so kleinen Zahlen operieren darf — das Vorkommen neben diesen letzteren Psychosen nicht unwesentlich häufiger ist. Die noch übrigen paranoischen Psychosen waren teilweise nicht lange oder eingehend genug bekannt (LXlII, LVI, LX), teilweise führten sie nach einem Beginn um fünfzig herum zu ausgesprochener Demenz (LVIII, LIX, LX), ohne dass katatone oder andere für Schizophrenie charakteristische Symptome notiert wären; bei den beiden ersten traten, nachdem zunächst Verfolgungsideen die Psychose eingeleitet hatten, später auch abenteuerliche Grössenideen auf. Manche Autoren, wie z. B. Weygandt, würden wohl alle diese Psychosen in der Gruppe der Dementia praecox aufgehen lassen, was aber besonders für die Fälle in Familie LXII (Eifersuchtswahn) und LXV (forensischer Querulant) sicher zu weit gegangen wäre. Jedenfalls bieten diese chronischen Psychosen, aus denen ja in der letzten Zeit Kleist, Kraepelin und andere Autoren besondere Gruppen herausgehoben haben, der Klassifikation nicht geringe Schwierigkeiten, die auch durch Betrachtung der hereditären Verhältnisse besonders wegen der geringen Anzahl der Fälle kaum der Lösung näher gebracht werden.

Im Allgemeinen wird angenommen, dass bei den chronischen paranoischen Psychosen Heredität eine wesentliche Rolle spiele, doch finden sich keine genaueren Angaben über die Art dieser Belastung. Bei der relativen Seltenheit der einschlägigen Fälle stehen mir leider keine grösseren Zahlen zur Verfügung. Kreichgauer meint, dass die echte Verrücktheit mit den übrigen degenerativen und teilweise auch paranoischen Formen zusammen dem manisch-depressiven Irresein ätio-

logisch nahestehe und zwar trotzdem unter ihrem Material kein einziger
Fall von echter Paranoia mit Affektpsychosen in irgend einer Form zu-
sammentraf; sie hatte im Ganzen nur 3 Fälle echter Paranoia gefunden.
Ihre Ansicht findet also in ihrem eigenen Material keine Stütze und
auch unser Material spricht dagegen, indem wir, wie erwähnt, ein Zusammentreffen nicht schizophrener paranoischer Psychosen mit einer
affektiven Geistesstörung viel seltener fanden, wie mit einer Psychose der
Katatoniegruppe, während bei Richtigkeit ihrer Anschauung paranoische
Psychosen besonders häufig mit affektiven in einer Familie vorkommen
müssten. Man wird also durch die Tatsachen zu dem Schluss genötigt, dass die affektiven und paranoischen Psychosen keine
hereditären Beziehungen zu einander haben. Ob solche zwischen
den letzteren und den schizophrenen Psychosen bestehen, kann man meines
Erachtens nach dem vorliegenden kleinen und einseitigen Material nicht
entscheiden, besonders auch, da die mitgeteilten paranoischen Psychosen
nichts Einheitliches darstellen. Die Annahme einer erblichen Entstehung
derselben stützt sich besonders auf die auch in unseren Fällen bestätigte Tatsache, dass meist oder immer eine gewisse paranoische Konstitution schon
vor Ausbruch der Psychose vorhanden war. Auffallend ist, dass wir kein
familiäres Auftreten dieser Psychosen konstatieren konnten; wenn wir an
der erblichen Entstehung festhalten, so spricht dies dafür, dass diese
Psychosen, soweit sie nicht doch etwa mit der Schizophrenie-
gruppe in Beziehung stehen, einem sehr indirekten Vererbungsmodus unterliegen, vorausgesetzt natürlich, dass sie sich als im
Wesentlichen unveränderte Einheit vererben.

Gibt es einen Polymorphismus der Vererbung?

Aus dem Bisherigen geht ganz im allgemeinen hervor, dass bei den
Geisteskrankheiten zwar eine deutliche Neigung zum Auftreten der
gleichen Psychosen in einer und derselben Familie besteht, andererseits
aber auch sehr verschiedene psychische Störungen bei Blutsverwandten
beobachtet werden. Der zuletzt erwähnte Umstand und das Vorkommen
ganz verschiedener Nervenkrankheiten allein oder mit Psychosen zusammen in einer Familie hatte zu dem Schluss geführt, dass ein Polymorphismus der Vererbung bestehe, dass, wie Binswanger sich aus-
drückte, „aus der neuropathischen Prädisposition einerseits während
eines Individuallebens jede Neurose oder Psychose hervorgehen kann
und andererseits die Nachkommen neuropathischer und neurasthenischer
Individuen den Keim für die mannigfachen Nerven- und Geisteskrankheiten bergen können." „Es hängt wahrscheinlich mehr von den aus-

lösenden Ursachen als von einer spezifischen Veranlassung ab, ob diese
oder jene Krankheit zur Entwicklung gelangt".

Diese, wie früher erwähnt, zuerst von den Franzosen, wie Féré usw.
aufgestellte Lehre der Transmutation, wie sie auch genannt wird, stellt
eine Umschreibung der eben genannten unbestreitbaren Tatsache des
Vorkommens verschiedener Geistes- und Nervenkrankheiten in einer
Familie dar, geht aber nicht näher auf die kausalen Zusammenhänge
ein. Bei genauerem Zusehen erkennt man, dass ein Teil der Geistes-
und Nervenkrankheiten in diesen Familien auf einer oder der anderen
Keimschädigung, so Schädigung eines Elters durch Alkohol, durch Lues,
Tuberkulose, Diabetes, Gicht usw. oder durch Erkrankung der Genital-
organe beruht, oder aber auf Schädigungen im Uterus, intra partum, in
der Kindheit, schliesslich auf erschöpfenden körperlichen Krankheiten,
wozu dann noch die grosse Reihe der im späteren Leben durch äussere
Schädlichkeiten hervorgerufenen Psychosen (Paralyse, symptomatische
Psychosen) und Nervenleiden (erworbene Neurasthenie, luetische, trauma-
tische usw. Lähmungen) hinzukommen. Nach Abzug aller derartiger Erkrankungen erscheinen die psychischen Störungen — um uns auf diese zu
beschränken — in den Familien viel weniger mannigfach, doch haben wir
gesehen, dass trotzdem noch verschiedenartige Psychosen in einer Familie
vorkommen können. Es ist nichts natürlicher, als für diese verschiedenen
endogenen Psychosen auch verschiedene Erblichkeitsfaktoren anzunehmen,
wie dies schon mehrfach in der Literatur geschehen ist. Da beim Menschen
nur geringe Inzucht besteht, werden ja meist sehr verschiedene Erbmassen
sich kopulieren, wodurch die grösste Mannigfaltigkeit entstehen muss
und wirklich entsteht. Es ist also gar nicht verwunderlich, dass in
den einzelnen Familien verschiedenartige endogene Psychosen nebeneinander vorkommen; der Ausdruck Polymorphismus der Vererbung erscheint irreführend, da er nur das äussere Bild bezeichnet.

Auch in der übrigen Natur findet ja die Vererbung in Gestalt einzelner nach bestimmten Regeln bei den Nachkommen zur Geltung kom-
mender Faktoren statt, wie wir aus den neueren Studien über die biologische Vererbung, die nach der Wiederentdeckung der Mendelschen
Regeln einen so grossartigen Aufschwung genommen haben, gelernt
haben. Es ist nicht einzusehen, warum beim Menschen die Vererbung
nach anderen Gesetzen stattfinden sollte.

Man könnte einwenden, dass die Vererbung pathologischer Zustände
nach anderen Gesetzen vor sich gehe, wie die Vererbung normaler
Eigenschaften, dass also Geisteskrankheiten sich nicht so vererben könnten,
wie z. B. die Augen oder Haarfarbe. Dieser Einwand wird eingeengt und
der Begründung beraubt, wenn man den Begriff der Vererbung so eng fasst,

dass durch Keimschädigung und durch intrauterine oder spätere exogene Schädigung hervorgerufene Krankheiten oder exogene Missbildungen ausgeschlossen werden. Die in diesem engsten Sinn vererbbaren Erscheinungen müssen, ob sie uns pathologisch oder normal erscheinen, nach denselben Gesetzen gehen. Dem teleologischen Standpunkt, den man entgegenhalten könnte, trägt ja die Natur insofern Rechnung, als die pathologischen Erscheinungen durch fehlende oder geringe Fortpflanzung der davon befallenden Individuen keine zunehmende Verbreitung erlangen können.

Ein anderer Einwand ist, dass es sich nicht um Krankheiten sondern nur Krankheitsanlagen bei der Vererbung handele. Für alle erst im Lauf des späteren Lebens in Erscheinung tretenden endogen begründeten Krankheiten ist dies selbstverständlich, doch kann es sich sehr wohl um ganz verschiedene Krankheitsanlagen handeln. Warum man für später auftretende endogene Krankheiten eine einzige neuro- und psychopathische Disposition annimmt und der Ansicht ist, dass es erst von äusseren Momenten abhängt, ob und welche Geistes- oder Nervenkrankheit daraus entsteht, ist nicht einzusehen, da einerseits häufig gar keine äusseren Momente nachzuweisen sind und da andererseits bestimmte exogene Faktoren keineswegs immer bestimmte dadurch ausgelöste Nerven- und Geisteskrankheiten entstehen lassen. Man muss vielmehr annehmen, dass es für jede endogene psychische Erkrankung — von den Nervenkrankheiten wird hier abgesehen — eine eigenartige Disposition gibt, also eine Disposition zur Erkrankung an einer manischen, einer melancholischen, einer zirkulären, einer schizophrenen oder einer paranoischen Psychose, wie ja auch aus der nicht selten vorher schon in der betreffenden Richtung eigenartigen Psyche dieser Kranken ersichtlich ist. Ob und wie weit nun noch äussere Momente zum wirklichen Ausbruch einer Geisteskrankheit nötig sind, darüber können wir nur Vermutungen äussern, vielleicht ist die Sachlage so, dass ein exogener Faktor vielfach den Ausbruch der an und für sich unvermeidlichen Psychose früher oder schneller eintreten lässt, als es sonst der Fall gewesen wäre, auch scheinen die einzelnen Psychosen darin sich verschieden zu verhalten, indem besonders bei den schizophrenen Psychosen oft jeder Anhaltspunkt, der auf eine äussere Veranlassung hindeuten könnte, fehlt. Die verschiedenen Dispositionen vererben sich anscheinend getrennt und unabhängig von einander, wie aus dem Vorkommen verschiedener derartiger Psychosen in derselben Familie hervorgeht: es besteht kein Ausschliessungsverhältnis, wie man eine Zeit lang anzunehmen geneigt war.

Auch der Umstand, dass die verschiedenen Geisteskrankheiten Erkrankungen eines und desselben Organs, nämlich des Gehirns sind, kann nicht für die Annahme einer einheitlichen psychopathischen Disposition verwendet werden, da auch Erkrankungen anderer Organe, wie

z. B. des Auges, unabhängig von einander vererbt werden (Katarakt, Glaukom, Retinitis pigmentosa, Hemeralopie usw.).

Die hier geäusserte Ansicht, dass es verschiedene Dispositionen zu den verschiedenen endogenen Psychosen gibt und dass diese Dispositionen sich unabhängig von einander vererben, steht besonders den Wagner'schen Anschauungen nahe; v. Wagner ging so weit, die einheitliche psychoneuropathische Disposition mit einer einheitlichen Disposition zu Hautkrankheiten, etwa Scharlach, Favus, Herpes, zu vergleichen. Für eine einheitliche Disposition ist zuletzt Schuppius eingetreten, der der Ansicht ist, dass sich eine einheitliche, aber in ihrer Wertigkeit schwankende Disposition zu psychischer Erkrankung vererbe und dass der verschiedene Grad dieser Disposition und ferner äussere Momente es bewirkten, wenn diese oder jene Krankheit entstehe. Er stellt sogar eine Stufenleiter auf, indem er an erster Stelle die angeborenen Schwächezustände, an zweiter Stelle Dementia praecox und manisch-depressives Irresein und an dritter die durch besondere umschriebene Schädlichkeiten, z. B, Lues, ausgelösten Krankheiten nennt, ohne aber für diese Abstufungen eine Begründung zu bringen. Zum Beweise seiner Anschauung einer einheitlichen Disposition führt er im wesentlichen an, dass Dementia praecox neben Epilepsie, ferner häufig mit angeborenem Schwachsinn zusammen und nicht selten bei Abkömmlingen von Paralytikern vorkomme, schliesslich dass Dementia praecox und manisch-depressives Irresein vielfach engere Beziehungen hätten, doch passen alle diese Erscheinungen auch sehr gut zu der Anschauung von der Verschiedenheit der Dispositionen, bzw. kann man den angeborenen Schwachsinn bei Dementia praecox als Zeichen minderwertiger Gehirnanlage und Vorläufer der Psychose erklären, die Rolle der Paralyse in der Aszendenz der Schizophrenen konnten wir an unserem Material nicht bestätigen. Auch seine Behauptung, dass man sich auf allen Gebieten der Medizin von dem Begriff der Vererbung freigemacht habe, so dass man das Recht habe, die Lehre von den erblichen Geisteskrankheiten fallen zu lassen, ist irrtümlich, wie zum Beispiel ein Blick in die betreffenden Artikel der Vererbungslehre von Plate zeigt.

Die englische biometrische Schule. Die Mendel'schen Regeln.

Auf Grund umfangreicher statistischer Erhebungen hatte bekanntlich der vor kurzem verstorbene englische Gelehrte Sir Francis Galton Gesetze über die menschliche Vererbung aufgestellt, auf die hier kurz hingewiesen werden soll.

Nach dem „Law of ancestral heredity" ist der Anteil beider Eltern am Anlagenkomplex der Kinder zusammen ungefähr $1/2$, der vier Grosseltern $^1/_4$, der acht Urgrosseltern $^1/_8$ usw., eine Annahme, die mit den gleich zu besprechenden Mendel'schen Lehren und besonders mit der „Reinheit der Gameten“ nicht in Einklang zu bringen ist.

Nach dem zweiten Galton'schen Gesetz, dem „Law of filial regression“, besteht, wenn die Eltern gegenüber dem Mittel in irgend einer Beziehung grosse Abweichungen zeigen, bei den Nachkommen die Tendenz, einen Ausgleich herbeizuführen und zum Mittel zurückzukehren; die Gültigkeit dieses „Gesetzes“ wird aber heutzutage auch bestritten, da das Problem zu verwickelt sei, um auf derartigen statistischem, das Einzelne nicht berücksichtigenden Wege erfasst zu werden.

In Weiterführung Galton'scher Ideen hat die englische biometrische Schule unter Leitung von Karl Pearson sehr ausgedehnte statistische Untersuchungen unternommen und unter anderem eine grosse Reihe von Beziehungen zahlenmässig dargestellt. So wurde z. B. gefunden, dass die Aehnlichkeit der Kinder mit den Eltern in bezug auf die Augenfarbe beim Menschen 0,4947 beträgt, mit den Grosseltern 0,3166, mit den Urgrosseltern 0,1879, wobei 0 keine Aehnlichkeit und 1 völlige Aehnlichkeit (Gleichheit) bedeuten würde. Die Kritiker dieser Methode haben mit Recht darauf aufmerksam gemacht, dass sie ebenso wie die Galton'schen „Gesetze“ das Wesen der Zusammenhänge garnicht berührt, dass daraus keine biologischen Gesetze hervorgehen; es handelt sich nur um eine beschreibende, nicht um eine analysierende Methode. Auf den zweifelhaften Wert der Statistik für die Hereditätsforschung hatten übrigens schon Hagen, Anton, Hähnle u. A. längst hingewiesen; doch wäre es übertrieben, die Statistik für völlig überflüssig zu erklären, weil sie immerhin, wenn sie kritisch ausgeführt wird und auf einwandsfreien Grundlagen beruht, eine zahlenmässige Darstellung von Tatsachen gibt und dadurch manche Fingerzeige für Einzelforschungen zu geben vermag. Es wurde ja auch von mehreren Forschern (Weinberg u. A.) mit Erfolg versucht, die statistische Methode mit den neueren Forschungsrichtungen in Einklang zu bringen und für dieselbe nutzbar zu machen.

Den grössten Aufschwung hat die Lehre von der Vererbung der Wiederentdeckung der von Gregor Mendel aufgestellten Regeln zu verdanken. Seitdem wird von seiten der Botaniker und Zoologen auf diesem Gebiet mit grossem Eifer und Scharfsinn gearbeitet, sogar die Errichtung einer eigenen Versuchsanstalt für diese Zwecke soll in Berlin geplant sein, was bei der enormen praktischen Wichtigkeit der vorliegenden Fragen wohl zur Ausführung kommen wird. Das ganze Gebiet ist noch sehr im Fluss. Zusammenfassende Arbeiten verdanken wir in England Bateson, in Deutschland Baur, Goldschmidt, Häcker und Plate; von Psychiatern hat sich kürzlich Rüdin eingehend damit beschäftigt.

Indem ich in bezug auf Einzelheiten und Begründung auf die genannten Autoren verweise, will ich im folgenden, und zwar im wesentlichen in Anlehnung an Häcker, ganz kurz diejenigen Punkte hervorheben, die für unsere Zwecke am wichtigsten sind.

Während man früher als erste Mendelsche Regel die Prävalenzregel aufstellte, d. h. die Lehre von der Dominanz (Prävalenz) und Rezessivität der Merkmale, betrachtet man diese jetzt nur als Spezialfall und formuliert die Regel als die von der Gleichheit der F_1-Bastarde. Nach dieser bringen homozygote (aus der Vereinigung von zwei in bezug auf das betreffende Merkmal gleichartigen Keimen hervorgegangene) Eltern in der ersten Generation Deszendenten hervor, die nur äusserlich in bezug auf das Merkmal (z. B. die Farbe) unter sich gleich sind. Diese Bastarde sind nun entweder intermediär (z. B. die Eltern rot bzw. weiss, die Bastarde rosa) oder sie sind einseitig, d. h. sie gleichen äusserlich einem der Eltern, dessen Merkmal ist dominant (prävaliert), während das des anderen nicht zum Vorschein kommt, rezessiv ist (wenn in dem Beispiel rot dominant ist, so sind die Bastard ein F_1 alle rot), dies ist der genannte Spezialfall. Schliesslich kommt es noch vor, dass die F_1-Generation ein Kreuzungsnovum, einen atavistischen Charakter zeigt.

Als zweite Regel gilt die sogenannte Spaltungsregel, nach der bei Paarung der F_1-Bastarde untereinander bei F_2 (d. h. in der zweiten Deszendentengeneration) beide elterliche Charaktere wieder zum Vorschein kommen, indem eine Spaltung der Anlagen statthat. In dem zuerst genannten Falle sind die Zahlenverhältnisse so, dass die Hälfte der Bastarde in F_2 intermediär und je $1/4$ den Charakter eines der Eltern (von F_1) trägt. In dem zuletzt genannten Fall treten komplizierte Zahlenverhältnisse auf. Uns interessiert hier am meisten der an zweiter Stelle genannte Fall, die sogenannte Prävalenzregel; in diesem Falle sind die Zahlenverhältnisse so, dass $3/4$ der F_2-Bastarde dominant ist und $1/4$ rezessiv.

Nach der dritten Regel, der Unabhängigkeitsregel, verhalten sich zwei oder mehrere Anlagen bei der Vererbung in bezug auf die Spaltungserscheinungen unabhängig voneinander.

Während man sich zunächst die Vererbung nach Mendel ziemlich einfach und durch die äusseren Merkmale leicht erkennbar vorstellte, wissen wir jetzt, dass die Mendel'schen Erbeinheiten etwas ganz anderes sind als die äusserlich sichtbaren Merkmale. Eine und dieselbe Erbeinheit kann in ganz verschiedenen Organen und in ganz verschiedener Art und Weise zur Wirkung kommen, andererseits kann ein und dasselbe äussere Merkmal, etwa eine bestimmte Farbe, nicht nur von einer sondern von verschiedenen Erbeinheiten beeinflusst werden, kann durch mehrere Erbeinheiten intensiver oder sonst in der Art verändert werden, ferner können mehrere Merkmale in ihrem Auftreten gegenseitig voneinander abhängig sein, so dass durch Abänderungen des einen auch solche des anderen hervorgerufen werden. Schliesslich kann auch ein Wechsel der Dominanz eintreten. Da, wie gesagt, eine Erbeinheit in den verschiedensten Organen wirken kann, und so natürlich eine grosse Reihe von Kombinationen möglich ist, so sindauch umgekehrt die zahllosen Verschiedenheiten der Individuen auf im Vergleich dazu wenig Erbeinheiten zurückzuführen, eine Möglichkeit, die uns trotz der grossen Mannigfaltigkeit der Formen nicht die Flinte ins Korn werfen lässt.

Die Anwendung der Mendel'schen Regeln auf die Vererbung beim Menschen ist bekanntlich schon für eine grosse Reihe erblicher Missbildungen und Krankheiten durchgeführt worden, ich erwähne nur die Brachydaktylie, Spaltfuss, Haararmut, Diabetes, Hemeralopie, Hämophilie usw. Ob alle diese Annahmen einer strengeren Kritik standhalten, kann man bezweifeln; vielleicht werden wir, wenn mehr Material gesammelt ist, ebenso wie das in der Botanik und Zoologie der Fall war, kompliziertere Vererbungsformen finden, als man zunächst gedacht hat. Dass es sich bei den bisher untersuchten Krankheiten und Missbildungen fast ausschliesslich um dominante Vererbung handelt, ist wohl mit Bateson darauf zurückzuführen, dass dieselbe leichter nachgewiesen werden kann.

Auch eine Reihe physiologischer Erscheinungen ist in ihrer Vererbung auf die Mendel'schen Prinzipien zurückgeführt worden, so die Augenfarbe (Davenport, Hurst), die Haarfarbe (Davenport), die Anlage zu Mehrlingsgeburt (Weinberg). Auch hier ist allerdings Kritik nicht ausgeblieben; nach den von Pearson angeführten Tatsachen muss man mindestens annehmen, dass die Mendel'sche Vererbung nicht so einfach nach Dominanz und Rezessivität sich vollzieht, wie teilweise angenommen wird, sondern dass es sich um kompliziertere Vorgänge dabei handelt.

Die Anwendung der Mendel'schen Regeln auf die Psychosen ist wohl zuerst von Heron versucht worden, welcher in einer statistischen Arbeit aus dem Francis Galton Laboratorium für nationale Eugenik aus einem Material von 331 im übrigen nicht mitgeteilten Stammbäumen von Geisteskranken alle möglichen Punkte berechnet und tabellarisch zusammenstellt, dabei auch kurz die Frage der Mendel'schen Regeln streift und auf Grund sehr summarischer Methodik die Ansicht ausspricht, dass dieselben bei der Vererbung der Geisteskrankheiten nicht zutreffen; Geisteskrankheit betrachtet er in seinen Zusammenstellungen als einen einheitlichen Begriff, berücksichtigt die verschiedenen Formen derselben nicht, seine Resultate sind daher zur Prüfung biologischer Gesetze nicht zu verwerten.

Die Arbeit von Davenport und Weeks über die Erblichkeit von Epilepsie und Schwachsinn (1911) war mir leider nur in Referaten zugänglich. Auf Grund der Verarbeitung von 175 Stammbäumen von Insassen des Epileptikerasyls des Staates New Jersey nehmen dieselben an, dass Epilepsie sich rezessiv vererbe, dieselbe sei nahe verwandt mit Schwachsinn. Beide beruhten auf der Abwesenheit eines protoplasmatischen Faktors, welcher die vollständige Entwicklung der nervösen Elemente bewirke.

Rosanoff, der schon mit Camon zusammen eine Studie über 12 Familien veröffentlicht hatte, teilte später mit Orr zusammen eine Bearbeitung von im ganzen 73 Familien mit. Die Nachforschungen waren nicht über die Grosseltern hinausgegangen. Die Psychosen wurden nicht nach ihrer klinischen Form gesondert betrachtet, sondern zu der neuropathischen Konstitution ausser den eigentlichen Geisteskrankheiten z. B. auch Krämpfe, an denen Kinder klein gestorben sein sollten, Imbezillität, Alkoholismus und Reizbarkeit, Aufgeregtheit, Sonderbarkeit usw. gerechnet. Aus diesem Material schliessen die Verfasser, dass die neuropathische Konstitution sich rezessiv nach Mendel vererbe, und zwar unterscheiden sie verschiedene Grade der Rezessivität; so sollen heilbare Psychosen gegenüber geistiger Gesundheit rezessiv, aber gegenüber Epilepsie und verwandten Zuständen dominant sein. Ohne hier näher auf Einzelheiten einzugehen, sei betont, dass die Darlegungen der Verfasser nicht beweisend erscheinen; man gewinnt den Eindruck, dass sie bei Bearbeitung ihres Materials von der vorgefassten Meinung ausgingen, dass an demselben die Anwendbarkeit der Mendel'schen Regeln sich auch in Einzelheiten nachweisen lassen müsse. Besonders ist auch ihr so umfassender Begriff der neuropathischen Konstitution für die exakte Anwendung biologischer Vererbungsmassregeln nicht zu verwerten.

Rüdin, der sich seit Jahren mit den Fragen der Erblichkeit beschäftigt und der in seinem schon erwähnten gedankenreichen Aufsatz die Probleme, welche sich durch die neueren Forschungsergebnisse der Botanik und Zoologie auf diesem Gebiet für die Psychiatrie ergeben, eingehend darlegt, ist der Ansicht, dass jedenfalls die Nichtanwendbarkeit der Mendel'schen Regeln auf die Psychosen nicht bewiesen sei. Seiner Meinung nach — er drückt sich sehr vorsichtig aus — spricht sehr vieles dafür, „dass gewisse Formen der Dementia praecox in gewissen Familien dem rezessiven Vererbungstypus folgen". Umgekehrt scheine ihm bei manchen manisch-depressiven Störungen in manchen Familien der Gedanke einer dominanten Vererbungsweise nahe zu liegen, da direkte Vererbung hier viel häufiger sei wie bei Dementia praecox.

Cotton teilt nach einigen Ausführungen über die die Anwendung der Mendel'schen Regeln in der Psychiatrie betreffenden Veröffentlichungen die im Trenton State Hospital geübte Methode zur Erforschung der Familiengeschichten mit. Es wurden dort sogenannte Field workers, anscheinend Studentinnen, angestellt, die die Familien aufsuchten und über möglichst viele Verwandte Angaben zu sammeln suchten, zugleich auch das Ergehen früherer Patienten am Ort erkundeten. Es konnten fast in jedem untersuchten Fall Angaben über nicht weniger als 200 Mitglieder der Familie erhalten werden. Als Beispiel werden einige Verwandtschaftstafeln kurz mitgeteilt, ohne dass spezieller auf die Angaben und deren Verwertung eingegangen würde.

Schuppius, der, wie schon oben näher erwähnt, ein Anhänger der Lehre von einer einheitlichen Disposition zu geistiger Erkrankung ist, ist der Ansicht, dass aus den von ihm mitgeteilten Fällen mit Sicherheit hervorgehe, dass das Mendel'sche Gesetz auch auf Geisteskrankheiten unbedingte Anwendung finden könne. Es ist ihm darin zuzustimmen, dass die Annahme der einheitlichen Disposition manche Fragen nach Vererbungsregeln vereinfacht, die bei der für jede Krankheitsform spezifischen Disposition nur schwer lösbar erscheinen. Da aber nach unseren obigen Ausführungen die Gründe für die Annahme einer einheitlichen Disposition nicht überzeugend sind, wird dieselbe durch die anscheinende Vereinfachung der Fragestellungen auch nicht wahrscheinlicher. Schuppius glaubte sowohl bei ein und derselben Psychose als auch in Familien mit verschiedenen Geisteskrankheiten regellos dominanten oder rezessiven Vererbungstypus konstatieren zu können. Man wird ihm entgegen halten, dass man in Familien mit gehäuften Geisteskrankheiten, wie das die von ihm mitgeteilten sind, besonders wenn durch Annahme einer einheitlichen Disposition zu geistiger Erkrankung die Anzahl der in Betracht zu ziehenden Fälle vermehrt ist, in einer Reihe von diesen Familien natürlich unschwer Proportionen finden wird, die Mendel'scher Dominanz oder Rezessivität entsprechen, da ein grosser Teil der in drei Generationen — weiter sind die Familien nur selten bekannt — überhaupt möglichen Zahlenkombinationen durch eine von beiden Vererbungsarten erklärt werden kann.

Die umfangreiche Arbeit von Lundborg über medizinisch-biologische Familienforschungen innerhalb eines 2232köpfigen Bauerngeschlechts in Schweden war mir leider noch nicht im Original zugänglich. Nach seinen Resultaten hat Dementia praecox eine entschiedene Neigung, in Proportionen aufzutreten, die sich denen nähern, welche man theoretisch bei Rezessivität erwartet. Die letzten Arbeiten von Römer und Strohmeyer waren mir leider auch noch nicht zugänglich.

Von allen Autoren, die sich damit beschäftigen, wird betont, wie schwierig gerade beim Menschen die Prüfung der Mendel'schen Regeln ist. Nicht nur der Umstand, dass man immer nur wenige Generationen überschauen und nicht durch Inzucht reinere Stämme willkürlich züchten kann, sondern auch die oft absichtlich oder unabsichtlich geringere Fruchtbarkeit, der Tod in frühem Alter, die Keimschädigung, die Ungleichheit der äusseren Lebensbedingungen erschweren die Aufgabe sehr.

Auf psychiatrischem Gebiet kommt noch als ungünstig hinzu, dass laienhafte Angaben über die Psyche der Verwandten unserer Kranken meist wenig brauchbar sind und dass unsere eigenen Diagnosen nicht immer wirkliche Krankheitseinheiten bezeichnen. Eine grosse Schwierigkeit liegt schliesslich in den Vererbungstatsachen selbst, die bei Pflanzen und Tieren gefunden wurden und deren Anwendbarkeit auf die Psychosen wir prüfen wollen. Schon die einfache Rezessivität oder Dominanz einer Anlage festzustellen wird nicht ganz leicht sein, auch das Vorkommen intermediärer Formen muss berücksichtigt werden. Der Umstand, dass eine Erbeinheit an verschiedenen Organen ihre Wirksamkeit entfalten kann, könnte dagegen zur leichteren Erkennung der Zusammenhänge führen, indem vielleicht zugleich mit geistigen auch bestimmte körperliche Merkmale vererbt werden. Wie ferner oben schon angegeben wurde, kann ein äusserlich einheitliches Merkmal, also vielleicht eine Psychose, von mehreren Erbeinheiten abhängen, durch das Fehlen eines Teils der Erbeinheiten verändert werden, vielleicht z. B. in einem anderen Lebensabschnitt auftreten. Rüdin meint, dass auf derartigen Beziehungen einzelner Erbeinheiten zueinander vielleicht der Begriff der Disposition zurückzuführen sei, indem gewisse Erbeinheiten vorhanden sein müssten, damit andere Erbeinheiten oder bestimmte äussere Einflüsse einen Krankheitszustand auslösen könnten, wobei natürlich die Erblichkeit der Erbeinheiten sich nach Mendel'schen Regeln vollzieht; es sei hier erwähnt, dass eine Disposition des Weizens, nämlich die Widerstandsfähigkeit desselben gegen die Rostkrankheit, sich als rezessiver Charakter vererbt.

Es wäre aber auch nicht unmöglich, dass bei der Vererbung der Geisteskrankheiten überhaupt oder eines Teils derselben keine so komplizierten Verhältnisse vorliegen oder dass dieselben dabei erst eine sekundäre Rolle spielen. Es erschien mir deshalb nicht ohne Interesse, an meinem Material zu prüfen, ob etwa die einfachste Form der Mendel'schen Vererbung, die sogenannte Prävalenzregel sich auf die Vererbung der Psychosen anwenden lässt. In der Absicht dieser Prüfung habe ich bei Sammlung des Materials danach getrachtet, auch möglichst alle gesunden Familienmitglieder festzustellen. Mein Material ist zu einer

derartigen Untersuchung besonders geeignet, da immer mindestens zwei
Psychosen bei nahen Blutsverwandten vorliegen und diese Psychosen
klinisch genau bekannt sind. Es wird zu untersuchen sein, ob anscheinend gleiche Psychosen in derartigen Erbschaftsverhältnissen vorkommen, wie sie nach der Prävalenzregel vorkommen müssten.

Dass verschiedene Psychosen sich vertreten können, wird man nur
für Unterabteilungen, für Formen ein und derselben Krankheit, etwa
der Katatoniegruppe (Dementia praecox) annehmen können; auch die affektiven Psychosen wird man zunächst als Einheit betrachten müssen, bis sich
eventuell Unterschiede der Vererbung einzelner Formen herausstellen.

Nach der Prävalenzregel gestaltet sich die Vererbung bekanntlich
folgendermaassen und zwar soll zunächst angenommen werden, dass die
Psychose sich dominant vererbt; die Erkrankten sind durch fetten
Druck hervorgehoben:

Dominante Vererbung.

$$\mathbf{DD} \times \mathbf{DD} = \mathbf{DD} + \mathbf{DD} + \mathbf{DD} + \mathbf{DD}$$
$$\mathbf{DD} \times \mathbf{DR} = \mathbf{DD} + \mathbf{DR} + \mathbf{DD} + \mathbf{DR}$$
$$\mathbf{DD} \times RR = \mathbf{DR} + \mathbf{DR} + \mathbf{DR} + \mathbf{DR}$$
$$\mathbf{DR} \times \mathbf{DR} = \mathbf{DD} + \mathbf{DR} + \mathbf{DR} + RR$$
$$\mathbf{DR} \times RR = \mathbf{DR} + \mathbf{DR} + RR + RR$$
$$RR \times RR = RR + RR + RR + RR$$

Für unsere Zwecke kommen hauptsächlich die zwei oder drei
letzten Fälle in Betracht, da in den anderen fast nur Erkrankte vorkommen, was bei Geisteskrankheiten die Fortpflanzung doch wesentlich
beeinträchtigen würde, auch werden DD-Individuen doch immer ziemlich
selten sein, da die Belastung meist nur von einer Seite stammt. Lassen
wir deshalb die Kombination einmal ausser Betracht, wo beide Eltern
krank oder alle Kinder krank sind und wenden wir nur die beiden
letzten Sätze auf unser Material an, so müssen wir uns, weil dasselbe in
jeder Familie zwei oder mehr Psychosen umfasst, dominante Vererbung
folgendermaassen vorstellen:

$$RR \times RR \qquad\qquad \mathbf{DR} \times RR$$

$$\overline{RR + RR + RR + RR} \times \overline{\mathbf{DR} + \mathbf{DR} + RR + RR}$$

$$\mathbf{DR} + \mathbf{DR} + RR + RR$$

Dieses Schema entspricht der Annahme, dass wir über die Kinder,
die Eltern und ihre Geschwister und über die Grosseltern orientiert
sind und dass die Belastung einseitig ist, eine Annahme, die bei den

meisten unserer Familien zutrifft. Wo wir mehr wissen oder wo die Verhältnisse anders liegen, kann man die möglichen Kombinationen leicht ergänzen.

Aus obigen Formeln kann man auch das bekannte, für dominante Merkmale so charakteristische Faktum ersehen, dass sie nur durch affizierte, d. h. das Merkmal äusserlich zur Schau tragende Individuen weiter übertragen werden, und dass bei den Nachkommen eines nicht affizierten Elternpaares das Merkmal nicht auftritt.

Komplizierter sind die Verhältnisse bei rezessiver Vererbung. Wenn wir bei den angeführten Formeln die bei Rezessivität kranken Individuen hervorheben, so sehen dieselben folgendermassen aus:

Rezessive Vererbung:

DD $\times$ DD = DD + DD + DD + DD

DD $\times$ DR = DD + DR + DD + DR

DD $\times$ **RR** = DR + DR + DR + DR

DR $\times$ DR = DD + DR + DR + **RR**

DR $\times$ **RR** = DR + DR + **RR** + **RR**

RR $\times$ **RR** = **RR** + **RR** + **RR** + **RR**

Sehr wichtig ist hier, dass die Krankheit bei den Kindern von gesunden Eltern auftreten kann, dass sie also, wie man sich sonst ausdrückt, latent bleiben kann. Wenn beide Eltern krank sind, so müssen alle Kinder krank sein, es kann dann also nicht ein Teil der Kinder gesund bleiben. Wenn eines der Eltern krank ist, so muss die Hälfte der Kinder erkranken, oder die Kinder bleiben alle gesund. Sind die Eltern gesund geblieben, so bleiben auch die Kinder gesund, oder sie erkranken zum vierten Teil.

Von den Kindern aus betrachtet kann man es folgendermassen ausdrücken: Wenn alle Kinder gesund sind, so sind entweder beide Eltern gesund oder eines der Eltern krank, es können dann nicht beide Eltern krank sein. Wenn ein Viertel der Kinder krank ist, so sind beide Eltern gesund. Wenn die Hälfte der Kinder krank ist, so muss eines der Eltern krank sein, es kann also nicht der Fall sein, dass keines oder beide krank sind. Wenn alle Kinder krank sind, so müssen beide Eltern krank sein.

Sehr zu betonen ist, dass man beim Menschen, besonders bei der oft geringen Geburtenzahl nicht genau die Zahlenverhältnisse verlangen kann, die sich bei Pflanzen und Tieren bei Versuchen mit grossen Zahlen fast völlig genau ergaben. Im übrigen wurde auf die Schwierigkeiten bei der Anwendung der Mendel'schen Regeln auf den Menschen oben schon näher hingewiesen.

Anwendung der Mendel'schen Regeln auf unsere Familien.

Wenn wir zunächst eine Anwendung der Mendel'schen Regeln auf unsere Fälle, die der Manie-Melancholie-Gruppe angehören, versuchen, so ist zuvor auf einige allgemeine Bedenken hinzuweisen, die der Möglichkeit ihrer Anwendbarkeit entgegenstehen. Manchmal ist es schwierig, zu entscheiden, ob z. B. eine Depression im Anschluss an einen Todesfall in der Familie noch als physiologische Depression aufzufassen ist oder schon als geistige Störung angesehen werden muss, eine Schwierigkeit, die darin beruht, dass die Erscheinungen dieser Psychosengruppe nichts dem normalen Seelenleben völlig Fremdes, sondern gewissermassen eine einseitige Steigerung normaler Vorgänge darstellen. Bei längerer Beobachtung aber wird sich wohl immer eine Entscheidung, ob gesund oder krank, treffen lassen. Ein anderer möglicher Einwand ist der, dass in den Familien der Kranken nicht selten Glieder mit manischer, melancholischer oder zirkulärer Konstitution vorkommen, ohne dass bei diesen eine eigentliche Psychose ausbricht; auch bei den Kranken selbst wird ja häufig von einer entsprechenden Konstitution berichtet. Sollen nun diese pathologischen Konstitutionen auch mit berechnet oder zunächst ausser Acht gelassen werden? Bei unserem kleinen Material müssen wir wohl zunächst letzteres tun, zumal da die Angaben über die etwas entfernteren Verwandten und die früheren Generationen doch meist nur besonders auffallende Punkte melden und über die Konstitution nichts enthalten. Auf eine Möglichkeit, derartige abnorme Konstitutionen auch in den Kreis unserer Betrachtung zu ziehen, wird später hingewiesen werden. Schliesslich ist es schwer zu sagen, ob man angeblich durch äussere Momente ausgelöste Geistesstörungen mit anscheinend völlig endogen entstandenen auf eine Stufe stellen darf; man wird sich vielleicht darauf berufen können, dass der äussere Anlass, wie oben erwähnt, vielleicht nur ein frühzeitigeres Auftreten der unvermeidlichen Krankheit verursacht haben kann.

Wenn man sich auf die Frage beschränkt, ob einfache rezessive oder dominante Vererbung bei dieser Psychosengruppe herrscht und unsere Familien der Reihe nach vornimmt — diejenigen, bei denen zu wenig Mitglieder bekannt sind, oder die gegenüber den hier aufgeführten Familien nichts Neues bieten, werden hier weggelassen —, so ergibt sich Folgendes:

Familie I stellt sich unter Benützung der üblichen Zeichen folgendermassen dar:

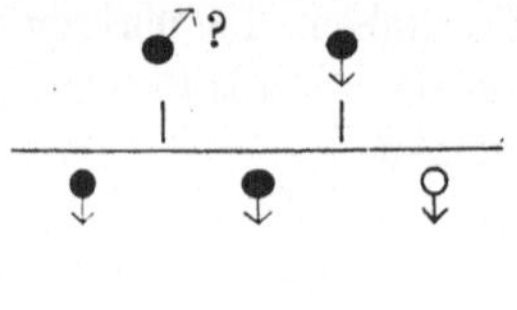

Ob der Vater wirklich als zirkulär bezeichnet werden kann, ist nicht sicher; er brachte ein grösseres Vermögen durch, kam wegen Nervenleidens in ein Sanatorium, und starb durch Suizid. Dominante Vererbung würde stimmen: **DR** $\times$ **DR** $= 2$ **DR** $+$ **DD** $+$ RR, oder bei der Annahme, dass der Vater nicht an einer entsprechenden Geistesstörung litt: RR $\times$ **DR** $= 2$ **DR** $+ 2$ RR. Bei letzterer Annahme könnte man auch an Rezessivität denken und zwar nach folgendem Schema: DR $\times$ **RR** $= 2$ **RR** $+ 2$ DR.

II.

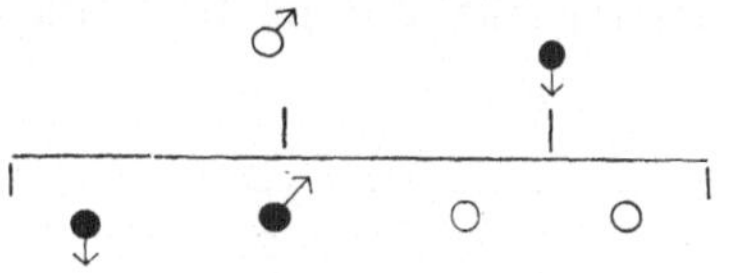

Von dem Vater ist hier nur bekannt, dass er alt gestorben ist. Unter der Annahme, dass er gesund war, lassen sich die beiden in Familie I zuletzt erwähnten Formeln anwenden, also sowohl Dominanz als Rezessivität.

geisteskrank ♂   ♂ Suizid

III.

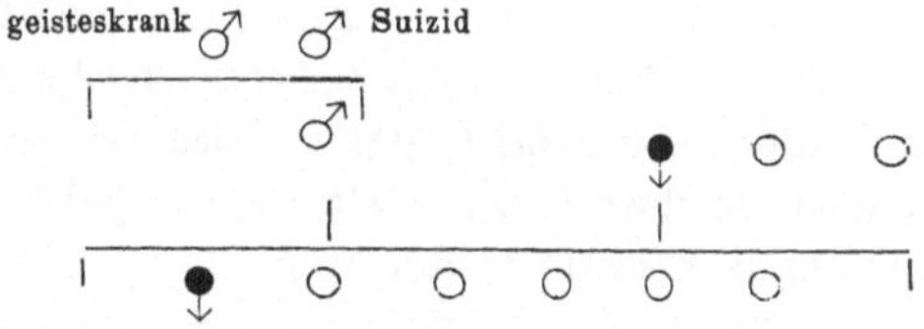

Dominanz liesse sich hier nur annehmen unter der Voraussetzung, dass mindestens eines der angeblich gesunden Geschwister noch erkrankt; unter derselben Voraussetzung lässt sich aber auch an Rezessivität denken (DR $\times$ **RR** $= 2$ **RR** $+ 2$ DR).

jung †   alt †

V.

♀ Diabetes

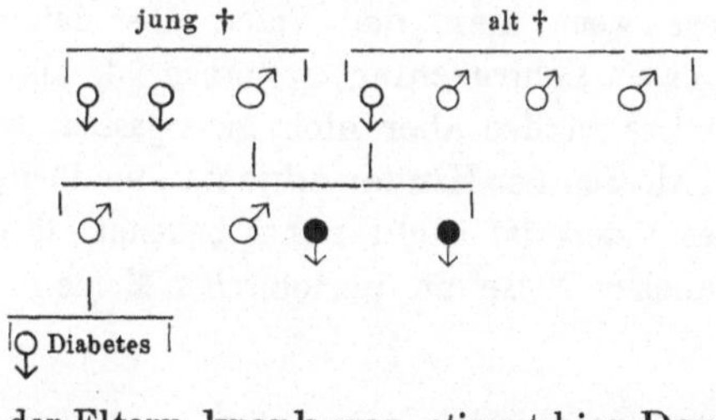

Da keines der Eltern krank war, stimmt hier Dominanz nicht, ebenso wenig Rezessivität, weil man bei derselben andere Zahlenverhältnisse erwarten müsste. Die Mutter starb in mittleren Jahren, man könnte vermuten, dass sie vielleicht später noch erkrankt wäre, da beide Töchter erst in vorgerückterem Alter psychotisch wurden (53 und 69 J.) und zwar handelte es sich bei Beiden um Reaktionen auf äussere Ereignisse; bei dieser Annahme könnte sowohl Dominanz als auch Rezessivität vorliegen.

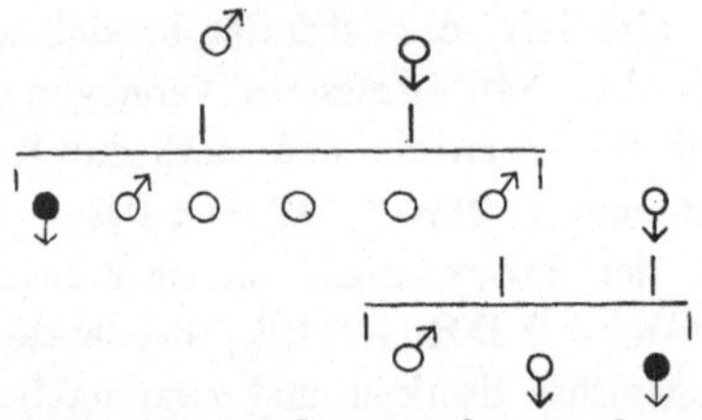

VII.

Dominanz lässt sich hier nicht annehmen, dagegen Rezessivität, wobei für beide Generationen die Formel $DR \times DR = DD + 2\,DR + RR$ gelten würde.

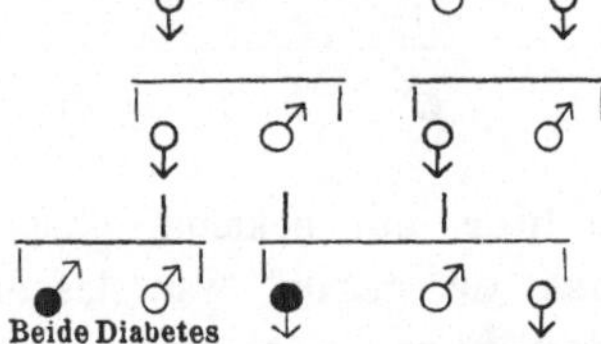

X.

In dieser Familie könnte nur Rezessivität angenommen werden, und zwar nach $DR \times DR = DD + 2\,DR + RR$. Interessant ist das Vorkommen von Diabetes, für den ja auch teilweise Mendel'sche Vererbung nachgewiesen ist. Hier sei bemerkt, dass es sich bei den bis jetzt besprochenen Familien durchweg um Melancholien gehandelt hat, mit Ausnahme des Vaters in Familie I, der vielleicht zirkulär war.

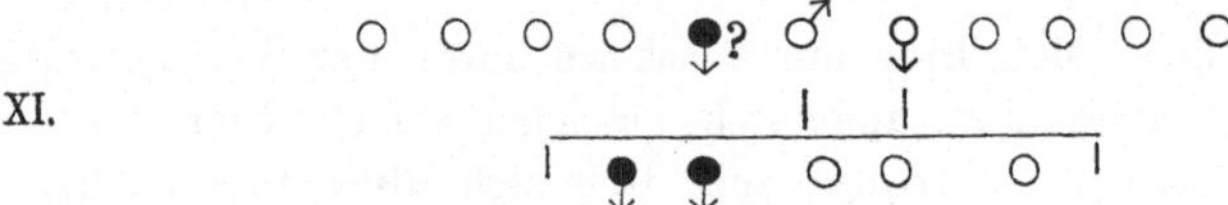

XI.

Auch für diese Familie würde man nur an Rezessivität denken können, wenigstens wenn man den Vater, über den nur bekannt geworden ist, dass er an Gehirnschlag gestorben ist, als gesund rechnet. Die Zahlenverhältnisse würden aber nicht ganz passen, weil bei gesunden Eltern nur der vierte Teil der Kinder erkrankt sein dürfte. Die Psychose der Schwester des Vaters ist nicht näher bekannt, die beiden Töchter litten in sehr ähnlicher Weise an periodischer Manie.

XIV.

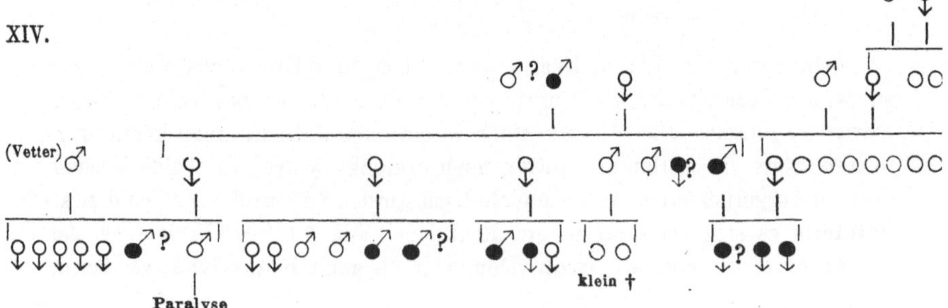

Sowohl für Rezessivität als für Dominanz passen die Zahlenverhältnisse schlecht, gegen letztere spricht auch die Angabe, dass die
Ehegatten der Geschwister des Vaters geistig gesund gewesen sein
sollen. Leider ist über die mit einem Fragezeichen versehenen Psychosen
nichts Näheres bekannt, bis auf die der ältesten der 3 Töchter, bei der
es sich um eine Manie im Puerperium, aber auch um eine Amentia
gehandelt haben kann. Ihre beiden Schwestern waren melancholisch,
der Vater zirkulär, die übrigen Geisteskranken der Familie waren, soweit aus den Angaben zu schliessen melancholisch, sie begingen Suizid.

XVIII.

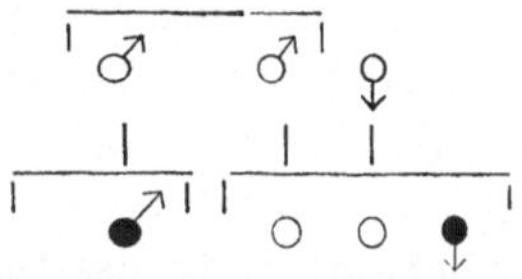

Da die Eltern gesund waren, kann man hier nur Rezessivität
annehmen.

Auch in einigen Fällen von Affektpsychosen der Tabelle III (XXXII,
XXXIV, XXXVI) waren die Eltern gesund. Man muss sich ferner immer
vor Augen halten, dass wir es hier mit Familien mit besonderer Häufung
von Psychosen zu tun haben. Wenn auch bei den manisch-melancholischen Geisteskrankheiten ebensolche Psychosen bei den nächsten Verwandten vielfach gefunden werden, so ist es doch jedenfalls auch nach
den sonstigen Erfahrungen nicht die Regel, dass auch Vater oder Mutter
an einem derartigen Leiden erkrankt waren, nicht selten findet sich auch
bei deren Geschwistern und bei den Grosseltern — mehr ist meist nicht
näher bekannt — keine solche Psychose.

Was ergibt sich nun aus dem Vorhergehenden in Bezug auf die
Anwendbarkeit der Mendel'schen Regeln auf die Vererbung der Affektpsychosen? Soviel steht wohl danach mit ziemlicher Sicherheit fest,
dass es sich bei denselben nicht um eine einfache dominante Vererbung
handelt. Wenn auch für einzelne Familien Dominanz passen würde, so
war doch unter diesen keine Familie, für die nicht auch Rezessivität
angenommen werden könnte; eine gewisse Ausnahme macht Familie I
bei der nur Dominanz, nicht aber Rezessivität stimmen würde, falls der
Vater auch an einer gleichartigen Psychose gelitten haben sollte; leider
ist über seine Psychose und über die weitere Familie nichts Näheres
bekannt. Rezessivität passte — aber nicht immer ohne Hilfsannahmen —
mit der eben erwähnten fraglichen Ausnahme auf alle Familien, freilich
wurden die theoretisch zu erwartenden Zahlenverhältnisse, wie das ja
auch sonst beim Menschen oft der Fall ist, häufig nicht erfüllt; nur
Familie XIV war nicht mit Rezessivität zu erklären, aber auch nicht

mit Dominanz. Auch mit Dominanzwechsel und Annahme anderer komplizierterer Verhältnisse lässt sich diese Familie nicht nach Mendel deuten, vielleicht bringen weitere Nachforschungen über die entferntere Verwandtschaft, mit denen ich beschäftigt bin, verwertbare Fingerzeige. Die obenerwähnte Tatsache, dass auch nach den sonstigen Erfahrungen die Eltern dieser Kranken oft gesund bleiben, lässt einfache Dominanz ebenfalls ausschliessen. Man könnte ja vielleicht noch vermuten, dass es Familien mit besonderen Psychosenformen sind, etwa nur mit Melancholieen, bei denen sich der dominante Vererbungstypus anwenden liesse, dies war aber nicht der Fall; es lässt sich jedoch theoretisch nach Beispiel anderer Krankheiten die Möglichkeit nicht ganz abstreiten, dass doch in einzelnen Fällen einmal dominante Vererbung gefunden werden wird, ich halte das aber für sehr unwahrscheinlich.

Auf eine andere Möglichkeit weist das bekannte auch bei unseren Familien beobachtete bedeutende Ueberwiegen des weiblichen Geschlechts unter den an Affektpsychosen Erkrankten hin; das Verhältniss betrug in unseren Familien, in denen nur derartige Psychosen vorkamen, 34 Frauen zu 8 Männern. Man könnte nämlich vermuten, dass es sich um einen geschlechtsabhängigen dominanten Vererbungsmodus handelt, wie das z. B. von Wood bei einer bestimmten Schafkreuzung beobachtet wurde. Es wären dann die weiblichen DR-Individuen krank, während die männlichen DR-Individuen als gesund erscheinen würden: die DD-Individuen wären natürlich bei beiden Geschlechtern krank, die RR-Individuen gesund. Eine Prüfung unserer Familien auf diese Annahme ergibt, dass dieselbe, mit Ausnahme der oben hervorgehobenen Familie XIV, für alle Familien sich anwenden lässt, nur muss dann der Vater der beiden diabeteskranken Brüder in Familie X, über den uns nichts bekannt geworden ist, an einer Affektpsychose gelitten haben, also ein DD-Individuum gewesen sein. Leider sind so wenig männliche Personen mit dieser Psychose unter unseren Familien und ferner sind unsere Familien so wenig umfangreich, dass es sich nicht sicher prüfen lässt, ob die Hypothese einer geschlechtsabhängigen Vererbung aufrecht erhalten werden kann. Auch unter meinen sonstigen Familientafeln fand ich leider keine, an der diese Annahme sicher geprüft werden könnte; am Geeignetsten wäre eine Familie, in der der Vater krank war und die Kinder schon ein vorgerücktes Alter erreicht haben. Es müssten dann zum Mindesten die Töchter alle erkranken.

Eine dritte Möglichkeit wäre schliesslich die, dass der sogenannte Zeatypus der Vererbung bei diesen Psychosen vorliegt, d. h. dass die Heterozygoten (die DR-Individuen) intermediär wären, die Krankheit in abgeschwächter Form zeigen würden, also etwa durch die bei den

Verwandten unserer Kranken nicht selten gefundenen manischen, melancholischen oder zirkulären Konstitutionen dargestellt werden, während nur die DD-Individuen die ausgebildete Krankheit zeigen. Diese Hypothese lässt sich aber wenigstens in dieser einfachen Form nicht aufrecht erhalten, weil dieselbe viel mehr derartige konstitutionell veränderte Persönlichkeiten in der Verwandtschaft der Kranken verlangt, als in Wirklichkeit vorkommen; besonders würden dann immer beide Eltern, wenn nicht eines derselben eine ausgesprochene Psychose zeigt, derartige Konstitutionen haben müssen, was den Tatsachen nicht entspricht.

Wir kamen oben zu dem Schluss, dass für die Katatoniegruppe (Dementia praecox, Schizophrenie) die Entstehung auf Grund einer spezifischen erblichen Anlage sehr wahrscheinlich sei. Nimmt man dieselbe als feststehend an und versucht die Mendel'schen Regeln anzuwenden, so sieht man, dass hier zunächst ein Gegengrund gegen die Anwendbarkeit derartiger Vererbungsregeln, den wir oben bei den manisch-melancholischen Psychosen erwähnten, viel weniger in Betracht kommt, nämlich die Hervorrufung der Psychose durch äussere Momente; dieselben spielen ja bei Schizophrenie nur eine untergeordnete Rolle. Ferner finden sich bei derselben nicht die Uebergänge zum Normalen wie bei den Affektpsychosen, weil die schizophrenen Störungen im Gegensatz zu diesen etwas der normalen Psyche ganz Fremdes darstellen.

Zunächst soll für die einzelnen Familien erörtert werden, wie weit sich einfache Dominanz oder Rezessivität auf dieselben anwenden lässt. Diejenigen Familien, die zu wenig oder nichts Neues bieten, sind weggelassen.

XXXIX.

Familie XXXIX wäre am Besten bei der Annahme zu erklären, dass die Mutter auch geisteskrank war, was aber nach den anamnestischen Angaben sehr unsicher ist. Man könnte dann auf Rezessivität oder Dominanz schliessen, eher aber auf letztere, indem man die Eltern RR × **DD** ansehen würde. War die Mutter nicht krank, so sind bei Rezessivität die Eltern mit DR × DR zu erklären; dass die beiden einzigen Kinder erkrankt sind, wäre dann eigentlich mit der Regel nicht zu vereinbaren.

18*

XL.
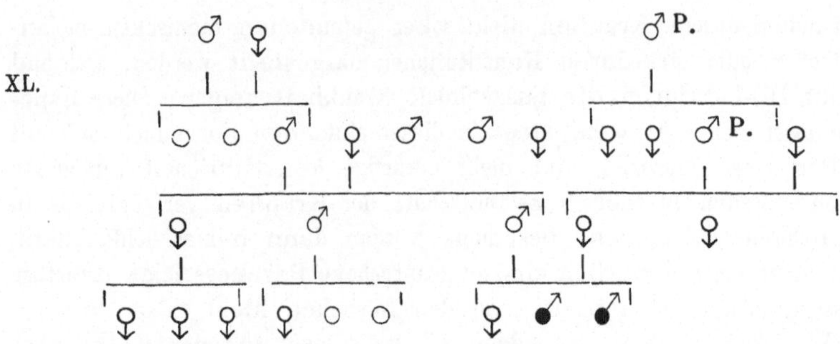

Hier könnte man nur Rezessivität annehmen, und zwar nach den Formeln $DD \times DR = 2\,DD + 2\,DR$ und $DR \times DR = DD + 2\,DR + RR$, doch werden die erwarteten Zahlenverhältnisse nicht erfüllt, indem von den drei Kindern zwei erkrankten, während es nur der vierte Teil hätte sein dürfen.

XLIII.
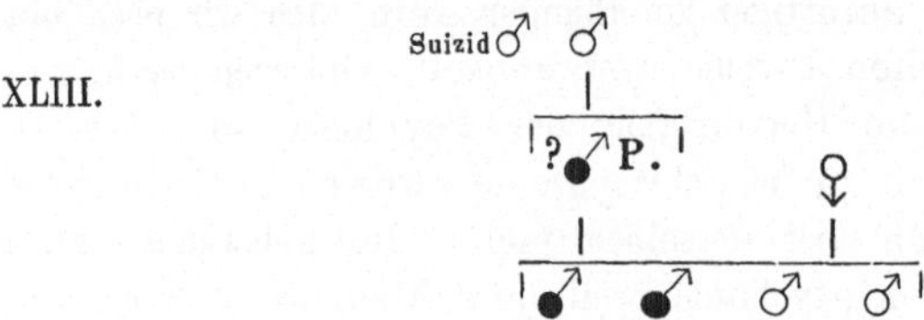

Wenn der Vater, der Trinker und geistesschwach gewesen sein soll, an derselben Psychose litt, wie die Söhne, so könnte man sowohl Rezessivität als Dominanz annehmen.

XLV.
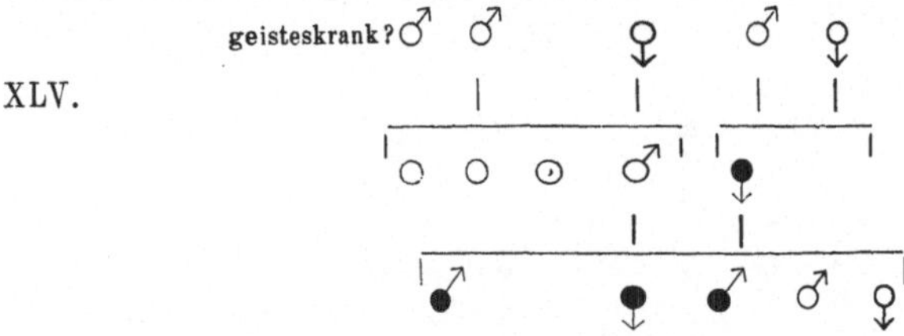

Unter der Voraussetzung, dass man sich die mehrfach aufgetretene angebliche Melancholie der Mutter auch als schizophrene Psychose denkt, würde rezessive Vererbung nach dem Satz: $DR \times RR = 2\,RR + 2\,DR$ vorliegen können.

XLVII.
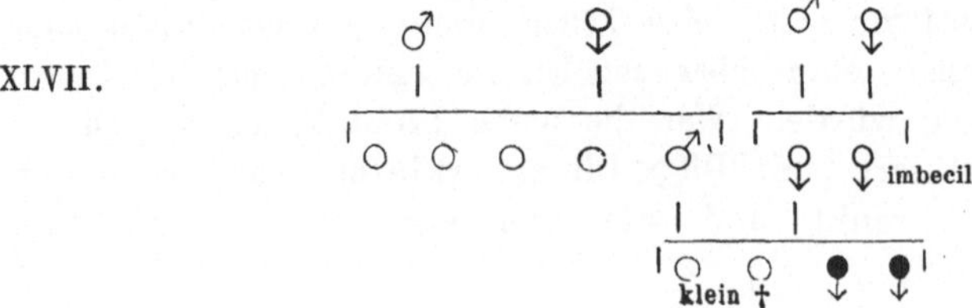

Ebenso wie bei der vorigen würde auch bei dieser Familie das Zahlenverhältnis nicht ganz stimmen, da bei gesunden Eltern und rezessiver Vererbung nur ein Viertel der Kinder erkranken dürfte, nicht die Hälfte.

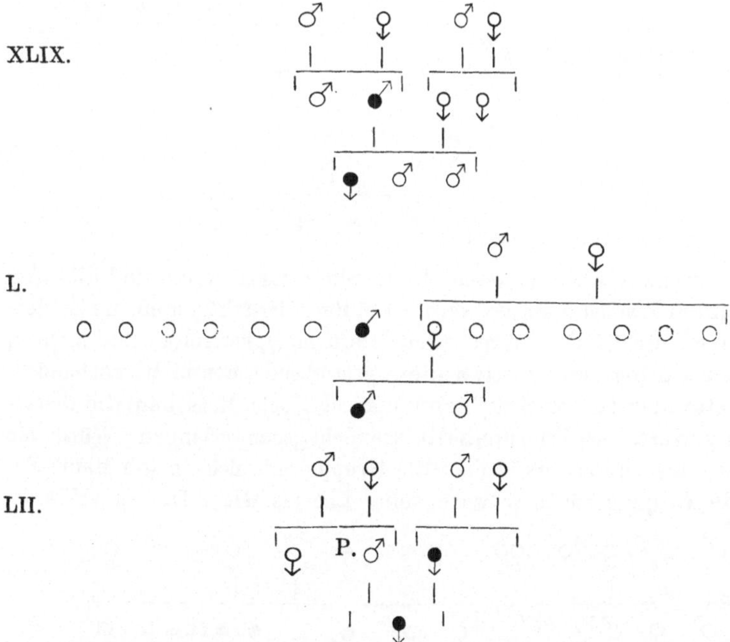

Bei Dominanz hätten hier die Grosseltern nicht gesund bleiben können; bei Rezessivität hätte die Hälfte der Kinder erkranken müssen, vielleicht ist aber ein Teil derselben jünger, sodass eine Erkrankung noch eintreten kann.

Eher entsprechen die Zahlen in folgenden Familien, wo von drei resp. zwei Kindern eines erkrankte; in LII war das einzige Kind krank.

In der folgenden Familie müsste man auf rezessive Vererbung nach dem Schema DR $\times$ DR = DD + 2 DR + RR schliessen.

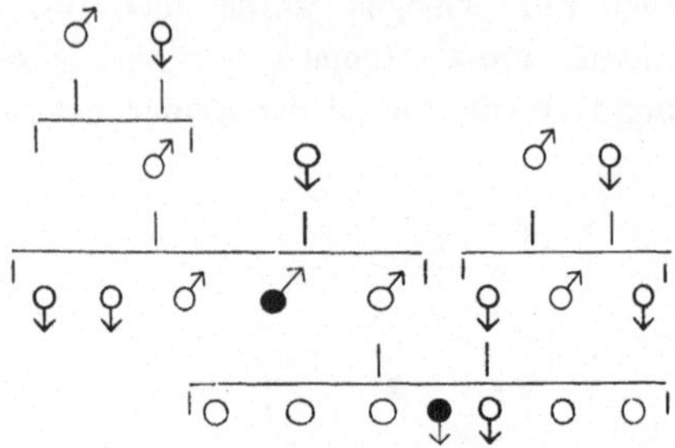

Eine Betrachtung der wenigen Familien, in denen sowohl affektive
als schizophrene Psychosen vorkamen (Tabelle II), ergibt gegenüber den
bisher besprochenen Familien nichts wesentlich Neues. Leider war keine
Familie darunter, in der man die Provenienz der beiden verschiedenen
Psychosen aus verschiedenen Linien nachweisen konnte. Bei der folgenden Familie bin ich noch mit Nachforschungen über die weibliche Linie
beschäftigt, die vielleicht noch näheren Aufschluss bringen werden.

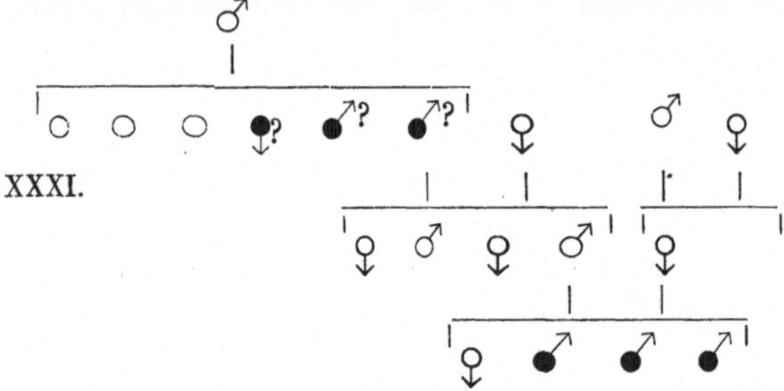

Dominanz ist auszuschliessen, da die Eltern gesund waren und diese Angabe keinem Zweifel begegnen kann. Bei Rezessivität stimmen die Zahlenverhältnisse nicht, indem bei gesunden Eltern nur $1/4$ der Kinder und nicht $3/4$
erkranken dürften; weitere, etwa klein gestorbene waren nicht vorhanden;
wie bereits mehrfach erwähnt, kann man aber beim Menschen die theoretisch zu erwartenden Zahlenverhältnisse nicht genau verlangen. Würde die
Psychose des Grossvaters in dieselbe Gruppe und nicht in die Manie-Melancholiegruppe gehören, so wäre seine Ehe als **RR** $\times$ DD zu erklären.

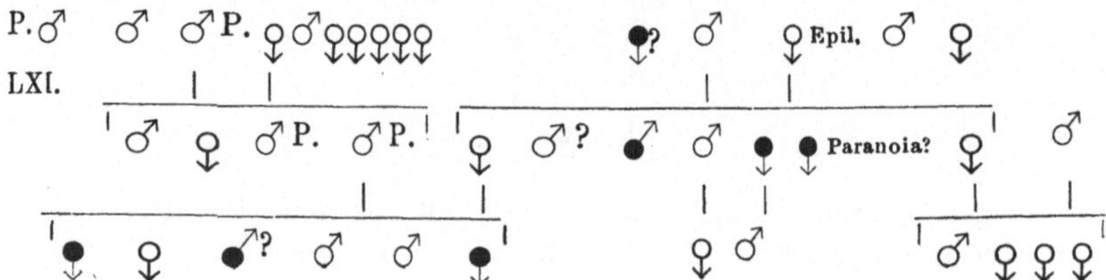

In dieser Familie, über die ich noch mit Nachforschungen beschäftigt bin, kam neben schizophrenen und nicht näher bekannten psychischen Störungen eine unter dem Bild einer chronischen Paranoia verlaufende Psychose vor. Man könnte nur rezessive Vererbung annehmen, es hätte dann allerdings eigentlich immer nur der vierte Teil der Kinder erkranken dürfen.

Uebersieht man noch einmal kurz die mitgeteilten Familien, so ist augenfällig, dass sich die schizophrenen Psychosen nicht dominant nach Mendel vererben. Wenn auch einige Familien in dominantem Sinn erklärt werden konnten, so waren dieselben doch auch rezessiv aufzufassen und besonders der Umstand, dass wir doch oft bei genauen Familienanamnesen in den Familien dieser Kranken keinerlei psychische und besonders keine gleichartigen Störungen finden, lässt nur die Annahme einer rezessiven Vererbung zu, da hier durch die Ehen von homozygoten Gesunden mit heterozygoten äusserlich auch Gesunden das Leiden durch Generationen latent bleiben kann. Man muss sich ja immer vor Augen halten, dass die hier mitgeteilten Familien nach dem Gesichtspunkt der besonderen Anhäufung von Psychosen ausgesucht sind, und dass sonst in vielen Fällen bei den üblichen sich nicht weiter als über die Grosseltern hinaus sich erstreckendenAnamnesen ausser dem gerade vorliegenden Fall keine Geistesstörungen berichtet werden.

Auch eine geschlechtsabhängige Dominanz, wie wir dieselbe für die Affektpsychosen als möglich angenommen haben, ist bei der vorliegenden Psychosengruppe auszuschliessen, weil dieselbe kein besonders auffallendes Ueberwiegen eines Geschlechts zeigt; die Mehrerkrankung männlicher Individuen ist so gering, dass sie für unsere Zwecke nicht ins Gewicht fällt. Ferner würde bei einer geschlechtsabhängigen Vererbung ein Verschontbleiben einer Reihe von Generationen nicht vorkommen können.

Der oben schon erwähnte Zeatypus der Vererbung würde das Vorkommen intermediärer Formen bedingen, als welche etwa sonderbare, verschrobene usw. Verwandte der an ausgesprochener Psychose Erkrankten anzusehen wären. Es würde dann eine ziemlich grosse Anzahl derartiger Individuen in den Familien unserer Kranken vorkommen müssen; so müsste z. B. in den das Leiden latent führenden Linien die Hälfte aller Individuen derartig beschaffen sein, auch müssten, wie oben schon erwähnt, beide Eltern dieser Kranken, wenn sie nicht selbst erkrankt waren, immer solche abnorme Persönlichkeiten darstellen. Dies entspricht aber nicht den Tatsachen, sodass die Annahme wenigstens in dieser einfachen Form fallen gelassen werden muss.

. Während also die übrigen Hypothesen abgelehnt werden mussten, kann die Annahme einer rezessiven Vererbung dieser Gruppe aufrechterhalten werden.

Ein Punkt verdient hier noch erwähnt zu werden, nämlich das häufige Vorkommen von angeborenem Schwachsinn bei dieser Psychose. Unter unseren 83 Fällen wurde 16 mal über Imbezillität berichtet, ohne dass es sich, soweit unsere beschränkten Kenntnisse über die Familien reichen, dabei um Familien gehandelt hätte, in denen überhaupt Schwachsinn besonders häufig gewesen wäre. Es könnte sich aber wohl bei dem angeborenen Schwachsinn um einen besonderen Faktor handeln, der zu dem die Psychose hervorrufenden Faktor noch hinzutritt. Genaueres liesse sich nur an sehr umfangreichen und auch in Einzelheiten gut bekannten Familien studieren.

Für die übrigen Geisteskrankheiten unseres Materials ist die Anwendung der Mendel'schen Regeln ausgeschlossen; es handelt sich hierbei grösstenteils um exogen entstandene Psychosen. Worauf die endogene Entwicklung der dann noch verbleibenden paranoischen, nicht schizophrenen Psychosen beruht, ist noch völlig dunkel. Auch der Vererbungsmodus der genuinen Epilepsie ist noch unklar.

Fasst man unsere Ergebnisse über die Anwendbarkeit der Mendel'schen Regeln auf die Vererbung der affektiven und schizophrenen Psychosen zusammen, so musste für erstere die Annahme einer einfachen dominanten Vererbung abgelehnt werden, doch erschien es nicht als ausgeschlossen, dass es sich um eine das weibliche Geschlecht besonders betreffende, geschlechtsabhängige Vererbung handelt, ebenso ist möglich dass ein rezessiver Vererbungstypus vorliegt. Für die Gruppe der schizophrenen Psychosen (Dementia praecox) wird möglicherweise einfache rezessive Vererbung Geltung haben.

Es muss betont werden, dass die angenommenen Vererbungsformen sich in einigen Familien nicht ohne Hilfsannahmen durchführen lassen, dass auch eine Familie (XIV), die noch weiter verfolgt werden soll, sich nicht erklären liess, ferner, dass die theoretisch zu erwartenden Zahlenverhältnisse häufig nicht stimmten. Wenn auch letzteres beim Menschen sonst nicht selten der Fall ist, so liegt doch wohl der Hauptgrund darin, dass unser Material für die Prüfung biologischer Vererbungsregeln zu klein ist und besonders nicht weit genug zurückreicht und ferner darin, dass doch wohl komplizierende Momente noch eine Rolle spielen werden.

Aufgabe der nächsten Zeit ist es, einige Familien mit gehäuftem Vorkommen von endogenen Psychosen möglichst genau und möglichst weit zurück zu verfolgen, und zwar am besten auch Familien mit Verwandtenehen. Sehr wichtig wird es sein, neben den ausgesprochen geisteskrank gewordenen auch diejenigen Persönlichkeiten zu eruieren, die geringere psychische Abweichungen von der Norm zeigen. Man

wird dann auch auf die komplizierteren Verhältnisse der Mendel'schen
Vererbung genauer eingehen können, wird vielleicht doch intermediäre
Formen finden, auch eventuell die Einwirkung mehrerer Faktoren, besonders von Konditionalfaktoren, herausfinden können, vielleicht werden
auch manche Erscheinungen durch die sogenannte Epi- und Hypostase
zu erklären sein.

Es ist unnötig, auf den Gewinn hinzuweisen, den die klinische
Psychiatrie von solchen Forschungen haben wird; neben der Abgrenzung
der einzelnen Psychosengruppen voneinander wird besonders auf die
Entstehung verschiedener Formen einer Gruppe, so der Melancholie und
der Manie, ein Licht fallen können. Mag dies auch zunächst als Utopie
erscheinen, so geben uns doch die äusserst interessanten Ergebnisse
der Botaniker und Zoologen das Recht, auch für unser Gebiet von einer
intensiven Vererbungsforschung weitgehende Aufschlüsse zu erwarten.

Wenn auch die von Sommer, Rüdin, Alzheimer vorgeschlagene
Errichtung einer besonderen Abteilung für Vererbungsforschung am
Reichsgesundheitsamt und die von Weinberg befürwortete Schaffung
von amtlichen Familienregistern nach dem Vorbild Württembergs, sowie
der ähnliche Vorschlag Roemer's sehr zu begrüssen wären, so würden
doch die Früchte dieser Einrichtungen erst unsere späten Nachkommen
ernten können, auch haften derartigem amtlichen Material, wie wir an
den Zählkarten der Irrenanstalten sehen, so grosse in der Art der Ge-
winnung der Daten begründete Mängel an, dass es vorerst erfolg-
versprechender erscheint, einzelne besonders geeignete Familien unter
spezieller Beachtung aller für Mendel'sche Vererbung in Betracht
kommenden Momente eingehend zu erforschen. Die Schwierigkeit derartiger Studien wurde mehrfach hervorgehoben; neben einem grossen
Aufwand an Zeit werden dieselben auch grössere Geldmittel zu ihrer
Durchführung erfordern.

Schluss.

Ehe wir zum Schluss noch einmal die Hauptergebnisse dieser Studie
zusammenfassen, sei mit ein paar Worten die Frage der Degeneration
gestreift. Die alte Morel'sche Lehre, nach der innerhalb 4 Generationen ein Aussterben der nervös entarteten Familie stattfindet, hat wohl
heutzutage, auch wenn man sie nicht wörtlich, sondern nur als Ausdruck eines immer eintretenden, schnell fortschreitenden Untergangs der
von Psychosen betroffenen Familien nimmt, keine Anhänger mehr. Die
meisten Psychiater sind wohl der Ansicht Meynert's, dass die Bedingungen der Vererbung nicht als in verstärkender Weise von Generation
zu Generation wirkend angenommen werden können.

Auch bei unserem eigenen Material konnte bei den wirklich vererbbaren geistigen Störungen keine Degeneration, keine fortschreitende Verschlechterung der Familien konstatiert werden. Die Erkrankungen waren weder bei den Kindern schwerer wie bei den Eltern, noch trat in der jüngeren Generation eine besondere Häufung von Erkrankungen gegenüber den älteren Generationen auf. Der Grund dafür liegt wohl darin, dass bei unserem Material die durch Keimschädigung und die durch exogene Faktoren hervorgerufenen psychischen Störungen nur wenig vertreten sind, und zwar deshalb, weil das Material unserer Klinik an Alkoholisten, sowie an Schwachsinnigen und Idioten verhältnismässig gering ist bzw. weil diese Störungen kein familiäres Auftreten zeigen. Es ist daraus der Schluss zu ziehen, dass die Verschlechterung der Rasse in psychopathischer Beziehung, wenn eine solche wirklich stattfindet, nicht durch das Auftreten der endogenen Psychosen, sondern nur durch Keimschädigung und exogene Momente bewirkt wird, also vor allem durch Alkohol und Syphilis.

Im Folgenden seien unsere Ergebnisse noch einmal kurz wiedergegeben:

Die Lehre von einem Polymorphismus der Vererbung kann nicht aufrecht erhalten werden; sie ist als eine irreführende Bezeichnung für das Vorkommen miteinander nicht in Beziehung stehender psychischer und nervöser Störungen, von durch Keimschädigung hervorgerufenen Erscheinungen und schliesslich für wirklich vererbte Krankheiten in einer und derselben Familie abzulehnen.

Bei Blutsverwandten können die verschiedenartigsten Psychosen vorkommen. Insbesondere besteht nicht ein Ausschliessungsverhältnis zwischen affektiven und schizophrenen Psychosen; es ist sicher erwiesen, dass dieselben nebeneinander bei Geschwistern, sowie bei Eltern und Kindern vorkommen können.

Es ist aber unverkennbar, dass besonders die Affektpsychosen und hier wieder am meisten die Melancholie eine grosse Neigung zu familiärem Auftreten haben. Es können verschiedenartige affektive Störungen bei Verwandten vorkommen.

Bei den Affektpsychosen erkranken Geschwister meist im gleichen Alter, Kinder in der Regel früher wie die Eltern.

Die klimakterische Melancholie hat in hereditärer Beziehung keine Sonderstellung.

Auch bei den Psychosen der Katatoniegruppe (Dementia praecox, Schizophrenie) findet man meist, wenn auch etwas seltener, dass die Psychose der Verwandten derselben Gruppe angehört. Besonders häufig sind Geschwister davon betroffen.

In Bezug auf die Unterform besteht keine regelmässige Neigung zum Auftreten ein und derselben Form bei Verwandten.

Es ist nicht die Regel, dass die Deszendenten früher erkranken als die Aszendenten.

Es findet sich bei den Psychosen dieser Gruppe, besonders im Vergleich mit den affektiven Psychosen, nicht selten Trunksucht des Vaters; Paralyse und Lues der Eltern spielen keine Rolle. Abnorme Persönlichkeiten sind unter den Verwandten der Kranken nicht selten, es ist aber keineswegs eine Ausnahme, dass die Eltern normal sind. Vielleicht ist auch die öfter angegebene Trunksucht des Vaters als Ausdruck einer abnormen Persönlichkeit aufzufassen.

Es handelt sich bei dieser Psychosengruppe wahrscheinlich um eine auf Grund einer spezifischen Anlage vererbte Geisteskrankheit.

Bei Amentia sind erbliche Einflüsse bedeutungslos.

Bei Paralyse spielt Heredität im üblichen Sinne keine Rolle.

Die paranoischen Psychosen des höheren Lebensalters, die klassifikatorisch grosse Schwierigkeiten machen und anscheinend keine Einheit sind, zeigen kein familiäres Auftreten. Sie treffen häufig mit schizophrenen Psychosen in einer Familie zusammen, nur selten — und zwar betrifft dies auch die nicht zu Demenz führenden Formen — mit affektiven Psychosen, so dass wohl keine Verwandtschaft mit dieser Gruppe besteht.

Die affektiven Psychosen zeigen keine einfache dominante Vererbung nach Mendel, vielleicht aber eine geschlechtsabhängige dominante Vererbung mit Bevorzugung des weiblichen Geschlechts, vielleicht handelt es sich jedoch um eine einfache rezessive Vererbung.

Die Psychosen der Katatoniegruppe (Dementia praecox, Schizophrenie) vererben sich nicht dominant nach Mendel; es ist aber sehr wohl möglich, dass bei denselben rezessive Vererbung statthat.

Zur genauen Erforschung der Mendel'schen Vererbung der Psychosen ist das Studium einzelner, in möglichst weiter Ausdehnung und in Bezug auf die psychische Verfassung aller Mitglieder genau bekannter Familien notwendig.

Literaturverzeichnis.[1]

Albrecht, Gleichartige und ungleichartige Vererbung der Geisteskrankheiten. Zeitschr. f. d. ges. Neur. u. Psych. 1912. Orig. 11. S. 541.

Allers, R., Nekrolog für Galton. Münchener med. Wochenschr. 1911. S. 1457.

Allers, R., Arbeiten über Rassenhygiene des Jahres 1911. Münchener med. Wochenschr. 1912. S. 771.

---

1) Siehe auch die Literaturverzeichnisse bei Rüdin (nachgedruckt bei Cotton) und Bumke.

Améline, De l'hérédité et en particulier de l'hérédité similaire dans la para-
    lysie générale. Annales méd.-psychol. 1900. p. 459.
Anton, G., Ueber die Aufgaben der neueren Psychiatrie und die Lehre von
    der Vererbung von Nervenkrankheiten. Wiener klin. Wochenschr. 1891.
Derselbe, Alkoholismus und Erblichkeit. Psychiatr. Wochenschr. 1901. S. 143.
Apert, E., Maladies familiales et maladies congénitales. Paris 1907.
Arndt, Biologische Studien, Artung und Entartung. Greifswald 1895.
Ball, De la folie gémellaire ou aliénation mentale chez les jumeaux. L'En-
    céphale. 1884. IV. p. 385.
Ballowitz, E., Ueber hyperdaktyle Familien und die Vererbung der Viel-
    fingrigkeit des Menschen. Archiv f. Rassen- u. Gesellsch.-Biol. 1904. S. 347.
Bateson, An address on Mendelian heredity and its application to man. Brain.
    1906. II. p. 157 und The Brit. med. journ. 1906. II. p. 61.
Baur, E., Einige Ergebnisse der experimentellen Vererbungslehre. Beih. z.
    Med. Klinik. 1908. H. 10.
Derselbe, Einführung in die experimentelle Vererbungslehre. Berlin 1911.
Berger, H., Klinische Beiträge zur Melancholie-Frage. Monatsschr. f. Psych.
    1909. XXVI. S. 95.
Bergamasco, Appunti sulla importanza della eredità, specialmente similare
    della frenosi maniaco-depressiva. Giorn. di psich. clin. e tecn. manic.
    1908. XXXVI.
Berze, J., Die manisch-depressive Familie H. Ein Beitrag zur Hereditätslehre.
    Monatschr. f. Psychiatrie. 1909. XXVI. S. 270.
Derselbe, Die hereditären Beziehungen der Dementia praecox. Leipzig u.
    Wien 1910.
Binswanger, O., Ueber die Beziehungen des moralischen Irreseins zu der erblichen
    degenerativen Geistesstörung. Samml. klin. Vortr. Nr. 227. Leipzig 1887.
Derselbe, Die Pathologie und Therapie der Neurasthenie. Jena 1896.
Derselbe, Die Epilepsie. 2. Aufl. Wien 1913.
Binswanger-Siemerling, Lehrbuch. d. Psychiatrie. 2. Aufl. 1907.
Bing, Die heredofamiliären Degenerationen des Nervensystems in erblichkeits-
    theoretischer, allgemeinpathologischer und rassenbiologischer Beziehung.
    Med. Klinik. 1906. Nr. 29.
Bischoff, E., Ueber familiäre Geisteskrankheiten. Jahrb. f. Psych. u. Neurol.
    1905. XXVI.
Bleuler, E. und Jahrmärker, Gruppierung und Prognose der Dementia
    praecox. Ref. Jahresvers. d. Deutschen Vereins f. Psychiatrie. 24. 4. 1908.
Bleuler, E., Dementia praecox oder Gruppe der Schizophrenien. Handb. d.
    Psychiatrie. Herausgeg. von Aschaffenburg. Leipzig u. Wien 1912.
Bond, E. D. and E. St. Abbot, A comparison of personal characteristics in
    dementia praecox and manic-depressive psychosis. Amer. Journ. of Insan.
    1912. 68. p. 359.
Bonhoeffer, K., Chronischer Alkoholismus und Vererbung. Der Alkoholismus.
    1906.
Derselbe, Die symptomatischen Psychosen. Leipzig u. Wien 1910.

Bornstein, M., Ueber die Differentialdiagnose zwischen manisch-depressivem Irresein und Dementia praecox. Zeitschr. f. d. ges. Neur. u. Psych. 1911. V. S. 145.

Bouman, L., Krankzinnigheid bij tweelingen. Psych. en neurol. Bladen. 1901. p. 197.

Brachet, Pathologie mentale des rois de France, Louis XI et ses ascendants, une vie humaine étudiée à travers six siècles d'hérédité. 852—1483. Paris 1903.

Brandenberg, F., Kasuistische Beiträge zur gleichgeschlechtlichen Vererbung. Archiv f. Rassen- u. Gesellsch.-Biol. 1910. VII. S. 290

Bratz, Ueber Vererbung. Vortrag, ref. Neurol. Zentralbl. 1910. S. 101.

Brunet et Vigoroux, Étude sur l'hérédité directe. Congrès de Clermont. Archives de Neurol. 1894. XXVIII. p. 342.

Bumke, O., Ueber die Umgrenzung des manisch-depressiven Irreseins. Zentralbl. f. Nervenheilk. 1909. Nr. 20. S. 381.

Derselbe, Ueber nervöse Entartung. Berlin 1912.

Camon, G. L. and A. J. Rosanoff, Preliminary report of a study of heredity to insanity in the light of the Mendelian laws. Journ. of Nerv. and Ment. Dis. 1911. 38. p. 293.

Chambard, Une famille de névropathes. Ann. méd.-psych. 1884.

Chantemesse, Hérédité. Le progrès méd. 1900. p. 225.

De Chapeaurouge, Einiges über Inzucht und ihre Leistung auf verschiedenen Zuchtgebieten. Hamburg 1909.

Cotton, Some problems in the study of heredity in mental diseases. Amer. Journ. of Insan. 1912. 69. p. 31.

Cramer, A., Ueber Jugendirresein. Vortrag ref. Allgem. Zeitschr. f. Psych. 1905. 62. S. 640.

Crocq, L'Hérédité en psychopathologie. Progrès méd. 1896. II. p. 249 und Wien. klin. Rundschau. 1896.

Crzellitzer, Methoden der Familienforschung. Zeitschr. f. Ethnol. 1909. S. 182.

Derselbe, Methodik der graphischen Darstellung der Verwandtschaft mit besonderer Berücksichtigung von Familienkarten und Familienstammbüchern. Klinik f. psych. u. nerv. Krankh. 1912. VII. S. 183.

Cullere, A., Deux nouveaux cas de folie gémellaire. Arch. d. neurol. 1901. XI. p. 97.

Damköhler, Vererbung von Geisteskrankheiten. Allgem. Zeitschr. f. Psych. 1910. Bd. 67.

Dana, Charles C., The modern view of heredity, with the study of a frequently inherited psychosis. Med. Record. 1910. 77. p. 345.

Daraskiewicz, Ueber Hebephrenie, insbesondere deren schwere Form. Inaug.-Diss. Dorpat 1892.

Davenport, G. and Ch., Heredity of eye-color in man. Science. 1907. 26. p. 589.

Dieselben, Heredity of hairform in man. Am. Naturalist. 1908. 42. p. 341.

Davenport, C. and F. D. Weeks, A first study of inheritance in epilepsy. The Journ. of Nerv. and Ment. Dis. 1911. 38.

Dean, The influence of consanguinity on the organs of special sense. The Journ. of the Am. Med. Ass. 1903. 41. p. 657.

Déjérine, L'hérédité dans les maladies du système nerveux. Paris 1886.

Diem, O., Die psycho-neurotische erbliche Belastung der Geistesgesunden und der Geisteskranken. Arch. f. Rassen- u. Ges.-Biol. 1905. II.

Dreyfus, G., Die Melancholie, ein Zustandsbild des manisch-depressiven Irreseins. Jena 1907.

Eibe, Th., Nogle Meddelelser vedrörende direkte Arvelighed af Sindssygdomme. Hosp.-Tidende 1887.

Elmiger, Beiträge zum Irresein bei Zwillingen. Psych.-neurol. Wochenschr. 1910. XIII. p. 78.

Eschle, Das Erblichkeitsproblem. Eulenburgs Realenzyklopädie. 1908.

Euphrat, Ueber das Zwillingsirresein. Allgem. Zeitschr. f. Psych. 1888. 44. S. 194.

Feis, O., Studien über die Genealogie und Psychologie der Musiker. Wiesbaden 1910.

Féré, Ch., La famille neuropathique. Paris 1894. Uebersetzt von Fischer, Berlin. 1896.

Fitschen, E., Die Beziehung der Heredität zum periodischen Irresein. Monatsschrift f. Psych. 1900. VII. S. 127.

Förster, R., Ueber die klinischen Formen der Psychosen bei direkter Erblichkeit. Allgem. Zeitschr. f. Psych. 1907. 64. S. 176.

Fouques, Maladies mentales familiales. Thèse de Paris 1899.

Galton, Fr., Entwürfe zu einer Fortpflanzungshygiene. Arch. f. Rassen- und Ges.-Biol. 1905. II. S. 812.

Geiser, W., Ueber familiäre Geisteskrankheiten. Diss. Genf 1903.

Goldschmidt, Einführung in die Vererbungswissenschaft. Leipzig 1911.

Gowers, Heredity in diseases of the nervous system. Brit. Med. Journ. 1908.

Gräter, K., Dementia praecox mit Alkoholismus chronicus. Eine klinische Studie über Demenz und chronisch-paranoische Psychosen scheinbar alkoholischer Natur. Leipzig 1909.

Grober, J., Die Bedeutung der Ahnentafel für die biologische Erblichkeitsforschung. Arch. f. Rassen- u. Ges.-Biol. 1904. I. S. 664.

Grossmann, W., Kritischer Ueberblick über die gegenwärtige Lehre von der Erblichkeit der Psychosen. Allgem. Zeitschr. f. Psych. 1896. 51. S. 960.

Gruber, M. v., Ueber Vererbung. Deutsche med. Wochenschr. 1909.

Gruber, M. v. und Rüdin, E., Fortpflanzung, Vererbung, Rassenhygiene. München 1911.

Haecker, V., Allgemeine Vererbungslehre. Braunschweig 1911.

Derselbe, Der Familientypus der Habsburger. Zeitschr. f. ind. Abst. u. Vererb. 1911. VI.

Derselbe, Einige Ergebnisse der Erblichkeitsforschung. Deutsche med. Wochenschrift. 1912. Nr. 27.

Hähnle, E., Der heutige Stand der Erblichkeitsfrage in der Neuro- und Psychopathologie. Neurol. Zentralbl. 1904. S. 843.

Hammer, Fr., Die Anwendbarkeit der Mendel'schen Vererbungsregeln auf den Menschen. Münchener med. Wochenschr. 1911. S. 1782.

Hammerschlag, V., Zur Kenntnis der hereditär-degenerativen Taubstummheit. Zeitschr. f. Ohrenheilk. 1910. 61. S. 225.

Harbolla, Beitrag zur Frage der direkten Vererbung von Geisteskrankheiten. Dissert. Breslau 1893.

Herfeldt, Zur Kasuistik des Irreseins bei Zwillingen. Allgem. Zeitschr. f. Psych. 1900. 57. S. 25.

Heron, D., A first study of the statistics of insanity and the inheritance of the insane diathesis. Eugenics Laboratory Memoirs. No. 2. London 1907.

Hess, C., Ueber die Rolle der Vererbung und der Disposition bei Augenkrankheiten. Med. Klinik. 1905. S. 437.

Higier, Die Pathologie der hereditären Krankheiten. Neurol. Zentralbl. 1909. S. 962.

Hoche, A., Zur Frage der „erblichen Belastung" bei Geisteskrankheiten. Med. Klinik. 1905. S. 427.

Hollós, Die Bedeutung der Heredität für das Auftreten von Geisteskrankheiten. Budapesti orvósi Ujság. 1905.

Hübner, A. H., Klinische Studien über Melancholie. Archiv f. Psych. 1908. 43. S. 505.

Hurst, Inheritance of eye-color im man. Proc. Royal Soc. 1908. 80.

Jahresbericht über die Königl. psychiatrische Klinik in München von 1908 und 1909. München 1911.

Jahrmärker, Zur Frage der Dementia praecox. Eine Studie. Halle 1903.

Derselbe, Zur Frage der Amentia. Zentralbl. f. Nervenheilk. 1907.

Jeffrey, The significance of heredity and the neuro-insane constitution as important factors in the production of mental disease, with an examination into the history of 100 consecutive cases. The Journ. of Ment. Sc. 1910. 56. p. 273.

Jendrassik, Die hereditären Krankheiten. Handb. d. Neurol., herausgeg. von Lewandowsky. Bd. 5. Teil II.

Jolly, Ph., Zur Statistik der Aetiologie und Symptomatologie der progressiven Paralyse. Archiv f. Psych. 1908. 44.

Derselbe, Beitrag zur Statistik und Klinik der Puerperalpsychosen. Archiv f. Psych. 1911. 48. S. 792.

Derselbe, Ueber Heredität bei Geistesgesunden und Geisteskranken. Med. Klinik. 1913.

Jörger, J., Die Familie Zero. Archiv f. Rassen- und Gesellsch.-Biol. 1905. 2. S. 494.

Jung, Untersuchungen über die Erblichkeit der Seelenstörungen. Allgem. Zeitschr. f. Psych. 1864. 21. S. 534.

Kalischer, S., Zur Frage über den Einfluss der erblichen Belastung auf Entwicklung, Verlauf und Prognose der Geistesstörungen. Dissert. Berlin 1885.

Kalmus, Untersuchungen über erbliche Belastung. Vortrag. Allgem. Zeitschrift f. Psych. 1905. 62. S. 230.

Kekulé von Stradonitz, Ueber die Untersuchung von Vererbungsfragen und die Degeneration der spanischen Habsburger. Archiv f. Psych. 1902. 35. S. 787.

Kirchhoff, Fragen aus dem Gebiet der Erblichkeit. Allgem. Zeitschr. f. Psych. 1899. 56. S. 871.

Kleist, Die Streitfrage der akuten Paranoia. Ein Beitrag zur Klinik des manisch-depressiven Irreseins. Zeitschr. f. d. ges. Neurol. u. Psych. 1911. 5.

Derselbe, Ueber chronische wahnbildende Psychosen des Rückbildungsalters, besonders im Hinblick auf deren Beziehungen zum manisch-depressiven Irresein. Vortrag, Jahresvers. d. Deutsch. Ver. f. Psychiatrie. 1912.

Derselbe, Die Involutionsparanoia. Allg. Zeitschr. f. Psych. 1913. 70. S. 1.

Koller, Beitrag zur Erblichkeitsstatistik der Geisteskrankheiten im Kanton Zürich. Vergleichung derselben mit der üblichen Belastung gesunder Menschen durch Geistesstörungen und dergleichen. Archiv f. Psych. 1895. 27. S. 268.

Konrad, Ueber Erblichkeitsverhältnisse in der Nachkommenschaft von Geisteskranken. XVI. intern. Kongress 1910.

Kraepelin, Psychiatrie. 1909. 8. Aufl.

Derselbe, Ueber paranoide Erkrankungen. Zeitschr. f. d. ges. Neur. u. Psych. 1912. 11. S. 617.

Krafft-Ebing, Lehrbuch der Psychiatrie. 1893.

Derselbe, Die progressive allgemeine Paralyse. 1894.

Krauss, Ueber Vererbung von Geisteskrankheiten. Allg. Zeitschr. f. Psych. 1903. 60. S. 224.

Krauss, W. C., Heredity, with a study of the statistics of the New York State hospitals. Amer. Journ. of Insan. 1902. 58. p. 607.

Kreichgauer, R., Zur Frage der Vererbung von Geisteskrankheiten. Diss. Freiburg. 1909.

Derselbe, Auszug daraus in: Zentrbl. f. Nervenheilk. 1909. 20. S. 877.

Kurella, Neuere Arbeiten über Vererbung. Zentrbl. f. Nervenheilk. 1895. S. 292.

Lamunière, L'Hérédité directe chez nos aliénés. Thèse de Genève 1909.

Legrand du Saulle, Erbliche Geistesstörung. Stuttgart 1874.

Lendenfeld, Karl Pearsons Untersuchungen über verwandtschaftliche Aehnlichkeit und Vererbung geistiger Eigenschaften. Arch. f. Rassen- u. Gesellsch.-Biol. 1904. I. S. 78.

Liepmann, Psychose der Mutter und Psychose der Tochter. Vortrag. Neurol. Zentrbl. 1905. S. 674.

Lippschütz, Die Aetiologie der Melancholie. Monatsschr. f. Psych. 1906. 18. S. 193.

Lorenz, Lehrbuch der gesamten wissenschaftlichen Genealogie. 1898.

Lundborg, Ueber Degeneration und degenerierte Geschlechter in Schweden. Stockholm 1901.

Derselbe, On race hygiene study and its importance to modern culture. The Journ. of Nerv. and Ment. Dis. 1912. p. 1139.

Lundborg, Medizinisch-biologische Familienforschungen innerhalb eines 2232-köpfigen Bauerngeschlechts in Schweden. Jena 1913.

Marandon de Montyel, Recherches cliniques sur l'hérédité de la folie dans ses rapports avec la fécondité des époux et de la mortalité des enfants. L'Encéphale. 1883. p. 449.

Marc, Ueber familiäres Auftreten der progressiven Paralyse. Allg. Zeitschr. f. Psych. 1904. 61.

Martius, F., Krankheitsanlage und -vererbung. Leipzig u. Wien 1905.

Derselbe, Die Bedeutung der Vererbung für Krankheitsentstehung und Rasse-erhaltung. Arch. f. Rassen- u. Gesellsch.-Biol. 1910. VI. S. 470.

Mendel, Gregor, Versuche über Pflanzenhybriden. Oswald's Klassiker der exakten Wissenschaften. Leipzig 1901. 12.

Mendel, E., Hereditäre Anlage und progressive Paralyse der Irren. Arch. f. Psych. 1885. 10.

Derselbe, Geisteskrankheiten und Ehe, in Krankheiten und Ehe. Herausgeg. von Senator. 1904.

Merzbacher, L., Gesetzmässigkeiten in der Vererbung und Verbreitung verschiedener hereditär-familiärer Erkrankungen. Arch. f. Rassen- u. Ges.-Biol. 1909. VI. S. 172.

Meyer, E., Die Ursachen der Geisteskrankheiten. Jena 1907.

Derselbe, Die Puerperalpsychosen. Arch. f. Psych. 1911. 48. S. 459.

Meynert, Die akuten halluzinatorischen Formen des Wahnsinns usw. Wien 1881.

Mitchell, H. W., and Stearns, A. W., Remarks on the prognosis of dementia praecox. The Am. Journ. of Insan. 1912. 68. p. 717.

Moebius, Ueber nervöse Familien. Allg. Zeitschr. f. Psych. 1880. 40.

Derselbe, Die Erblichkeit der Nervosität. Betz' Memorab. 1881.

Mollweide, K., Die Dementia praecox im Licht der neueren Konstitutions-pathologie. Zeitschr. f. d. ges. Neurol. u. Psych. 1912. 9. S. 62.

Morel, Traité des dégénérescences physiques, morales et intellectuelles de l'espèce humaine.

Mott, F. W., The Huxley lecture on hereditary aspect of nervous and mental diseases. Brit. Med. Journ. 1910. II. p. 1013. The Lancet. II. p. 1057.

Naecke, Die sogenannten äusseren Degenerationszeichen bei der progressiven Paralyse der Irren. Allg. Zeitschr. f. Psych. 1898. 55. S. 557.

Derselbe, Erblichkeit und Prädisposition resp. Degeneration bei der progressiven Paralyse der Irren. Arch. f. Psych. 1906. 41. S. 295.

Derselbe, Das prozentual ausgedrückte Heiratsrisiko bez. Ausbruch und Vererbung von Geistes- und Nervenkrankheiten. Allg. Zeitschr. f. Psych. 1906.

Derselbe, Vergleichung der Hirnoberfläche von Paralytikern mit der von Geistes-gesunden. Allgem. Zeitschr. f. Psych. 1908. 65.

Oppenheim, Nervenleiden und Erziehung. II. Aufl. Berlin 1907.

Obersteiner, Die progressive allgemeine Paralyse. 2. Aufl. Wien u. Leipzig 1908.

Orchansky, Die Vererbung im gesunden und krankhaften Zustande und die Entstehung des Geschlechts beim Menschen. Stuttgart 1903.

Orth, J., Angeborene und ererbte Krankheiten und Krankheitsanlagen, in Krankheiten und Ehe. München 1904.

Pain, Contribution à l'étude de la folie héréditaire. Folies concomitantes. Thèse de Nancy. 1894.

Pearson, K., The law of ancestral inheritance. Biometrica. 1903. II.

Derselbe, On the laws of inheritance in man. Ibidem. 1903, 1904.

Derselbe, Ueber den Zweck und die Bedeutung der National-Eugenik für den Staat. Arch. f. Rassen- u. Gesellsch.-Biol. 1908. V. S. 67.

Peipers, Konsanguinität in der Ehe. Allg. Zeitschr. f. Psych. 1901. S. 793.

Pfersdorf, Katamnesen bei Dementia praecox. Vortrag. Neurol. Zentralbl. 1909. S. 728.

Pieraccini, Ulteriore contributo allo studio delle leggi che regolano la ereditarietà psicopatica. Riv. sperim. di fren. 1902. 28. p. 326.

Pilcz, A., Ueber Beziehungen zwischen Paralyse und Degeneration. Monatsschr. f. Psych. 1899. 6. S. 4.

Derselbe, Die periodischen Geistesstörungen. Jena 1901.

Derselbe, Beitrag zur Lehre von der Heredität. Arb. a. d. Wiener neurol. Inst. 1909. XV. S. 282.

Derselbe, Beiträge zur direkten Heredität. Wiener med. Wochenschr. 1907. S. 2505.

Pollitz, P., Ueber die Erblichkeit bei Geisteskranken. Diss. Greifswald 1893.

Prinzing, Fr., Handbuch der medizinischen Statistik. Jena 1906.

Raecke, Zur Prognose der Katatonie. Vortrag. Neurol. Zentralbl. 1908. S. 467.

Redlich, E., Ueber das Heiraten nervöser und psychopathischer Individuen. Med. Klinik. 1908.

Reiss, Konstitutionelle Verstimmung und manisch-depressives Irresein. Zeitschr. f. d. ges. Neurol. u. Psych. 1910. 2. S. 347.

Ribot, Die Vererbung. Deutsch von Kurella. 1895.

Rieger, Festschrift für Werneck. 1905.

Ries, F., Vorstellung von Familiengruppen Geisteskranker. Korrespondenzbl. f. Schweizer Aerzte. 1902. S. 447.

Ritterhaus, Frühsymptome der Dementia praecox. Zeitschr. f. d. Erforsch. u. Behandl. d. jugendl. Schwachs. 1911. V.

Rizor, Jugendirresein. Arch. f. Psych. 1907. 43. S. 760.

Rohde, Ueber den gegenwärtigen Stand der Frage nach der Entstehung und Vererbung individueller Eigenschaften und Krankheiten. Jena 1895.

Derselbe, Das Vererbungsproblem in der Neuro- und Psychopathologie. Neurol. Zentralbl. 1907. S. 972.

Römer, H., Zur Symptomatologie und Genealogie der psychischen Epilepsie und der epileptischen Anlage. Allg. Zeitschr. f. Psych. 1910. 67. S. 588.

Derselbe, Eine Stammliste aller amtlich bekannt werdenden Fälle von Geisteskrankheit. Psych.-neurol. Wochenschr. 1911. 13. S. 94.

Derselbe, Ueber psychiatrische Erblichkeitsforschung. Arch. f. Rassen- und Gesellsch.-Biol. 1912. S. 292.

Rosanoff, A. J. and Fl. J. Orr, A study of insanity in the light of the Mendelian theory. The Americ. Journ. of Insan. 1911. 68. p. 221.

Rüdin, Einige Wege und Ziele der Familienforschung mit Rücksicht auf die
Psychiatrie. Zeitschr f. d. ges. Neurol. u. Psych. 1911. 7.

Runge, W., Die Generationspsychosen des Weibes. Arch. f. Psych. 1911.
48. S. 545.

Rybakow, Alkoholismus und Erblichkeit. Monatsschr. f. Psych. 1906. 20.
S. 221.

Saiz, Dementia praecox und Paranoia hallucinatoria chronica. Allg. Zeitschr.
1911. 68.

Sandy, C. W., Studies in heredity with examples. The Americ. Journ. of Insan.
1910. 66. p. 587.

Savage, Heredity and Neurosis. Brain. 1897.

Schallmayer, W., Vererbung und Auslese im Lebenslauf der Völker. II. Aufl.
1910.

Schlub, Ueber Geisteskrankheit bei Geschwistern. Allg. Zeitschr. f. Psych.
1909. 66.

Schmid, H., Ergebnisse persönlich erhobener Katamnesen bei geheilten Dementia praecox-Kranken. Ein Versuch, Formen von akuter Verwirrtheit
als Zustandsbild des manisch-depressiven Irreseins von der Katatonie ab-
zutrennen. Zeitschr. f. d. ges. Neurol. u. Psych. 1911. S. 125.

Schroeder, E., Zur Endogenese in der Aetiologie der progressiven Paralyse.
Neurol. Zentralbl. 1910. 29. S. 562.

Schüle, Handbuch der Geisteskrankheiten. Leipzig 1878.

Derselbe, Ueber die Frage des Heiratens von früheren Geisteskranken. 1905.

Schuppius, Ueber Erblichkeitsbeziehungen in der Psychiatrie. Zeitschr. f.
d. ges. Neur. u. Psych. 1912. 13. S. 217.

Sichel, Der Alkohol als Ursache der Belastung. Neurol. Zentralbl. 1910. S. 738.

Siemerling, Graviditäts- und Puerperalpsychosen. Deutsche Klinik. Bd. VI. 2.

Derselbe, Artikel Amentia in Binswanger-Siemerling, Lehrbuch. 1907. 2. Aufl.

Sioli, Ueber direkte Vererbung von Geisteskrankheiten. Arch. f. Psych. 1885. 16.

Sommer, R., Familienforschung und Vererbungslehre. Leipzig 1907.

Derselbe, Goethe im Licht der Vererbungslehre. Leipzig 1908.

Derselbe, Zur Theorie der Verwandtenehe und des Ahnenverlusts bei Menschen
und Tieren. Klinik f. Psych. u. nerv. Krankh. 1910. V. S. 291.

Derselbe. Psychiatrie und Soziologie. Ebenda. S. 377.

Sosnowskaia, E. M., Psychoses familiales. Ref. Revue neurol. 1912. 30. avril.

Soukhanoff, Zwillingspsychosen. Annal. médico-psychol. 1909. p. 214.

Specht, G., Ueber die klinische Kardinalfrage der Paranoia. Zentralbl. f.
Nervenheilk. u. Psych. 1908. 19. S. 273.

Stansfield, Heredity and insanity. Journ. of ment. sc. 1911. 67. p. 11.

Stier, E., Untersuchungen über Linkshändigkeit und die funktionellen Diffe-
renzen der Hirnhälften. Jena 1911.

Stöcker, W., Klinische Beiträge zur Frage der Alkoholpsychosen. Jena 1910.

Stransky, Dementia praecox. Wiesbaden 1909.

Stransky, Das manisch-depressive Irresein. Handb. d. Psych. Herausg. v.
    Aschaffenburg. 1911.
Derselbe, Die Schizophrenie. Med. Klinik. 1913.
Strohmayer, Ueber die Bedeutung der Individualstatistik bei der Erblichkeits-
    frage in der Neuro- und Psychopathologie. Münchener med. Wochenschr.
    1901. S. 1784.
Derselbe, Ueber den Wert genealogischer Betrachtungsweise in der psychia-
    trischen Erblichkeitslehre. Monatsschr. f. Psych. 1907. 22.
Derselbe, Zur Kritik der Feststellung und der Bewertung psychoneurotischer
    erblicher Belastung. Arch. f. Rassen- u. Ges.-Biol. 1908. V. S. 478.
Derselbe, Die Ahnentafel der Könige Ludwig II. und Otto I. von Bayern.
    Arch. f. Rassen- u. Ges.-Biol. 1910. VII. S. 65.
Derselbe, Psychiatrisch-genealogische Untersuchung der Abstammung König
    Ludwigs II. und Ottos I. von Bayern. Wiesbaden 1912.
Derselbe, Die Bedeutung des Mendelismus für die klinische Vererbungslehre.
    Fortschr. d. deutschen Klinik. 1913. III.
Thalbitzer, S., Melancholie und Depression. Allgem. Zeitschr. f. Psych.
    1905. 62. S. 775.
Thomsen, Die akute Paranoia. Arch. f. Psych. 1908. 45.
Tigges, Statistik der Erblichkeit in der Psychiatrie. Allgem. Zeitschr. f. Psych.
    1907. S. 1 u. 891.
Trenel, Maladies mentales familiales. Annal. médico-psychol. 1900. Bd. XI.
    S. 96.
Urquart, Observations on the heredity of insanity. Brit. Med. Journ. 1905.
    II. p. 1571.
Urstein, M., Die Dementia praecox und ihre Stellung zum manisch-depressiven
    Irresein. 1909.
Derselbe, Manisch-depressives und periodisches Irresein als Erscheinungsform
    der Katatonie. 1912.
Vorster, Ueber die Vererbung endogener Psychosen in Beziehung zur Klassi-
    fikation. Monatsschr. f. Psych. 1901. 9. S. 160.
Voss, G., Zur Frage der Entartung und des Entartungsirreseins. Deutsche med.
    Wochenschr. 1910.
Wagner v. Jauregg, Ueber erbliche Belastung. Wiener klin. Wochenschr. 1902.
Derselbe, Einiges über erbliche Belastung. Wiener klin. Wochenschr. 1906.
Warda, W., Die Beziehungen der Heredität zur Pathologie des Nervensystems.
    Sammelref. Monatsschr. f. Psych. 1898. 4. S. 388.
Weinberg, W., Pathologische Vererbung und genealogische Statistik. Deutsches
    Arch. f. klin. Med. 1903. 78. S. 521.
Derselbe, Verwandtenehe und Geisteskrankheit. Arch. f. Rassen- u. Ges.-Biol.
    1907. IV. S. 471.
Derselbe, Aufgabe und Methode der Familienstatistik bei medizinisch-biolo-
    gischen Problemen. Zeitschr. f. soz. Med. 1907.
Derselbe, Die Anlage zur Mehrlingsgeburt bei Menschen und ihre Vererbung.
    Arch. f. Rassen- u. Ges.-Biol. 1909. VI. S. 322.

Weinberg, W., Weitere Beiträge zur Theorie der Vererbung. Arch. f. Rassen-
u. Ges.-Biol. 1910. VII. S. 35.

Derselbe, Statistik und Vererbung in der Psychiatrie. Vortrag. Klinik f.
nerv. u. psych. Krankh. 1910. V. S. 35.

Derselbe, Ueber Methoden der Vererbungsforschung beim Menschen. Berliner
klin. Wochenschr. 1912.

Weygandt, Verhütung der Geisteskrankheiten. Würzburg 1904.

Wieg-Wickenthal, Zur Klinik der Dementia praecox. Halle 1909.

Wilmanns, Zur Differentialdiagnostik der funktionellen Psychosen. Zentralbl.
f. Nervenheilk. 1907.

Wilcox, A. W., Insanity and twins; twins suffering from acute melancholia.
Journ. of Ment. Sc. 1901. p. 347.

Wille, Ueber erbliche Uebertragung von Geisteskrankheit. Vortrag. Korrespondenzbl. f. Schweizer Aerzte. 1902. p. 603.

Wolfsohn, Die Heredität der Dementia praecox. Allgem. Zeitschr. f. Psych.
1907. 64. S. 347.

Ziermer, M., Genealogische Studien über die Vererbung geistiger Eigenschaften,
nachgewiesen an einem Material von 1334 Waldenser Haushaltungen. Arch.
f. Rassen- u. Ges.-Biol. 1908. V.